博学而笃志，切问而近思。
（《论语·子张》）

博晓古今，可立一家之说；
学贯中西，或成经国之才。

博学·临床医学系列

INFECTIOUS DISEASES

感染病学

名誉主编 翁心华 张婴元

主　　编 张文宏 王明贵

复旦大学出版社

本书编委会

名誉主编　翁心华　张婴元

主　　编　张文宏　王明贵

副 主 编　卢洪洲　胡必杰　王建设

编写秘书　阮巧玲　陈　晨

编者名单（按姓氏笔画排序）

王明贵（复旦大学附属华山医院）　　　　　陈明泉（复旦大学附属华山医院）

王新宇（复旦大学附属华山医院）　　　　　陈轶坚（复旦大学附属华山医院）

卢洪洲（复旦大学附属公共卫生临床中心）　陈　澍（复旦大学附属华山医院）

卢　清（复旦大学附属华山医院）　　　　　邵凌云（复旦大学附属华山医院）

叶颖子（复旦大学附属儿科医院）　　　　　林东昉（复旦大学附属华山医院）

朱利平（复旦大学附属华山医院）　　　　　金嘉琳（复旦大学附属华山医院）

朱德妹（复旦大学附属华山医院）　　　　　赵英仁（西安交通大学第一附属医院）

朱燕凤（复旦大学附属儿科医院）　　　　　胡付品（复旦大学附属华山医院）

刘　莉（复旦大学附属公共卫生临床中心）　胡必杰（复旦大学附属中山医院）

杜　虹（空军军医大学唐都医院）　　　　　俞　蕙（复旦大学附属儿科医院）

杨东亮（华中科技大学协和医院）　　　　　姚玮蕾（复旦大学附属儿科医院）

杨　帆（复旦大学附属华山医院）　　　　　徐晓刚（复旦大学附属华山医院）

李用国（哈尔滨医科大学附属第一医院）　　徐　斌（复旦大学附属华山医院）

李　宁（复旦大学附属华山医院）　　　　　翁心华（复旦大学附属华山医院）

李　伟（华中科技大学协和医院）　　　　　高　岩（复旦大学附属华山医院）

李　谦（复旦大学附属华山医院）　　　　　唐　红（四川大学华西医院）

连建奇（空军军医大学唐都医院）　　　　　黄长形（空军军医大学唐都医院）

吴　珺（华中科技大学协和医院）　　　　　黄玉仙（复旦大学附属华山医院）

沈　军（复旦大学附属儿科医院）　　　　　黄海辉（复旦大学附属华山医院）

张文宏（复旦大学附属华山医院）　　　　　黄　燕（中南大学湘雅医院）

张复春（广州第八人民医院）　　　　　　　梁　俊（复旦大学附属华山医院）

张继明（复旦大学附属华山医院）　　　　　蒋卫民（复旦大学附属华山医院）

张跃新（新疆医科大学第一附属医院）　　　曾　玫（复旦大学附属儿科医院）

陆　怡（复旦大学附属儿科医院）　　　　　雷学忠（四川大学华西医院）

陈　军（复旦大学附属公共卫生临床中心）　潘　珏（复旦大学附属中山医院）

前 言 Preface

感染性疾病一直是危害人类健康的重要公共卫生问题。各型病毒性肝炎、流行性感冒、伤寒、痢疾等经典传染病目前仍是临床的常见病、多发病；此外，近年来不少已被控制的传染病发病率出现升高趋势，新发的传染病不断出现，如 2003 年的传染性非典型肺炎（严重急性呼吸道综合征，SARS）、2009 年的甲型 H1N1 流感大流行，2019 年新型冠状病毒病（coronavirus disease，COVID-19）。同时，国际上以细菌耐药、院内感染等为特点的非传染性感染性疾病也给人类带来极大的挑战。

感染性疾病，尤其是传染性疾病不仅危害人体健康甚至生命，还影响个人的心理、生活和社会交往，更因疾病的传播性，易造成全球蔓延并引发恐慌。更为重要的是，这些疾病多数可以预防和治疗，患者更需要理解、关怀和照料。因此，感染病教学是培养合格医疗卫生人才的重要一环。

由复旦大学附属华山医院、复旦大学附属中山医院、复旦大学附属儿科医院、复旦大学附属公共卫生临床中心牵头编写；同时联合全国各大医学院的感染病学科，负责编写富有地方特色的经典的感染性疾病，编写者均为长期从事传染病临床和教学工作、有丰富的教学和命题经验的副高级职称以上的教师。本教材具有如下特点。

本书包括 4 篇 21 章，内容涵盖了总论、临床微生物学、抗感染药物的临床应用、病毒性疾病、朊粒病、立克次体病、细菌性疾病、螺旋体病、真菌性疾病、寄生虫病、8 个系统感染和其他感染相关的问题。

涵盖了经典传染病，系统而重点突出。对于我国常见感染性疾病的病原学、流行病学、发病机制、临床表现、诊断、治疗以及预防均有较为实用而详细的阐述，有助于学生阅读和理解。

对再发以及新发传染病均有涉及。对于近年来出现的人高致病性禽流感 H5N1、H7N9 等，2019 年新出现的急性传染病"2019 新型冠状病毒病"已被国家列入乙类传染病，本书有专门章节介绍。

对临床常见的非传染性感染病也专门进行了介绍。结合临床实践，本书增设肺炎链球菌感染、葡萄球菌感染、肠杆菌科细菌感染、非发酵菌感染和厌氧菌感染；并且增加临床上常见的 8 个系统性感染，有利于学生对感染性疾病有更加全面的了解，以符合感染病学发展的趋势。

本书可供医学、卫生、法医、护理、预防医学和卫生管理专业的本科生使用，也可供毕业后从事传染病专业的住院医师阅读参考。

目 录 Contents

第一篇 总论

第三篇 系统感染

第四篇　其他

第一篇 | 总论

第一章 感染性疾病概述

由病毒、衣原体、支原体、立克次体、细菌、真菌、螺旋体、原虫及蠕虫等病原体感染所引起的疾病均可称为感染性疾病(infectious diseases),感染性疾病中具传染性并可导致不同程度流行则又称传染病(communicable diseases or contagious diseases),显然后者具有特定的含义,是感染性疾病中的一部分。感染病的覆盖范围更广,除了经典的传染病之外,还包括各种未能引起人群中流行的细菌感染、真菌感染、病毒感染及移植患者与免疫缺陷患者等相关的特殊或少见病原体感染等内容。同时,近年来,国际感染病学界极为重视的医院感染防控,也是感染病学科的重要内容,需要感染病专科医生积极参与指导。因此,感染病学科内涵的演变既是我国感染病学发展的需要,也能进一步增强学科的完整性,有利于与国际上相对应学科进行学术交流。

传染病在人群中传播,常造成大流行,对人民生命健康和国家经济建设具有极大的危害性。随着人类社会的全面进步及预防医学、临床医学、基础医学、药物学的迅速发展,人类与传染病的斗争取得了丰硕成果。世界卫生组织于1979年宣布消灭了天花,其他传染病的发病率和病死率也明显下降。但在科技高度发达的今天,传染病流行的形势依然严峻,环境破坏、生态恶化以及不良的社会行为因素等多种原因又加速了新发传染病的不断出现和传播,如2003年严重急性呼吸道综合征(severe acute respiratory syndrome,SARS,非典型肺炎)在全球的暴发流行、2012年西尼罗病毒在美国流行、2013—2014年人感染H7N9禽流感在中国肆虐、2014—2015年埃博拉病毒在非洲夺走超过1万人的生命,还有2019年底开始暴发的肆虐全球的新型冠状病毒病疫情,都再次证实传染病不会随着社会经济发展而自动消除,每个国家都受益于其他国家传染病的控制成功;反之,也会由于其他国家的传染病失控而受到威胁。

第一节 感染性疾病的特征

感染性疾病的致病因素系有生命的病原体,反映了病原体与宿主相互作用的过程,感染性疾病具有的基本特征和临床特点是与非感染性疾病有着显著的差异。

一、基本特征

(一)病原体感染是致病原因

每一种感染性疾病均有其特异的病原体,可分为病毒、衣原体、支原体、立克次体、细菌、真菌、螺旋体、原虫及蠕虫等,种类繁多,其所致的疾病也基本各异。无论是病毒,还是细菌抑或其他微生物在宿主体内得以复制引起疾病即可称之为感染。宿主接触微生物分泌的毒素但未直接与微生物接触引起的疾病也属于感染性疾病的范畴,是感染性疾病的特殊类型。反之,宿主体内先天寄生了大量正常菌群,属于微生物与宿主的共生,不能视为感染(还能预防宿主的感染)。若是破坏体内正常菌群,则可引起宿主对沙门菌等病原体的易感性升高。

病原体侵入人体后能否致病取决于病原体的数量、致病力、入侵门户以及宿主的反应等。一般来说,病原体入侵的数量越大,引起感染的可能性越大;一旦大量病原体侵袭人体时,潜伏期一般较短,病情较重;反之,则潜伏期长而病情较轻,或不发病。致病力是指病原体能引起疾病的能力。这种能力是病原体黏附于宿主体表、侵袭组织、产生毒性物质和抗拒、逃避宿主防御功能的各种能力的总和。

(二) 有不同程度的传染性

所有感染性疾病均具一定程度的传染性,一般把感染性疾病中可导致不同程度流行者划归为传染病。经典意义上的传染病即指这一部分既具传染性且易造成不同程度流行的感染性疾病。但病原体的致病力以及人体的抵抗力都有差别,故各种传染病的发病率及人体在传染过程中的表现不尽一致。

(三) 流行性、地方性及季节性

感染性疾病根据流行强度和广度可分为散发、暴发、流行和大流行。散发是指某病在某地区的常年发病情况或常年一般发病率水平,此系人群对某病的免疫水平较高,隐性感染率较高或不易传播所致。暴发是指在短期内突然出现很多同类疾病的患者,这些患者大多是经同一传染源或同一传播途径而获得感染。流行是指某病的发病率显著地超过该病常年发病率水平。大流行是指某病在一定的时间内迅速传播,波及全国各地,甚至超出国界和洲境。

不少传染病的发病率每年有一定的季节性升高,称为季节性,其原因主要为气温的高低和节肢动物媒介的有无。有些传染病或寄生虫病由于中间宿主的存在、地理条件、气温条件、人的生活习惯等原因,常局限于一定地区范围内发生,称为地方性传染病,如疟疾、丝虫病、血吸虫病、肺吸虫病及恙虫病等。自然疫源性病也属地方性传染病,如鼠疫、钩端螺旋体病(简称钩体病)等。

(四) 免疫性

病原体感染虽然是感染性疾病必备的条件,但是否致病,尚取决于人体的免疫力。人体在入侵病原体的影响下,主动积极地发挥种种对抗性防御反应,消灭病原体,破坏和排泄其毒性产物。这种抵抗力称为抗感染免疫,或称免疫性。抗感染免疫是由宿主免疫系统组成的强大防御网络,主要由天然免疫和获得性免疫两个方面组成。宿主在接触病原体后,即启动抗感染免疫。除少数传染病如麻疹、天花、水痘等,一次得病后几乎不再感染,通常称为"持久免疫"外,临床上常不能建立持久的免疫,可出现下列情况。

1. 再感染 指同一感染病在痊愈后,经过长短不等的间隙再度感染,如感冒、细菌性痢疾、肺炎等。

2. 重复感染 指疾病的病程尚在进行中,同一病原体再度侵袭而又感染,此在血吸虫病、肺吸虫病及丝虫病等最为常见,为发展成慢性或重症的主要原因,晚期血吸虫病或丝虫病的象皮肿均是重复感染甚至反复感染的结果。

3. 复发 指初发疾病已转入恢复期或在痊愈初期,而发病的症状再度出现,病原体在体内亦再度出现,如疟疾、伤寒等。近年来,随着免疫抑制剂和化疗药物的广泛应用,某些已经痊愈或者临床治愈的患者中也可出现复发的现象。

4. 再燃 指初发病已进入缓解后期,体温尚未降至正常时,又复上升,再度发病,但一般为期较短,如伤寒。

二、临床特点

感染性疾病的临床表现最终取决于微生物、宿主及环境三者相互作用的结局。事实上,当病原体入侵人体后并非都出现临床症状,如病原携带状态,或潜伏感染(亦称亚临床感染与隐性感染)。只有当侵入人体的病原体,在与人体相互作用的过程中,引起一系列病理生理和组织的变化,在临床上出现某一种感染病所特有的综合征时称为显性感染。虽然每种疾病的临床表现并不完全相同,然而在某些感染病特别是经典传染病的临床表现有共同的特点,可归纳为以下。

(一)病程

有一定的顺序与规律性,一般分为 4 期。

1. 潜伏期 从病原体侵入人体到最初出现症状的一段时间称潜伏期。潜伏期长短不一,视微生物种类、数量、毒力及人体免疫状态而定。有些传染病的潜伏期不易确定,但也有很多传染病的潜伏期比较恒定,或波动于一定范围内,因而对诊断、检疫和预防均有相当帮助。

2. 前驱期 一般为 1~2 d,症状有头痛、低热及乏力等,一般较轻而无特异性。但某些感染可无明显前驱期。

3. 显症期 大多数传染病在此期出现特有的显著症状,病情由轻而重,逐渐或迅速到达高峰。继而随人体免疫力的产生,症状迅速或逐渐消退。死亡也多发生在本期。

4. 恢复期 体温降至正常,症状大多消失,体力、食欲逐步恢复,直至完全康复。此时体内病理变化和功能紊乱也逐步恢复,病原体大多从体内消灭。

(二)发热

发热是感染病的突出症状,是其共同的表现。发热持续的时间随疾病的性质有长期、短期之别。依其每天体温波动的不同变化可区分为多种热型,如稽留热、弛张热、间歇热、回归热、波状热、双峰热及不规则热等。这些热型虽在诊断上具一定的价值,但由于抗感染药物或退热药物的应用,典型的热型在临床上现已少见。

(三)皮疹和黏膜疹

此为很多传染病的特征之一,虽种类繁多,形态与大小不一,但其出现时间、分布部位、发展顺序、存在的形态等在不同传染病常各具特点,故在诊断与鉴别诊断上均有相当参考价值。

（四）脓毒血症

此系病原体及其代谢产物，如细菌内毒素不断进入血液循环，导致多脏器功能紊乱及中毒性病理变化所致，临床上可表现为严重的头痛、全身酸痛、谵妄、鼓肠、中毒性心肌炎及休克等，尤多见于重型急性感染性疾病。

三、近年来感染性疾病出现的新特征

1. 新发传染病与再现传染病的挑战　近二三十年来，感染病的构成谱发生了巨大的变化。感染病谱的变化，既是人类与疾病长期斗争的结果，同时又是人类面临的新问题和挑战。不断出现人类未发现的感染性疾病，或者经典传染病在新的时间或者区域出现流行。这些变化与病原体、宿主以及环境长期以来相互作用及演化有关，在一定的时间和空间里出现了新的流行特征，而表现为新发或者再现。此外，随着抗菌药物的普遍长期应用，耐药株引起的感染问题将日益严重，多重耐药及泛耐药或全耐药细菌造成的医院感染暴发以及耐药疟疾的流行等，也属于再现感染性疾病或传染性疾病。

2. 人类本身活动带来的新问题　大致可分为两方面。一方面，是某些与医学直接有关的活动，即所谓"医源性"活动，如创伤性诊疗技术、器官移植、免疫抑制药、抗肿瘤药物与广谱抗生素等引起的机会性感染；另一方面，则是人类社会经济与生活习惯改变带来的问题，如随着旅游与国际交流日益频繁，将导致某些国家出现许多本土没有的传染病与寄生虫病。吸毒、同性恋加剧艾滋病的传播就是突出例子。

3. 基因组学等新技术的应用极大地提高了感染性疾病的诊治水平　大多数病原微生物的基因组已经得到解码，人类宿主本身的基因组测序也已经完成。人类可以在很短的时间内获得一个新病原体的基因组，对病原学诊断和个体化治疗提供了有效手段。

4. 对微生物在其他慢性疾病中的作用有更多的新认识　微生物感染不仅引起感染性疾病，更为重要的是可导致肿瘤、自身免疫性疾病以及消化系统疾病等。随着对人类疾病认识的深入，感染性疾病的重要性不仅没有下降，反而将极大地推动整个医学的发展。

第二节　感染性疾病的流行病学

感染性疾病中的传染病不仅在个体内发生，还会流行于人群中，其在人群中发生、传播和终止的过程称为流行过程。感染性疾病在人群中可造成流行者称之为传染性疾病。传染性疾病在人群中流行必须具备传染源、传播途径和易感者3个基本环节，缺一不会构成流行，即使已形成流行，也可因任一环节的切断而告终止。

一、传染性疾病流行过程的3个基本环节

（一）传染源

系指体内有病原微生物存在，并能将其排出体外的人和动物。患者、病原携带者、受

染动物等均可作为传染源,其在流行中的各自重要性则因不同传染病而异。

1. 患者　患者在多数情况下是重要的传染源,但不同传染病的传染期则有明显差别。病毒性肝炎、水痘等在潜伏期的后期即具传染性,而大部分传染病则以临床症状期为主要传染期,病愈后病原微生物也随之消失。为防止传染病传播的隔离时间一般参照其有关传染期而定。

2. 病原携带者　病原携带者可分为病后病原携带者和健康病原携带者,在后者中可能也夹杂一部分隐性感染病例。有些传染病的病原携带者是主要或重要传染源,如流行性脑脊髓膜炎、伤寒、细菌性痢疾(菌痢)、脊髓灰质炎及白喉等。隐性感染患者虽无临床症状,但体内有病原微生物孳生繁殖,并通过一定途径将病原体排出体外。如何发现和处理病原携带者和隐性感染病例,是应予重视和亟待解决的问题。

3. 受染动物　以动物为重要传染源的传染病主要有狂犬病、布鲁菌病、鼠疫、钩体病、流行性乙型脑炎、流行性出血热、地方性斑疹伤寒、恙虫病及血吸虫病等,动物中以啮齿类最为重要,其次为家畜和家禽。在上述传染病中,有些是人、动物共有的疾病,有些动物不发病只是病原携带者,有些则本是动物病。

(二) 传播途径

病原微生物从传染源体内排出后,经不同方式到达易感者的所经途径称为传播途径。传播途径一般可分为:①空气传播,主要有普通感冒、流感、麻疹、白喉、猩红热、肺结核、SARS、中东呼吸综合征(Middle East respiratory syndrome,MERS)和 2019 冠状病毒病(coronavirus disease 2019,COVID‐19)等。②经水传播,主要有伤寒、霍乱、菌痢、甲型和戊型病毒性肝炎、血吸虫病和钩体病等。③饮食传播,有多种肠道传染病、多种肠道寄生虫病,也包括经饮食传播的毒素类疾病,如产气荚膜梭状芽胞杆菌和金黄色葡萄球菌分泌的外毒素可经过饮食传播。④接触传播,可分为直接(狂犬病、性病等)和间接(通过污染的手或日常用品等)两类;通过性传播的疾病也是接触传播的特殊类型,如梅毒、淋病和衣原体感染引起的非特异性尿道炎等。⑤虫媒传播,经节肢动物如蚊、蝇、虱、蚤、蜱、恙螨及白蛉等媒介的传染病有疟疾、丝虫病、乙型脑炎、黄热病、立克次体病、登革热、回归热、黑热病、莱姆病,以及新型布尼亚病毒引起的发热伴血小板减少综合征和巴贝虫病等。⑥土壤传播,土壤中的感染期蚴(蛔虫、钩虫及粪类圆线虫等的幼虫)或芽胞(破伤风杆菌、炭疽杆菌等的芽胞)可钻入皮肤或沾污皮肤伤口而引起感染。其他还有血液传播、医源性传播。

(三) 易感者

年龄、性别和职业与易感性有相当的关系。儿童特别是婴幼儿由于缺乏特异性免疫,青壮年男子由于职业、工作关系与病原微生物的接触机会较多,因而易获感染。免疫缺陷者(年幼、老年、慢性疾病、肿瘤、应用肾上腺皮质激素和接受化疗或者生物制剂治疗的患者等)对多种病原微生物易感。至于人群的易感性,则取决于该人群中每一个体的免疫水平。

二、影响流行过程的因素

环境条件对构成流行过程有重大的意义,不仅可以促使 3 个环节的结合,同时也可以把这种结合中的任何一个环节切断。环境条件包括自然因素和社会因素,前者主要是指地理因素和气候因素。例如,长江流域特别是长江以南的某些湖沼和水网地区,气候温和,雨量充沛,杂草丛生,适宜于钉螺的孳生,这就成为血吸虫病流行地区分布特点。以啮齿类动物作为储存宿主以及节肢动物为虫媒的疾病则与这类储存宿主和节肢动物的繁殖季节、活动能力、病原体在其体内生存、繁殖的消长等有明显关系。寒冷冬、春季节多发生呼吸道传染病;炎热夏季多发生消化道传染病,可能是由于呼吸道黏膜和肠道黏膜受到季节温度的影响,削弱了黏膜的防御能力。社会因素包括人群营养水平、居住条件、防疫工作、卫生设施及劳动环境等对传染病的发生和流行起着比自然因素更为重要的作用。

第三节　感染性疾病的诊断

感染性疾病的诊断如同其他疾病一样必须是综合性的,包括流行病学资料、临床病史的采集、体格检查的发现以及实验室检查的结果等,均对诊断具有重要的参考价值。

一、临床特点

临床特点应包括详细询问病史及体格检查,并进行综合分析。依其潜伏期长短,起病的缓急,临床症状如发热特点、皮疹特点、中毒症状、特殊症状及体征可做出初步诊断,如猩红热的红斑疹、麻疹的口腔黏膜斑、百日咳的痉挛性咳嗽、白喉的假膜、流行性脑脊髓膜炎的皮肤淤斑、伤寒的玫瑰疹等。

二、流行病学资料

包括发病地区、发病季节、既往传染病情况、接触史、预防接种史,以及年龄、籍贯、职业、流行地区旅居史等,结合临床资料的归纳分析,有助于临床诊断。

三、实验室检查

(一) 病原学检查

由于每一传染病均有特异的病原体,因此病原体的检出自然是确诊的主要依据,这对细菌性感染尤为重要。病原体的检查可以通过光学显微镜直接检出病原体(如疟原虫、杜氏利什曼原虫、溶组织内阿米巴及新型隐球菌等),但病原体的分离更为重要,通常是用人工培养基分离病原体,有时需通过组织或细胞培养方法获得病原学确诊。一般细菌均能在普通培养基或特殊培养基内生长,病毒分离须采用组织或细胞培养的方法。某些特殊情况可能需要动物接种才能确定病原体(如恙虫病立克次体、大多数虫媒病毒等)。分离和鉴定病原菌后必须做细菌对药物的敏感度(药敏)测定,有条件的单位宜同时检测联合药敏,对免疫缺陷者伴发感染的治疗有重要参考价值,体外显示协同作用的药物通过联合用药可明显提高临床疗效。

(二) 免疫学检查

近年来,免疫学诊断技术有较大的发展。由于免疫学诊断技术特异性强、敏感度高、重复性好、操作简便,成为感染病实验室诊断的重要组成部分。酶联免疫测定是病原学诊断中最为常用的免疫学诊断方法之一,可用于抗原和抗体的检测,其方法有间接酶联免疫吸附试验、酶联免疫斑点试验、蛋白印迹法等。经典的抗体检测技术虽然有特异性交叉反应的弱点,但抗体检测仍是包括人类免疫缺陷病毒(human immunodeficiency virus,HIV)感染、丙型肝炎病毒(hepatitis virus C,HCV)感染、甲型肝炎病毒感染、戊型肝炎病毒感染、乙型脑炎、EB病毒(Epstein-Barr virus,EBV)感染、流行性出血热和新型冠状病毒感染等病毒性传染病,以及布鲁菌病和梅毒等特殊感染的重要检测手段。抗原检测应是免疫学检测的发展方向,但因检测敏感性受限于血液中病原体数量,往往只能在一些持续性感染的检测中得到应用,如新生隐球菌和乙型肝炎病毒(hepatitis virus B,HBV)的抗原检测在临床应用极为广泛。当前一些新型的免疫检测手段也不断得到发展和应用,如结核病特异性蛋白多肽刺激后用酶联免疫斑点法(enzyme-linked immunospot assay,ELISPOT)检测结核感染的干扰素(IFN)-γ释放试验(interferon gamma release assay,IGRA),无论是敏感性,还是特异性均优于传统的结核菌素皮肤试验(PPD皮肤试验)。另外,免疫荧光技术也已广泛用于检测多种组织细胞、体液、分泌物中特异性的抗原或抗体,特别是在婴幼儿呼吸道感染病毒病原体的检测方面已经成为关键的确诊性检测手段。此外,固相放射免疫测定、免疫胶体金技术、免疫组织化学技术、化学发光免疫分析技术等均已广泛应用于临床。

(三) 分子生物学检查

分子生物学技术的出现,使病原微生物的诊断达到了基因水平,通过直接探查病原体的基因存在状态对疾病作出判断。由于分子生物学诊断技术具有高度敏感性与特异性,操作简便迅速,已广泛应用于病毒、细菌、支原体、衣原体等感染的诊断,包括核酸分子杂交、聚合酶链反应(polymerase chain reaction,PCR)、DNA芯片(DNA chip)以及宏基因组测序技术等,在病原体的快速检测方面具有极大的优势。

第四节　感染性疾病的治疗和预防

感染性疾病一经确诊就应尽早治疗,消灭病原体,防止转为慢性或用以控制传染病的流行。治疗方法包括针对特异性病原治疗和一般对症治疗。在治疗传染病患者的同时,必须做好隔离、消毒、疫情报告、接触者检疫与流行病学调查。

一、针对病原体的治疗

利用化学药品治疗传染病和寄生虫病虽由来已久。20世纪30—40年代,磺胺药和青霉素先后问世,启动了其他抗微生物药物特别是抗生素的迅速发展,如头孢类(cephalosporins)抗生素、氟喹诺酮类(fluoroquinolones)、碳青霉烯类以及大环内酯类等。近年来,科学家们致力于研发新的治疗药物,如利奈唑胺、达托霉素、替加环素、头孢他啶及阿维巴坦等新药也纷纷问世,为临床治疗严重耐药菌感染提供了新的手段。

此外,在抗真菌药物及抗 HBV、抗 HIV 药物等方面也进展迅速。抗真菌药物中,唑类的伊曲康唑、泊沙康唑和伏立康唑具广谱抗真菌作用,尤其是对曲霉属具杀菌作用;棘白菌素类的卡泊芬净和米卡芬净等,对念珠菌属和曲霉属具良好抗菌作用。抗病毒药物近年发展颇为迅速,美国食品药品监督管理局(Food and Drug Administration,FDA)批准用于抗 HIV 药物包括核苷类似物、非核苷类反转录酶抑制剂、蛋白酶抑制剂、融合抑制剂、整合酶抑制剂以及其他类型的抗艾滋病药物已有 40 余种。抗乙型肝炎和丙型肝炎治疗中,直接抗病毒药物(direct acting agents,DAA)治疗慢性丙型肝炎取得了突破性的进展,已经使得丙型肝炎的治愈成为可能。在抗寄生虫药物方面,20 世纪 70 年代,广谱抗蠕虫药吡喹酮的发现,使血吸虫病的治疗取得了划时代的进展,苯并咪唑类药物的合成为线虫病治疗提供了重要的武器。

二、对症治疗

感染性疾病的正确治疗不仅包括针对病原体的特效治疗,完整的治疗方案应包括组织损伤的修复和脏器功能的重建以及水、电解质、酸碱紊乱的纠正。如感染性心内膜炎一旦出现心力衰竭,采取一切措施维持心功能应放在首要地位。

三、感染病的预防

"大医医未病之病",预防对感染性疾病,尤其是对传染病更为重要。预防的一切措施都是针对构成传染病流行的 3 个基本环节。

(一)控制传染源

对传染病患者必须做到早期发现、诊断、隔离和治疗,并及时将法定传染病向附近卫生防疫机构或医疗保健机构报告,以便进行必要的流行病学调查和制订相应的防疫措施。

(二)切断传播途径

根据不同传染病制订不同方案,对肠道传染病宜加强饮食卫生、个人卫生、粪管、水管、用具消毒、吐泻物消毒等;对呼吸道传染病应开窗通风,保持空气流通,提倡戴口罩等;对虫媒传染病主要需有防蚊设备,并采用药物驱虫、杀虫。血吸虫病的传播途径较为复杂,需同时进行灭螺、治病、粪管、水管、个人防护等。组织力量杀灭啮齿类动物和蚊、蝇等病媒昆虫,消除其他传播传染病的动物危害。

(三)保护易感人群

保护易感人群最有效的措施是人工免疫法,包括人工主动免疫和人工被动免疫两类。人工主动免疫是根据病原生物及其产物可激发特异性免疫的原理,用病原生物或其毒素制成生物制品,给人接种以主动产生免疫力。预防接种后,人体免疫力可在 1～4 周内出现,维持数月至数年。人工被动免疫是用特异性抗体的免疫血清给人注射,以提高人体免疫力。注入人体后免疫立即出现,但持续时间仅 2～3 周,主要用于治疗某些外毒素引起的疾病,或与某些传染病患者接触后的应急预防措施。人工主动免疫用的生物制品有活菌(疫)苗、死菌(疫)苗、类毒素 3 种。活菌(疫)苗由毒力减弱的活病原体(如细菌、螺旋体、病毒、立克次体等)制成,亦称减毒活菌(疫)苗。目前常用的有卡介苗、麻疹疫苗、脊髓灰质炎疫苗等。死菌(疫)苗亦称灭活菌(疫)苗,如目前常用的伤寒副伤寒联合菌苗、流脑多糖菌苗、流行性乙型脑炎疫苗等。细菌所产生的外毒素经甲醛处理除去毒性而保留其抗原性即为类毒素,如白喉类毒素、破伤风类毒素等。目前,已从完整病原体疫苗发展到基因工程合成的蛋白质或肽链疫苗。在 2019 新型冠状病毒病流行期间,一系列的核酸新疫苗也开始进入临床研究。此外,人工被动免疫使用的生物制品有抗毒素和丙种球蛋白、特异高价免疫球蛋白等,最近基于基因工程的人源化单克隆中和抗体也开始进入临床研究,用于 2019 新型冠状病毒与埃博拉病毒感染的治疗。

总之,当前新型的抗感染治疗和预防手段不断问世,为进一步控制各种感染性疾病甚至消灭一些重大传染病提供了可能性。但需要注意,未来还面临更大的挑战,包括耐药菌感染的蔓延,结核病等经典传染病的有效诊治手段仍不能满足临床需求,毒力和传播性更强的新发传染病随时有可能再度袭击人类,并随着全球化经济文化交流而迅速传播。从这一点来讲,感染病学科不仅仅是一个古老的学科,更是一个年轻的学科,也是一个新成果不断涌现的转化医学领域。每一位从事感染性疾病防控、治疗、基础研究的卫生工作者都应在这个领域作出自己的贡献。

(张文宏)

第二章　临床微生物学

▌第一节　病原菌概述

　　临床微生物学是一门基础医学与临床治疗和预防相结合的新兴边缘学科,研究范围较广,主要描述致病或条件致病微生物的生物学特征,如形态、结构、生化反应、动力、抵抗力、产酶、产毒素、致病力、侵袭力、抗原性、抗感染药物敏感性、耐药机制和耐药性变迁等。本学科既涉及微生物与人体宿主之间的关系,又探讨微生物和抗微生物药物的相互关系,如感染免疫、感染病原诊断、传染病临床、传染病防治规律、抗微生物化疗和耐药性及其机制等。与医学领域其他各学科尤其是感染病学、流行病学、免疫学、临床药理学和药物学的关系尤为密切。在许多国家有人数众多的专职或兼职临床微生物专家队伍,从事临床微生物及有关抗微生物化疗、临床应用咨询和科学研究。

　　引起人类感染性疾病的病原微生物有病毒、细菌、螺旋体、立克次体、衣原体、支原体和真菌等,以细菌、病毒和真菌最为常见。根据病毒核酸的类型、双链或单链以及病毒是否具有包膜可将病毒分为 6 个组:具有包膜的双链 DNA 病毒、无包膜的双链 DNA 病毒和无包膜的单链 DNA 病毒;具有包膜的单链 RNA 病毒、无包膜的双链 RNA 病毒和无包膜的单链 RNA 病毒。与人类疾病有关的病毒涉及 14 个 RNA 病毒科和 7 个 DNA 病毒科。目前,在细菌的分类主要采用国际上最有影响和被广泛采用的细菌伯杰(Bergey)分类系统,可分为表型分类法、遗传学分类和化学分类。近年来发展的基质辅助激光解析电离飞行时间质谱(MULDI-TOF MS)技术依据:①不同微生物间存在指纹图谱的差异;②不同微生物种的指纹图谱存在种属、亚种间特异的特征峰使鉴定结果重复性好。该技术不仅可以适用于临床标本培养物的菌种鉴定,还可直接检测标本内的病原微生物。真菌的分类系统较多,较常用的是安斯沃斯(Ainsworth)于 1973 年提出的分类系统。该系统主要依据真菌形态、细胞结构、生理、生化以及生态学等,尤其是有性生殖阶段的形态特征进行分类。与医学有关的真菌有 4 个亚门,包括接合菌亚门、子囊菌亚门、担子菌亚门和半知菌亚门(Deuteromycotina)。临床上,通常将致病真菌分成两类:浅部真菌和深部真菌。目前已报告的对人类有致病作用的皮肤癣菌主要包括:毛癣菌属、小孢子菌属、表皮癣菌属、角层癣菌等。深部真菌主要包括念珠菌属、隐球菌属、曲霉属、孢子丝菌属、青霉属、组织胞浆菌属、芽生菌属、球孢子菌属和副球孢子菌属等。

　　为确保能在诊断治疗前获取病原微生物的信息,标本的正确采集和运送以及标本的处理至关重要,而所有标本的采集应该在抗菌药物使用前,采样完成后需立即送检。采集标本前局部应做好准备工作,标本必须直接采自病变部位。如怀疑血流感染时应立即采集血液标本,在给予抗菌药物治疗前送检血培养。尿培养应在抗菌药物使用前采集清洁中段尿送检。对于导致中枢神经系统感染流感嗜血杆菌、肺炎链球菌和脑膜炎奈瑟菌,由于上述病原菌比较脆弱,在采集标本时应尽快送检,如有可能宜在床边接种以提高培养的阳性率。而对于伤口感染和脓肿标本,最好在去除伤口陈旧组织后,取腐烂和新鲜组织交界处的标本送检,如无法去除陈旧组织可用注射器和针头吸取脓液送检或用厌氧容器运送。目前,常规实验室无法进行病毒的分离培养,多数情况下需依赖免疫学检查而确诊。

第二节 与病原学诊断有关的实验室检查

对标本进行涂片和显微镜检查是诊断感染性疾病病原体最基本和快速的方法,可使临床医师在得到培养结果前开始治疗。各种标本如尿液、粪便、脑脊液、胸腔积液、脓液及分泌物等均应制成涂片,革兰染色或特殊染色后在光学显微镜下直接检查。涂片镜检在病原菌快速诊断或提示某些感染方面具有重要价值,如经气管镜或纤维支气管镜获取的分泌物应常规涂片,可找到分枝杆菌属、军团菌属和肺孢子菌等。抗酸染色对鉴定分枝杆菌有相当价值。此外,还可确定是否系单一细菌感染或复数菌感染。

病原菌的分离、培养和鉴定不仅是对感染性疾病病原体的确认,而且可以采用针对性的治疗。根据标本的性质和培养的目的,选用适合不同细菌生长的培养基和培养条件。如为提高呼吸道病原菌的培养阳性率,常采用5%脱纤维羊血平皿、巧克力平皿和中国蓝或麦康凯平皿进行病原菌的分离和培养。前两种培养基平皿需放置在5% CO_2、35℃环境,以便能在羊血平皿上分离到肺炎链球菌、β溶血性链球菌;或在巧克力平皿上分离到流感嗜血杆菌和卡他莫拉菌。必要时,还可在平皿中加入一定浓度的庆大霉素或万古霉素以提高病原菌的培养阳性率。病毒、立克次体和衣原体等则需要用活体细胞才能进行分离培养,包括动物接种、鸡胚培养和细胞培养等技术。目前,在临床微生物实验室对细菌的鉴定主要是检测病原菌的酶系统及代谢产物的生化试验,将病原菌鉴定到"属"和"种"。病原菌鉴定系统包括全自动的质谱仪、自动化微生物鉴定系统以及手工生化反应条等。近年来,随着现代分析和分子生物学技术的发展,使病原菌的检测向标准化、微量化和快速简便等方面发展,并在此基础上进一步向系列化、机械化和自动化发展。随着现代分析技术和分子生物学技术的发展,气相色谱、高效液相、单克隆抗体、靶基因检测和宏基因测序等新技术均在病原菌鉴定方面获得应用。

第三节 药物敏感性试验

与抗微生物药物有关的实验室检查包括药物敏感性试验(简称药敏试验)及对各种

病原菌耐药机制的检测和研究。各种病原菌对不同抗菌药物的敏感性不同,同一种细菌的不同菌株对不同抗菌药物的敏感性亦有差异;同时,抗菌药物的广泛应用所产生的选择性压力,使耐药菌株随之增加。因此,药敏试验结果的正确与否与临床疗效的关系极为密切。此外,药敏试验还可进行细菌耐药监测,了解不同单位、不同地区临床常见病原菌的耐药变迁,可为采取有效措施减少或防止细菌耐药的发生和发展、为抗菌药物的管理和国家制定新药的开发研究计划提供重要参考资料;对细菌耐药谱的分析亦有助于某些细菌的鉴定,并可作为医院感染流行病学调查的手段之一。

测定抗菌药物在体外对病原微生物有无抑制作用的方法称为药敏试验。通常用最低抑菌浓度(minimal inhibitory concentration,MIC)表示抑制细菌生长所需的最低药物浓度。试验时肉眼未见细菌生长的最低药物浓度即为 MIC。实验室常用药敏试验方法包括 6 种。

1. 扩散法(纸片法)(图 2-1) 将浸有抗菌药物的纸片贴在涂有细菌的琼脂平板上,抗菌药物在琼脂内以纸片为中心向四周扩散,其浓度呈梯度递减。因此,在纸片周围一定距离内的细菌生长受到抑制,过夜培养后形成抑菌圈,其直径大小与药物浓度的对数呈线性关系。用稀释法和扩散法同时测定一定数量的菌株,可以得到一条代表抑菌圈直径与药物浓度相关的回归线,从抑菌圈的大小,可推知该药的 MIC。纸片法操作简单,所费材料、人力和时间都较少,是目前临床上最广泛使用的药敏测定方法。

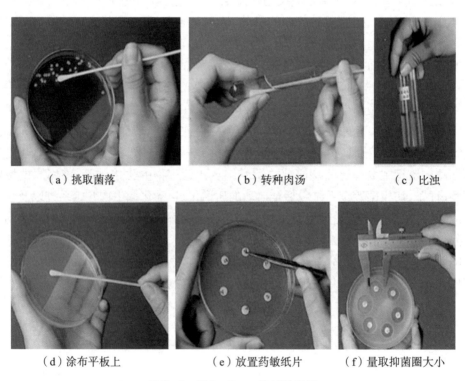

(a)挑取菌落　　　　　(b)转种肉汤　　　　　(c)比浊

(d)涂布平板上　　　　(e)放置药敏纸片　　　　(f)量取抑菌圈大小

图 2-1　Kirby-Bauer 法试验程序

2. 稀释法　以一定浓度的抗菌药物与待测菌菌液进行一系列对倍稀释,经孵育后观察最低抑菌浓度。用肉汤培养基在试管内进行试验者称"试管稀释法"(图 2-2);用微量板进行者为"微量稀释法";液体稀释法的细菌接种菌量为 10^5 cfu/ml。过夜培养后用肉眼观察试管或微量板小孔内细菌生长的浊度来判定 MIC,以肉眼未见细菌生长的试管内所含的最低药物浓度为该药 MIC;如以含药物的琼脂平板代替肉汤管称琼脂稀释法,以无菌落生长的平板中所含最低药物浓度为 MIC(图 2-3)。

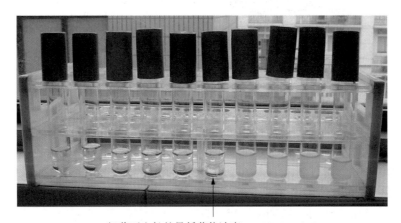

细菌不生长的最低药物浓度，MIC=4 μg/mL

图 2-2　琼脂稀释法测定抗菌药对细菌的 MIC

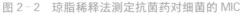

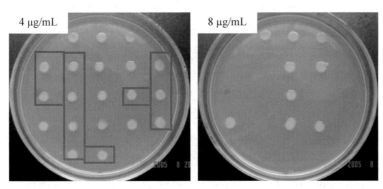

图 2-3　试管稀释法测定抗菌药对受试菌株的 MIC

注:线框内的细菌表示在 4 μg/mL 药物浓度时生长,但在 8 μg/mL 药物浓度时生长被抑制。因此,抗菌药对这些细菌的 MIC 值为 8 μg/mL

3. E 试验(Epsilometer test,E-test)(图 2-4)　在琼脂扩散法的基础上改良而成。方法是将抗菌药物放置于 5 mm×50 mm 的不透明塑料薄膜带上,药物浓度按 log2 梯度递减,共含 15 个不同稀释度的抗菌药。塑料带的反面是相应的药物浓度标记(如256 μg/ml、128 μg/ml 及 0.016 μg/ml)。将含药塑料带代替抗生素纸片进行药敏试验,操作步骤与琼脂扩散法相同。过夜培养后在塑料带周围形成一椭圆形抑菌圈,其边缘与塑料带交叉处的药物浓度标记即为该药对该细菌的 MIC。

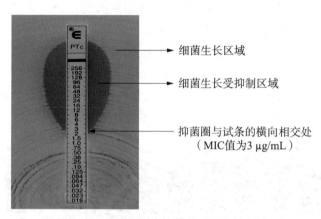

细菌生长区域

细菌生长受抑制区域

抑菌圈与试条的横向相交处
（MIC值为3 μg/mL）

图 2-4　E试验测定抗菌药对细菌的 MIC

4. 自动化药敏系统　20世纪70年代以后国外相继开发并上市的自动化药敏测定仪有 Microscan、Phoenix、Sensititre、Vitek 以及国产药敏系统等。基本原理是利用光学测量法测定抗菌药物对细菌的作用,即透光量与菌液浊度呈反比。这些自动化仪器测试的优点是快速,尤其适用于快速生长的细菌,药敏试验可在 3~5 h 内完成,重复性好,节省人力;且系统内置根据细菌耐药规律而设定的专家系统,可提示不可能的或极少见的耐药表型。

5. 联合药敏试验　某些病原菌对各种抗菌药物不太敏感(如多重耐药肺炎克雷伯菌或铜绿假单胞菌),其所致的严重感染,常需采用两种或两种以上抗菌药物联合治疗。因此,有必要进行联合药敏试验,供临床上选用抗菌药物联合治疗的参考。

6. 药敏试验的判断标准　我国主要采用美国临床和实验室标准化协会(Clinical and Laboratory Standards Institute, CLSI)颁布的药敏试验判断标准。该标准每年均有更新。CLSI 采用三级划分制将细菌对抗菌药物的敏感性划分为敏感、中介和耐药 3 种情况。

(1) 敏感(susceptible, S):当细菌引起感染时,用某种抗菌药物常用剂量有效,这种细菌即对该药敏感。此时常规用药达到的稳态血浓度可超过细菌 MIC 的 5 倍。

(2) 中介(intermediate, I):当细菌引起的感染仅在应用大剂量抗菌药物时才有效,或细菌处于体内抗菌药物浓缩的部位或体液(如尿液、胆汁、肠腔等)中才被抑制,则认为这种细菌对该药中介,即中度敏感。这时常规用药后的平均血浓度一般相当于或略高于对细菌的 MIC。毒性相对较小的药物,适当加大剂量仍可望获得良好临床疗效。

(3) 耐药(resistance, R):药物对某种细菌的 MIC 高于治疗剂量的药物在血或体液内可能达到的浓度;有时尽管稳态血药浓度高于对细菌的 MIC,但是细菌能产生使抗菌药物灭活的酶,则不论其 MIC 大小,仍应判定细菌对该药耐药。例如,产青霉素酶的金黄色葡萄球菌应认为该菌对青霉素耐药。

第四节　临床重要耐药细菌的检测

一、β-内酰胺酶

产生 β-内酰胺酶是细菌对 β-内酰胺类抗菌药物耐药最主要和最常见的耐药机制，该酶能水解 β-内酰胺环使 β-内酰胺类抗菌药物失去抗菌活性。例如，肠杆菌科细菌、铜绿假单胞菌、鲍曼不动杆菌、金黄色葡萄球菌、流感嗜血杆菌、淋病奈瑟菌和卡他莫拉菌等。β-内酰胺酶检测方法最常用的是产色头孢菌素-头孢硝噻吩法。头孢硝噻吩法原理是头孢硝噻吩的 β-内酰胺环受 β-内酰胺酶的作用开环后，产生由黄色向红色转变的颜色反应，即为 β-内酰胺酶产生株(图 2-5)。

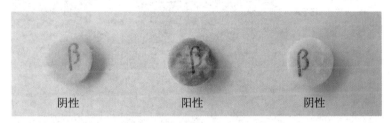

图 2-5　头孢硝噻吩试验检测细菌中的 β-内酰胺酶(红色为阳性结果)

二、超广谱 β-内酰胺酶

产生超广谱 β-内酰胺酶(extended spectrum β-lactamase，ESBLs)是肠杆菌科细菌对 β-内酰胺类抗菌药物耐药最主要的耐药机制之一。ESBLs 由质粒介导，可在不同菌株或菌属间传播，造成耐药细菌的暴发流行。ESBLs 水解底物谱广，可同时水解青霉素类，第一至第四代头孢菌素以及单环类氨曲南，但该酶的活性可被酶抑制剂克拉维酸、他唑巴坦和舒巴坦等抑制。目前，实验室可检测 ESBLs 的方法众多，包括 CLSI 推荐的筛选试验和酶抑制剂增强试验(图 2-6)、双纸片法、三维试验、E-test、自动化药敏系统以

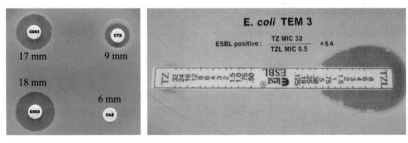

图 2-6　酶抑制剂增强试验(左)和 E-tets(右)检测 ESBLs

注：CTX，头孢噻肟；CD03，头孢噻肟/克拉维酸；CAZ，头孢他啶；CD02，头孢他啶克拉维酸；TZ，头孢他啶；TZL，头孢他啶/克拉维酸

及分子生物学技术等。

三、碳青霉烯酶

产生碳青霉烯酶是革兰阴性杆菌对碳青霉烯类抗生素产生耐药性最常见的耐药机制之一。该酶可水解包括碳青霉烯类抗菌药物在内的所有 β-内酰胺类抗生素。碳青霉烯酶主要包括 A、B 和 D 三大类，其中 A 类以 KPC 型碳青霉烯酶为主，B 类以 NDM 型金属酶为主，而 D 类以 OXA-48 家族碳青霉烯酶为主。CLSI 推荐改良碳青霉烯灭活试验检测肠杆菌科细菌和铜绿假单胞菌中的碳青霉烯酶。有文献报道亦可采用更简单的酶抑制剂增强试验检测碳青霉烯酶（图 2-7）。

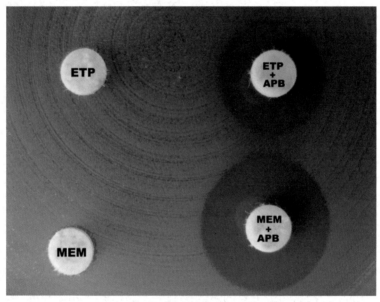

图 2-7　3-氨基苯硼酸抑制试验检测 KPC 型碳青霉烯酶

注：ETP，厄他培南纸片；MEM，美罗培南纸片；APB，3-氨基苯硼酸

分子生物学方法是检测碳青霉烯酶基因的金标准。由于产碳青霉烯酶菌株往往表现为对临床常用抗菌药物全部耐药，使抗感染治疗面临无药可用的困境，进而导致感染高病死率。此类耐药菌株所致感染往往需要采用联合治疗方案，且所选用的抗菌药物有限，目前有效的抗菌药物主要包括替加环素、多黏菌素、头孢他啶-阿维巴坦、磷霉素等。

四、甲氧西林耐药葡萄球菌

甲氧西林耐药葡萄球菌（methicillin-resistant *Staphylococcus*，MRS）含有 *mecA* 或 *mecC* 基因，编码 PBP2a 蛋白，对甲氧西林等所有 β-内酰胺类抗菌药物（除头孢罗膦）均呈耐药。目前，CLSI 推荐用头孢西丁或苯唑西林检测金黄色葡萄球菌或凝固酶阴性葡萄球菌中的 MRS 菌株，亦可采用 PCR 检测 *mecA* 或 *mecC* 基因或采用乳胶凝集试验直接检测 PBP2a 蛋白，阳性者即为 MRS 菌株。MRS 或甲氧西林敏感葡萄球菌

(methicillin-susceptible *Staphylococcus*，MSS)引起的感染，治疗药物的选择不同。因此，临床微生物实验室的正确报告对临床合理选用抗菌药物十分重要。

五、万古霉素耐药肠球菌

万古霉素耐药肠球菌(vancomycin resistant *Enterococcus*，VRE)中对万古霉素的耐药基因型有 VanA、VanB、VanC、VanD、VanE、VanG、VanL 和 VanM 型等，对糖肽类的万古霉素和替考拉宁显示不同程度的耐药性。药敏试验用 30 μg/片的万古霉素纸片抑菌圈直径≥17 mm 者为敏感株，≤14 mm 者则为耐药株，15～16 mm 者为中介。在抑菌圈内出现薄雾状或任何其他生长现象者均应视为耐药。除敏感株外，所有被视为不敏感的菌株均应遵照 CLSI 的规定进行菌株的再鉴定和万古霉素的 MIC 测定。

六、高水平氨基糖苷耐药肠球菌

高水平氨基糖苷耐药肠球菌(high-leval aminoglycoside resistant *Enterococcus*，HLARE)对青霉素与氨基糖苷类的联合呈现耐药。测定该菌对氨基糖苷类的敏感性对临床治疗具有重要意义。因此，临床微生物实验室常采用 120 μg/片的庆大霉素和 300 μg/片的链霉素贴于常规药敏平板上，35℃过夜 24 h 培养后，抑菌圈直径≥10 mm 者为敏感，≤6 mm 者为耐药，7～9 mm 者为中敏。中敏的菌株应使用肉汤稀释法或琼脂稀释法确定其耐药性。HLARE 检测试验结果呈敏感者提示采用庆大霉素等氨基糖苷类抗生素与 β-内酰胺类或糖肽类药物联合具有协同抗菌作用。试验结果为耐药者则上述药物联合后无协同抗菌作用。

七、青霉素耐药肺炎链球菌

长期以来肺炎链球菌对青霉素高度敏感，青霉素的 MIC 为 0.005～0.01 mg/L。低水平青霉素耐药肺炎链球菌首次报道于 1967 年，青霉素的 MIC 为 0.5 mg/L。高水平青霉素耐药肺炎链球菌于 1977 年南非首次报道，该菌除对青霉素高度耐药外，并对红霉素、四环素、林可霉素、链霉素和利福平等多种抗菌药耐药。CLSI 推荐用 1 μg/片苯唑西林纸片筛选耐青霉素的肺炎链球菌。1 μg/片苯唑西林纸片的抑菌圈直径≥20 mm 者为青霉素敏感株；抑菌圈直径≤19 mm 者则必须进行青霉素的 MIC 测定，因为抑菌圈直径≤19 mm 的现象也可以发生在青霉素敏感株中。CLSI 提示对于非脑脊液分离的肺炎链球菌，如青霉素对该菌株的 MIC≤0.06 mg/mL(或苯唑西林抑菌圈直径≥20 mm)预报该菌株对氨苄西林(口服或肠外)、氨苄西林-舒巴坦、阿莫西林、阿莫西林-克拉维酸、头孢克洛、头孢地尼、头孢妥仑、头孢吡肟、头孢噻肟、头孢泊肟、头孢丙烯、头孢罗膦、头孢唑肟、头孢曲松、头孢呋辛、多立培南、厄他培南、亚胺培南、氯碳头孢和美罗培南敏感。

(胡付品　朱德妹)

主要参考文献

1. 汪复，张婴元.实用抗感染治疗学[M].2 版.北京：人民卫生出版社，2012：3 - 46，

　56 - 84.

2. 陈东科,孙长贵. 实用临床微生物学检验与图谱[M]. 北京：人民卫生出版社,2011.

3. 尚红,王毓三,申子瑜. 全国临床检验操作规程[M]. 4 版. 北京：人民卫生出版社，
2015：629 - 773.

4. Clinical and Laboratory Standads Institute. Performance standards for
antimicrobial susce-ptibility testing [S]. Twenty-ninth informational supplement，
2019，M100 - S29.

5. Dandan Yin，Shi Wu，Yang Yang，et al. Results from the China Antimicrobial
Surveillance Network （CHINET） in 2017 of the *In vitro* activities of
Ceftazidime — Avibactam and Ceftolozane-Tazobactam against clinical isolates of
Enterobacteriaceae and Pseudomonas aeruginosa [J]. Antimicrob Agents
Chemother，2019,63(4)：e02431 - 2418.

第三章 抗感染药物的临床应用

第一节 抗菌药物的临床应用

目前,临床应用的抗菌药物多达 150 余种,是临床最为常用的一类药物。抗菌药物的临床应用涉及临床各个科室,随着细菌耐药性增长,耐药菌感染的抗菌治疗面临新的挑战。2004 年,卫生部等 3 个部委颁发了《抗菌药物临床应用指导原则》;2015 年,又对此指导原则进行了更新。此指导原则的颁布与实施对规范和合理应用抗菌药物,为提高抗菌药物的临床应用水平,提高感染性疾病的治愈率,避免和减少不良反应的发生,减少医疗费用起了重要作用。

合理应用抗菌药物是指在有明确用药指征下,根据感染部位、感染严重程度和病原菌种类选用适宜的抗菌药物,依据药动学/药效学(PK/PD)原理制订各类抗菌药物的合理给药方案。抗菌药物分为治疗性应用和预防性应用,本章将主要讨论抗菌药物(包括抗真菌药物)治疗性应用及预防性应用的基本原则、抗菌药物在特殊病理生理情况下的合理应用。

一、抗菌药物治疗性应用的基本原则

(一) 严格抗菌药物的使用指征

根据患者的症状、体征、实验室检查或影像学结果,诊断为细菌、真菌感染者方有指征应用抗菌药物;由结核和非结核分枝杆菌、支原体、衣原体、螺旋体及部分原虫所致感染亦有指征应用抗菌药,缺乏细菌及上述病原微生物感染的证据者以及病毒性感染者均无指征应用抗菌药。

发热为感染最为常见的临床表现,但临床上的发热并非均由感染所致,也包括非感染因素,如淋巴瘤等恶性肿瘤、血管炎等结缔组织病;感染性疾病中也并非均为细菌所引起,病毒性感染也是发热的常见原因。抗菌药物无指征应用带来的问题有:①增加医疗支出;②增加药物的不良反应,如青霉素类的过敏反应特别是过敏性休克,氨基糖苷类的耳、肾毒性,严重者可导致患者死亡或残疾;③诱导细菌耐药性的产生,影响今后的抗菌治疗,抗菌药物的选择性压力是细菌耐药性产生的最为主要的原因。

(二) 尽早明确感染病原,根据病原菌种类及药物敏感试验结果选用抗菌药物

正确的病原学诊断是合理用抗菌药物的先决条件。在开始用药前应留取相应标本送细菌培养,尽一切努力分离出病原微生物(主要为细菌)。例如,在给予抗菌药物前多

次抽血送培养可提高感染性心内膜炎、血流感染的病原菌检出率。痰中杂菌多，并常混有唾液，很难确定何者为致病微生物，可清洁口腔、鼓励深咳嗽，气溶吸入高渗盐水等以获得较满意的痰标本，并作涂片，合格的痰标本送培养。对某些感染如引起肺部感染的不典型病原体、或真菌等也可采用血清学试验，有助于病原体的诊断。分离和鉴定病原菌后应作细菌药物敏感试验，据此选择最合适的抗菌药物。联合药敏试验对广泛耐药细菌感染有重要意义。

细菌广泛存在于人体及环境中，因而并不是所有培养阳性的细菌均为致病菌，对于细菌培养及药敏报告，临床医师需要结合患者的临床情况予以分析是否为致病菌还是污染菌、携带菌。二代测序等分子生物学技术近年来用于临床感染病的病原体诊断，制约此类技术临床应用的最主要问题为如何分析检测结果，因为测序结果往往有数种甚至十种以上的微生物，哪个是真正的致病菌不容易确定。

（三）根据感染的临床特点，给予抗菌药物的经验治疗

对于临床诊断为细菌性感染的患者，在未获知细菌培养及药敏结果前、或无法获取培养标本时，可根据患者的感染部位、基础疾病、发病情况、发病场所、既往抗菌药物用药史及其治疗反应等推测可能的病原体，并结合当地细菌耐药性监测数据，先给予抗菌治疗，称为抗菌药物的经验治疗。待获知病原学检测及药敏结果后，结合初始治疗反应调整用药方案；对培养结果阴性的患者，应根据经验治疗的效果和患者情况采取进一步诊疗措施。根据已明确的病原菌及其药物敏感性而进行的抗菌治疗称为病原体治疗。

由于细菌、真菌感染的病原诊断困难，临床实践中采用经验抗菌治疗比病原治疗更为常见。临床医师应在掌握细菌、真菌感染的临床诊断、临床微生物、临床药理等多学科知识的基础上，结合感染患者的临床情况，认真分析最可能的病原菌及其耐药性，选用最为合适的抗菌药物及给药方案。

（四）根据药物抗菌活性、药代动力学特性选择用药

抗菌药物选用时应结合其抗菌活性（药效学）、药代动力学、不良反应、药源、价格等而综合考虑。药敏结果获知后是否调整用药仍应以经验治疗后的临床效果为主要依据。应定期对各种抗菌药物作重新评价，了解细菌耐药性变迁、新出现的不良反应、上市后监测等的详细情况，这对新上市的品种尤为重要。

抗菌药物各品种的特性存在着相当大的差异，即使是同类（青霉素类、头孢菌素类抗生素、氨基糖苷类、大环内酯类、喹诺酮类、咪唑类等）或同代（第一、二、三代头孢菌素类抗生素和氟喹诺酮类等）药物之间也不宜彼此混用或换用。比如，第三代头孢菌素中的头孢他啶对铜绿假单胞菌具良好抗菌活性，对革兰阳性菌包括链球菌属的抗菌活性很弱；而同样是第三代头孢菌素类抗生素的头孢噻肟、头孢曲松对铜绿假单胞菌无抗菌活性，但对链球菌属仍具良好抗菌活性。多数青霉素及头孢菌素类抗生素的半衰期为 1 h 左右，需要每天多次给药，而头孢曲松的半衰期为 8 h，可每天 1 次给药。多数头孢菌素类抗生素通过肾脏及肝胆系统两个途径排出，但头孢吡肟 80%～90%以原型从肾脏排出，肾功能不全或老年人使用时需要减量；头孢哌酮 40%以上以原型从肝胆系统排出，胆道梗阻时慎用，严重梗阻时禁用。对抗菌药物特性的很好掌握是合理应用抗菌药的基

础,但抗菌药物的品种多,精细化的特性掌握需要花大量的精力。

（五）按照患者的生理、病理状态合理用药

在肝、肾功能减退、老年人、新生儿、妊娠期、哺乳期等特殊病理、生理情况下,抗菌药物的体内过程会出现相应的改变,这些感染患者应用抗菌药时,其给药方案有需要做相应的调整。例如,肾功能减退者,应用主要经肾清除的青霉素类、头孢菌素类抗生素药物时需减量应用,具有肾毒性的抗菌药则应避免应用。本节第三部分将简要阐述特殊病理、生理状态患者的抗菌药合理应用。

（六）综合患者病情、病原菌种类及抗菌药物特点制订抗菌治疗方案

根据病原菌、感染部位、感染严重程度和患者的生理、病理情况及抗菌药物药效学和药动学证据制订抗菌治疗方案,包括抗菌药物的品种选择、给药剂量、给药次数、给药途径、疗程及联合用药等。

近年来,药动学/药效学(PK/PD)概念的引入,为制订有效抗菌药物治疗方案,达到最佳临床和细菌学疗效提供了依据。抗菌药物可分为时间依赖性和浓度依赖性。时间依赖性抗菌药的杀菌活性与药物浓度超过对病原菌 MIC 维持时间(T>MIC)的长短有关,头孢菌素类抗生素、碳青霉烯类等 β 内酰胺类属于时间依赖性抗菌药,需每天多次给药。属浓度依赖性的抗菌药有氨基糖苷类、氟喹诺酮类等。此类药物的杀菌活力在一定范围内随药物浓度的增高而增加,并具有较长的抗生素后效应,可每天 1 次给药。

抗菌药物的疗程一般宜继续应用至体温正常、症状消退后 3~4 d。如有局部病灶者需待局部病灶基本吸收后停药。如临床效果欠佳,急性感染在用药后 48~72 h 应考虑调整用药。

在应用抗菌药物治疗病原微生物感染的过程中,必须充分认识人体免疫功能的重要性,过分依赖抗菌药物的作用而忽视人体内在因素常是抗菌药物治疗失败的重要原因之一。因此,在应用抗菌药物的同时,必须尽最大努力使人体全身状况有所改善,各种综合性措施如纠正水、电解质和酸碱平衡失调,改善微循环,补充血容量,输血、血浆、人血白蛋白或氨基酸,处理基础疾病和局部病灶等,均不可忽视。

（七）抗菌药物联合应用

对于某些细菌、真菌感染需要抗菌药物的联合应用,以提高疗效、减少药物不良反应、降低细菌耐药性的产生,但抗菌药物的联合使用有明确的指征,不必要的联合使用造成医疗费用、不良反应、细菌耐药性增加。抗菌药物联合应用的适应证有以下。

1. 病原体未查明的严重感染 此类患者多数存在慢性病、免疫缺陷者、肿瘤或白血病伴白细胞计数显著减少等基础疾病。因病情危重不宜等待时,可在采集有关标本进行病原学检查后即予以抗菌药物联合应用,选用药物的抗菌谱宜广,以后根据病原体检查与药敏试验结果进行调整。

2. 单一抗菌药物不能控制的严重感染 感染性心内膜炎及发生于免疫缺陷者或中性粒细胞减少者的各种严重感染如血流感染、肺炎等,单一抗菌药物常不能有效地控制感染,此时宜联合应用杀菌剂。

3. 单一抗菌药物不能有效控制的混合感染 例如,肠穿孔所致的腹膜炎及胸、腹部

创伤后的严重感染病原菌常为需氧菌与厌氧菌的混合感染,需要同时覆盖需氧菌与厌氧菌的联合抗菌治疗。

4. 较长期用药细菌有可能产生耐药性者　主要见于结核病的治疗,其他尚有反复发作性尿路感染、慢性骨髓炎等。常用的抗结核药如链霉素、异烟肼、利福平等较长期单独应用时,结核分枝杆菌对上述药物均易产生耐药性。联合用药使耐药菌的出现机会明显减少。

5. 联合用药使毒性较大药物的剂量可相应减少　治疗隐球菌脑膜炎,两性霉素 B 与氟胞嘧啶合用时抗菌活性加强,两性霉素 B 的剂量可相应减少,从而使其毒性反应减轻,有利于疗程的顺利完成。对葡萄球菌引起的严重感染如心内膜炎、血流感染、肺炎等常需联合用药,如耐甲氧西林金黄色葡萄球菌感染用万古霉素联合磷霉素。

临床上,不合理使用抗菌药物的现象依然常见,主要表现为下列几种情况:①抗菌药物的临床应用指征掌握不严,如用于病毒感染;②抗菌药物的品种选择不恰当,选用对病原体感染无效或抗菌作用不强的药物;③药物剂量不足或过大;④过早停药或感染已控制多日而不及时停药;⑤产生耐药菌二重感染时未及时停用抗菌药或未改用其他对胃肠道菌群影响小的抗菌药物;⑥给药途径或给药间隔时间不恰当;⑦缺乏药物不良反应的认识与鉴别,发生严重毒性反应或过敏反应时仍继续用药;⑧不适当的抗菌药物联合;⑨过分依赖抗菌药物的防治作用而忽略必需的外科处理和综合治疗措施;⑩无指征或指征不强的预防用药。

二、抗菌药物预防性应用的基本原则

预防用药占抗菌药物临床应用总量的相当比例,占抗菌药物总用量的 30%～40%,预防性应用涉及临床各科,严格掌握预防应用的适应证,合理地选用抗菌药物,对于降低高危患者的感染率以及提高外科手术患者的成功率至关重要。

(一)内科、儿科预防用药原则

(1)主要用于预防一两种特定细菌侵入体内,如伤口(金黄色葡萄球菌、大肠埃希菌等)或血流(草绿色链球菌、脑膜炎奈瑟菌等)而发生感染,可能获相当效果;如目的在于防止任何细菌的侵入,则往往徒劳无功。

(2)在一段时间内预防用药,可能有效,如长期预防用药,常不能达到目的。

(3)基础疾病可以恢复或纠正的患者,预防用药可能有效;如基础疾病不能治愈或纠正,或免疫缺陷患者,预防用药应尽可能少用或不用;应密切观察病情,一旦出现感染征兆时立即采集有关标本进行培养等病原检查和药物敏感试验,并及早给予经验治疗。

(4)对普通感冒、麻疹、灰髓炎、水痘等病毒性疾病患者,昏迷、休克、心力衰竭、应用免疫抑制剂等患者,预防用药既缺乏指征,也无效果,并易导致耐药菌感染,对上述患者不宜常规预防用抗菌药。

(二)预防用药在外科领域中的应用

在外科领域中抗菌药物主要用以预防手术部位的感染(包括切口感染和手术涉及的器官或腔隙的感染),但不包括与手术无直接关系的、术后可能发生的其他部位感染。同时根据外科手术切口微生物污染情况(清洁切口、清洁-污染切口、污染切口、污秽-感染切口),决定是否预防用抗菌药物。应根据手术部位可能污染细菌的种类给予预防用药。如手术前已有感染(如肺脓肿、腹膜炎等),则患者往往在术前即已开始抗菌药物治疗,不属预防用药范围(表3-1)。

表3-1 外科手术分类及预防用药

手术种类	感染危险度(%)	手术特点	预防用药
清洁手术 (Ⅰ类切口)	1.5~4.2	手术局部无损伤、无炎症,不涉及呼吸、消化、泌尿生殖道等与外界相通器官	一般不用,仅用于高危患者
清洁 污染手术 (Ⅱ类切口)	<10	手术部位存在大量人体寄殖菌群。经胃肠道、呼吸道或泌尿生殖道手术	一般需要,尤其有危险因素者
污染手术 (Ⅲ类切口)	10~20	自胃肠道较大溢出,新鲜创伤,感染入侵途径为尿路或胆道,或无菌技术有明显缺陷如开胸、心脏按压者	需要
污秽 感染手术 (Ⅳ类切口)	20~40	急性细菌性炎症、创伤有坏死组织残留、异物、粪便污染	抗感染治疗

1. 外科预防用药的目的 ①减少术后感染(包括手术切口感染及手术涉及的器官或腔隙的感染)的发病率及病死率;②减少因术后感染而延长住院的时间;③节省费用。

2. 外科手术预防用药基本原则 根据手术野有否污染或污染可能,决定是否预防用抗菌药物。

(1)清洁手术:手术野为人体无菌部位,局部无炎症、无损伤,也不涉及呼吸道、消化道、泌尿生殖道等人体与外界相通的器官。通常不需预防用抗菌药物,仅在下列情况时可考虑预防用药:①手术范围大、时间长、污染机会增加;②手术涉及重要脏器,一旦发生感染将造成严重后果者,如头颅手术、心脏手术、眼内手术等;③异物植入手术,如人工心瓣膜植入、永久性心脏起搏器放置、人工关节置换等;④有感染高危因素如高龄、糖尿病、免疫功能低下(尤其是接受器官移植者)、营养不良等患者。

(2)清洁-污染手术:上、下呼吸道,上、下消化道,泌尿生殖道手术,或经以上器官的手术,如经口咽部大手术、经阴道子宫切除术、经直肠前列腺手术,以及开放性骨折或创伤手术。由于手术部位存在大量人体寄殖菌群,手术时可能污染手术野引致感染,故此类手术需预防用抗菌药物。

(3)污染手术:造成手术部位严重污染的手术。包括:手术涉及急性炎症但未化脓区域;胃肠道内容物有明显溢出污染;新鲜开放性创伤但未经及时扩创;无菌技术有明显缺陷,如开胸、心脏按压者。此类手术需预防用抗菌药物。

(4)污秽-感染手术:术前已存在细菌性感染的手术,如腹腔脏器穿孔腹膜炎、脓肿切除术、气性坏疽截肢术等,属抗菌药物治疗性应用,不属预防应用范畴。

3. 预防用药的选择 主要根据引起术后感染部位最可能的病原菌种类而定,药物必须：①疗效肯定；②不良反应少；③给药方便；④价格低。绝大多数的手术属清洁手术，病原菌多为金黄色葡萄球菌和表皮葡萄球菌。常用的预防药物为第一代头孢菌素类抗生素，尤以头孢唑林的应用为最普遍，第二代头孢菌素类抗生素如头孢呋辛也可采用。腹部和盆腔手术中侵犯的细菌除肠道需氧革兰阴性菌外，尚可有脆弱拟杆菌等厌氧菌，可采用哌拉西林(或庆大霉素)加用甲硝唑(或克林霉素)。耐甲氧西林葡萄球菌感染检出率高的机构可选用万古霉素或去甲万古霉素。其他较常用的预防用药有：阿莫西林及氨苄西林。

4. 外科预防用药方法　预防用药的目的是使手术开始暴露伤口时，局部组织中已存在有效浓度的抗菌药，足以杀灭手术过程中侵入伤口的细菌。静脉用抗菌药物应于手术前 30 min～1 h 内给予，万古霉素或氟喹诺酮类等由于需输注较长时间，应在手术前 2 h 开始给药。口服给药者在手术前 2 h 给予(择期结肠手术者除外)。抗菌药物的有效覆盖时间应包括整个手术过程和手术结束后 4 h。对手术时间较短(2 h 以内)的清洁手术可于术前用药一次即可；手术时间>3 h 者约每 3 h 用药 1 次，术后再用药 1 次。

5. 注重无菌和精细的手术操作　应用抗菌药物预防外科手术后感染可获一定效果，但决不能替代严格细致的手术操作。手术中应遵循严格消毒措施，掌握无菌和精细的操作技术，减少组织损伤及出血等，对于防止和减少术后感染具有重要作用。

预防应用抗菌药物前必须慎重考虑和注意下列问题：①患者是否必须采用，是否应用后有发生耐药菌感染的可能；②应用的抗菌药物针对哪几种病原菌，这些病原菌对抗菌药敏感性如何；③预防用药的时间越短越好，风湿热等例外；④短程预防应用的抗菌药物最好是杀菌剂，其不良反应必须很少或轻微；⑤如患者的免疫缺陷短期内不可逆，或其基础病不易治愈，则预防用药应尽可能少用或不用，可于感染征兆出现时立即作培养等各种病原菌的检测，尽早给予足量经验治疗。

三、抗菌药物在特殊病理、生理人群的临床应用

(一) 肝功能减退时抗菌药物的应用

许多药物包括抗菌药物经由肝脏代谢和排出，肝功能损害时药物在体内的代谢过程受到不同程度的影响。肝脏疾病时出现的多种病理改变，如肝细胞受损，胆汁排泄、肝血流量的改变和药物蛋白结合率的改变等，均可以影响抗菌药物的代谢与排出。肝功能减退患者抗菌药物的使用剂量调整需要根据肝功能受损程度、药物对肝脏的毒性、药物代谢受影响的程度、药物的蛋白结合率、体液容量的改变等因素决定。

肝功能减退时抗菌药物的应用分为以下几种情况：①药物主要由肝脏清除，肝功能减退时清除明显减少，但无明显毒性反应，故肝功能减退患者仍可谨慎应用，必要时减量给药。此类药物有红霉素等大环内酯类(不包括红霉素酯化物)、林可霉素和克林霉素等。②主要经肝或有相当量药物经肝清除，肝功能减退时药物清除或代谢物形成减少，可能导致毒性反应发生。此类药物在肝病时应避免应用。此类药物有氯霉素、利福平、红霉素酯化物、异烟肼、两性霉素 B、四环素类及磺胺药等。③药物经肝、肾两种途径清除，肝功能减退时血药浓度升高，如同时有肾功能损害时则血药浓度升高尤为明显，严重

肝病时需减量应用。该类药物有脲基青霉素类如哌拉西林,第三代头孢菌素类抗生素如头孢哌酮、头孢曲松、头孢噻肟,喹诺酮类如环丙沙星及莫西沙星等。④药物主要由肾排泄,肝功能减退时不需调整剂量。该类药物有:氨基糖苷类、青霉素、头孢唑林、头孢他啶、万古霉素、多黏菌素等。

同时利福平有诱导肝酶作用,可使美沙酮、皮质激素、口服降糖药、地高辛、奎尼丁、环孢素、口服抗凝药、雌激素、口服避孕药和氯霉素等药物代谢加快。因此,这些药物与利福平合用需调整剂量、密切观察。肝功能减退时部分抗菌药物的临床应用见表3-2。

表3-2 肝功能减退时抗菌药物的应用

抗菌药物	对肝脏作用和药动学改变	肝病时应用
哌拉西林	肝、肾清除,肝病时清除减少	严重肝病减量使用
头孢噻肟	肾、肝清除,严重肝病清除减少	严重肝病时减量使用
头孢曲松	肝、肾清除,肝病时清除减少	慢性肝病患者应用本品时不需调整剂量。有严重肝、肾损害患者应调整剂量,剂量不宜超过2 g/d。新生儿高胆红素血症禁用
头孢哌酮	肝、肾清除,严重肝病时清除减少	最大剂量不超过4 g/d;合并肾功能不全时,最大剂量为1～2 g/d
红霉素	自肝胆系统清除减少,酯化物具有肝毒性	按原量慎用或减量应用,酯化物避免使用
克林霉素	肝病时半衰期延长,消除减慢,可致ALT增高	仅在严重肝衰竭时需减量使用
氯霉素	肝病时代谢减少,血液系统毒性	避免使用
环丙沙星	肾、肝清除,重度肝功能减退(肝硬化腹腔积液)时药物清除减少	正常剂量应用,严重肝功能减退者减量慎用
莫西沙星	肝、肾清除,重度肝功能损害无数据	正常剂量应用,严重肝功能减退者减量或不用
甲硝唑	肝内代谢	严重肝病时减量使用
替硝唑	肝内代谢	肝病时减量使用
替加环素	肝内代谢,肝、肾两个途径清除	轻至中度肝损害正常剂量应用,严重肝损害调整为首剂100 mg,然后25 mg q12 h
夫西地酸	经肝脏代谢并主要经胆汁排泄	肝功能不全者不推荐使用
四环素	肝病时易致肝损害加重	肝病患者避免应用
磺胺药	肝内代谢、高胆红素血症	避免使用
利福平	肝毒性,与胆红素竞争酶结合致高胆红素血症	避免使用,尤应避免与异烟肼同用

续 表

抗菌药物	对肝脏作用和药动学改变	肝病时应用
利福布汀	大部分在肝内代谢	减量使用
异烟肼	乙酰异烟肼清除减少,具肝毒性	轻至中度肝损害时慎用,同时需监测肝功能,急性肝病或以往有与异烟肼相关的肝损害病史者禁用
两性霉素 B	肝毒性、黄疸	避免使用
卡泊芬净	肝代谢	轻度肝功能不全者,不需调整剂量;中度肝功能不全者,首剂 70 mg 负荷剂量后,维持剂量为 35 mg/d;严重肝功能不全者的应用目前无资料
伊曲康唑	主要在肝内代谢,偶有肝衰竭等严重肝毒性报道	肝酶升高、活动性肝病或其他药物所致肝损害者不宜使用
伏立康唑	主要在肝内代谢	急性肝损害不需调整剂量,轻至中度肝硬化患者负荷剂量不变,维持剂量减半。严重肝功能不全、慢性乙型肝炎或丙型肝炎患者中的应用目前无资料

（二）肾功能减退时抗菌药物的应用

肾功能减退的感染患者接受抗菌药物治疗时,主要经肾排泄的抗菌药物及其代谢产物可在体内积聚,以致发生毒性反应。因此,肾功能减退时调整给药方案是保障抗菌治疗有效而安全的重要措施。

抗菌药物应用于肾功能减退患者时,剂量调整需根据以下因素：①肾功能损害程度；②抗菌药物肾毒性的大小；③药物的药动学特点；④抗菌药物经血液透析或腹膜透析后可清除的程度。主要经肾排泄的药物,其血半衰期可因肾功能减退而延长,因此血半衰期可作为调整用药的重要依据。由于个体差异的存在,不同患者的血半衰期相差甚大,因此对于一些治疗浓度范围狭窄、毒性大的抗菌药应进行血药浓度监测,据此拟订个体化给药方案。

肾功能减退时抗菌药物的临床应用分以下 4 种情况。

1. 可选用原治疗量或剂量略减 主要包括由肝脏代谢或主要自肝胆系统排泄的红霉素和阿奇霉素等大环内酯类、青霉素类和头孢菌素类抗生素类的部分品种如氨苄西林和头孢哌酮、抗真菌药物中的棘白菌素类和抗分枝杆菌药物的多数品种。

2. 可选用,但剂量需适当减少者 此类药物无明显肾毒性或仅有轻度肾毒性,但由于排泄途径主要为肾脏,肾功能减退时药物可在体内明显积聚,血半衰期显著延长,需根据肾功能减退情况适当调整药物剂量。此类药物有青霉素类和头孢菌素类抗生素的多数品种。如,青霉素、哌拉西林、头孢他啶,氟喹诺酮类中的氧氟沙星和左氧氟沙星。

3. 确有应用指征时在治疗药物检测(therapeutic drug monitoring,TDM)下减量应用 此类药物均有明显肾毒性,且主要经肾排泄,如氨基糖苷类、万古霉素及多黏菌素类等。应在调整剂量时监测血药浓度,以防止耳、肾毒性的发生。

4. 肾功能损害时不宜应用者 包括四环素类(多西环素除外)、呋喃类等,四环素的应用可加重氮质血症;呋喃类可在体内明显积聚,产生对神经系统的毒性反应。

肾功能损害时给药方案的调整可以减少剂量或延长给药间期,也可两种调整方法结合应用。无论应用上述方法中的任何一种,首次负荷量仍应按正常治疗量给予。通常依据血清内生肌酐清除率(creatinine clearance,Ccr)调整抗菌药的给药剂量,分为肾功能轻、中和重度损害,Ccr 分别为>50～90 ml/min, 10～50 ml/min,<10 ml/min。各类抗菌药的调整方案不同,临床使用时可参阅《热病》等参考书调整用药方案。对于万古霉素、氨基糖苷类等抗生素应在血药浓度监测基础上调整用药。对于接受透析治疗的肾功能不全患者,某些抗菌药物可通过透析液排出,导致血药浓度降低,透析后需补一个剂量,如氨基糖苷类抗生素;某些药物不通过透析清除或清除很少,则不需在透析后补给剂量,如红霉素。

(三) 抗菌药物在老年人和新生儿患者中的应用

老年人和新生儿具有与成年人不同的生理特点,抗菌药物的体内过程也有相应改变,而且老年人与新生儿容易出现药物不良反应,故需根据其特点合理应用抗菌药物。

1. 抗菌药物在老年患者中的应用 由于生理功能的减退和组织器官萎缩等原因,老年人易罹患感染性疾病,抗菌药物不良反应发生率亦高于年轻人,必须根据老年人特点拟订给药方案。

(1) 老年人的药动学特点:

1) 药物的吸收减少:随着年龄的增长,老年人的消化道功能退化,下列因素可影响药物吸收。①胃黏膜萎缩,胃酸分泌减少;②胃肠道血流量和黏膜表面具吸收功能的细胞数明显减少;③胃肠道黏膜和平滑肌萎缩,蠕动功能减弱,胃排空减慢。

2) 药物分布的改变:老年人全身及细胞内含水量减少,肌肉等去脂肪组织占体重的比例减少,脂肪组织相对增多,使水溶性药物的分布容积减低,脂溶性者则增高。老年人肝脏功能减退,血中白蛋白浓度降低,导致抗菌药物蛋白结合率降低,游离药物浓度升高。

3) 药物的代谢减少:老年人肝组织缩小、局部血流量减少,使老年人的药物代谢能力下降。

4) 药物的排泄下降:老年人心输出量减少,肾清除功能减退,使主要经肾脏排出的抗菌药物如氨基糖苷类和 β 内酰胺类的大多数品种排泄减慢,清除率降低,消除半衰期延长,药物容易在体内蓄积而产生毒性作用。

比较肾功能与肝功能下降对抗菌药物排出的影响,肾功能下降对药物排泄的影响更大。临床上,老年人使用主要由肾脏排出的抗菌药物需特别注意剂量调整及不良反应的观察,使用同时通过肾脏及肝胆系统排泄的抗菌药物相对比较安全。

(2) 老年人感染的抗菌药物的应用:

1) 避免使用毒性大的抗菌药物:氨基糖苷类抗生素、万古霉素和去甲万古霉素以及两性霉素 B 等抗菌药物应尽可能避免应用,如确有指征应用该类药物时需根据 Ccr 调整给药方案,同时进行血药浓度监测,据以调整给药方案。

2) 建议减量应用毒性低的 β-内酰胺类抗生素:青霉素类、头孢菌素类抗生素及其他 β-内酰胺类虽毒性低,但多数主要经肾脏排泄,老年患者的药物清除明显减少,血半衰期延长。例如,青霉素在老年人的血消除半衰期可延长 2 倍以上,应用常规剂量可使血药浓度升高。需根据患者 Ccr 降低的程度适当减量用药,必要时可进行治疗药物浓度监测调整剂量。

3) 宜用杀菌剂:由于免疫功能降低和组织器官功能退化,病灶内细菌的清除更有赖于抗菌药物的杀菌作用,可选用青霉素类和头孢菌素类抗生素等 β 内酰胺类等杀菌药物。

2. 抗菌药物在新生儿患者中的应用   新生儿时期具有与成人以及年长儿童不同的生理、代谢过程,随着日龄的增长变化迅速,对抗菌药物的药理过程有重大影响。例如,药物在体内的生物转化过程、细胞外液量、蛋白结合率和肾脏的发育情况等,每天均在变化中;这些变化影响了抗菌药物在体内的药动学过程,包括药物的吸收、分布、代谢和排泄等。因此,新生儿感染时的抗菌治疗需按照日龄变化调整给药剂量和给药间期。

抗菌药物在新生儿中的应用需注意以下方面:

(1) 药物在新生儿体内的分布容积和新生儿单位体重的体表面积均较成人为大,因此新生儿抗菌药物用量较按体重计算者略高,但由于其肾脏未发育成熟,药物半衰期可较成人长数倍,因此给药间期一般较成人或年长儿为长。上述情况适用于毒性低、主要由肾排泄的 β-内酰胺类抗生素,如青霉素类及头孢菌素类等。

(2) 新生儿期由于肝酶系统的不足,肾排泄能力的不完备,一些毒性较大的抗菌药物,如主要经肝代谢的氯霉素、磺胺药,主要自肾排泄的氨基糖苷类、万古霉素、多黏菌素类及四环素类等均应尽量避免应用。如确有指征应用氨基糖苷类、万古霉素及氯霉素等时,必须进行血药浓度监测,据此个体化给药。

(3) 氟喹诺酮类药物不可在新生儿中应用。

(4) 新生儿应用抗菌药物时不宜肌内注射给药。

(5) 新生儿体重和组织器官的成熟度与日俱增,药动学过程随日龄的增长而不断变化,需按照不同日龄调整给药方案。

(四) 抗菌药物在妊娠期和哺乳期患者中的应用

1. 妊娠期患者抗菌药物的应用   孕妇接受抗菌药物治疗时必须考虑药物对母体和胎儿两者的影响,既能治愈母体的感染,对胎儿也必须安全。因此,需根据药物在孕妇和胎儿体内药理学特点用药。

(1) 妊娠期药动学改变:药物在孕妇体内的吸收、分布、代谢和消除过程均有一定程度的改变,尤以对分布、消除过程影响较明显。孕妇的药物吸收下降,血浆容积可增加,血流增速,药物肾清除加快,这些因素使孕妇的血药浓度降低。但药物经肝胆系统排泄减慢,而易发生肝脏损害。

(2) 抗菌药物对胎儿的影响:孕妇应用抗菌药物时,药物可通过胎盘屏障到胎儿循环。药物的转运速度与药物的理化性质、在孕妇体内的浓度以及胎盘的结构均有关。脂溶性非极性抗菌药物较易透过胎盘,而蛋白结合率高者则不易通过胎盘。按照药物对胎儿可能发生的影响,孕妇抗菌药物的临床使用分为以下几类。

　　1) 有致畸或明显毒性的药物妊娠期须禁用。属此类药物者有:①四环素类,该类药物易透过胎盘屏障进入胎儿体内各组织,使骨骼发育延迟,正在形成的乳牙黄染,牙釉质发育不全和乳牙形成异常。②磺胺药,该类药物可抑制二氢叶酸合成,有致畸可能,可与胆红素竞争蛋白的结合点,导致新生儿黄疸。③甲氧苄啶(TMP)和乙胺嘧啶,此两种药物均可抑制叶酸代谢,并有致畸可能,早期妊娠者禁用,妊娠期不宜应用。④氯霉素,该药可迅速透入胎盘,很快达到胎儿体内,尤以胎儿肝脏中浓度为高。氯霉素对造血系统有毒性,并有引起早产儿、新生儿灰婴综合征的可能,在妊娠后期,尤其是临近分娩期时不宜应用。⑤利福平对小鼠有致畸作用,妊娠早期不宜应用,但美国胸科协会和CDC推荐在妊娠期间抗结核治疗方案中有利福平。

　　2) 药物对母体和胎儿有一定毒性或影响,应避免在妊娠全过程中应用。如有明确指征应用时,可充分权衡利弊后采用。属于此类的药物有:①氨基糖苷类,有导致胎儿听神经损害的可能,胎儿出生后可发展为先天性聋哑。②万古霉素和去甲万古霉素,有引起耳、肾毒性的潜在可能,应避免应用,但如有明确指征又无替代药物可用时,应在血药浓度监测下调整剂量谨慎应用,已有肾功能减退的孕妇仍不宜应用。③喹诺酮类,该类药物对幼年动物软骨有损害作用,妊娠期间需避免应用。④异烟肼,易透过血-胎盘屏障,干扰维生素 B_6 的代谢,引起中枢神经系统损害,应避免在妊娠期应用,有指征应用时需加用维生素 B_6。⑤氟胞嘧啶,对动物有致畸作用,人类中未证实,妊娠期患者应权衡利弊后慎用。⑥呋喃妥因,可致溶血反应,应避免应用。

　　3) 妊娠期间可选用的药物。此类药物毒性低,或对胎儿无明显影响,也无致畸作用。包括:①青霉素类、头孢菌素类抗生素及其他β-内酰胺类。②大环内酯类(除红霉素酯化物外):动物实验显示克拉霉素对孕妇和胎儿均有不良影响,不宜用于孕妇。③林可霉素和克林霉素:未发现致畸作用,但妊娠期患者应用缺乏资料。必要时,妊娠期可慎用。④磷霉素:毒性低,可应用。妊娠各期抗菌药物的使用见表3-3。

表3-3　妊娠各期抗菌药物的使用

妊娠早期避免应用	妊娠后期避免应用	妊娠全过程避免应用	权衡利弊后谨慎使用	妊娠全过程可应用
甲氧苄啶(TMP) 甲硝唑 乙胺嘧啶	磺胺药 氯霉素	四环素类 红霉素酯化物 氨基糖苷类 喹诺酮类 万古霉素 去甲万古霉素 异烟肼 磺胺药+TMP 呋喃妥因	氨基糖苷类* 异烟肼 氟胞嘧啶 氟康唑 万古霉素* 去甲万古霉素*	青霉素类 头孢菌素类抗生素 其他β-内酰胺类 大环内酯类(除外酯化物及克拉霉素) 磷霉素

* 有明确指征应用时,权衡利弊后使用

2. 哺乳期患者抗菌药物的应用　哺乳期患者应用抗菌药物时对乳儿的影响大小，与药物分泌至乳汁中的量以及乳儿可自乳汁中摄入的药量有关。哺乳期妇女感染需接受抗菌药物治疗时，应充分考虑抗菌药物对乳妇和乳儿可能出现的不良反应。

脂溶性及弱碱性抗菌药物的乳汁中浓度较高，乳汁中抗菌药物浓度尚与母体的血药浓度、乳汁 pH 值、脂肪含量和乳汁分泌量有关。氟喹诺酮类分子较小、脂溶性高、蛋白结合率较低，较易进入乳汁，环丙沙星和氧氟沙星等的乳汁浓度可与血药浓度相当或高于血药浓度；大环内酯类为脂溶性药物，易分泌至乳汁，乳汁中浓度较同期血药浓度高；四环素类为弱碱性药物、蛋白结合率较低，较易分布至乳汁；磺胺甲噁唑较易进入乳汁，乳汁中的浓度与母体血药浓度相仿；克林霉素、氯霉素、甲硝唑、氟康唑、异烟肼、乙胺丁醇在乳汁中的浓度也较高。大多数 β-内酰胺类抗生素为弱酸性药物，不易进入乳汁；氨基糖苷类为大分子水溶性药物，不易进入乳汁；万古霉素、磷霉素及呋喃妥因在乳汁中的浓度低于母体血药浓度的 25%。

高浓度磺胺甲噁唑可影响血清蛋白与胆红素的结合，有可能发生胆红素脑病（核黄疸），四环素可引起乳牙黄染及牙釉质损害。某些抗菌药物在乳汁中浓度虽然不高，但也可能出现严重不良反应，如青霉素可引起乳儿过敏反应，甚至危及生命，氨基糖苷类抗生素可导致耳聋。哺乳妇女使用可能对乳儿有不良影响的药物时，应暂停授乳。

（王明贵）

第二节　抗菌药物的不良反应

药物的不良反应(adverse reactions)指的是在常用剂量下由于药物或药物相互作用而发生的与防治目的无关的有害反应，抗菌药物不良反应包括毒性反应、变态反应和二重感染等。

一、毒性反应

毒性反应是抗菌药物不良反应中最常见的一种，系药物引起的生理、生化功能异常和组织、器官的病理改变，其严重程度常与药物暴露量相关。其机制为药物的化学刺激、抑制蛋白质合成或酶功能等。毒性反应与变态反应有时相互掺杂。

（一）毒性反应的主要表现

1. 肾脏　肾是大多数抗菌药物的主要排泄途径，药物在肾皮质内常有较高浓度积聚，因此肾毒性较常见。其表现轻重不一，单纯尿常规异常、不同程度肾功能减退至尿毒症等均可见。具肾毒性的抗菌药物主要有氨基糖苷类、多黏菌素类、两性霉素 B、糖肽类、头孢菌素类抗生素(尤其第一代头孢菌素类抗生素)、青霉素类、四环素类及磺胺药等。大多为可逆性，于停药后逐渐恢复。

2. 肝脏　四环素类、红霉素酯化物、磺胺药、异烟肼、利福平、对氨水杨酸、吡嗪酰胺、β内酰胺类、喹诺酮类、两性霉素 B 等抗菌药物及其代谢物均可引起肝脏损害，或影响肝脏药物代谢酶的功能。其机制可为直接毒性、过敏反应和药物对代谢酶的影响。

3. 血液系统　氯霉素、两性霉素 B、青霉素类、头孢菌素类抗生素、氟喹诺酮类等药物可以引起贫血。β 内酰胺类、氯霉素、磺胺药、氟胞嘧啶、氨基糖苷类、四环素类、两性霉素 B、灰黄霉素及利奈唑胺等均可引起白细胞减少和血小板减少。

β 内酰胺类尚可引起凝血功能异常，机制包括：①抑制肠道内产生维生素 K 的菌群；②拉氧头孢、头孢哌酮、头孢孟多等含有 N-甲基硫化四氮唑侧链，干扰凝血酶原合成；③阻断血小板的凝聚功能。

4. 胃肠道　抗菌药物可引起恶心、腹胀、呕吐及腹泻等胃肠道反应，口服或注射后胆汁中浓度较高者更易见。化学性刺激是产生胃肠道反应的主要原因，但也可是肠道菌群失调的后果。

5. 神经系统　氯霉素、青霉素、氟喹诺酮类、环丝氨酸及异烟肼等有时可引起精神症状，如失眠、幻视幻听、定向力丧失、狂躁吵闹、猜疑等，或表现为忧郁症。青霉素类、碳青霉烯类、氟喹诺酮类、异烟肼等药物可对大脑皮质产生直接刺激，或竞争性抑制 γ-氨基丁酸受体，或导致 γ-氨基丁酸含量减少，而引发肌痉挛、腱反射增强、抽搐、昏迷等中枢神经系统不良反应。鞘内或脑室内注入青霉素类、氨基糖苷类、多黏菌素 B 及两性霉素 B 等也可引起脑膜刺激征如头痛、颈抵抗、呕吐、背和下肢疼痛、尿频及发热等，脑脊液中的蛋白和细胞数也有增加。

第Ⅷ对脑神经损害为氨基糖苷类的重要毒性反应之一，与其他耳毒性药物如强利尿剂、水杨酸类、万古霉素、多黏菌素类等合用时将加剧，老年和婴儿患者中尤易发生。耳蜗损害的先兆表现有耳饱满感、头晕、耳鸣等，继以高频听力减退直至耳聋。孕妇应用氨基糖苷类时药物可通过胎盘而影响胎儿。耳前庭损害的表现为眩晕、头痛，恶心、呕吐，伴眼球震颤，严重者可致平衡失调、步态不稳。米诺环素也可导致短暂的耳前庭损害。

氯霉素、卡那霉素、新霉素、链霉素、异烟肼、乙胺丁醇、磺胺药及四环素等则可导致视神经损害。

大剂量氨基糖苷类、多黏菌素类、林可霉素类静脉快速注射可引起神经肌肉接头阻滞，导致肌肉麻痹，严重者导致呼吸肌麻痹。氟喹诺酮类亦可加重重症肌无力患者的上述症状，造成严重后果。

链霉素、庆大霉素、多黏菌素类、异烟肼、硝基呋喃类及乙胺丁醇等可引起周围神经炎，系与钙离子缺乏、维生素 B_6 缺乏、药物直接刺激末梢神经等因素有关。

6. 局部　许多抗菌药物肌注、静注或气溶吸入后可引起局部反应。如青霉素钾盐肌注后发生局部疼痛、硬结；静注或静滴红霉素乳糖酸盐、两性霉素 B、氟喹诺酮类药物等，如浓度过高或速度过快常可导致血栓性静脉；气溶吸入药物氨基糖苷类、两性霉素 B 等，如吸入浓度过高，易出现咽痛、呛咳等上呼吸道刺激症状。

7. 其他　四环素类造成乳齿黄染、牙釉质发育不全，甚至抑制骨骼生长。氟喹诺酮药物在动物实验中引起幼龄动物关节软骨的损伤，临床应用后可导致关节病变、肌腱炎或肌腱断裂等。

达托霉素可导致肌肉疼痛或无力，并伴磷酸肌酸激酶(creative phospho kinase,

CPK)升高,与羟甲基戊二酰辅酶 A(HMG-CoA)还原酶抑制剂合用者有导致横纹肌溶解症的报道。

两性霉素 B 等部分抗菌药物不易提纯,或其本身即是一种致热原,静滴后可出现寒战、高热等反应。

两性霉素可直接或引发低钾而导致心肌损害。氟喹诺酮类药物、红霉素、克拉霉素、阿奇霉素可引起心电图 QT 间期延长。

加替沙星、左氧氟沙星可导致低血糖或高血糖症,多见于服用口服降糖药的糖尿病患者。其机制为药物促进胰岛细胞释放胰岛素,造成低血糖症,胰岛素耗竭后,出现高血糖症。

(二) 毒性反应的防治原则

(1) 严格掌握抗菌药物应用指征,尽量减少用药种类。应用药物种类越多,药物不良反应发生率越高。

(2) 避免药物对特殊生理、病理状态的患者的影响。如孕妇、未成年人避免使用氟喹诺酮类;儿童、老年人慎用氨基糖苷类药物;肾功能损害患者避免伏立康唑静脉给药;癫痫患者避免使用亚胺培南-西司他丁。

(3) 避免药物相互作用导致不良反应加重。如尽量避免氨基糖苷类与万古霉素、强利尿剂等联合,以避免药物的肾功能损害作用的叠加。

(4) 熟悉抗菌药物的主要和严重不良反应,密切观察临床症状、体征,定期随访血常规、尿常规、肝肾功能及其他实验室检查,必要时进行治疗药物监测,以及早发现并处置不良反应,降低损害。

(5) 确定药物发生不良反应,可根据药物应用的必需性、不良反应的严重性和是否有效对症处理手段等因素,权衡利弊,决定停药、减量或继续原方案治疗。

二、变态反应

各种抗菌药均可引起变态反应,最多见者为皮疹,其他尚有过敏性休克、血清病型反应、药物热、血管神经性水肿及接触性皮炎等。

(一) 变态反应的发生机制

药物过敏反应根据免疫机制的不同分为 Ⅰ、Ⅱ、Ⅲ、Ⅳ 4 型。Ⅰ型为 IgE 介导的速发型过敏反应,通常在给药后数分钟到 1 h 之内发生,典型临床表现为荨麻疹、血管神经性水肿、支气管痉挛及过敏性休克等。Ⅱ型为抗体介导的溶靶细胞过程,例如药物诱发的血小板减少性紫癜。Ⅲ型为免疫复合物介导,例如血清病、药物相关性血管炎等。Ⅳ型为 T 细胞介导,例如药物接触性皮炎、固定性药疹、Stevens - Johnson 综合征及中毒性表皮坏死松解症等。Ⅱ、Ⅲ、Ⅳ型为非 IgE 介导的迟发型过敏反应,通常在给药 1 h 之后直至数天发生。

(二) 变态反应的临床表现

1. 过敏性休克 过敏性休克的发生常极为迅速,约半数患者的症状发生在注射后 5 min 内,注射后 30 min 内发生者占 90%。可表现为呼吸道阻塞症状、微循环障碍症状、中枢神经系统症状和皮肤过敏反应。

除青霉素类和氨基糖苷类外,磺胺药、四环素类、林可霉素类、大环内酯类、氯霉素及利福平等也偶可发生过敏性休克。

2. 药物热　药物热的潜伏期一般为 7～12 d,短者仅 1 d,长者达数周。热型大多为弛张型或稽留热,常伴发皮疹。停药后 2～3 d 内大多可以退热,其诊断依据如下：①应用抗菌药物后体温下降后又再上升,或较未用前为高;②患者虽发热,但中毒症状不明显;③伴发皮疹、嗜酸性粒细胞增多,或血白细胞总数、中性粒细胞百分比降低至正常以下;④停用抗菌药物后热度迅速下降或消退。药物热可发生于各类药物,以 β 内酰胺类最常见。

3. 皮疹　各种抗菌药物均可引起荨麻疹、斑丘疹、红斑、麻疹样皮疹、猩红热样皮疹、湿疹样皮疹、结节样红斑、多形性红斑、紫癜、剥脱性皮炎及大疱表皮松解萎缩性皮炎等。皮疹多于治疗开始后 10 d 左右出现,曾接受同一抗菌药物的患者可更早出现。一般停药后 1～3 d 内迅速消退。

4. 血清病样反应　多见于应用青霉素的患者,表现为发热、关节疼痛、荨麻疹、淋巴结肿大、腹痛、蛋白尿及嗜酸性粒细胞增多等。

5. 接触性皮炎　与链霉素、青霉素等抗菌药物经常接触的者有发生接触性皮炎的可能,一般于接触后 3～12 个月内发生。表现为皮肤瘙痒、发红、丘疹、眼睑水肿及湿疹等,停止接触后皮炎逐渐消退。

6. 光敏反应或光毒性　见于四环素类、青霉素类、头孢菌素类抗生素、氨基糖苷类、氯霉素、氟喹诺酮类等。表现为不同程度的日光灼伤,暴露处有红、肿、热、痛,继后出现水疱和渗液。光照强地区易发。

（三）变态反应的防治

（1）详细询问药物过敏史,避免使用过敏药物及其同类药物是预防变态反应的关键。

（2）青霉素皮内过敏试验对过敏性休克等 I 型变态反应有一定预测价值,我国规定使用各类青霉素类制剂前必须先做皮内过敏试验。头孢菌素类抗生素和氨基糖苷类药物皮内过敏试验的预测作用缺乏循证证据支持,不提倡在应用这些药物前对所用患者进行皮内过敏试验筛查。

（3）出现变态反应以及时停药为妥。对有轻型皮疹而必须继续用药者,则宜在采取相应措施(给予肾上腺糖皮质激素、抗组胺药物等)下严密观察。如皮疹继续发展,并伴有其他变态反应及发热者应立即停药,同时加强抗过敏治疗。

（4）应有抢救药物和设备的准备;首次给药后应观察 30 min 有助于及时发现并处理过敏性休克等速发型过敏反应。

（5）发生过敏性休克时,抢救应争分夺秒,避免远道运送。治疗首选肾上腺素肌注。

三、二重感染

（一）二重感染的发生机制

二重感染是抗菌药物应用过程中出现的新感染。在正常情况下,人体的口腔、呼吸道、肠道、生殖系统等处寄殖菌群在互相拮抗制约下维持平衡状态。应用广谱抗菌药物后，敏感菌群受到抑制，未被抑制的细菌及外来细菌均可乘虚而入，并导致二重感染。

二重感染多见于长期应用广谱抗菌药物者、婴儿、老年人、有严重原发病（如恶性肿瘤、白血病、糖尿病、肝硬化等）者及进行腹部大手术者，病原菌主要有革兰阴性杆菌、真菌、葡萄球菌属等，可引起口腔及消化道感染、肺部感染、尿路感染、血流感染等。由于二重感染由耐药菌所致比例高、患者多合并免疫缺陷，常难以控制且病死率高。

（二）临床表现及防治

1. 口腔、食管念珠菌感染　主要为白念珠菌引起，表现为鹅口疮，乳白色斑块可遍及口腔黏膜、舌面、硬腭及咽部，严重者可蔓延至气管、食管和消化道。治疗包括制霉菌素甘油涂口腔，口服氟康唑等抗真菌药物。

2. 假膜性肠炎　本病常见于胃肠道癌肿手术后，以及肠梗阻、恶性肿瘤、充血性心力衰竭、尿毒症、糖尿病、再生障碍性贫血等患者应用抗菌药物的过程中，老年患者尤易发生。临床表现为大量水泻，每天 10 余次；大便中常含黏液，部分有血便，少数可排出斑块状假膜，伴发热、腹痛、恶心及呕吐。重症患者可迅速出现脱水、电解质紊乱、循环衰竭、中毒性巨结肠。艰难梭菌（*Clostridium difficile*）是其最主要病原体。

几乎所有抗菌药物都可引起本病，其中以 β 内酰胺类、林可霉素、克林霉素等所致者发生率较高。发生假膜性肠炎后应停用原抗菌药物，如原发感染尚未被控制，改用主要自肾排泄的有效抗菌药物（最好注射给药）。治疗选用甲硝唑或万古霉素口服。

3. 其他　肺部、尿路、血流均是二重感染的好发部位，其临床表现和治疗参见相应部位感染章节。

（杨　帆）

第三节　抗病毒药物的临床应用

临床上使用的抗病毒药物按其作用机制主要可分为两大类：在细胞水平直接抑制病毒复制的药物以及通过调节宿主的免疫应答而发挥抗病毒作用的药物（如干扰素）。第一类药物又可以按作用机制的不同进一步分为两种。第一种为最常用的核苷（酸）类似物，通过竞争内源性核苷（酸）而抑制病毒 DNA 或 RNA 的合成，如临床上已广泛使用的核苷（酸）类似物类抗乙型肝炎病毒药物。第二种为基本病毒蛋白酶或蛋白质的抑制剂，如在抗流感病毒药物中，有些药物是通过作用于病毒黏附细胞或从细胞中释放过程中所需的功能蛋白而发挥抗病毒作用。

近年来，随着计算机技术、分子生物学技术、药物合成技术的发展和新的体外培养系统的发现与完善，抗病毒药物的研发较快，尤其是核苷类似物和蛋白酶抑制剂的研制更是如此，一批新的核苷类似物类和蛋白酶抑制剂抗病毒药物已用于或将要用于 HIV、HBV、HCV 感染的治疗。本文将按药物的功能类别，对现有的抗病毒药物作简要介绍，其中不包括抗 HIV 药物。

一、抗疱疹病毒感染药物

1. 阿昔洛韦和伐昔洛韦　　阿昔洛韦(acyclovir，ACV)是核苷衍生物。阿昔洛韦在疱疹病毒感染的细胞内经磷酸化及宿主细胞激酶的作用,转变成三磷酸阿昔洛韦。后者通过以下2种方式抑制病毒:①干扰病毒DNA聚合酶;②在DNA聚合酶作用下,与增长的DNA链结合,造成DNA链中断。

阿昔洛韦为广谱抗病毒药物,对单纯疱疹病毒(HSV)1型和2型具强烈抑制作用,对水痘-带状疱疹病毒(varicella-zoster virus，VZV)、EB病毒(EBV)及HBV也有抑制作用,对巨细胞病毒(CMV)的抑制作用相对较弱。

阿昔洛韦静脉滴注可作为HSV脑炎的首选药物,剂量为成人10 mg/kg，q8 h，10 d;儿童3个月~12岁为20 mg/kg q8 h，10 d。口服可用于治疗带状疱疹,剂量为800 mg,每天5次,疗程7~10 d。水痘患者口服治疗,>2岁,20 mg/kg qid，5 d;>40 kg及成人,800 mg qid，5 d。2岁以下小儿不宜用口服制剂。

伐昔洛韦(valaciclovir，VCV),是阿昔洛韦前药。口服吸收好。治疗初发生殖器单纯疱疹剂量为口服500 mg bid，10 d;治疗带状疱疹的剂量为口服1 000 mg，tid，7 d。不推荐用于儿童患者。

阿昔洛韦和伐昔洛韦安全性极好,常见的不良反应包括恶心、呕吐和头痛。

2. 泛昔洛韦　　泛昔洛韦(famciclovir，FCV)为喷昔洛韦的前药,口服吸收快,在肠壁和肝脏迅速转化为喷昔洛韦起作用。生物利用度平均为77%。用于治疗带状疱疹和单纯疱疹。治疗带状疱疹推荐剂量为500 mg q8 h，7 d,发疹72 h内用药较好。治疗复发性单纯疱疹剂量为125 mg bid，5 d。治疗反复发作性单纯疱疹250 mg bid，1年。不推荐用于18岁以下儿童患者。

口服泛昔洛韦的不良反应包括头痛、头晕、恶心和腹泻。

3. 更昔洛韦/伐更昔洛韦　　更昔洛韦(ganciclovir，GCV),是去氧鸟苷类化合物,能掺入宿主和病毒的DNA中,从而抑制DNA的合成。该药可对抗多种病毒,包括HSV、VZV、CMV、EBV以及人疱疹病毒-8,尤其是对CMV有强大的抑制作用。

伐更昔洛韦(valganciclovir，VGCV),又称为缬更昔洛韦,为更昔洛韦的前体药,口服后在肠道和肝脏中水解为更昔洛韦,可口服给药,生物利用度平均为60%。

更昔洛韦和伐更昔洛韦主要用于免疫缺陷者并发的巨细胞病毒感染的治疗,更昔洛韦推荐剂量5 mg/kg，q12 h静脉滴注,7~14 d后5 mg/kg qd维持。伐更昔洛韦剂量为口服900 mg，bid，3周后减为900 mg，qd。疗程根据病情及免疫缺陷是否纠正调整。中枢神经系统感染时,推荐静脉注射更昔洛韦。

骨髓抑制作用是最常见毒性反应。儿童患者慎用;疗程中定期检测外周血象;老年及肾功能减退患者应调整剂量。

4. 膦甲酸钠　　膦甲酸钠(phosphonoformate foscarnet，PFA),为焦磷酸盐衍生物,是广谱抗病毒药,可竞争性地抑制病毒DNA聚合酶(包括CMV，EBV，HSV-1、2型,HBV)以及流感病毒RNA聚合酶。口服吸收差,生物利用度<20%,故需静脉给药。可

部分通过血-脑屏障。其在体内不被代谢,主要由尿排出。

磷甲酸钠治疗 CMV 性视网膜炎与更昔洛韦同样有效。艾滋病伴发 CMV 视网膜炎、器官移植受者预防 CMV 感染用量,诱导期 60 mg/kg,q8 h,2~3 周;维持期 90~120 mg/kg/d。免疫缺陷患者合并对阿昔洛韦耐药的皮肤黏膜 HSV 感染,用量 40 mg/kg q8~12 h 2~3 周。

新生儿及儿童患者不宜用;妊娠期患者不宜用;主要不良反应为肾毒性和蛋白尿。缓慢滴注(每次静脉滴注时间 1 h 以上)可降低风险。其他常见的不良反应包括贫血、粒细胞减少症、胃肠道症状等。还可能发生电解质紊乱,延长 QT 间期等。

5. 西多福韦 西多福韦(cidofovir,HPMPC),是一种无环胞嘧啶磷酸酯衍生物,在宿主细胞酶作用下磷酸化为其活性二磷酸形式,后者竞争性抑制病毒 DNA 聚合酶的合成,具有广谱抗病毒活性。抗 CMV 活性强,治疗指数比更昔洛韦及磷甲酸钠分别高 8 及 150 倍。对 HSV、VZV、腺病毒等也有抑制作用。

HPMPC 口服生物利用度差(<5%),需静脉给药。主要用于治疗不能耐受 GCV 及磷甲酸钠治疗或治疗无效的 HCMV 感染,诱导期剂量为 5 mg/kg,每周 1 次,2 周;维持期 5 mg/kg,每 2 周 1 次(与丙磺舒同用)。

HPMPC 具有剂量相关的肾毒性,可导致蛋白尿和血肌酐异常,须同时滴注丙磺舒和生理盐水减少肾毒性。当 Ccr≤55 ml/min 时,或尿蛋白"++"以上时,应禁用该药。其他常见的不良反应包括腹泻,虚弱,恶心,呕吐,白细胞计数减少,发热,皮疹。

二、抗流感病毒感染药物

1. 金刚烷胺和金刚乙胺 金刚烷胺和金刚乙胺是对称性三环活性胺,通过抑制病毒 M2 蛋白的离子通道功能,抑制甲型流感病毒。

金刚烷胺和金刚乙胺应在症状出现后 24~48 h 内使用,可缩短甲型流感病毒感染的持续时间并降低其严重程度。治疗剂量:100 mg bid 口服;65 岁以上 100 mg qd 口服。金刚烷胺 100 mg qd 口服;金刚乙胺 100 mg bid 口服,也可用于预防甲型流感。但目前流行的流感病毒株已对药物耐药,已不建议使用。

金刚烷胺可引起中枢神经系统不良反应,金刚乙胺则要少很多。神经系统不良反应包括癫痫、抽搐、焦虑、紧张、失眠等,老年人或有肾功能不全者更易发生。其他不良反应包括肠胃不适、直立性低血压、口干、视力模糊等,故服药时不宜驾车或从事高空作业。

2. 神经氨酸酶抑制剂 流感病毒的扩散与其表面的 2 种糖蛋白有关,即血凝素(haemagglutinin,HA)和神经氨酸酶(neuraminidase,NA),两者均可与末端含有神经氨酸残基的受体相互作用,从而感染细胞。此外,呼吸道的粘蛋白中也含有神经氨酸残基,因此受体的破坏还可促进病毒从呼吸道粘液层向周围组织扩散。目前已应用于临床的神经氨酸酶抑制剂有扎那米韦(zanamivir)和奥司他韦(oseltamivir)和帕拉米韦 3 种。

扎那米韦可选择性地抑制甲型、乙型流感病毒的神经氨酸酶的活性,口服生物利用度低,只有 2%,故只能局部用药,经鼻腔或口腔吸入给药。扎那米韦用于甲型和乙型流感的治疗,儿童 7 岁以上及成人剂量为 bid,每次 2 吸(每吸 5 mg);本药应在发病 48 h 内应用;不用于 7 岁以下小儿。该药最常见的不良反应是有鼻部不适等。

　　奥司他韦,对流感病毒的神经氨酸酶具有特异性的抑制作用,能够抑制流感病毒在机体内的扩散。奥司他韦口服后经胃肠道迅速吸收,绝对生物利用度约为 80%。可用于甲型和乙型流感的治疗和预防。治疗时应在发病 48 h 内服用,青少年和成人(≥13岁)的治疗剂量为 75 mg bid;1～12 岁小儿,4 mg/kg 分 2 次口服;肾功能严重损害时(Ccr<30 ml/min)应减量为 75 mg qd。预防性用药推荐与流感患者接触 2 d 之内服药,年龄≥13 岁者,剂量为 75 mg qd,至少 7 d。奥司他韦还是目前世界卫生组织推荐的防治高致病性禽流感药物。口服奥司他韦耐受性良好,常见的不良反应为恶心和呕吐等。

　　帕拉米韦对流感病毒的神经氨酸酶有抑制作用。该药静脉滴注,成人用量为 300～600 mg,30 d 内新生儿 6 mg/kg,31～90 d 婴儿 8 mg/kg,91 d～17 岁儿童 10 mg/kg,每天 1 次,疗程 5 d,重症患者疗程可适当延长。主要不良反应为咳嗽及中枢神经系统不良反应,如眩晕、头痛、失眠等。

　　3. 阿比多尔(arbidol)　阿比多尔分别在 1993 年和 2006 年在俄罗斯和中国批准用于治疗和预防甲型和乙型流感病毒感染。阿比多尔与流感病毒的血凝素糖蛋白相互作用,而阻断病毒的复制。阿比多尔能广泛抑制甲型流感病毒和乙型流感病毒,包括高致病性 H5N1 禽流感病毒,对奥司他韦和金刚烷胺耐药的流感病毒也有抗病毒活性。成人剂量为口服 0.2 g tid,服用 5 d。本药口服后全身分布,给药后 48 h,40%药物以原形排出体外,其中粪便中排出 38.9%,尿中排出不足 0.12%。不良反应主要表现为恶心、腹泻、头晕和血清转氨酶增高。孕妇及哺乳期妇女、严重肾功能不全者慎用,窦房结病变或功能不全的患者应慎重。

三、抗新冠病毒感染药物

　　瑞德西韦(remdesivir)是一种核苷类似物,能与新冠病毒 RNA 链结合,并终止RNA 成熟。体外实验证实,瑞德西韦能对 2019 新冠病毒(2019 - nCoV)感染有很好的控制作用。病例报道显示,瑞德西韦治疗 2019 - nCoV 肺炎患者有效。一些随机试验正在评估瑞德西韦治疗中度或重度 2019 - nCoV 感染的效果,关于该药对 2019 - nCoV 的临床影响目前还不清楚。成人剂量(临床试验中使用剂量):静注,第一天首剂加倍为200 mg qd,后续予以 100 mg qd,疗程 5～10 d。因制剂配方中含有赋形剂环糊精,故 Ccr≤30 mL/min 或肾脏替代治疗患者禁用。儿童剂量,体重≥40 kg,静注,第一天首剂加倍为 200 mg qd,后续予以 100 mg qd;<40 kg,静注,第一天 5 mg/kg qd,后续 2.5 mg/kg qd。儿童患者 Ccr<50 mL/min 禁用。不良反应包括胃肠道症状,如恶心、呕吐等,凝血酶原时间延长或血清转氨酶升高等。

四、抗乙型肝炎病毒感染药物

　　1. 拉米夫定　拉米夫定(lamivudine,3TC)为二脱氧胞嘧啶核苷类似物,掺入病毒DNA 链中,阻断病毒 DNA 链的合成,从而抑制 HIV 和 HBV 的复制。

　　拉米夫定可用于慢性乙型肝炎(chronic hepatitis B,CHB)的治疗,剂量为 100 mg,

qd。但长期应用,耐药性较高,治疗 5 年的耐药率可达 70%,故目前不作为 CHB 一线治疗药物。

2. 阿德福韦酯　阿德福韦酯(adefovir dipivoxil, ADV)是阿德福韦的前体药,阿德福韦为无环嘌呤类核苷酸类似物。阿德福韦酯易在胃肠道中吸收,经磷酸酯化,形成阿德福韦二磷酸酯,后者可以渗入病毒 DNA 链,终止 DNA 新生链的合成,从而抑制病毒复制。阿德福韦剂量超过 30 mg/d 时,可引起肾毒性,推荐的剂量为 10 mg/d。

阿德福韦主要用于 CHB 治疗,用量为 10 mg qd 口服。由于阿德福韦抗病毒作用相对较弱,具有一定的耐药率,且长期治疗可引起肾脏损害(尤其是肾小管损害)和骨质疏松,故在治疗过程中需定期监测 HBV DNA 和肾脏功能、血磷水平、骨密度等。目前,该药不作为一线抗 HBV 药物。

3. 恩替卡韦　恩替卡韦(entecavir, ETV)是环戊基鸟苷类似物,经口服吸收后,在细胞内磷酸化生成具有药物活性的三磷酸 ETV(ETV-TP),作用于 HBV DNA 复制的起始、反转录和 DNA 正链合成等 3 个环节,从而抑制 HBV 的复制。ETV 口服吸收良好,生物利用度高,有效血浆半衰期在 20~24 h,血浆蛋白结合率低。体内代谢率很低,主要在肾脏以原型排泄(60%~80%)。

恩替卡韦是一线抗 HBV 药物,可用于 CHB 治疗,用量为 0.5 mg qd 口服,本药应空腹服用(餐前或餐后 2 h)。对于初治患者,恩替卡韦治疗 5 年的基因型耐药率均低于 1%;对于拉米夫定耐药患者,单用恩替卡韦治疗具有较高的耐药率。已知的恩替卡韦耐药相关的变异位点为 rtT184、rtS202 和 rtM250V,但上述位点的单独变异并不引起耐药的发生,只有在 M204V+L180M 变异的基础上,出现上述任何一个位点变异,才导致耐药发生,表明恩替卡韦具有较高的耐药基因屏障,这是初治患者耐药率低的原因。该药不适合准备生育的妇女及既往有对拉米夫定、替比夫定耐药的患者,不良反应较少。

4. 替比夫定　替比夫定(telbivudine, LdT)是一种合成的胸腺嘧啶核苷类似物,对 HBV DNA 聚合酶具有高度选择性。该药口服吸收良好,不受进食影响,在细胞内的半衰期为 14 h。

替比夫定可用于 CHB 治疗,剂量为 600 mg qd 口服。该药的耐药率低于拉米夫定,与替比夫定耐药相关的变异类型只有 M204I(而不是 M204V)。因此,该药与拉米夫定有交叉耐药性。该药已经不作为抗 HBV 的一线药物。但该药仍可应用于 HBV 感染的母婴阻断。治疗过程中需监测肝功能及有无乳酸酸中毒的发生,老年患者需监测肾功能,不推荐用于 16 岁以下患者,疗程中监测肌酸激酶及观察肌无力等症状。

5. 富马酸替诺福韦酯　富马酸替诺福韦酯(tenofovir disoproxil fumarate, TDF)是替诺福韦的前药,属核苷酸类似物。TDF 口服吸收后迅速水解为替诺福韦,磷酸化后生成具有药理活性的替诺福韦二磷酸,后者可抑制 HBV 聚合酶和 HIV 反转录酶,阻止 DNA 链的延伸。TDF 与食物同服时生物利用度可增大约 40%,半寿期约为 10 h。该药主要经肾小球过滤和主动小管转运系统排泄,70%~80% 以原形经尿液排出体外。

TDF 可治疗 CHB,与其他反转录酶抑制剂合用治疗 HIV-1 感染。剂量为每次

300 mg qd,与食物同服。TDF 是目前抗 HBV 治疗的一线药物,也是 HBV 母婴阻断的主要药物之一。常见的不良反应主要是胃肠道反应。中、重度肾功能不全的患者(<50 ml/min),替诺福韦的肾脏清除明显下降,不建议用于肾功能不全患者;不推荐用于儿童,服用后需监测骨密度、血磷等。

6. 富马酸丙酚替诺福韦　富马酸丙酚替诺福韦(tenofovir alafenamide fumarate,TAF)是一种抑制 HBV 复制的核苷酸类似物。TAF 是替诺福韦的前体药物,TAF 作为一种亲脂性细胞渗透化合物,更容易进入肝细胞。在肝细胞内,TAF 被水解形成替诺福韦,抑制 HBV DNA 合成。

TAF 可用于 CHB 治疗,推荐剂量为 25 mg qd,进餐时服用。对于肾功能损害患者,TAF 不推荐用于肌酐清除率<15 ml/min 的患者。对于肝功能损害患者,TAF 不推荐用于失代偿期肝病患者(Child-Pugh B 或 C 级)。在临床上 TAF 的疗效与 TDF 相似,TAF 具有更好的肾脏及骨骼安全性。

7. α 干扰素　干扰素(interferon,IFN)是人体受各种诱导物刺激而产生的一类蛋白质,能抑制病毒复制,具有广谱抗病毒作用。干扰素可分为 α、β、γ 3 种主要类型,具有抗病毒作用的干扰素主要是 α 干扰素与 β 干扰素,其中,α 干扰素抗病毒作用最显著。

在临床上,α 干扰素多用于治疗 CHB。普通 α 干扰素剂量为 5MU,每周 3 次,皮下注射,疗程 4~6 个月。由于普通 α 干扰素疗效不理想,且每周需多次给药,故目前已被聚乙二醇化 α 干扰素所取代。

目前有 3 种聚乙二醇化干扰素,即 40 000 的 α-2b 聚乙二醇干扰素(商品名"派格宾")、40 000 的 α-2a 聚乙二醇化干扰素(PEGASYS®,商品名"派罗欣")和 12 000 的 α-2b 聚乙二醇化干扰素(PegIntron™,商品名"佩乐能"),均已被批准用于 CHB 和丙型肝炎的治疗,每周给药一次,派罗欣每次 135~180 μg,佩乐能每次 1.0~1.5 μg/kg 体重,派格宾每次 180 μg,皮下注射。治疗过程中常需根据外周血中性粒细胞计数调整干扰素的剂量。在治疗慢性丙型肝炎时需与利巴韦林联合应用,单用疗效较低,且不是一线用药。

干扰素不良反应较多,包括:①流感样综合征,出现不同程度发热、寒战、全身不适、肌痛;②骨髓暂时抑制,出现白细胞(尤其是中性粒细胞)和血小板减低,停药后可恢复;③脱发;④心动过速;⑤偶可诱发癫痫、抑郁症等。以下为应用本品的禁忌证:妊娠或短期内有妊娠计划,失代偿肝硬化,精神病史,心力衰竭及慢性阻塞性肺疾病,自身免疫性肝炎或其他自身免疫性疾病,甲状腺疾病,未控制的糖尿病和高血压,治疗前中性粒细胞<1.0×10^9/L,血小板计数<90×10^9/L。使用过程中需注意不良反应,及时停药或减量并处理不良反应。

五、抗丙型肝炎病毒药物

1. 利巴韦林　利巴韦林(ribavirin)系鸟苷次黄嘌呤核苷类似物,为广谱抗病毒药物。药物进入细胞后磷酸化为利巴韦林单磷酸,阻断鸟苷单磷酸的合成,从而抑制多种 DNA 和 RNA 病毒的复制。

口服吸收迅速,生物利用度约 45%,几乎不与血浆蛋白结合。药物在呼吸道分泌物中的浓度高于血药浓度。药物能进入红细胞内,并在其中蓄积,引起溶血性贫血。可透过胎盘,也能进入乳汁。该药水溶性好,可作为气雾剂用于幼儿呼吸道合胞病毒性支气管炎和肺炎。治疗慢性丙型病毒性肝炎时,成人体重>75 kg,1 200 mg/d;体重<75 kg,1 000 mg/d,联合干扰素治疗,共 24～48 周。

长期使用该药可致贫血,为可逆性,也可致血胆红素升高。因动物试验可致畸胎,故孕妇慎用。

2. 直接抗病毒药物(direct-acting antiviral agents,DAA) HCV 基因组是含有约 10 000 个核苷酸的单股正链 RNA,其 ORF 编码的含 3 300 个氨基酸的多聚蛋白前体,由宿主和病毒的信号肽酶剪接成 3 个结构蛋白(核心蛋白、E1、E2)和 7 个非结构蛋白(NS1、NS2、NS3、NS4A、NS4B、NS5A、NS5B)。HCV NS3 蛋白的氨基酸结构域与辅助因子 NS4A 形成异源二聚体丝氨酸蛋白酶,它可将 HCV 多聚蛋白的下游区域裂解成 4 个功能性非结构蛋白,包括 HCV 聚合酶(NS5B)等,从而启动病毒复制。目前已经上市的抗 HCV 药物主要包括 NS3/4A 蛋白酶抑制剂、NS5A 蛋白抑制剂和 NS5B 聚合酶抑制剂三大类,见表 3-4。

表 3-4 已经上市的主要的 DAA

药品	抗病毒作用	适应证	剂量/日	注意事项
索磷布韦 (sofosbuvir)	HCV NS5B 聚合酶抑制剂	慢性丙型肝炎基因型 1～6 型	400 mg qd 口服	需要与其他 DAA 或者干扰素联用;对严重肾损害或终末期肾病患者,可以减量应用;禁止同时服用胺碘酮
达塞布韦 (dasabuvir)	HCV NS5B 聚合酶抑制剂	慢性丙型肝炎基因型 1 型	250 mg bid 联合奥比他韦/帕立瑞韦/利托那韦复合片(viekira XR),3 片 qd 口服;Viekira pak 复合片 2 片 qd 口服	需要与其他 DAA 和利托那韦联合应用;中、重度肝损害(Child-Pugh B 或 C 级),或失代偿型肝硬化禁用
西美瑞韦 (simeprevir)	HCV NS3/4A 蛋白酶抑制剂	慢性丙型肝炎基因型 1、4 型	150 mg qd 口服	需要与干扰素或索磷布韦联合应用;中、重度肝损害(Child-Pugh B 或 C 级),或失代偿型肝硬化禁用;与索磷布韦联合时,禁止同时服用胺碘酮
阿舒瑞韦 (asunaprevir)	HCV NS3/4A 蛋白酶抑制剂	慢性丙型肝炎基因型 1 型	100 mg bid qd 口服	需要与达拉他韦联合应用;中、重度肝损害(Child-Pugh B 或 C 级),或失代偿型肝硬化禁用;禁止与硫利达嗪合用

药品	抗病毒作用	适应证	剂量/日	注意事项
帕立瑞韦 (paritaprevir)	HCV NS3/4A 蛋白酶抑制剂	慢性丙型肝炎；含帕立瑞韦复合片 viekira XR 和 viekira pak(3D)适合基因型 1 型；Technivie(2D)适合基因型 4 型	含帕立瑞韦复合片(viekira XR)3 片 qd 口服；viekira pak 复合片 2 片 qd 口服，达塞布韦 250 mg bid 口服；technivie 2 片 qd 口服	需要与其他 DAA 和利托那韦联合应用；viekira XR：每片含帕立瑞韦 50 mg，奥比他韦 8.33 mg，利托那韦 33.33 mg，达塞布韦 200 mg；viekira pak：包括复合片(含每片含帕立瑞韦 75 mg，奥比他韦 12.5 mg，利托那韦 50 mg)和达塞布韦 250 mg；technivie：帕立瑞韦、奥比他韦、利托那韦 3 种成分按剂量 75 mg/12.5 mg/50 mg 组成的固定剂量复合片；中、重度肝损害(Child-Pugh B 或 C 级)，或失代偿型肝硬化禁用
格拉瑞韦 (grazoprevir)	HCV NS3/4A 蛋白酶抑制剂	慢性丙型肝炎基因型 1、4 型	本品与艾尔巴韦组成的复合片择必达(zepatier)，1 片 qd 口服	择必达复合片包含：格拉瑞韦 100 mg，艾尔巴韦 50 mg；中、重度肝损害(Child-Pugh B 或 C 级)，或失代偿型肝硬化禁用；肾功能损害者(包括透析者)不需剂量调整
格卡瑞韦 (glecaprevir)	泛基因型 HCV NS3/4A 蛋白酶抑制剂，具有高耐药基因屏障	慢性丙型肝炎基因型 1～6 型；一种 NS3/4A 蛋白酶抑制剂或一种 HCV NS5A 蛋白抑制剂治疗失败的基因型 1 型慢性丙型肝炎	100 mg 本品与 40 mg 哌仑他韦组成复合片艾诺全(mavyret)复合片，3 片 qd	中、重度肝损害(Child-Pugh B 或 C 级)，或失代偿型肝硬化禁用；不宜与利福平、阿扎那韦同时应用
达拉他韦 (daclatasvir)	HCV NS5A 蛋白抑制剂	慢性丙型肝炎基因型 1～6 型	60 mg qd 口服	本品需要与索磷布韦、阿舒瑞韦等 DAA 联合；索非布韦联合时，禁止服用胺碘酮；不宜与强 CYP3A 诱导药物苯妥英钠、卡马西平、利福平、金丝桃等合用
奥比他韦 (ombitasvir)	HCV NS5A 蛋白抑制剂	慢性丙型肝炎基因型 1、4 型	与帕立瑞韦、达塞布韦、利托那韦组成复合制剂，剂量见帕立瑞韦	见帕立瑞韦
来迪派韦 (ledipasvir)	HCV NS5A 蛋白抑制剂	慢性丙型肝炎基因型 1、4、5、6 型	400 mg 索磷布韦与 90 mg 来迪派韦组成固定剂量复合片哈瓦尼(harvoni)，1 片 qd 口服	禁止哈瓦尼与胺碘酮合用

药品	抗病毒作用	适应证	剂量/日	注意事项
艾尔巴韦 （elbasvir）	HCV NS5A 蛋白抑制剂	慢性丙型肝炎基因型 1、4 型	50 mg 艾尔巴韦与100 mg 格拉瑞韦组成复合片择必达（zepatier），1 片 qd 口服	见格拉瑞韦
维帕他韦 （velpatasvir）	HCV NS5A 蛋白抑制剂	慢性丙型肝炎基因型 1～6 型	100 mg 维帕他韦与400 mg 索磷布韦组成复合片丙通沙（epclusa），1 片 qd 口服	禁止丙通沙与胺碘酮合用
哌仑他韦 （pibrentasvir）	泛基因型 HCV NS5 蛋白抑制剂	慢性丙型肝炎基因型 1～6 型；一种 NS3/4A 蛋白酶抑制剂或一种 HCV NS5A 蛋白酶抑制剂治疗失败的基因型 1 型慢性丙型肝炎	40 mg 本品与100 mg 格卡瑞韦组成复合片艾诺全（mavyret），3 片 qd	见格卡瑞韦
沃雷瑞韦 （voxilaprevir）	泛基因型 HCV NS3/4A 蛋白酶抑制剂	含有 NS5A 抑制剂治疗方案治疗失败的基因型 1～6 型慢性丙型肝炎；用包含索磷布韦但不含 NS5A 抑制剂治疗方案治疗失败的基因型 1a 或 3 型慢性丙型肝炎	本品 100 mg 与400 mg 索磷布韦和 100 mg 维拉帕韦组成复合片沃赛韦（vosevi），1 片 qd 口服	中、重度肝损害（Child-Pugh B 或 C 级），或失代偿型肝硬化禁用；其他见索磷布韦和维拉帕韦

（张继明）

第四节　抗寄生虫药物的临床应用

　　抗寄生虫药是一类药物，可用于治疗寄生虫病，例如由蠕虫和原虫引起的疾病。抗寄生虫药通过破坏感染或抑制其生长来杀死感染的寄生虫；它们通常对特定类别中数量有限的寄生虫有效。广谱抗寄生虫药,类似于细菌的广谱抗生素,具有治疗由不同种类的寄生虫引起的各种寄生虫感染的功效。

一、抗疟疾药物

抗疟药用于治疗和预防疟疾感染。大部分抗疟药都针对疟疾感染的红细胞内期,即引起有症状疾病的感染阶段。

对于所有疟疾种引起的疟疾,都有必要治疗急性血液期感染。此外,对于卵形疟原虫或间日疟原虫所致感染,还需要使用具有抗休眠子(初始感染后可在肝脏内休眠数月,偶尔情况下可休眠数年)活性的药物进行远期预防。

(一)喹啉衍生物

喹啉衍生物包括氯喹、阿莫地喹、奎宁、奎尼丁、甲氟喹、伯氨喹、本芴醇和卤泛群。此类药物具有对抗感染红细胞内期的活性;伯氨喹也能杀死肝内期形态(疟原虫)和配子体。此类药物通过在寄生虫食物泡中聚积,并与血红蛋白形成一种能防止疟原虫食物泡结晶化的复合物而发挥作用。血红蛋白聚合酶活性受到抑制,导致有细胞毒性的游离血红蛋白聚积。

1. 4-氨基喹啉类

(1)氯喹:氯喹是首个大规模生产用于防治疟疾感染的药物。氯喹具有抗卵形疟原虫和三日疟原虫血液期以及敏感的间日疟原虫和恶性疟原虫的活性。

氯喹可渗入大部分组织,因此其分布容积较大。因此,血清药物浓度可维持长达2个月。氯喹的不良反应有头痛、头晕、腹部不适、呕吐和腹泻。严重的不良反应极为罕见。氯喹仅能口服给药;静脉输注给药会引起明显的毒性。

编码氯喹耐药性转运蛋白(PfCRT;位于食物泡内)的基因发生突变,与氯喹的体内和体外耐药性有关。亚洲、巴布亚新几内亚和南美都已独立出现氯喹耐药。东南亚出现的耐氯喹基因已传遍亚洲大陆,并于20世纪70年代后期到达非洲。主要的多药转运体恶性疟原虫多药耐药蛋白-1(pfmdr1)同源物的突变,可能调节对氯喹的耐药性以及对其他抗疟药的耐药性的程度。

(2)阿莫地喹:阿莫地喹的结构与氯喹相似,两种药物存在交叉耐药,但阿莫地喹在体内和体外仍然具有一些抗耐氯喹寄生虫的活性。阿莫地喹的最严重不良反应为粒细胞缺乏和肝毒性,此类不良事件与阿莫地喹的总剂量超过1.5 g或用药时间至少超过1个月有关。

阿莫地喹是少数可用于治疗耐氯喹感染的药物之一,在疟疾流行国家得到普遍应用,有阿莫地喹与青蒿琥酯的复方制剂。如果以3 d为1个单独疗程进行给药,则阿莫地喹的耐受性良好。

(3)哌喹:哌喹是一种与氯喹和阿莫地喹密切相关的双喹啉。哌喹与双氢青蒿素合用,作为联合治疗方案治疗疟疾;在20世纪后50年,中国和东南亚将其用于治疗和预防疟疾。哌喹可有效治疗耐氯喹的寄生虫。其半衰期为2～3周,比基于青蒿素的联合疗法(ACT)中与青蒿素衍生物合用的其他药物的半衰期长。因此,其治疗后预防作用持续时间更长。

2. 4-甲醇喹啉类

(1) 奎宁和奎尼丁：奎宁是一种自南美金鸡纳树皮提取的衍生物，有口服和胃肠外剂型。该药是疟疾流行地区一种常用的胃肠外抗疟药。奎尼丁是奎宁的一种立体异构体，有胃肠外剂型，对治疗重症疟疾非常有效。

奎宁和奎尼丁的不良反应包括被称为金鸡纳反应的一系列症状：耳鸣、恶心、头痛、头晕及视力障碍。出现此类症状无须改变药物剂量。然而，其毒性常影响患者完成疗程的依从性。

奎宁的半衰期较短。如果口服给药，则必须 tid；如果与四环素类抗菌药物或克林霉素(持续 1 周)联合使用，则治疗持续时间为 3～7 d。对于严重疾病，奎宁可通过静脉给药或肌内注射给药。经胃肠外治疗开始出现好转后，患者可转为口服药物治疗。

奎宁和奎尼丁的治疗窗较窄；过量可能导致心脏毒性(包括心律失常和低血压)、失明或耳聋。在这些药物中，奎尼丁的心脏毒性最强：应用奎尼丁期间，应始终进行心脏监测(包括连续血压测量)，以监测是否出现 QT 间期延长以及室性心动过速。由于奎宁和奎尼丁均可刺激胰岛素的产生，所以应在静脉输注时监测血糖水平。

(2) 甲氟喹：甲氟喹有口服剂型，可用作所有敏感性疟疾种的治疗或预防。甲氟喹的不良反应包括呕吐和头晕。与其他此类药物一样，甲氟喹也可干扰心脏传导，因此不应该将其用于有心脏传导异常的个体。甲氟喹禁用于有神经和精神障碍的个体；有明显的癫痫发作和重大精神障碍家族史的个体也应避免使用甲氟喹。使用甲氟喹者可能发生睡眠障碍。甲氟喹诱导性肺炎是在其用于预防和治疗过程中少有报道却严重的不良事件。1/3 的这类患者接受皮质类固醇治疗后改善，大部分患者在停用甲氟喹后完全恢复。甲氟喹耐药主要出现于东南亚。甲氟喹治疗失败与 pfmdr1 的拷贝数增加有关，该基因编码消化液泡膜中的一种蛋白，这种蛋白似乎在调节跨膜转运中发挥作用。

3. 8-氨基喹啉类

(1) 伯氨喹：伯氨喹是一种临床上最常使用的 8-氨基喹啉类药物；尚不清楚其作用机制。该药通过清除休眠子发挥作用，最常用于预防卵形疟原虫和间日疟原虫疟疾复发。伯氨喹还具有抗恶性疟原虫红细胞前期及其配子体的活性。

伯氨喹可使葡萄糖-6-磷酸脱氢酶(G6PD)缺乏症患者出现溶血性贫血。因此，患者只能在排除 G6PD 缺乏后才能接受伯氨喹治疗。此外，在患者存在心脏疾病、长 QT 综合征、室性心律失常病史、未纠正的低钾血症和(或)低镁血症或者心动过缓(<50 bpm)，以及同时使用延长 QT 间期的药物时，使用伯氨喹时需要进行心电图检测。伯氨喹还可导致肠胃不适，若与食物一起摄入则可最大限度地减轻该症状。妊娠女性及哺乳期女性禁用伯氨喹，即使母体的 G6PD 水平正常。

世界卫生组织建议在应用 ACT 后考虑给予单剂伯氨喹，以减少配子体携带，这是疟疾根除行动的一部分。人们认为单次低剂量伯氨喹较为安全，即使是在 G6PD 缺乏的个体中。虽然 ACT 具有一定的抗配子体活性，但加用伯氨喹可能进一步缩短个体的感染期。

（2）他非诺喹：新型的 8-氨基喹啉类药物，已经被批准用于对所有人类疟疾的预防，并作为针对间日疟原虫和卵形疟原虫的根治（抗复发）治疗。和伯氨喹相比，他非诺喹的半衰期明显要长，因此预防是只需要每周服用一次，抗复发治疗只需顿服即可。与伯氨喹一样，他非诺喹可导致 G6PD 缺乏症患者的严重溶血，属于绝对禁忌。

（二）抗叶酸药

抗叶酸药包括磺胺类药物、乙胺嘧啶、氯胍和氨苯砜。此类药物具有协同作用，以参与叶酸合成（寄生虫 DNA 合成所需途径）的酶类为目标。

磺胺多辛和乙胺嘧啶（SP，即复方磺胺多辛）针对参与叶酸合成的酶类；乙胺嘧啶以二氢叶酸还原酶（DHFR）为靶点，而磺胺多辛则作用于二氢蝶酸合成酶（DHPS）。SP 有固定剂量的复方片剂。其轻度不良反应包括肠胃不适和头痛。可能发生轻度骨髓抑制；磺胺多辛可诱发 G6PD 缺乏患者发生溶血。还可出现磺胺基团所致的严重皮肤毒性，包括多形红斑、Stevens-Johnson 综合征和中毒性表皮坏死。对复方磺胺多辛的耐药性可通过以酶类 DHFR 和 DHPS 为目标的突变而表现出来。耐复方磺胺多辛的恶性疟原虫广泛存在于大多数疟疾流行地区。复方磺胺多辛通常仅用于疟疾流行地区妊娠女性中疟疾的预防。

阿托伐醌-氯胍会干扰嘧啶生物合成过程涉及的两条不同途径，而嘧啶是核酸复制所必需的。阿托伐醌会阻滞寄生虫线粒体电子传递链，而氯胍则会通过其活性代谢物（环氯胍）抑制寄生虫的 DHFR。氯胍似乎还可通过叶酸途径以外的直接机制发挥作用，即增强阿托伐醌的线粒体膜毒性。不良反应包括腹痛、呕吐、腹泻、头痛和瘙痒。

（三）抗菌药物

四环素、多西环素和克林霉素以原核蛋白质合成为目标。此类药物在疟原虫中以顶质体（一种从原核生物祖先衍生而来的细胞器）为目标。抗菌药物的抗疟活性相对出现较慢，因为其毒性作用体现在随后的细胞分裂周期中。其通常与速效抗疟药（通常为奎宁）搭配使用。尚未发现对四环素、多西环素或克林霉素的耐药性。

不良反应常见于四环素类，且会干扰依从性。肠胃不适和假丝酵母菌病为最常见主诉。多西环素疗法也有导致食管溃疡的风险。多西环素可产生光敏感性，这也是将其用作热带旅行预防药物的浅肤色旅行者所担心的问题。四环素不应用于妊娠女性或 8 岁以下儿童，因为该药具有沉积于正在生长的骨骼和牙齿中的风险。对于这些人群，克林霉素为首选替代治疗。

（四）青蒿素衍生物

青蒿素类来自中国黄花蒿（*Artemisia annua*）这种植物的叶。其在中国用于疟疾治疗已有 2 000 多年的历史，并于 20 世纪 70 年代和 80 年代受到其他国家的关注。青蒿素制剂包括蒿甲醚、蒿乙醚、双氢青蒿素和青蒿琥酯。

青蒿素类药物通过与铁结合、裂解过氧键以及生成破坏寄生虫蛋白质的自由基发挥作用。其起效迅速，可杀死所有处于血液期的疟原虫种以及降低寄生虫的生物量。青蒿素类药物在所有抗疟药中清除寄生虫的时间最快。

1. 静脉用青蒿琥酯　为治疗重症疟疾的一线疗法。治疗重症疟疾时，其在清除寄生虫血症以及降低儿童和成人病死率方面优于奎宁。鉴于青蒿素类的半衰期较短,一旦患者能够耐受口服给药,则静脉治疗后必须接着使用一种更长效的药物。如果仅用青蒿琥酯(通过胃肠外、直肠或口服途径),则必须持续5～7 d。治疗时间少于5 d会导致治疗后数周寄生虫血症复发,原因为药物的作用持续时间非常短,而非青蒿素耐药。

青蒿素类通常耐受良好。研究发现,早期妊娠期间使用青蒿素并未引起不良妊娠结局。

2. ACT 一般而言,不应单独使用青蒿素,以防止出现耐药性以及避免需要延长治疗。ACT是指将疗效较高的短效青蒿素类与长效药物联合使用,以避免对青蒿素耐药以及便于给药。ACT通常给药持续3 d且常用固定剂量的片剂。

WHO推荐的治疗单纯性疟疾的5种ACT包括:蒿甲醚-本芴醇(复方蒿甲醚)、青蒿琥酯-阿莫地喹、青蒿琥酯-甲氟喹、青蒿琥酯-磺胺多辛-乙胺嘧啶以及双氢青蒿素-哌喹。蒿甲醚-本芴醇在是非洲最广为采用的ACT,其次是青蒿琥酯-阿莫地喹。双氢青蒿素-哌喹广泛用于研究性试验和试点项目,研究间歇性治疗以及针对寄生虫清除项目。

3. 青蒿素耐药 现已证实,在东南亚,寄生虫对青蒿素的敏感性降低(由寄生虫清除时间延长证明),但在撒哈拉以南非洲尚未出现。kelch蛋白K13发生点突变与这种敏感性降低有关;尚不明确其潜在机制。东南亚已独立出现了很多此类突变,但耐药性在该区域也已传播开来。

对青蒿素的敏感性降低,可能使对合用药物发生耐药的可能性升高。在柬埔寨,出现青蒿素耐药的地区已发生了双氢青蒿素-哌喹治疗失败;尚未确定哌喹耐药性的机制。由于青蒿素类是几乎所有新联合疗法的基础,所以世界卫生组织呼吁禁止生产和经销所有口服青蒿素单药制剂,以防止产生耐药性。

二、抗原虫药物

原生动物寄生虫可分为4个不同的群体:阿米巴、鞭毛虫、纤毛虫和孢子虫。原虫是单细胞生物,通过多种机制在被感染宿主体内复制。

(一)阿托伐醌

阿托伐醌是羟基萘醌药物,对数种原虫有效。对于耶氏肺孢子菌肺炎(PCP)的治疗,阿托伐醌的耐受性好,但疗效不如喷他脒或复方磺胺甲噁唑。如果患者不能耐受磺胺,也可使用阿托伐醌来预防PCP。

对于不能耐受磺胺药的艾滋病患者,阿托伐醌-乙胺嘧啶是治疗其弓形虫脑炎的替代药物,也可用于长期维持治疗的替代药物。阿托伐醌-氯胍可用于疟疾的化学预防,也可有效治疗恶性疟原虫疟疾。阿托伐醌-阿奇霉素可用于巴贝虫病的治疗。

阿托伐醌混悬液的吸收程度是片剂的2倍,并且阿托伐醌与脂质饮食一同摄入可以增加吸收。

(二)甲硝唑和替硝唑

甲硝唑和替硝唑是5-硝基咪唑类化合物,是治疗贾第虫病、肠内和肠外阿米巴病以及滴虫病的首选药物。甲硝唑一般耐受性良好；不良反应包括轻度腹痛、头痛、恶心和口中有金属味。与酒精同时服用时，可出现双硫仑样反应。替硝唑可能比甲硝唑的耐受性更好。

（三）巴龙霉素

巴龙霉素是一种口服吸收较差的氨基糖苷类药物。它是非侵袭性阿米巴病治疗的二线用药。

（四）喷他脒

喷他脒是一种芳香族二胺化合物，对肺孢子菌属和数种原生动物病原体均有疗效，后者包括利什曼原虫属和布氏冈比亚锥虫。胃肠外给予喷他脒时不良反应常见，包括可逆的肾毒性反应、急性低血压、胰腺炎、低血糖、心律失常、恶血质和注射部位的无菌性脓肿。

（五）乙胺嘧啶

乙胺嘧啶-磺胺多辛（复方磺胺多辛）用于治疗弓形虫病。治疗中需要使用高剂量的药物，常常导致明显的叶酸缺乏，需要亚叶酸补充治疗。腹部症状和皮疹也常见。乙胺嘧啶-氨苯砜可用于 PCP 的预防性治疗。乙胺嘧啶对贝氏等孢子球虫感染的急性治疗和持续抑制有效。

（六）螺旋霉素

螺旋霉素具有抗弓形虫病的作用，还可以代替叶酸拮抗剂。出现宫内感染时，螺旋霉素可以在整个妊娠期使用，直至分娩。

（七）葡萄糖酸锑钠

葡萄糖酸锑钠是一种五价含锑胃肠外给药溶液，用于治疗利什曼病。该药的作用机制尚未知。其不良反应包括肌肉痛、关节僵硬、恶心和呕吐，少见情况下会出现皮疹、心脏毒性反应或肝脏毒性反应。

三、抗蠕虫药物

蠕虫是在人类宿主的体内和体外具有复杂生命周期的多细胞寄生虫。抗蠕虫治疗用于感染和疾病高发地区的症状性疾病治疗和大规模药物治疗计划。在某些流行地区，驱虫策略与健康益处相关，包括改善血红蛋白水平、生长和身体健康、认知能力和营养状况。

（一）伊维菌素

伊维菌素是阿维菌素的半合成衍生物，其衍生自土壤真菌阿维链真菌。伊维菌素在蠕虫中打开了谷氨酸敏感的氯离子通道电流。

伊维菌素是治疗盘尾丝虫病和粪类圆线虫病的首选药物。伊维菌素具有抗其他丝虫的活性，但它不是这些感染的首选药物。伊维菌素对多种肠道线虫有效，包括蛔虫病、滴虫病和蛲虫病。伊维菌素还用于治疗皮肤幼虫移行症。伊维菌素对人类钩虫无效。伊维菌素还可以有效治疗包括疥疮和头虱在内的外寄生虫感染。

伊维菌素不宜用于孕妇或哺乳期妇女。在西非罗阿丝虫流行的地区，应谨慎使用伊维菌素。

(二)苯并咪唑类

苯并咪唑类抗寄生虫药包括 4 种药物：噻苯达唑、甲苯达唑、阿苯达唑和三氯苯达唑。苯并咪唑通过结合游离的 β-微管蛋白发挥其驱虫作用，从而抑制微管蛋白的聚合和微管依赖性葡萄糖的吸收。

孕妇应尽量避免使用苯并咪唑。当在大规模药物治疗程序中用于通过土壤传播的蠕虫时，世界卫生组织表明，在妊娠中期和晚期可以给孕妇服用甲苯达唑和阿苯达唑。

1. 阿苯达唑　阿苯达唑对蠕虫感染具有广泛的活性，包括神经系统囊虫病、棘球蚴病、蛔虫病、钩虫和鞭虫病。阿苯达唑还具有抗许多较不常见的组织线虫感染的活性。阿苯达唑亦对某些原虫感染有效，包括大多数微孢子虫亚种，尤其是脑炎微孢子虫感染。

与脂肪餐一起服用可增强阿苯达唑的吸收。阿苯达唑应与脂肪性食物一起服用，以治疗侵入性全身性寄生虫感染；在没有全身性累及的情况下，阿苯达唑应空腹服用，以治疗腔内寄生虫感染。阿苯达唑的不良反应包括腹痛，恶心，呕吐和肝转氨酶升高。

2. 甲苯达唑　甲苯达唑是一种苯并咪唑衍生物，对多种肠道和组织线虫感染（包括蛔虫病、钩虫、蛲虫病和鞭虫病）有效。甲苯达唑的不良反应包括轻度腹痛和腹泻。

3. 三氯苯达唑　三氯苯达唑是治疗肝片吸虫感染的首选药物。三氯苯达唑应与食物一起服用以增强吸收。

(三)吡喹酮

吡喹酮具有抗血吸虫病、肠绦虫、囊虫病和其他吸虫（不包括肝片吸虫）的活性。该药在血吸虫中，会引起吸虫的麻痹和皮膜破坏。不良反应包括头痛、头晕、嗜睡、恶心和腹部不适。使用吡喹酮治疗肠道寄生的吸虫与绦虫时，虫体迅速被驱除，很少产生反应；但寄生在胆管的如华支睾吸虫大量被驱除，从胆管排出时可引起胆绞痛。寄生在组织内的蠕虫如血吸虫、肺吸虫、囊虫等，无排出出路，虫体原位死亡，可引起发热、血液嗜酸性粒细胞增多或有皮疹等。例如，全身性弥散型囊虫病，虫体死亡后释放出大量抗原，偶可引起过敏性休克。弥散型脑囊虫病患者于吡喹酮治疗时可引起颅内压增高症状，重者可并发脑疝。

(四)乙胺嗪

乙胺嗪（DEC）是一种哌嗪衍生物，对淋巴丝虫病、罗阿丝虫病和内脏幼虫移行症具有抗寄生虫活性。该药治疗丝虫感染的不良反应通常与微丝蚴的数量成正比，主要归因于丝虫内共生的沃尔巴克体释放脂多糖和其他成分。症状包括发热、头痛、头晕和淋巴管炎的短暂加重。在治疗盘尾丝虫病时，DEC 会引起马佐蒂反应（其特征是发热、荨麻疹、淋巴结肿大和触痛、心动过速、低血压、关节痛、水肿和腹痛等一系列症状的组合）。在西非罗阿丝虫流行的地区，应谨慎使用 DEC。不应该将其用于治疗大量微丝蚴的患者，可能诱发脑病。

（王新宇　陈明泉）

主要参考文献

1. 中华人民共和国卫生计生委等.《抗菌药物临床应用指导原则》[EB/OL]http://www. nhfpc. gov. cn/yzygj/s3593/201508/c18e1014de6c45ed9f6f9d592b43db42. shtml.

2. 汪复，张婴元. 实用抗感染治疗学[M].2 版. 北京：人民卫生出版社，2012：111－127.

3. 国家卫生计生委抗菌药物临床应用与细菌耐药评价专业委员会. 青霉素皮肤试验专家共识[J]. 中华医学杂志，2017,97(40)：3143－3146.

4. Bennett JE，Dolin R，Blaser MJ. Mandell, douglas, and bennett's principles and practice of infectious diseases [M]. 8th ed. USA：Elsevier Saunders，2015，224－234.

5. Bourlière M1，Gordon SC1，Flamm SL，et al. Sofosbuvir, velpatasvir, and voxilaprevir for previously treated HCV infection [J]. N Engl J Med，2017,376(22)：2134－2146. Clin Infect Dis，2016,63(11)：1479－1481.

6. Bourlière M，Gordon SC，Schiff ER，et al. Deferred treatment with sofosbuvir-velpatasvir-voxilaprevir for patients with chronic hepatitis C virus who were previously treated with an NS5A inhibitor：an open-label substudy of POLARIS－1 [J]. Lancet Gastroenterol Hepatol，2018,3(8)：559－565.

7. Gilbert DN，Chambers HF，Eliopoulos GM，et al. The Sanford guide to antimicrobial therapy [M]. 49th ed. Sperryville：Antimicrobial Therapy Inc. ，2019：112－124.

8. Grebely J，Dore GJ，Zeuzem S，et al. Efficacy and safety of sofosbuvir/velpatasvir in patients with chronic hepatitis C virus infection receiving opioid substitution Therapy：Analysis of Phase 3 ASTRAL Trials [J]. Clin Infect Dis，2016,63(11)：1479－1481.

9. Holshue ML，DeBolt C，Lindquist S，et al. First case of 2019 novel coronavirus in the United States [J]. N Engl J Med，2020,382：929.

10. Kwo PY，Poordad F，Asatryan A，et al. Glecaprevir and pibrentasvir yield high response rates in patients with HCV genotype 1－6 without cirrhosis [J]. J Hepatol，2017,67(2)：263－271.

11. Leneva IA，Falynskova IN，Makhmudova NR，et al. Umifenovir susceptibility monitoring and characterization of influenza viruses isolated during ARBITR clinical study [J]. Med Virol，2019,91(4)：588－597.

12. Mandell GL，Bennett JE，Dolin R. Mandell, douglas, and Bennett's principles and practice of infectious diseases [M]. 8th Edition. Philadephia：Churchill Livingstone，2015：298－305.

13. Noreddin AM，El-Khatib W，Haynes V. Optimal dosing for antibiotic therapy in

the elderly: a pharmacokinetic and pharmacodynamic perspective [J]. Recent Pat Antiinfect Drug Discov，2008，3(1)：45 – 52.

14. Wang M，Cao R，Zhang L，et al. Remdesivir and chloroquine effectively inhibit the recently emerged novel coronavirus（2019 – nCoV）*in vitro* [J]. Cell Res，2020，30：269.

第二篇 | 病原体与
感染病

第四章　病毒性疾病

第一节　流行性感冒

一、流行性感冒

流行性感冒(以下简称流感)是由流感病毒引起的一种急性呼吸道传染病,可引起局部暴发、季节性流行或大流行。流感起病急骤,大多为自限性,但老年人、年幼儿童、孕产妇或有慢性基础疾病者等高危人群可出现肺炎等并发症而发展至重症流感。

【病原学】

流感病毒为具有包膜的单股负链 RNA 病毒,属于正粘病毒科,包括甲、乙、丙、丁 4型。甲型流感病毒根据两种主要的表面糖蛋白,即血凝素(haemagglutination,HA)和神经氨酸酶(neuraminidase,NA)的不同,又可分为不同亚型,如 H1N1 型和 H3N2 型。目前共鉴定出 18 种 HA 和 11 种 NA,但只有 3 种 HA(H,H2,H3)和 2 种 NA(N1,N2)可引起人与人之间的持续传播。乙型流感病毒根据首次发现的地名来命名,主要有Victoria 系和 Yamagata 系。丙型流感病毒主要感染人类,也有感染猪、犬和骆驼的报道。乙型和丙型流感病毒主要感染人类,引起的呼吸道症状轻微,很少引起大流行。丁型流感病毒主要感染牛、猪和羊,是否感染人类尚不清楚。

流感病毒对乙醇、聚维酮碘、碘酊等常用消毒剂敏感;对紫外线和热敏感,56℃条件下 30 min 可灭活。

【流行病学】

1. 传染源　主要传染源是流感患者和隐性感染者。自潜伏期开始到临床症状出现后 1 周均具有传染性。

2. 传播途径　主要通过打喷嚏和咳嗽等气溶胶或飞沫传播,经口腔、鼻腔、眼睛等黏膜直接或间接接触感染。接触被病毒污染的物品也可通过上述途径感染。

3. 易感人群　人群普遍易感。与流感发病率和病死率升高的相关因素有:①年龄。<5 岁儿童(尤其是<2 岁的儿童)和年龄≥65 岁的老年人。②妊娠及围生期妇女。③免疫缺陷状态。④伴有以下疾病或状况者。肥胖[体质指数(body mass index,BMI)>30]、慢性呼吸系统疾病、肾病、肝病、心血管系统疾病(高血压除外)、血液系统疾病、神经系统及神经肌肉疾病、糖尿病及过量饮酒等。⑤基因易感性。干扰素诱导跨膜蛋白 3 等位基因携带者。

4. 流行形式　流感流行可表现为局部暴发、季节性流行或大流行。甲型和乙型流感病毒常引起流感季节性流行。

【发病机制与病理】

1. 发病机制　甲、乙型流感病毒通过其表面的 HA 与受体结合侵染宿主细胞。流感病毒感染人体后,可以诱发细胞因子风暴,导致全身炎症反应,出现急性呼吸窘迫综合征(ARDS)、休克及多脏器功能衰竭,儿童可发生急性坏死性脑病。

2. 病理改变　病理变化主要表现为呼吸道纤毛上皮细胞呈簇状脱落、上皮细胞化生、固有层黏膜细胞充血、水肿伴单核细胞浸润等。重症肺炎可发生弥漫性肺泡损害、坏死性支气管炎、肺泡内出血水肿和间质性炎症。

【临床表现】

可无症状,也可出现程度不等的全身及呼吸道症状。潜伏期一般为 1～2 d。起病急骤,全身症状主要有发热、畏寒、头痛、肌痛、全身不适、全身肌肉关节酸痛、乏力及食欲减退等。在最初 24 h,发热可高达 41℃。颜面潮红,黏膜充血。常伴有呼吸道症状,如咽喉痛、干咳、鼻塞、流涕及胸骨后不适等。也可出现眼部症状,包括畏光、流泪及结膜炎等。无并发症者病程呈自限性,多于发病 3～4 d 后体温逐渐消退,全身症状好转,但咳嗽、体力恢复常需 1～2 周。

儿童流感症状可不同于成人,体温高峰更高,在婴儿可出现高热惊厥。可发生喉气管支气管炎(croup)、细支气管炎和支气管炎。小腿肌肉疼痛较明显,并发肌炎较成人更常见。胃肠道症状也较成人常见,表现为呕吐、腹痛、腹泻,尤其是感染乙型流感的儿童。

肺炎是流感最常见的并发症,包括原发性流感病毒性肺炎、继发性细菌性肺炎或混合性肺炎。其他并发症有神经系统损伤、心脏损害、肌炎、横纹肌溶解综合征和脓毒性休克等。

【实验室检查】

1. 外周血常规　白细胞总数一般不高或降低,重症病例淋巴细胞计数明显降低。

2. 血生化指标　部分病例可出现低钾血症,肌酸激酶、天门冬氨酸氨基转移酶(AST)、丙氨酸氨基转移酶(ALT)、乳酸脱氢酶(LDH)、肌酐等升高。

3. 病原学相关检查

(1) 病毒分离培养:从呼吸道标本中分离出流感病毒。常规病毒培养敏感度和特异度高,可以发现新的或突变的病毒株。但用时较长(1～3 d),且对标本和实验室要求较高。快速病毒培养可将培养时间缩短至 3～10 h,但检测敏感度下降至 70%～90%。

(2) 病毒核酸检测:以反转录-聚合链联反应(RT-PCR)或 Filmarray 等方法检测呼吸道标本(咽拭子、鼻拭子、鼻咽或气管抽取物、痰)中的流感病毒核酸。病毒核酸检测的特异性和敏感性最好,且能区分病毒类型和亚型。

(3) 病毒抗原检测:可采用免疫层析法(用时<30 min)和免疫荧光法(用时 1～3 h)进行快速抗原检测。检测敏感性较低,对检测结果的解释应结合患者流行病史和临床症状综合考虑。

(4) 血清学检测:动态检测血 IgG 水平恢复期比急性期升高 4 倍及以上有回顾性诊

断意义。

【诊断与鉴别诊断】

1. 诊断标准　诊断主要结合流行病学史、临床表现和病原学检查。出现流感临床表现,有流行病学史或流感快速抗原检测阳性,且排除其他引起流感样症状的疾病,可获得临床诊断。有流感临床表现,且同时具有以下一种或以上病原学检测结果阳性可确诊:①流感病毒分离培养阳性;②流感病毒核酸检测阳性;③急性期和恢复期双份血清的流感病毒特异性 IgG 抗体水平升高 4 倍或以上。

2. 重症病例诊断标准　出现以下情况之一者可诊断为重症流感:①持续高热>3 d,伴有剧烈咳嗽,咳脓痰、血痰,或胸痛;②呼吸频率快,呼吸困难,口唇发绀;③神志改变:反应迟钝、嗜睡、躁动、惊厥等;④严重呕吐、腹泻,出现脱水表现;⑤合并肺炎;⑥原有基础疾病明显加重。

3. 危重病例诊断标准　出现以下情况之一者诊断为危重病例:①呼吸衰竭;②急性坏死性脑病;③脓毒性休克;④多脏器功能不全;⑤出现其他需进行监护治疗的严重临床情况。

4. 鉴别诊断　注意与普通感冒及其他类型的呼吸道感染相鉴别。普通感冒全身症状比流感轻,流感病原学检测阴性,追踪流行病学史有助于鉴别。其他类型上呼吸道感染,包括急性咽炎、扁桃体炎、鼻炎和鼻窦炎等,主要表现为局部症状。流感并发气管-支气管炎或肺炎时需要与其他类型的下呼吸道感染和肺炎相鉴别,包括细菌性肺炎、衣原体肺炎、支原体肺炎、病毒性肺炎、真菌性肺炎及肺结核等。病原学检查可助鉴别。

【治疗】

主要为对症支持治疗和抗病毒治疗。高热者可进行物理降温,或应用解热药物。重症或有重症流感高危因素的患者,应尽早(最好 48 h 以内)给予抗流感病毒治疗,不必等待病毒检测结果。抗病毒药物推荐神经氨酸酶抑制剂(NAI),对甲型、乙型流感均有效,包括:奥司他韦(成人每次 75 mg, bid,口服)、扎那米韦(bid,每次 10 mg,吸入)和帕拉米韦(成人 300~600 mg, qd,静脉滴注)。疗程 5 d。

对于重症病例,需积极治疗原发病,防治并发症。根据病情,给予氧疗或机械通气等呼吸辅助措施、抗休克治疗、抗细菌或真菌治疗等。

【预防】

1. 疫苗接种　接种流感疫苗是预防流感最有效的手段。推荐 60 岁及以上老年人、6 月龄至 5 岁儿童、孕妇、6 月龄以下儿童家庭成员和看护人员、慢性病患者和医务人员等人群,每年接种流感疫苗。因为每年流行的流感病毒株不同,所以流感疫苗的构成也需定期评估和更新。

2. 药物预防　使用抗病毒药物预防流感,如奥司他韦和扎那米韦等。药物预防不能代替疫苗接种,可作为临时紧急措施用于没有接种疫苗或接种疫苗后尚未获得免疫力的重症流感高危人群。

3. 一般预防措施　增强体质和免疫力,保持良好的个人卫生习惯和呼吸道卫生习惯。WHO 建议:接触流感患者时佩戴外科口罩,医务人员在为流感患者进行支气管镜或气管插管操作时佩戴 N95 口罩或空气净化呼吸器。

二、人感染高致病性禽流感

人感染高致病性禽流感是由高致病性禽流感病毒感染引起的急性呼吸道传染病,可以表现为轻微的呼吸道症状,如发热和咳嗽、咳痰,疾病也可快速进展至重症肺炎、急性呼吸窘迫综合征(ARDS)、脓毒性休克、多器官功能障碍综合征(MODS),甚至导致死亡。

【病原学】

禽流感病毒属甲型流感病毒属,除感染禽外,还可感染人、猪、马、水貂和海洋哺乳动物。可感染人的禽流感病毒亚型为 H5N1、H7N9、H9N2、H7N7、H7N2、H7N3、H5N6、H10N8 等,H5 或 H7(H7N9)禽流感感染的病死率明显高于季节性流感。

禽流感病毒普遍对热敏感,加热至 65℃ 30 min 或 100℃ 2 min 以上可灭活。对低温抵抗力较强,在 4℃ 水中或有甘油存在的情况下可保持活力 1 年以上。

【流行病学】

1. 传染源　为携带禽流感病毒的禽类,包括活禽和死禽。

2. 传播途径　通过呼吸道传播,或密切接触感染禽类的分泌物或排泄物而获得感染;或通过接触病毒污染的环境而获得感染。另外,通过呼吸道或密切接触可导致有限的人际传播。

3. 易感人群　高危因素包括与感染禽类或病毒污染环境有密切接触,如接触活禽市场、宰杀、拔毛、处理家禽尸体或准备家禽来源的食材等。H7N9 禽流感高危人群包括:老年、男性、肥胖、合并慢性阻塞性肺疾病和使用免疫抑制剂等。H5N1 禽流感主要发生在青壮年。

4. 流行特征　人感染高致病性禽流感,包括 H7N9 和 H5N1 的流行主要呈散发模式,虽有家庭聚集性病例报道,但目前尚无持续人际间传播的证据。

【发病机制与病理】

人类上呼吸道组织和气管主要分布有唾液酸 α-2,6 型受体(人流感病毒受体),而肺组织同时分布有唾液酸 α-2,3 型受体(禽流感病毒受体)和唾液酸 α-2,6 型受体。H7N9 禽流感病毒可以同时结合人流感病毒受体和禽流感病毒受体,但 H7 与禽流感病毒受体亲合力更高,因此更容易感染人的下呼吸道上皮细胞。

HA 首先与流感病毒受体结合,然后病毒包膜与细胞膜融合,病毒进入细胞复制。病毒感染人体后,诱发细胞因子风暴,导致多种细胞因子和趋化因子显著升高,如干扰素诱导蛋白 10(IP-10)、单核细胞趋化蛋白-1(MCP-1)、白细胞介素(IL)6、IL-8、IL-2 和 IL-17 等,导致全身炎症反应,可出现 ARDS、休克及 MODS。

组织病理表现:肺炎急性渗出性炎症期有肺出血、弥漫性肺泡损伤和透明膜形成等改变;纤维增生期有肺细胞增生和间质纤维化。

【临床表现】

人感染 H5 或 H7 禽流感病毒往往呈急性进展的疾病过程。H5N1 禽流感潜伏期平均 2～5 d,也可长达 17 d。H7N9 禽流感潜伏期多为 3～7 d,也可长达 10 d。起初表现为发热、咳嗽,可伴头痛、肌痛和乏力,紧接着出现下呼吸道受累的表现。重症患者病情发展迅速,多在发病 3～7 d 出现重症肺炎,体温大多持续在 39℃以上,出现呼吸困难,可伴有咯血痰。咽痛、鼻塞或流涕等表现少见。部分患者可有腹泻、恶心呕吐、腹痛等胃肠道症状,或鼻/牙龈出血、脑炎和胸痛表现。胃肠道症状多见于 H5N1 禽流感。H7 禽流感可有结膜炎表现。H5 或 H7(H7N9)禽流感病死率明显高于季节性流感。并发症包括重症肺炎、呼吸衰竭、MODS、脓毒性休克、弥散性血管内凝血(DIC)、急性肾损伤、横纹肌溶解、继发细菌或真菌感染等。少数患者可为轻症,仅表现为发热,伴上呼吸道感染症状,或呈亚临床感染。

【实验室检查及影像学检查】

1. 血常规　白细胞总数一般正常或轻度下降。重症患者淋巴细胞、血小板减少。

2. 血生化　可有天门冬氨酸氨基转移酶、丙氨酸氨基转移酶、乳酸脱氢酶、肌酸激酶升高。

3. 病原学检测　在症状出现 1 周内采集呼吸道标本(如鼻咽分泌物、痰、气道吸出物、支气管肺泡灌洗液)行病毒核酸或抗原检测。

4. 影像学检查　发生肺炎的患者肺内出现片状阴影,重症患者病变进展迅速,常呈双肺多发磨玻璃影及肺实变影,可合并少量胸腔积液。发生 ARDS 时,病变分布广泛。

【诊断与鉴别诊断】

1. 诊断标准

(1) 流行病学史:发病前 10～14 d 有接触禽类及其分泌物、排泄物;到过活禽市场;与人感染高致病性禽流感病例有密切接触史;从事饲养、贩卖、屠宰、加工、诊治家禽工作的职业人员。

(2) 疑似病例:符合上述流行病学史和临床表现,尚无病原学检测结果。

(3) 确诊病例:有上述流行病学史和临床表现,病原学检测阳性可确诊。

(4) 重症病例:符合下列 1 项主要标准或≥3 项次要标准者可诊断为重症病例。

主要标准:①需要气管插管行机械通气治疗;②脓毒性休克经积极液体复苏后仍需要血管活性药物治疗。

次要标准:①呼吸频率≥30 次/分;②氧合指数≤250 mmHg(1 mmHg＝0.133 kPa);③多肺叶浸润;④意识障碍和(或)定向障碍;⑤血尿素氮≥7.14 mmol/L;⑥收缩压<90 mmHg 需要积极的液体复苏。

2. 鉴别诊断

需要与季节性流感、其他病毒引起的上呼吸道感染及细菌、真菌及非典型病原体等引起的肺炎进行鉴别。

【治疗】

对疑似病例和确诊病例应尽早隔离,给予抗病毒和对症支持治疗。

抗病毒药物应尽早应用,最好在症状出现后 48 h 以内。首选神经氨酸酶抑制剂,包括:奥司他韦、帕拉米韦和扎那米韦(剂量同流感)。因为 H5 和 H7N9 禽流感病死率较高,出现症状超过 48 h 也建议用药。抗病毒疗程至少 5 d,重症患者、免疫缺陷患者或有并发症的患者可适当延长疗程,直至临床症状改善。

【预防】

控制禽流感病毒在家禽中的流行对于减少人类感染非常关键。对家禽进行疫苗接种、对家禽养殖场及加工厂勤清洁消毒。

保持良好的个人卫生和呼吸卫生习惯,包括勤洗手、戴口罩等。尽量避免到禽流感流行地区的活禽市场、家禽养殖场或家禽处理厂。

与确诊或疑似病例无保护密切接触者,应给予抗流感病毒药物预防,可采用奥司他韦或扎那米韦。目前,尚无用于人的 H7N9 禽流感疫苗。

(卢洪洲)

第二节　出疹性病毒感染

一、麻疹

麻疹(measles)是由麻疹病毒引起经呼吸道传播的病毒性疾病,主要临床特征为发热、流涕、咳嗽、眼结膜充血、颊黏膜可见麻疹黏膜斑和皮肤斑丘疹。20 世纪 60 年代起普遍接种麻疹减毒活疫苗以来,发病率和病死率已明显下降。虽然麻疹已列入全球可消灭的传染病之一,但目前世界上仅极少地区消除了麻疹。

【病原学】

麻疹病毒属副粘病毒科的麻疹病毒属,为单股负链 RNA 病毒。麻疹病毒只有一个血清型。麻疹病毒对热、酸、紫外线和一般消毒剂均敏感。

【流行病学】

1. 传染源　患者是唯一传染源,在出疹前 5 d 至出疹后 4 d 都有传染性,前驱期晚期的传染性最强。

2. 传播途径　主要通过人与人之间的接触传播和空气传播。麻疹是一种高传染性病毒,存在被感染者的鼻腔和喉部的分泌物中,可以通过咳嗽和打喷嚏传播给他人。此外,麻疹病毒在患者咳嗽或打喷嚏的空气中可以存活长达 2 h。如果其他人呼吸被污染的空气或触摸被感染的表面,然后触摸他们的眼睛,鼻子或嘴巴,则可能被感染。

3. 易感人群　凡未患过麻疹或未接受过麻疹疫苗者均为易感者。麻疹具有极强的传染性,以至于如果有人感染了麻疹,与该人接触者中没有免疫力多达 90% 的人也会被感染。

4. 流行特征　在应用麻疹疫苗前,麻疹呈周期性流行,易感者初次感染麻疹病毒后几乎全部患病,90% 以上患者为 9 岁以下儿童。广泛使用麻疹疫苗后,麻疹发病率急剧下降,自 1987 年后一直控制在 10/10 万左右;流行形式主要为散在发病。近年来,发病年龄有向两极发展趋势,8 月龄以下和 15 岁以上年龄组发病率明显增加。

【发病机制与病理】

1. 发病机制　麻疹病毒经鼻咽部、上呼吸道和眼结膜上皮细胞侵入人体,病毒从上皮细胞侵入局部淋巴组织,由淋巴细胞及巨噬细胞携带入血,感染后第2～3天引起第1次病毒血症。病毒经血液循环到达全身淋巴组织、网状内皮系统,感染后第5～7天引起第2次病毒血症,病毒播散至全身组织和脏器,产生炎症和免疫应答,感染后通常第11～12天出现全身和局部症状。

2. 病理改变　呼吸道黏膜充血、水肿、炎症渗出、黏膜坏死及上皮细胞脱落。颊黏膜下层分泌腺炎症,浆液渗出,上皮细胞增生和坏死,形成口腔黏膜斑,又称柯氏斑(Koplik's spots)。呼吸道和淋巴样组织中可见有核内和胞质内包涵体的多核巨细胞,称华-佛巨细胞(Warthin-Finkeldey cells),是麻疹特征性病理变化。肺部间质炎症常以多核巨细胞浸润,形成麻疹间质性肺炎。皮肤因局限性血管扩张,血管内皮细胞肿胀,单核细胞浸润,红细胞和血浆渗出,形成局部高出皮面的斑丘疹。皮疹毛细血管内血液淤滞,血红蛋白渗出,使皮疹消退后留下棕褐色色素沉着。覆盖于皮疹上的表皮细胞变性、坏死、退行性变,角化,形成糠麸样脱屑。

【临床表现】

1. 典型麻疹　潜伏期为6～21 d,一般10～14 d,免疫者可延至28 d。

(1) 前驱期:一般3～4 d;主要表现为发热、全身不适、嗜睡或烦躁不安等全身中毒症状;伴有打喷嚏、流涕、咳嗽、结膜炎、眼睑水肿、畏光等表现;出疹前1～2天可见颊黏膜充血、粗糙,在颊黏膜上出现呈0.5～1 mm细小灰白色小点,称麻疹黏膜斑,又称柯氏斑(Koplik's spots),为本病早期诊断的依据,柯氏斑通常在出疹后2～3 d内消失。

(2) 出疹期:皮疹在发热后3～4 d出现;一般持续3～5 d。出疹期体温升高可达40℃,全身症状加重,咳嗽频繁。皮疹自耳后发际开始,逐渐波及头面部、颈部,自上而下顺序蔓延到胸、背、腹、臂和四肢,最后至手掌和足底。皮疹为浅红色斑丘疹,大小不等,直径2～5 mm,略高出皮面,压之褪色,疹间皮肤正常。

(3) 恢复期:皮疹按出疹顺序消退,体温逐渐下降,全身情况好转,呼吸道症状也渐消失。皮疹消退后留下棕褐色色素沉着及糠麸状脱屑。若无并发症,整个病程为10～14 d。

2. 其他类型麻疹

(1) 轻型麻疹:常见于有一定免疫力者,如6月龄以下婴儿,曾接种过麻疹疫苗者或近期注射过丙种球蛋白者。潜伏期延长,前驱期短,症状轻微,常无口腔黏膜斑,皮疹稀疏且色淡,出疹期短,不留色素沉着,可无脱屑。无并发症。

(2) 重型麻疹:见于体质虚弱,免疫力低下,原有营养不良或急、慢性基础疾病。高热起病,全身中毒症状重,病程长。面色苍白,四肢厥冷,皮疹暗淡、稀疏,出疹未齐全突然隐退。也有皮疹呈出血性,融合成大片紫斑,且可消化道及内脏出血,称出血性麻疹。常并发肺炎,呼吸窘迫致呼吸衰竭,心血管功能不全,脑炎表现,预后差,病死率高。

3. 并发症

(1) 肺炎:最常见,常较严重。原发性肺炎为麻疹病毒所致,在病程早期发生,随热退和皮疹出齐而消散,但在细胞免疫缺陷者可呈致死性。继发性肺炎的病原常见肺炎链球菌、流感嗜血杆菌、金黄色葡萄球菌或腺病毒等,多发生于出疹期。

(2) 喉炎:原发于麻疹病毒或继发细菌感染,可致气道阻塞,重者窒息死亡。

(3) 脑炎:发生于出疹后 2~6 d 或前驱期或恢复期,病情与麻疹轻重无关,临床表现与其他病毒性脑炎相似,但病死率较高,后遗症较多。

(4) 亚急性硬化性全脑炎(subacute sclerosing panencephalitis,SSPE):为致死性慢性进行性脑退行性病变,发病率约 1/100 万,主要见于幼时患过麻疹的年长儿童。先见智力和情绪改变,不久发生阵挛性肌肉抽搐,最终呈去大脑强直状态。病程持续 1~3 年。

(5) 急性播散性脑脊髓炎(acute disseminated encephalomyelitis,ADEM):ADEM 是一种脱髓鞘疾病,在麻疹患者中的发病率约为 1/1 000。ADEM 被认为是感染后的自身免疫应答,发生于麻疹的恢复期,通常在出疹后的 2 周内发生。ADEM 的临床表现包括发热、头痛、颈僵硬、癫痫发作、意识模糊及嗜睡或昏迷。

【实验室检查】

1. 血象　白细胞计数总数减少,淋巴细胞相对增多。

2. 血清学检查　麻疹病毒特异性 IgM 抗体检测对急性感染具有诊断价值。双份血清血凝抑制抗体或补体结合抗体或特异性 IgG 抗体滴度≥4 倍增高亦有近期感染诊断意义。

3. 病毒分离　于发热期取鼻咽分泌物、外周血单个核细胞或尿液分离病毒。

4. 抗原和核酸　用免疫荧光法检测鼻咽分泌物或尿脱落细胞中病毒抗原;或用 RT-PCR 法检测麻疹病毒核酸,可快速诊断。

【诊断与鉴别诊断】

1. 诊断　典型麻疹的诊断根据流行病学资料、麻疹各期的临床表现,如早期的口腔黏膜斑,皮疹出疹的顺序和形态特征,皮疹消退后留下的色素沉着和糠麸样脱屑等。非典型麻疹的诊断,常需依靠实验室血清学和病原学检测以助诊断。

2. 鉴别诊断　应根据流行病学、临床症状、发热与皮疹的关系及皮疹特征等,结合相关病原学检查与风疹、幼儿急疹、猩红热、手足口病等出疹性疾病鉴别。还需与川崎病、传染性单核细胞增多症、药物疹等鉴别。

【治疗】

无麻疹特效抗病毒药物。主要为加强护理,防治并发症。

1. 营养和护理　包括给予足够水分和易消化富营养食物,居室保持适宜温湿度和空气新鲜;口、眼和皮肤应经常清洗。

2. 对症治疗　高热时可温水灌肠或给予小量退热剂降温,切忌退热过猛以避免引起虚脱。咳剧时给予镇咳祛痰剂。对于儿童患者,补充维生素 A 可减少并发症和降低病死率,推荐单剂口服,<6 月龄 5 万 U;6~12 月龄 10 万 U;>12 月龄 20 万 U。

3. 治疗并发症　根据各种并发症的发生,及时给予积极有效的治疗。抗生素无预防并发症作用。

【预后】

轻型麻疹以及大多数典型麻疹预后良好。婴幼儿营养不良、佝偻病、患有慢性病或免疫缺陷者常发生严重并发症,病情严重,预后较差。

【预防】

主要包括控制传染源、切断传播途径、保护易感人群。

1. 控制传染源和切断传播途径　患者应早发现、早隔离和早治疗。需隔离至出疹后 5 d,并发肺炎者延至出疹后 10 d。患者逗留过的房间用紫外线消毒或通风半小时,衣物阳光下暴晒或用肥皂水清洗。建议易感者不去人群密集场所。

2. 疫苗接种　对易感者应普遍接种麻疹减毒活疫苗或者灭活疫苗。自 2020 年 6 月起,在全国范围内实行 2 剂次麻疹-腮腺炎-风疹联合减毒活疫苗的免疫程序 8 月龄和 18 月龄各接种 1 次。在麻疹流行地区,可在接触麻疹后头 2 d 内,对易感者进行应急接种,使机体在病毒潜伏早期产生特异抗体,以防止发病或减轻症状。

3. 被动免疫　对未接种过麻疹疫苗的体弱有病者和婴幼儿,在接触麻疹后 5 d 内肌内注射人丙种球蛋白 0.25 ml/kg(免疫抑制者 0.5 ml/kg)可预防患病;接触 5 d 后注射只能减轻症状。被动免疫可维持 3~8 周。

（沈　军　俞　蕙）

二、风疹

风疹(rubella,German measles)是由风疹病毒引起的急性出疹性传染病,出生后获得性风疹的临床表现一般较轻,许多病例为亚临床或无症状感染。临床表现通常有低热、皮疹和耳后、枕部淋巴结肿大。一般病程短,预后良好。孕妇感染风疹,将会导致胎儿严重损害,引起先天性风疹综合征(congenital rubella syndrome,CRS)。

【病原学】

风疹病毒(rubella virus,RV)是单股正链 RNA 病毒,为披膜病毒科风疹病毒属中的唯一成员,RV 只有一个血清型,人是 RV 的唯一自然宿主。

【流行病学】

1. 传染源　患者是唯一的传染源,包括亚临床型和隐性感染者。患者口、鼻、咽部分泌物以及血液、大小便等均可分离出病毒。

2. 传播途径　后天性风疹主要通过鼻咽部分泌物的飞沫传播或直接接触传播。RV 亦可通过胎盘传给胎儿,引起流产、死产、早产、或有多种先天畸形的先天性风疹。少数先天性风疹婴儿可在鼻咽分泌物和尿液中持续排出病毒达 1 年以上。

3. 易感人群　人群普遍易感,高发年龄在发达国家为 5~9 岁,在发展中国家为 1~5 岁。

4. 流行特征　在疫苗广泛使用之前,风疹呈世界性发生,以 6~9 年为一个周期流行,大部分患者为儿童。在气候温和地区,风疹感染的高峰在晚冬和早春。

【发病机制与病理】

1. 发病机制　风疹的潜伏期通常为 14~18 d(12~23 d),病毒最初在受感染者鼻咽部细胞和局部淋巴结内复制,感染后 5～7 d 出现病毒血症,病毒经血液播散至全身。

先天性风疹发病机制,是孕妇感染风疹后,风疹病毒随病毒血症经血流感染胎盘,最后感染胎儿。

2. 病理改变　皮疹产生可能是免疫介导的。呼吸道有轻度炎症及淋巴结肿胀。并发脑炎时,脑组织水肿、血管周围炎及神经细胞变性。先天性风疹患儿可发生脑、心血管、眼、耳、肺、肾、肝、脾、骨骼等脏器病理改变。

【临床表现】

1. 出生后获得性风疹　出生后获得性风疹的临床表现一般较轻,许多病例为亚临床感染或无症状感染。

临床表现通常包括急性发作的斑丘疹,全身症状较轻。低热和淋巴结肿大可与皮疹同时出现,或者先于皮疹 1～5 d 出现。淋巴结肿大一般累及颈后淋巴结、耳后淋巴结以及枕骨下淋巴结。皮疹为针尖大小的粉色斑丘疹。皮疹首先出现在面部,然后向下扩展至躯干及四肢,24 h 内泛发全身。通常皮损持续 3 d 左右,但也可以仅仅出现 1～2 d,有时也可持续长达 8 d。

青少年及成人风疹感染病程常比幼儿长,且显性感染更多见。多达 70% 的青少年及成人女性出现关节痛及关节炎。

风疹脑炎一般在发疹 1 周内出现,但也可出现于无皮疹的情况下。血小板减少、中耳炎、支气管炎或者肺炎,可在发病高峰时发生。

2. 先天性风疹综合征　先天性风疹感染(congenital rubella infection, CRI),包括风疹病毒宫内感染相关的所有结局(例如,流产、死产、不同出生缺陷的组合、无症状感染)。CRI 在新生儿期的表现可包括:宫内发育迟缓、脑膜脑炎、听力损失、白内障、青光眼、视网膜病变等。

CRS 指 CRI 相关出生缺陷的不同组合。相关的最常见缺陷是听力损失,其次是精神发育迟滞、心血管缺陷及视觉缺陷。

【实验室检查】

实验室检测包括:全血细胞计数和血小板计数、肝功能检查、血清风疹特异性 IgM 抗体及 IgG 抗体、病毒分离、PCR 检测风疹病毒 RNA。

【诊断与鉴别诊断】

1. 诊断　典型患者诊断主要依据流行病学史和临床表现做出临床诊断;根据实验室结果,可做出确诊诊断。检出风疹特异性 IgM 抗体,提示近期的后天或新生儿的先天性感染,但存在假阴性和假阳性结果。多数后天性风疹感染起病后 5 d 内出现 IgM 阳性,多数先天性感染在出生后至生后 3 月可发现 IgM 阳性。

急性期和恢复期双份风疹特异性 IgG 抗体≥4 倍增高或血清转化表明存在后天性风疹感染。如生后 7～11 个月内 IgG 抗体血清浓度保持稳定或持续升高,也可诊断先天性感染。

RV 最常从鼻咽分泌物分离出来,也可从血液(包括脐带血)、胎盘、尿液和脑脊液中分离培养。

PCR 检测 RV-RNA,再进行基因分型,可能在诊断和分子流行病学方面有价值。

2. 鉴别诊断 风疹需与麻疹、猩红热、幼儿急疹、药物疹、传染性单核细胞增多症、肠道病毒感染等相鉴别。先天性风疹综合征需与宫内感染的弓形虫病,巨细胞病毒感染,单纯疱疹病毒感染相鉴别。

【治疗】

支持治疗。目前,对风疹感染尚无特异性治疗方法。

【预后】

出生后获得性风疹一般预后良好。

CRI 短期:有严重缺陷的新生儿病死率增加。远期,可有进行性、永久性病变。

【预防】

1. 疫苗 风疹减毒活疫苗安全有效。可采用单独的风疹疫苗,也可采用风疹、麻疹、腮腺炎三联疫苗。风疹疫苗是我国计划免疫程序内疫苗,将进入育龄期女青年或育龄妇女也应接种风疹疫苗。

2. 监测 孕妇应接受风疹免疫检测,易感孕妇需避免接触风疹患者,产后接种疫苗。

3. 防止传播 出生后获得性风疹患儿出疹后 7 d 内行飞沫预防措施,住院患者隔离或不得到学校。先天性风疹患儿应接触隔离至 1 岁以后。

(沈 军 俞 蕙)

三、天花

天花(smallpox, variola)是由天花病毒所致,通过飞沫传播的一种烈性传染病。本病传染性很强,病死率高,存活者皮肤因遗留痘疤而毁容。

【病原学】

天花病毒属于正痘病毒属,为双链 DNA 病毒。天花病毒在体外存活力较强,耐干燥和低温,痘痂、尘土及衣被上的病毒可在室温下存活数月或更久,$-10℃\sim15℃$ 可存活 $4\sim5$ 年。对阳光、紫外线、75% 乙醇、氯化汞、高锰酸钾等极敏感。病毒不耐热,加热 $60℃$ 10 min 即可灭活病毒,蒸汽消毒也易于杀灭病毒。

【流行病学】

1. 传染源 患者是唯一的传染源,从前驱期至结痂期均有传染性。

2. 传播途径 主要为空气飞沫传播,也可通过污染的尘埃,破裂后的皮疹渗出液,被污染的衣物、食物、用具等传播,孕妇可通过胎盘传染胎儿。

3. 人群易感性 凡未患过天花又未种痘或未及时复种者,对天花病毒普遍易感。

4. 流行特征 天花终年可发病,冬、春季节尤多。1980 年 5 月,WHO 宣布天花已在世界上消灭并停止种痘。但是,由于担心天花可能成为生物恐怖分子的潜在武器,因此人们对该病毒仍应保持着警惕。

【发病机制与病理】

天花病毒通过飞沫吸附于呼吸道上皮细胞,在局部淋巴结、扁桃体等繁殖后进入血液,形成第 1 次短暂的病毒血症;随后在单核-巨噬细胞大量繁殖释放入血液循环,并广泛播散到全身皮肤、黏膜及内脏器官,形成第 2 次病毒血症,引起临床表现。

病毒早期在真皮层增殖致真皮层毛细血管扩张,胞质出现空泡,核浓缩、消失,临床上出现斑疹;后在表皮细胞大量增殖致皮层增厚,出现丘疹;继而细胞变性、坏死,细胞间有液体渗入形成疱疹。疱疹中因破坏不完全的细胞形成间隔导致形成许多小房,由于深层细胞壁的牵引而形成脐凹状。疱疹周围的上皮细胞胞质内可见小圆形、周围清晰的包涵体。当大量炎性细胞渗入水疱内即成脓疱疹,之后脓疱疹内液体吸收形成硬痂。病毒若侵犯内脏可有炎症反应,形成溃疡。

【临床表现】

潜伏期平均 8~12 d。

1. 前驱期　急起寒战、高热、乏力、畏光、头痛、腰背痛及四肢酸痛,高热可持续 2~5 d。发热第 1~2 天可出现一过性前驱疹,呈麻疹样、猩红热样、荨麻疹样或出血疹,多见于下腹部、大腿内侧、腋窝及腰部,数目不多而易被忽视。

2. 出疹期　病程第 3~5 天,全身症状加重并开始出疹,出疹有一定的时间、顺序及部位,皮疹自颜面部开始出现于额、颞、面及腕部,以后迅速蔓延至颈部、前壁、手、上臂、胸腹,最后为下肢及脚底,1~2 d 内遍及全身,以头部、四肢等暴露部位为多,身体上部较下部为多。皮疹先为斑疹,很快变为直径 2~4 mm 的丘疹。病程第 6~7 天,丘疹变为疱疹,呈多房性;周围隆起,有发硬的红晕、中心凹陷,称为"痘脐"。病程第 8~9 天,疱疹继续充盈,疱内液体混浊转为脓疱;体温再度上升,中毒症状加重,如合并细菌感染则症状更重。可并发肺炎、心力衰竭或外周循环衰竭而死亡。

3. 结痂期　病程第 10~12 天,脓疱逐渐皱缩干枯,结成黄绿色厚痂。自觉皮肤剧烈瘙痒,体温逐渐下降,全身情况好转。病程 3~4 周后开始脱痂。若皮肤损害较深则形成终身存在的凹陷性瘢痕,尤以面部较为明显,在面部形成"麻脸"。

根据病情轻重,临床分为轻型、普通型、重型、出血型和变异型。轻型表现与水痘相似;变异型病程进展快,脓疱小,见于接种事件;出血型罕见。临床上,皮肤、黏膜明显出血,有严重中毒症状,最终导致全身衰竭,病死率高。

【实验室检查】

1. 血常规检查　白细胞总数增高,淋巴细胞为主。出血性天花 DIC 时血小板减少。

2. 病原学检查　从口咽、结膜、皮肤病灶或尿液中可分离到病毒。疱疹液直接涂片检查细胞内嗜酸性包涵体。电镜可见病毒颗粒。

3. 血清学检查　用补体结合试验、血凝抑制试验、中和试验可检测患者血清中是否存在特异性抗体。病程恢复期血清抗体效价比早期增长 4 倍具有诊断意义。

【诊断与鉴别诊断】

1. 诊断　根据天花皮疹的形态、分布、发展与消退过程等特点,结合流行病学资料,典型病例,即可临床诊断。确诊则有赖于血清学或病原学检查。

2. 鉴别诊断　典型天花在前驱期应与流感、钩端螺旋体病、败血症等鉴别;出疹期应与麻疹、风疹、药疹、猩红热、脓疱病及水痘鉴别;早期出血性天花应与出血性疾病鉴别。目前,天花消灭后则应与猴痘鉴别。

【治疗】

1. 严格隔离　天花或疑似患者应严格隔离,隔离期至病后 40 d,患者痂壳脱落,病愈为止。患者的分泌物、排泄物、衣被及用具等均应严格消毒。

2. 对症支持治疗　加强护理,保持口腔、眼睛清洁,维持水、电解质平衡;预防与治疗继发感染;高热可予物理降温或小剂量退热药物,烦躁者用镇静剂。

3. 抗病毒治疗　2018 年 7 月,专门针对天花病毒的抗病毒药物特考韦瑞(tecovirimat)在美国获批。

【预后】

取决于患者的年龄、营养状况、免疫状态、病毒的毒力、临床类型及治疗措施等,重型天花病死率达 20%～50%。

【预防】

随着全球范围内消灭了天花,痘苗病毒不再作为常规疫苗进行接种。对于所有可能接触者一律单独隔离检疫 16 d,并立即种痘,观察种痘反应;对不能种痘的接触者,应肌内注射高价抗天花免疫球蛋白。

（叶颖子　俞　蕙）

四、水痘和带状疱疹

水痘和带状疱疹是由水痘-带状疱疹病毒(varicella-zoster virus, VZV)感染引起两种疾病。水痘(chickenpox, varicella)是原发性 VZV 感染引起的急性传染病,以皮肤和黏膜上分批出现的斑疹、丘疹、疱疹和痂疹为特征,多见于儿童。带状疱疹(herpes zoster)是 VZV 复发性感染引起,以群集小水疱沿神经走向单侧分布,伴明显神经痛为特征,多见于成人。

【病原学】

VZV 是一种双链 DNA 病毒,属于疱疹病毒科 α 疱疹病毒亚科水痘病毒属,被正式命名为人疱疹病毒 3 型(human herpes virus 3，HHV‐3)。本病毒外界环境中生活力很弱,仅对人有传染性。

【流行病学】

1. 传染源　患者是唯一的传染源,自发病前 1～2 d 直至皮疹干燥结痂期均有传染性。

2. 传播途径　水痘具有高度传染性,通过接触感染者鼻咽分泌物的飞沫或通过皮肤直接接触皮损处的水疱液而传播给易感宿主。

3. 易感人群　人群普遍易感。水痘多见于儿童,以 2～6 岁为患病高峰,易感者密切接触后 95% 以上发病。带状疱疹在 10 岁以下儿童中很少见,有水痘病史者发生带状疱疹的概率为 10%～20%,发病率随年龄增长而呈显著上升,大多数带状疱疹发生在 50 岁以上或免疫低下人群。

4. 流行特征　水痘四季都可发病,以冬、春季最多。带状疱疹无明显季节性。

【发病机制与病理】

1. 发病机制　VZV自鼻咽部黏膜侵入人体,在局部淋巴结内繁殖后侵入血液,感染后5d出现第1次病毒血症。病毒到达肝、脾和其他脏器内增殖后再次入血(第2次病毒血症)。此时,病毒侵入主要靶器官皮肤(感染后平均14d),亦可侵犯其他脏器如肺和神经系统,病毒直接细胞毒作用可能是主要致病机制,还有免疫性损伤机制参与。VZV感染后可长期潜伏于脊髓神经后根神经节或三叉神经节的神经元内,当机体抵抗力低下时可被激活,再次复制并沿神经纤维迁移至皮肤,引起受累神经和皮肤的炎症。免疫受损和年龄较大的个体中VZV特异性细胞介导免疫下降,这被认为是VZV再激活的主要促发因素。

2. 病理改变　病变主要在皮肤的棘状细胞层,呈退行性及细胞内水肿改变,形成囊状细胞,核内有嗜酸性包涵体,囊状细胞或多核巨细胞裂解及组织液渗入后即形成疱疹。可累及局部血管,引起坏死和表皮出血。肺部受累常见间质性肺炎改变伴结节性实变性出血。水痘脑炎主要为白质区血管周围脱髓鞘病变。带状疱疹时受累神经有出血、水肿和淋巴细胞浸润或坏死。

【临床表现】

1. 典型水痘　原发感染潜伏期为10～23d,平均14d。

(1)前驱期:婴幼儿多无明显前驱症状。年长儿和成人可有低热、头痛、不适和厌食等,持续1～2d。

(2)出疹期:皮疹成批出现于躯干、头面部和四肢,呈向心性分布,还可波及口腔、鼻、眼和生殖道黏膜处。初呈小红色斑疹或斑丘疹,6～8h内变成水疱疹,绕以红晕,24～48h内疱液转为云雾状,然后干燥结痂疹伴有瘙痒,各期皮疹同时存在是水痘的特征性表现。痂皮脱落后可有色素沉着,可持续数周,但一般不留瘢痕。

2. 重症水痘　主要发生于免疫缺陷者,特别是在潜伏期接受化疗和淋巴细胞绝对计数$<0.5\times10^9$/L者。表现为进行性弥漫性水痘疹,伴持续发热;皮疹呈离心性分布,为有脐状凹陷的大疱型或出血性疱疹;新发皮疹常持续2周或更久;常并发水痘肺炎和血小板减少而致出血,严重出血或并发DIC时危及生命。

3. 先天性水痘综合征(congenital varicella syndrome)　孕妇在妊娠20周前患水痘,0.4%～2%的胎儿可发生VZV胚胎病,统称为先天性水痘综合征。最突出的临床特征是锯齿状皮肤瘢痕,其他包括肢体发育不良(一个或多个肢体短小或畸形)、眼部异常(脉络膜视网膜炎、小眼畸形及白内障)、中枢神经系统损害(大脑皮质萎缩等)和低出生体重等。

4. 新生儿水痘　若孕妇在分娩前5d和分娩后2d内患水痘常引起新生儿严重水痘,多于生后5～10d(可早至出生后2d)发生严重的弥漫性或出血性水痘,常伴发热并累及肺和肝脏,病死率高达30%。若孕妇患水痘至分娩间期$>5d$,新生儿可从母体获得较充足的特异性抗体得以减轻感染,多于生后4d内发病,病情常不严重,少见死亡。易感孕妇所生新生儿出生后也可通过水平传播感染VZV而发病,可并发肺炎、肝炎或脑炎,患病时年龄越大,其并发症发生率越低。

　　5. 带状疱疹　带状疱疹的起病临床表现常为皮疹及急性神经炎,胸、腰段皮区最常受累。免疫低下者可出现播散性病变。皮疹有单侧性和按神经节段分布的特点,一般发生于1～2个相邻皮区,通常累及躯干或脑神经皮区,皮疹呈集簇性,皮疹群之间皮肤正常,整个病变呈带状分布倾向,一般不越过躯体中线。皮疹最初为红斑或斑丘疹,常于12～24 h内出现成簇的小水疱,疱液清,内含高浓度病毒;2～4 d后水疱融合;第3天水疱可变混浊,经过7～12 d干涸结痂。局部伴有灼痒和刺痛或闷痛;局部淋巴结常有肿大和触痛。眼部带状疱疹可累及角膜;脑神经受累时伴有较剧烈头痛;累及面神经和听神经时出现面瘫与耳鸣及耳聋。病程一般为2～3周。偶见慢性经过,持续数月,可反复出现小水疱。

　　【实验室检查】

　　1. 血象　全血细胞计数白细胞总数正常或减少,淋巴细胞增高。

　　2. 病毒学检查　取疱疹液或破溃疱疹拭子接种细胞,7～14 d可出现典型细胞病变,若结合免疫荧光检测,检测时间可缩短至48～72 h。采用直接免疫荧光法可在15～20 min检出疱疹液或皮损标本中VZV抗原;用PCR法可在数小时内检出样本中病毒基因,较病毒分离更加敏感而快速。

　　3. 血清学检查　用ELISA检测血清特异性IgM抗体阳性或双份血清特异性IgG抗体阳转或滴度≥4倍增高提示近期感染。脑脊液或胎血特异性IgM抗体阳性有助于诊断VZV脑炎和先天性水痘。带状疱疹的特异性IgM抗体水平低,持续时间短,但采用放射免疫法(radioimmunoassay,RIA)检出率可达70%。

　　【诊断与鉴别诊断】

　　1. 诊断　典型病例临床诊断水痘和带状疱疹并不困难。必要时结合实验室检查以助诊断。

　　2. 鉴别诊断　需与单纯疱疹病毒、肠道病毒、脓疱疮及虫咬皮疹等鉴别。

　　【治疗】

　　1. 一般治疗　皮疹瘙痒时可局部应用炉甘石洗剂或口服抗组胺药。剪短指甲避免搔破皮疹而继发细菌感染。发热时给予退热剂,避免使用水杨酸类药如阿司匹林。针对并发症进行相应对症治疗。

　　2. 抗病毒治疗

　　(1) 核苷类似物为目前首选抗VZV药物。

　　1) 水痘。①口服用药:适用于>1岁无并发症的水痘患者,以及伴有患有慢性皮肤病或肺部疾病、雾化吸入激素、长期水杨酸制剂治疗或因密切接触可能感染的患者。剂量为阿昔洛韦每次20 mg/kg(最大剂量800 mg),qid,连用5 d。起病24 h内用药疗效最佳。②静脉用药:重症水痘、围生期感染和有并发症的新生儿水痘以及免疫抑制者水痘均需静脉用药。阿昔洛韦每次剂量为10 mg/kg或500 mg/m^2(最大剂量),q8 h,静脉滴注,疗程7～10 d,或直至连续48 h未见新出皮疹为止。③局部用药:可涂擦阿昔洛韦软膏或凝胶。

　　2) 带状疱疹:抗病毒治疗的目标是促进皮损更快愈合,降低急性神经炎相关疼痛的严重程度和缩短其持续时间,以及可能降低慢性疼痛的发生率或严重程度。无并发症者应在出疹 72 h 内尽早口服阿昔洛韦或泛昔洛韦或伐昔洛韦抗病毒药物;对于免疫抑制患者,若为播散性疾病高风险患者应静脉阿昔洛韦,每次 10 mg/kg 或 500 mg/m²,每 8 h 1 次;若无并发症且为播散性感染低风险患者,可选择口服上述抗病毒药物。

3. *其他治疗* 带状疱疹的疼痛管理较为复杂,常需使用强效镇痛药。例如,非类固醇抗炎药或阿片类药物。在成人中批准使用的普瑞巴林,因在儿童的安全性和疗效的研究还不充分,故对年龄<17 岁的青少年和儿童患者不推荐使用。

【预后】

预后一般良好。重症或并发脑炎、肺炎者可导致死亡。

【预防】

水痘患者应在家中隔离,直至皮疹全部干燥结痂。易感儿童在接触患者后需医学观察 21 d。带状疱疹患者无须隔离。

水痘减毒活疫苗(VZV Oka 株)可用于预防,能防止发生严重水痘,包括单价疫苗和 VZV-麻疹-腮腺炎-风疹联合疫苗,推荐于 1 岁～15 个月和 4～6 岁年龄段接种 2 次。免疫抑制者应避免接种水痘疫苗。在接种疫苗前 5 周内或接种后 3 周内输血浆或免疫球蛋白可降低疫苗效力。接种疫苗后 6 周内应避免使用水杨酸类药物以避免诱发 Reye 综合征。接种带状疱疹疫苗可降低发生带状疱疹和带状疱疹后神经痛的风险。

VZV 免疫球蛋白可用于高危易感人群(无水痘病史的免疫抑制者和生前 5 d 内或生后 2 d 内母亲患水痘的新生儿)的接触后预防,应尽早应用。

(沈 军 俞 蕙)

第三节 肠道病毒感染

一、病毒性腹泻

病毒性腹泻(viral diarrhea)是全球人群急性胃肠炎的主要病因,主要由人轮状病毒(rotavirus)和人诺如病毒(norovirus)感染所致,其次人肠道腺病毒(enteric adenovirus)、人札如病毒(sapovirus)和人星状病毒(astrovirus)感染也是较常见的致病原。急性起病,临床主要表现腹泻和呕吐,严重者可引起脱水。

【病原学】

轮状病毒属于轮状病毒属呼肠病毒科(Reoviridae),为无包膜双链 RNA 病毒,直径 70～75 nm,1973 年由澳大利亚学者 Bishop 发现。根据病毒内壳 VP6 抗原性不同,分为 A～J 组,已知 A,B,C 和 H 组轮状病毒可导致人类腹泻的发生。人诺如病毒归属于人类杯状病毒科(Caliciviridae),为无包膜单股正链 RNA 病毒,直径 27～40 nm,1972 年由美国病毒学家 Kapikian 通过免疫电镜发现,所有人群易感。人札如病毒归属于人类杯状病毒科(Caliciviridae)，为无包膜单股正链RNA病毒，原型株来自1982年日本札幌市孤儿院暴发性腹泻患儿，电镜下呈大卫星状，外观似杯状，直径27～40 nm。人星状病毒属于星状病毒科(Astroviridae)，是一种无包膜单股正链RNA病毒，1975年在腹泻婴儿和新生儿病房暴发性腹泻患儿的粪便中被发现，电镜下呈小圆结构，外观呈现5～6角星状，直径28～30 nm，10%病毒具有典型的星状。人肠道腺病毒归属于腺病毒科(Adenoviridae)，1953年发现人腺病毒，为无包膜的双链DNA病毒，直径70～80 nm，根据腺病毒衣壳六邻体蛋白的中和抗原性，被分为A～G 7个组和至少100多个血清型，F组40型和41型主要与腹泻有关。

【流行病学】

1. 传染源　患者、无症状感染者、恢复期排毒者都可以传播病毒。无症状感染的食物加工者可导致食源性病毒性胃肠炎暴发。

2. 传播途径　主要经粪-口途径传播，传播媒介为粪便污染的手、食物、水等。人与人之间的直接传播也很重要，可以通过由呕吐物及其气溶胶传播。轮状病毒和诺如病毒具有高度传染性。病毒感染后在发生腹泻症状前已开始通过粪便排病毒，部分患者症状缓解后仍可持续排毒，免疫缺陷患者感染发病后排毒时间可延长至数周甚至数月。

3. 易感人群　5岁以下儿童尤其是婴幼儿对病毒性腹泻普遍易感。A组轮状病毒是儿童急性胃肠炎最常见的病原体，与全球35%～40%儿童住院腹泻有关。B组轮状病毒曾在我国引起成人腹泻暴发。人群对诺如病毒普遍易感，诺如病毒是全球所有人群急性胃肠炎的首要致病原，与人群中12%～24%的急性胃肠炎有关，在儿童中发病率最高，重症在老年人中更常见。星状病毒引起的腹泻常见于2岁以下婴幼儿，其次是老年人和免疫低下人群，与2%～9%的儿童急性非细菌性腹泻有关。札如病毒感染更常见于幼儿，与人群中2.2%～12.7%的急性胃肠炎有关，腺病毒感染常见于5岁以下儿童，与5%～15%的儿童腹泻有关。

4. 流行特征　世界范围流行，全年发病，通常在冬春冷季更为流行，尤其是轮状病毒和诺如病毒腹泻的流行季节特征很明显。任何年龄均可发病，儿童更常见。诺如病毒是全球暴发性胃肠炎最常见的病原体，常在半封闭式环境、集体机构和游乐场所暴发，每隔几年暴发周期性增加与诺如病毒基因变异或者重组导致新的变异株流行以及人群不充分的免疫保护有关。

【发病机制与病理】

1. 发病机制　轮状病毒感染肠上皮绒毛细胞并复制改变肠细胞膜蛋白的代谢，导致吸收障碍或渗透性腹泻。轮状病毒破坏肠上皮细胞，下调吸收酶的表达，改变肠细胞紧密连接间的功能，导致细胞旁渗漏，增加细胞内Ca^{2+}浓度，刺激Cl^-分泌，导致吸收障碍或渗透性腹泻。另外，轮状病毒感染肠上皮细胞后会产生轮状病毒肠毒素NSP4，具有诱导分泌性非囊性纤维化跨膜电导调节因子介导腹泻的内毒素作用，NSP4介导的5-羟色胺释放，可激活迷走神经和恶心呕吐相关的大脑区域等信号通路导致腹泻和呕吐。轮状病毒还可刺激肠神经系统可通过某些机制增加肠动力，这些机制也参与分泌性腹泻。钠氢交换活性的抑制改变了血浆蛋白功能,降低了 Na^+ 吸收,这也可导致腹泻。大部分重症轮状病毒腹泻可发生短期的病毒血症,病毒可以在免疫正常儿童的肠道外组织中检测到。

人体诺如病毒感染试验显示小肠刷状缘酶活性下降(碱性磷酸酶、蔗糖酶和海藻糖酶),导致轻度脂肪泻和暂时性碳水化合物吸收不良,空肠腺苷酸环化酶活性并无升高,出现暂时性胃酸、胃蛋白酶和内因子的分泌。胃排空延迟,小肠绒毛暂时性结构损伤,可能导致恶心和呕吐。星状病毒腹泻的发病机制尚未明确阐明,研究提示细胞凋亡、麦芽糖酶活性下降及上皮屏障渗透性增加参与腹泻发生。

2. 病理改变　人轮状病毒感染限于小肠,破坏肠上皮细胞,小肠绒毛变短、萎缩,黏膜固有层单核细胞浸润,内质网池的膨胀,线粒体肿胀,微绒毛稀少,不规则,可见到裸露的微绒毛。在扩大的内质网池和柱状上皮细胞的溶酶体内可见到病毒颗粒,在杯状细胞和黏膜固有层的吞噬细胞中也可见到病毒颗粒。有时在扩张的内质网池中可见到管状组织。还可见到 D -木糖吸收受损,胃蠕动功能不正常,表现为液体食物排空变慢。

诺如病毒感染的志愿者空肠组织活检有组织病理损伤,胃底、胃窦、直肠黏膜未见组织损伤,近端小肠部分绒毛变宽变钝,隐窝细胞增生,细胞质空泡形成,可见多形核和单核细胞浸润固有层,黏膜保持完整。慢性星状病毒腹泻的免疫低下儿童的小肠活检标本显示,绒毛变钝,浅表上皮细胞不规则,固有层炎症细胞密度增加,提示肠炎症反应轻。

【临床表现】

病毒性腹泻的潜伏期通常为 24～72 h,轮状病毒潜伏期 1～4 d,诺如病毒潜伏期 12～48 h,札如病毒潜伏期 1～4 d,星状病毒潜伏期 1～5 d,腺病毒潜伏期 2～10 d。病毒性胃肠炎最主要的临床症状包括非血性腹泻和呕吐,可伴有恶心、腹部绞痛和发热,也可伴有头痛、肌痛等全身不适症状。诺如病毒感染发病患者可以仅表现为呕吐而无腹泻症状,主要见于学龄儿童和成人患者,尤其是暴发性胃肠炎事件中。轮状病毒腹泻更为严重,病程相对长,良性惊厥是婴幼儿轮状病毒腹泻的常见并发症。脱水是病毒性腹泻常见的并发症,严重者可导致低血容量性休克、昏迷和死亡,主要发生在婴幼儿和老年人。病毒性腹泻可伴有一过性病毒血症和肠道外脏器受累,包括呼吸道或中枢神经系统受累等。

该病具有自限性,免疫功能正常的个体一般在 1 周内症状缓解自愈。对于免疫功能低下的人群,病毒性腹泻一般不会引起疾病严重程度的增加或引发全身疾病,但病情迁延,排毒时间长。

【实验室检查】

尽管常规病原学诊断对于社区散发性病毒性腹泻并不是必要,但是对于急性重症腹泻、慢性腹泻、暴发性腹泻、院内获得性腹泻以及免疫低下人群腹泻仍然有必要。在急性发病期采集新鲜粪便标本检测病原,阳性率高,对于以呕吐为主要表现的患者,也可采集呕吐物检测病原体。检测技术包括经典的电镜和病毒分离以及快速的病毒抗原和基因核酸检测。目前,反转录聚合酶链反应检测技术被广泛应用于公共卫生和临床实验室,其敏感度和特异度高,并可以对病毒分型。

【诊断与鉴别诊断】

1. 诊断　病毒性腹泻主要靠临床表现进行临床诊断：临床表现腹泻、伴呕吐和或发热,大便呈水样、稀糊状或者蛋花汤样,流行病学史如发病季节特征和暴露史有助于临床诊断,尤其是轮状病毒和诺如病毒在冷季高发流行特征明显,诺如病毒常引起机构胃肠炎集体暴发和食源性胃肠炎暴发。粪便或者呕吐物中检测到病毒核酸,可以确诊。

2. 鉴别诊断　病毒性腹泻需要与细菌性腹泻和寄生虫性腹泻进行鉴别,包括沙门菌、致贺菌、弯曲菌、致泻性大肠埃希菌、耶尔森菌、梭状芽胞菌、溶组织阿米巴、贾第氏鞭毛虫、隐孢子虫感染所致的腹泻进行鉴别。虽然一些细菌性和寄生虫感染引起的腹泻临床表现为炎症性腹泻,大便呈黏液血便,但是部分患者也可以表现为分泌样腹泻,大便呈水样或者稀糊状,临床表现与病毒性腹泻难以鉴别,需要通过粪便病原学检测进行确诊和鉴别。

【治疗】

本病无特异治疗方法。因是自限性疾病,主要采用纠正水与电解质紊乱及对症治疗。轻者可采用口服补液盐纠正脱水和电解质酸碱失衡,重症脱水患者则需静脉输液。

【预后】

通常预后良好。婴幼儿、免疫低下人群、老年人如果发生重症病毒性腹泻或者胃肠炎,如果未及时治疗,一旦发生严重脱水和电解质紊乱可导致死亡。

【预防】

促进早期纯母乳喂养、洗手、避免接触感染者、不接触污染的水和食物、充分消毒污染的环境表面、改善供水设施和改善环境卫生等措施对于预防腹泻病具有一定预防效果,可减少疾病的传播。疫苗是最有效的预防策略,现有口服 A 组轮状病毒疫苗在全球推广使用,对于预防儿童轮状病毒腹泻尤其重症具有良好的保护效果。

（曾　玫）

二、脊髓灰质炎

脊髓灰质炎(poliomyelitis)是由脊髓灰质炎病毒(poliovirus)引起的急性传染病,多发生于小儿,主要临床表现为发热及不对称性肢体弛缓性瘫痪,严重者因累及生命中枢而死亡,2/3 瘫痪型患者病后留有不同程度的后遗症。

【病原学】

脊髓灰质炎病毒属于微小 RNA 病毒科肠病毒属。病毒无囊膜,核衣壳内基因组为单股正链 RNA,约为 7 500 个碱基,编码 4 种壳蛋白 VP1～VP4。该病毒的中和抗体主要针对 VP1。根据 VP 抗原性不同,脊髓灰质炎病毒分为 3 个血清型：Ⅰ、Ⅱ和Ⅲ型,可分别致病,型间一般无交叉免疫。

脊髓灰质炎病毒在外环境中较为稳定,耐潮湿和寒冷,室温 20℃可生存 1 年,在水、粪便和牛奶中生存数月。由于缺乏脂质囊膜,对乙醚、氯仿和乙醇有抵抗。但煮沸、电离辐射、甲醛、氧化剂和苯酚等,均能使其灭活。

【流行病学】

1. 传染源 患者、隐性感染者及无症状的带病毒者为传染源,在潜伏期末开始从鼻咽分泌物和粪便中排毒,前者一般不超过发病后1周,后者可长达3~4月。以潜伏末期和瘫痪前期传染性最强。

2. 传播途径 病毒主要通过粪口途径,早期可经空气飞沫传播。孕妇感染脊灰病毒后,可经胎盘传播给胎儿。

3. 易感人群 人群普遍易感,好发年龄段为4月至5岁,感染后获同血清型病毒的保护性抗体。

4. 流行特征 亚洲和非洲发展中国家为主要流行地区,呈流行或散发,夏、秋季多见。流行时隐性感染多见,可达90%以上。随着脊灰疫苗的广泛接种,全球脊灰病例数减少了99%以上。我国1995年以来未再发现本土脊灰野病毒病例,已经达到消灭本病的目标。

【发病机制与病理】

1. 发病机制 病毒经口进入人体后首先在咽部,其后在肠道植入并复制。若机体产生特异性抗体,使病毒局限并阻止其复制,可使感染中断,临床呈不显性感染。在少数患者,当病毒传播到深部淋巴组织后侵入血循环,形成第一次病毒血症,同时病毒扩散到全身网状内皮组织内继续复制增殖再次入血,形成第二次病毒血症,此时患者出现发热等前驱期症状。若机体特异性抗体使疾病终止于第二次病毒血症期,临床上称为顿挫型。如病毒量大、毒力强,可经血脑屏障或沿神经轴索侵犯脊髓和脑干等部位的灰质细胞,引起这些细胞的广泛坏死。

2. 病理改变 病变以脊髓前角灰质运动神经元损害为主,以颈段和腰段损害多见,其次为脑干和小脑神经核。病灶呈多发、散在和不对称性,神经细胞变性溶解,病变细胞及血管周围伴有炎性细胞(中性粒细胞、淋巴细胞和巨噬细胞等)浸润、水肿、充血及胶质细胞增生,严重者见神经细胞坏死和瘢痕形成。

【临床表现】

潜伏期为3~35 d,一般7~14 d。从暴露到出现瘫痪的时间多在7~21 d。临床各型和分期分述如下。

1. 不显性感染(inapparent infection) 在发生流行时,90%~95%感染者临床上无明显症状。对这些感染者主要通过粪便病毒分离或血清抗体检查证实。

2. 顿挫型(abortive poliomyelitis) 占所有受感染者的4%~8%。这一型患者有发热、头痛、咽痛、倦怠、食欲减退、呕吐和腹痛;无明显特异性异常体征,脑脊液检查正常。病程短,1~3 d即可恢复。

3. 无瘫痪型灰质炎(nonparalytic poliomyelitis) 约占1%,除有顿挫型表现外,头痛、呕吐更为强烈,并出现脑膜刺激征,故又称为无菌性脑膜炎型。约2/3本型病例在神经系统表现出现前存在症状缓解期。若病情不再进展,则不发生瘫痪,体温降至正常,脑膜刺激征渐消失。病程一般3~10 d。

4. 瘫痪型灰质炎(paralytic poliomyelitis) 在所有脊灰病毒感染者中占1%~2%。

（1）前驱期：前驱期症状体征与顿挫型相似。经 1～4 d 热退，症状消失。

（2）瘫痪前期：经 2～6 d 的无症状期或静止期，体温再次升高达 39℃以上（或无前驱期）进入本期。患者常伴有寒战、呕吐、肌肉疼痛、显著无力、感觉过敏、拒抱、肌肉痉挛或用力时震颤、以及颈背强直等，由于背、颈、四肢疼痛，年长儿起坐时以上肢向后支撑躯干呈特殊的三脚架体征。此时检查脑脊液，则白细胞数可增高。此期持续 2～3 d。

（3）瘫痪期：肌肉瘫痪大多于再次发热后第 3 天开始。随发热而加重，大都经历 5～10 d，一般热退后瘫痪不再进展。根据主要病变部位分为下列数型：

1）脊髓型：最常见，主要表现为不对称、不规则分布的迟缓性肌肉瘫痪，四肢多见，下肢尤甚，远端肌肉比近端更易受累，伴深浅反射减弱至消失，一般无感觉障碍。约 20％有膀胱肌麻痹，历时 1～3 d，儿童较成人少见。可见肠麻痹。

2）脑干型（延髓型或球型）：此型伴有一个或多个脑神经核支配肌群瘫痪和延髓呼吸和循环中枢受累表现。①延髓中枢受累：可引起语言困难、鼻音发声，有时可引起呼吸困难。当延髓受累循环功能障碍（心动过速或过缓，血压下降或循环衰竭）和中枢呼吸障碍（呼吸深浅不一，节律不整等）患者的预后凶险；②脑神经麻痹：第Ⅸ和第Ⅹ对脑神经较常受累，咽部肌肉瘫痪（吞咽困难，声音嘶哑、悬颚垂歪向健侧等）可导致分泌物吸入，会厌或喉部肌肉痉挛可致呼吸困难。面瘫多为单侧（口角歪斜，眼闭合不全）。

3）脑炎型：临床少见，主要表现为急起高热，可有谵妄、震颤、惊厥、昏睡和昏迷，多见于婴儿。这一型是唯一以出现惊厥为特征的脊髓灰质炎，可出现痉挛性瘫痪和急性小脑共济失调。

4）混合型：为上述各型的混合存在，多见于脊髓型和脑干型表现同时出现。

（4）恢复期：1～2 周的瘫痪期后进入恢复期，一般从远端肌群开始恢复，肌腱反射也渐恢复。瘫痪轻者 1～3 个月可恢复，重者常需 6～18 月或更久。

（5）后遗症期：发病后 6 月至 1 年以上，瘫痪肌肉功能仍不能恢复，可导致肢体肌肉萎缩、躯干或肢体畸形，脊柱弯曲、马蹄内翻或外翻足及膝反张等。

5. 疫苗相关性麻痹型脊髓灰质炎（vaccine-associated paralytic poliomyelitis，VAPP） 是指由于免疫力低下、缺陷或其他原因，在接种和接触脊髓灰质炎减毒活疫苗（oral poliovirus vaccine，OPV）后发生脊髓灰质炎相关症状的病例。疫苗相关病例被分为两种：服苗后 VAPP 和接触后 VAPP。26％～31％的 VAPP 病例是由三价 OPV 中Ⅱ型脊灰疫苗病毒引起的。

【并发症】

瘫痪型脊髓灰质炎的最主要并发症是呼吸系统并发症。由于呼吸肌的瘫痪、脑神经受累造成呼吸道的梗阻以及呼吸中枢本身受损等，均可导致呼吸衰竭，并发肺炎及肺不张等。尿潴留者易继发泌尿道感染，久卧者可发生肾结石。胃肠道的并发症有出血、肠麻痹和淤血扩张。严重瘫痪长期卧床者易发生压疮和骨质脱钙。

【实验室检查】

外周血白细胞正常或升高，急性期 1/3 病例血沉轻度增快。脑脊液检查在瘫痪前期和瘫痪早期白细胞数增高、蛋白正常，糖和氯化物多正常（细胞-蛋白分离）；病程 3 周后，蛋白增高,白细胞数正常(蛋白-细胞分离)。

病原学检查可帮助确诊。一般在发病1周内可从咽部和粪便中易分离出脊灰病毒,发病后数周内可从粪便中分离到该病毒。

发病1周时血清特异性IgM抗体开始升高,脑脊液中特异性IgM阳性诊断意义较高。血清或脑脊液中IgG抗体或中和抗体滴度在恢复期显著(4倍或更多)升高时均可确定诊断。

【诊断与鉴别诊断】

1. 诊断　根据流行病学史(流行地区、接触史、近期服苗史等)、典型临床表现以及实验室检查,脊灰的诊断并不困难。顿挫型和无瘫痪型患儿,临床上难以与其他病毒感染相区别,主要依靠病原学检查予以确诊。

2. 鉴别诊断

(1)急性感染性多发性神经根炎(吉兰-巴雷综合征)　同为弛缓性瘫痪,年长儿多见,病前1～3周有上呼吸道感染或胃肠炎,瘫痪前后多无发热,呈对称性、上行性弛缓性瘫痪伴感觉障碍,脑脊液早期呈蛋白升高、细胞正常(蛋白细胞分离)现象,4周后蛋白下降。

(2)急性横贯性脊髓炎　临床表现某脊髓水平有运动和感觉功能的异常,而且瘫痪是痉挛性的,表明上运动神经元受损。

(3)其他肠道病毒引起的瘫痪　临床特点与脊髓灰质炎相似(瘫痪较脊灰轻,受累范围较小),是构成急性弛缓性瘫痪(acute flaccid paralysis,AFP)的主要原因之一,包括柯萨奇病毒、埃可病毒及肠道病毒71型感染等,需进行病原学检测来进行鉴别。

(4)假性瘫痪(骨折和长骨骨髓炎等)　通过仔细询问病史及体格检查,检查患侧肢体及X线片即可确立诊断。

此外,脊灰病毒引起的脑炎,与其他病毒引起的无菌性脑膜炎难以区分,须经实验室病原学检查来鉴别。

【治疗】

对脊髓灰质炎尚无特异性抗病毒治疗药,因此其治疗主要是支持和对症治疗,防治并发症,评估可能存在的远期后遗症和相应康复治疗。

1. 前驱期和瘫痪前期　应卧床休息,适当给予镇静剂,对疼痛的肢体局部使用湿热敷,避免肌内注射与手术刺激。

2. 瘫痪期　加强气道护理和呼吸支持,防治呼吸衰竭。瘫痪肢体置于功能位,避免外伤、受压,应用促进神经肌肉传导的药物(瘫痪静止后)。其他如予鼻饲、降颅压及止惊等处理。防治肺炎、尿路感染等并发症。

3. 恢复期和后遗症期　应当根据病情采取综合性康复治疗措施,遗留有畸形者可手术矫治。

【预后】

各型脊髓灰质炎总病死率为5%～10%,有年龄越小,病死率越高的趋势。瘫痪肢体的肌力3个月内可恢复60%,无恢复者,易发生肌肉萎缩,最长恢复期可达2年。

【预防】

1. 控制传染源　确诊患者隔离至发病后 40 d,最初 1 周应强调呼吸道和消化道隔离,其后进行消化道隔离;对密切接触者,应进行医学观察 20 d。

2. 主动免疫　OPV 与脊灰灭活疫苗(inactivated poliovirus vaccine,IPV)的序贯免疫程序:为了更好发挥两种疫苗的优势,确保肠道黏膜达到足够的保护水平,按照 WHO 的建议,2016 年 5 月 1 日起,我国常规免疫中撤出了三价 OPV 中的 Ⅱ 型组分,使用二价 OPV(Ⅰ 和 Ⅲ 型)开展接种,同时引入 1 剂三价 IPV。2019 年 12 月起,全国范围内实施 2 剂次脊髓灰质炎灭活疫苗和 2 剂次脊髓灰质炎减毒活疫苗的免疫程序,2 月龄和 3 月龄各接种 1 剂次脊髓灰质炎灭活疫苗,4 月龄和 4 周岁各接种 1 剂次 2 价脊髓灰质炎减毒活疫苗。

(朱燕凤)

三、手足口病

手足口病(hand,foot and mouth disease)是由人肠道病毒(human enterovirus)所致的儿童期急性传染病,常见于 5 岁以下儿童。此病以手、足部出疹和口腔黏膜疱疹或溃疡为特征性表现,绝大部分患者在发病后 5~7 d 后自行缓解,少部分患儿发展为重症,通常在发病后 1~4 d 出现中枢神经系统受累,危重症可并发肺水肿(肺出血)和循环衰竭等,进展迅速,如不及早诊断和救治则病死率高。

【病原学】

人肠道病毒(human enterovirus)属于 RNA 病毒类微小核糖核酸病毒科的肠道病毒属。传统生物学分类根据人肠道病毒在人或者灵长类动物细胞生长的能力、感染不同的动物种属以及不同的抗原性,将其分为脊髓灰质炎病毒(Poliovirus)、柯萨奇病毒(Coxsackievirus,CV)A 组和 B 组、埃可病毒(Echovirus)以及 1968 年以来新发现的肠道病毒型。根据人肠道病毒生物学及遗传特性将其分为 4 个组(species):A、B、C 和 D,目前包括 100 多个血清型。至少有 23 种血清型可以导致手足口病,主要为柯萨奇病毒 A 组 16 型(CV-A16)和肠道病毒 71 型(enterovirus 71,EV71),EV71 是导致流行和重症病例死亡的主要病原。2013 年以后,CV-A6 和 CV-A10 也成为引起我国手足口病的常见血清型。

【流行病学】

1. 传染源　有症状的患者及无症状或隐性感染者都是重要的传染源,尤以轻症和隐性感染者为传播病毒的主要传染源。在感染或者患病早期即可从粪便和上呼吸道检测出病毒,病程第 1 周阳性率达高峰,以后渐降,粪便排毒可持续 8 周甚至更长。

2. 传播途径　主要在人和人之间经粪-口传播,但患者早期也可通过呼吸道分泌物传播。间接经手、衣物、玩具等传播也不能忽视,尤其在集体儿童机构中。

3. 易感人群　所有人群可发生感染并患病。我国 2009—2018 年报告病例中 5 岁及以下儿童占 94.18%,死亡病例中 94.30% 为 3 岁及以下幼儿,其中以 1 岁年龄组儿发病率、病死率最高;男孩较女孩易感。家庭暴露后的继发感染率超过 50%,儿童大多数表现为症状性感染,成人大多数为无症状感染。

4. 流行特征　温带地区一般多以夏、秋季流行为多,热带地区则四季均可发病。我国手足口病每年呈2个发病高峰,4~6月为春夏季发病高峰,10~11月为秋季流行高峰,春夏季高峰流行强度明显高于秋季高峰。

【发病机制与病理】

肠道病毒经呼吸道或消化道进入机体后,病毒与宿主细胞膜蛋白受体结合,脱衣壳和释放RNA基因入宿主细胞质中,进行装配和复制。肠道病毒在上皮细胞以及咽部或肠壁淋巴组织居留和增殖,可由此从口咽分泌物或粪便排出。病毒在黏膜下淋巴组织复制后发生初次病毒血症,然后病毒经淋巴通道扩散至远端淋巴结、肝、脾和骨髓并在这些器官进一步复制,导致持续性再次病毒血症,病毒播散至靶器官如中枢神经系统、皮肤黏膜、心脏、肺、肝、胰、肌肉等,在该处增殖,引起各种病变,出现相应的临床表现。多数感染者在大量病毒血症未发生前感染自限,表现为无症状感染或者暂时性症状。再次大量病毒血症时期就出现明显的临床症状,表现为发热、全身不适症状和脏器受累的特异症状,可伴有炎症性反应。

EV71可进入脑干,激活交感神经释放大量儿茶酚胺,导致神经源性肺水肿和(或)休克,目前认为可能与脑干炎症后自主神经功能失调或交感神经功能亢进有关,亦有认为EV71感染后免疫性损伤是发病机制之一。尸体解剖病理显示死于EV71感染儿童的脑干水肿、脑干筛状坏死及软化灶形成,延髓可见神经细胞坏死及筛状软化灶,伴有较多小胶质细胞浸润,可见嗜神经细胞现象和胶质小结形成,间质小血管扩张充血,均见血管周围有较多淋巴细胞、单核细胞浸润呈"袖套状"改变,较多细小的嗜酸性颗粒,小脑部分浦肯野细胞可见变性、坏死,未见炎症细胞浸润。

【临床表现】

1. 潜伏期　一般为2~10 d,多数为3~5 d。

2. 临床症状体征　根据疾病的发生发展过程,将手足口病分期、分型为5期。

第1期(出疹期,普通型):主要表现为发热,手、足、口、臀等部位出疹,可伴有咳嗽、流涕、食欲不振等症状。典型皮疹表现为斑丘疹、丘疹、疱疹,一般不疼不痒、不结痂、不留疤。CV-A6和CV-A10所致皮疹可表现为大疱样改变,伴疼痛及痒感,且不限于手、足、口部位。

第2期(神经系统受累期,重型):少数病例可出现中枢神经系统损害,多发生在病程1~5 d,表现为精神差、嗜睡、吸吮无力、易惊、头痛、呕吐、烦躁、肢体抖动、肌无力及颈项强直等。

第3期(心肺功能衰竭前期,危重型):多发生在病程5 d内,表现为心率和呼吸增快、出冷汗、四肢末梢发凉、皮肤发花及血压升高。

第4期(心肺功能衰竭期,危重型):可在第3期的基础上迅速进入该期。临床表现为心动过速(个别患儿心动过缓)、呼吸急促、口唇发绀、咳粉红色泡沫痰或血性液体、血压降低或休克。亦有病例以严重脑功能衰竭为主要表现,临床可见抽搐、严重意识障碍等。

第5期(恢复期):体温逐渐恢复正常,神经系统受累症状和心肺功能逐渐恢复,少数可遗留神经系统后遗症。

【实验室检查】

1. 一般实验室检查　①血常规检查：多数情况下外周血白细胞计数正常，以淋巴细胞为主。重症病例则外周血白细胞计数、甚至 C 反应蛋白可增高。②脑脊液检查：中枢神经受累时，脑脊液常规生化与其他病毒性脑膜脑炎相似。③血生化检查：部分患儿会出现转氨酶和或心肌酶谱的升高。重症尤其是危重症患儿，血糖会升高。

2. 病原学诊断　采集咽拭子、疱疹液、粪便、脑脊液标本，做肠道病毒分离或者病毒核酸检测并分型，可以明确病原及其血清型，目前临床实验室普遍采用 RT-PCR 方法检测核酸。急性期与恢复期血清 CV－A16、EV71 等肠道病毒中和抗体有 4 倍以上的升高提示急性感染，适用于回顾性诊断。脑脊液标本检测肠道病毒阳性率低。

3. 其他检查　对于脑干脑炎和肺水肿患者，脑脊髓磁共振、胸部 X 摄片会有相应表现。循环衰竭患者超声心动图检查显示左心室射血分数降低。

【诊断与鉴别诊断】

1. 诊断　对于手、足、口和臀部出现特征性的丘疱疹的患儿，临床可明确诊断。对于发病早期或皮疹不典型患者，需结合流行病学资料以及病原学检测来确诊。对于重症病例患者和暴发病例应尽早做作病原学诊断。

2. 鉴别诊断　需要与其他肠道病毒引起的疱疹性咽峡炎、单纯疱疹病毒引起的疱疹性龈口炎、水痘带状疱疹病毒引起水痘和虫咬性皮炎进行鉴别，通过典型临床特征可以进行鉴别。重症手足口病合并急性迟缓性瘫痪时需要与脊髓灰质炎鉴别，通过病原学鉴定进行鉴别诊断。危重症手足口病合并神经源性肺水肿需要与重症肺炎进行鉴别，神经源性肺水肿进展快，不伴有呼吸道症状，伴有交感神经亢进症状，可以与重症肺炎进行鉴别。

【治疗】

无特效抗病毒药物，主要为对症支持治疗。

1. 对症治疗　适当休息，清淡饮食，做好口腔和皮肤护理；退热对症，如高热、胃纳不佳可予以补液支持。

2. 并发症治疗　控制颅内高压，重症且高热不退、有危重症倾向的患儿可酌情使用大剂量静脉丙种球蛋白，呼吸循环支持以及保护重要脏器功能，维持内环境稳定。

【预后】

普通型和绝大多数重型患儿 1 周左右疾病自限。我国重症手足口病发生率为 1%，手足口病的总体病死率为 0.01%～0.03%。危重症病例如果救治不及时，死亡率为 20% 左右，幸存者中也有约 40% 遗留有后遗症，如颅神经麻痹、局部肢体无力或萎缩、智力落后等。

【预防】

1. 切断传播途径　患者隔离至至少病愈。加强手卫生，养成勤洗手的卫生习惯，看护人接触儿童前、替幼童更换尿布和处理粪便后均要洗手。

2. 免疫预防　EV71 灭活疫苗是预防 EV71 感染相关手足口病及其重症和死亡的有效手段。我国推荐 6 月至 5 岁儿童接种 2 剂次，间隔 28 d，鼓励在 12 月龄前完成接种程序。尚需要研制更有效的多价疫苗来更好地预防其他优势血清型引起的手足口病。

（曾　玫）

第四节　流行性腮腺炎

流行性腮腺炎(mumps)是由腮腺炎病毒引起的常见的急性呼吸道传染病,好发于儿童和青少年,是一种基本可以通过疫苗预防的病毒性疾病。病毒可侵犯各种腺体组织,最突出的临床表现为唾液腺的非化脓性肿胀和触痛,尤见腮腺。

【病原学】

流行性腮腺炎病毒(Mumps virus,MuV)是一种单股负链 RNA 病毒,属副黏病毒科腮腺炎病毒属。病毒只有一个血清型。

【流行病学】

1. 传染源　患者及隐性感染者,后者占感染人数的 30%~50%。腮腺肿胀前 7 d 至肿胀后 9 d 均有传染性。

2. 传播途径　通过带毒者的呼吸道分泌物和飞沫经呼吸道传播。

3. 易感人群　人群普遍易感,好发年龄为 5~14 岁,可在集体机构中流行。

4. 流行特征　全年均可发病,冬、春季为流行高峰季节。

【发病机制与病理】

1. 发病机制　病毒侵袭口腔黏膜、鼻黏膜和上呼吸道黏膜,大量增殖后进入血循环,引起病毒血症。经血流至全身各器官,最常累及唾液腺,也可累及胰腺、生殖腺、神经系统和其他器官。

2. 病理改变　腮腺的非化脓性炎症是本病的主要病变,腺体增大,周围组织充血、水肿,淋巴细胞浸润及纤维蛋白渗出。腮腺导管部分阻塞,使唾液排出受阻而经淋巴系统进入血循环,导致血液中淀粉酶增加,并从尿中排出。

并发睾丸炎时曲精细管上皮充血、出血、水肿及产生渗出物。并发胰腺炎时胰腺充血、水肿,还见胰岛轻度退化及脂肪性坏死。脑部病变主要在白质,水肿及胶质细胞增生为主,神经细胞变性、神经元水肿。

【临床表现】

潜伏期 16~18 d。起病大多较急,发热,伴畏寒、头痛、全身不适,以一个或多个唾液腺肿大为特点,腮腺肿大最常见。腮腺肿大特点是以耳垂为中心向前、后、下肿大,边界欠清,触痛,张口咀嚼及吃酸性食物时疼痛更甚。通常先一侧腮腺肿大,1~4 d 后(偶尔1 周以上)对侧出现肿大,腮腺肿胀于 2~3 d 达高峰,持续 4~5 d 后渐消退,全程 10~14 d。其他唾液腺在腮腺肿胀时可同时累及,颌下腺较易被累及,舌下腺极少累及。腮腺管口在病初常出现红肿。

腺体周围组织可发生水肿,如腮腺炎时颌下、颈、颧骨弓处水肿,颌下腺炎时胸骨前水肿及舌下腺累及时发生舌体肿胀。

不典型病例可始终无腮腺肿胀,而以单纯脑膜炎、脑炎、睾丸炎或颌下腺炎为表现。

并发症包括脑膜炎、脑炎、耳聋、睾丸炎、卵巢炎、胰腺炎、肾炎、心肌炎、关节炎、甲状腺炎、乳腺炎、卵巢炎、血小板减少等。

【实验室检查】

实验室检测可包括:血常规和CRP,白细胞正常或降低,以淋巴细胞为主,CRP正常,血清和尿淀粉酶测定,疑有脑膜炎者可行脑脊液检查。

从患者咽拭子、唾液、脑脊液等标本分离到病毒,或用逆转录-聚合酶链反应(reverse transcription- polymerase chain reaction,RT - PCR)检测腮腺炎病毒核酸;通过血清学检测腮腺炎病毒特异性IgM抗体,或恢复期和急性期双份血清特异性IgG抗体的4倍以上升高等方法,对患者进行确诊。

【诊断与鉴别诊断】

1. 诊断　根据流行情况、接触史及腮腺肿大的特征可作出诊断。不典型病例或可疑病例应依赖上述实验室检查方法,结合流行病学资料明确诊断。

2. 鉴别诊断

(1)化脓性腮腺炎:常为单侧性,局部红、肿、热、痛明显,拒按,后期有波动感,挤压腮腺可见脓性分泌物自腮腺导管口流出。外周血白细胞总数和中性粒细胞增高。

(2)化脓性淋巴结炎:肿大不以耳垂为中心,局限于颈部或耳前区,质坚硬、边缘清楚、压痛明显,表浅者可活动等。血象白细胞总数和中性粒细胞增高。

(3)其他病毒感染所致腮腺炎:副流感病毒1、3型,柯萨奇病毒,流感病毒,均可引起腮腺肿大和中枢神经系统症状,可进一步作病原学检查。

(4)症状性腮腺肿大:在糖尿病、营养不良、慢性肝病、慢性肾病或应用某些药物如碘化物、激素类等可引起腮腺肿大,为对称性,无肿痛,触之质软,组织病理检查主要为脂肪变性。

(5)其他原因所致的腮腺肿大:过敏性腮腺炎、腮腺导管阻塞,均有反复发作史,常肿大突然,消肿迅速。单纯性腮腺肿大多见于青春期男性,因功能性分泌增多,代偿性腮腺肿大,无其他症状。

(6)其他病毒所致脑膜脑炎:腮腺炎病毒感染所致脑膜脑炎可发生在腮腺肿大之前或可始终无腮腺肿大,难以与其他病毒所致者相鉴别。可借助病原学检测和结合流行病学资料来确诊。

【治疗】

主要为对症和支持治疗。

隔离患者直至腮腺肿胀完全消退。卧床休息,注意口腔卫生,避免酸性食物。脑膜脑炎患者治疗同其他病毒性中枢神经系统感染。并发睾丸炎时,可用丁字带将睾丸托起,局部冷敷。并发胰腺炎时,可暂时禁食补液。

【预后】

预后多良好。并发脑膜脑炎者,个别有严重并发症,需慎重处理,积极抢救。

【预防】

及早隔离患者,采取飞沫隔离措施至腮腺肿大完全消退为止。由于腮腺炎病毒在腮腺肿大前已存在于唾液中,而且隐性感染者也可排病毒,仅靠隔离无法完全避免本病流行。

腮腺炎疫苗安全有效,目前常采用麻疹、风疹、腮腺炎(MMR)三联疫苗。18 月龄及以上健康儿童可接种,接种后腮腺炎病毒中和抗体可维持数年。

(沈 军 俞 蕙)

第五节 病毒性肝炎

病毒性肝炎(viral hepatitis)是由多种嗜肝肝炎病毒引起,以肝脏炎症和坏死性病变为主的一组传染病。按病原分类,目前已确定的肝炎病毒有 5 型,即甲型、乙型、丙型、丁型及戊型,其中甲型和戊型主要表现为急性肝炎,乙型、丙型和丁型主要表现为慢性肝炎,并可发展为肝硬化和肝细胞癌。

【病原学】

1. 甲型肝炎病毒 甲型肝炎病毒(hepatitis A virus,HAV)是单股线状正链 RNA 病毒,基因组长度约 7.5 kb,无包膜,属小 RNA 病毒科肝病毒属。HAV 有 1 种血清型,6 种基因型。目前,世界上流行或散发的人源 HAV 毒株绝大多数为基因 I 型(IA 和 IB)。HAV 侵犯的主要靶器官是肝脏,与肝细胞表面的 HAV 受体(HAVcr - 1)结合后进入肝细胞通过免疫介导引起肝脏损害。

2. 乙型肝炎病毒 乙型肝炎病毒(hepatitis B virus,HBV)是一种有包膜的双链 DNA 病毒,属于嗜肝病毒科。该科还包括在遗传学上相似的其他嗜肝病毒,分别可感染土拨鼠、地松鼠和鸭子等。

(1) HBV 形态和基因型:乙型肝炎患者血清在电镜下可观察到 3 种颗粒:小球形颗粒、管状颗粒、大球形颗粒。前两者均由过剩表面抗原组成。大球形颗粒是完整的病毒颗粒,直径为 42 nm,称 Dane 颗粒,不完全环状双股 DNA 和 DNA 聚合酶,被核心蛋白(HBcAg)组成的核衣壳包裹,最外层为 HBV 的表面抗原(HBsAg)以及少量的糖蛋白与脂质成分组成的外膜。

HBV 的基因组为部分双链 DNA,长度约为 3 200 bp。根据全基因序列差异≥8% 或 S 区基因序列差异≥4%,目前 HBV 分为 A~J 10 个基因型,我国以 B 型和 C 型为主。B 型和 C 型 HBV 感染者的母婴传播发生率高于其他基因型,C 型与较早进展为 HCC 相关。HBeAg 阳性患者对干扰素- α 治疗的应答率,B 型高于 C 型,A 型高于 D 型。

(2) HBV 的复制过程:HBV 先与肝细胞膜上的钠离子-牛磺胆酸-协同转运蛋白(sodium taurocholate co-transporting polypeptide,NTCP)结合,侵入肝细胞,随后脱去外膜和核衣壳,基因组转运至细胞核内,形成松弛环状 DNA(relaxed circular DNA,rcDNA)。在细胞核内修补正链中的裂隙区,形成共价闭合环状 DNA(covalently closed circular DNA,cccDNA);然后以 cccDNA 为模板,转录编码不同的病毒蛋白。在核衣壳形成的核心颗粒内,3.5 kb 的 HBV 前基因组 RNA 通过聚合酶的反转录作用形成 HBV 负链,再以负链为模板合成正链,双链环化。经外膜蛋白包装后,分泌至细胞外,产生子代病毒。cccDNA 很难从体内彻底清除,是长期维持 HBV 慢性感染和容易复发的关键因素,也是抗 HBV 药物研发的热门靶点。

(3) 病毒蛋白及其诱生的抗体:HBV 基因组的负链包含 4 个开放的读码框架(ORFs),分别为 S、C、P、X 编码区,分别编码包膜蛋白(HBsAg)、HBeAg 及核心抗原(HBcAg)、HBV 多聚酶(Pol)和 X 多肽(HBx)。

1) S 读码框架编码的蛋白及其诱导产生的抗体:S 编码区编码表面抗原(HBsAg),但其中仅千分之一用于病毒颗粒的装配,大量剩余 HBsAg 的机制和生物学意义尚不明确。此外,血清中的少部分 HBsAg 来源于细胞核内整合的 S 基因。HBsAg 有多种抗原决定簇,以此作为血清型分型依据。HBsAg 有 8 种亚型和 2 种混合亚型,以 adr、adw、ayr 及 ayw 为 4 种主要亚型,我国的主要亚型是 adr 和 adw 亚型。HBsAg 本身无感染性而有抗原性,能刺激机体产生抗- HBs。抗- HBs 是一种中和抗体,对不同基因型感染均具有保护作用。

2) 前 C 和 C 读码框架编码的病毒蛋白及其诱生的抗体:前 C 区和 C 区共同编码 e 抗原(HBeAg),C 区编码核心蛋白(HBcAg),分别翻译自 3.5 kb 前 C/C mRNA(Precore mRNA)和 3.5 kb 前基因组 RNA(pregenomic RNA, pgRNA)。

HBeAg 是一种分泌型非结构蛋白,不表达 HBeAg 的 HBV 仍可复制。HBeAg 是病毒复制活跃、传染性强的标志之一。HBeAg 具有免疫耐受原与免疫原双重作用,一方面能诱导免疫耐受,导致慢性 HBV 持续性感染;另一方面也可诱生抗 HBe 抗体。在慢性 HBV 感染的自然史中以及抗病毒治疗过程中,HBeAg 的消失和抗 HBe 抗体的出现(称之为 HBeAg 血清学转换)是达到免疫控制和停药的重要标志。前 C 区 1 896 位核苷酸终止突变可导致 HBeAg 转为阴性,抗- HBe 为阳性,而 HBV 仍在活动复制,甚至病情加重。HBcAg 是 HBV 的结构蛋白,病毒复制的模板 pgRNA 与 HBV 聚合酶一起被 HBcAg 组成的核衣壳包裹,才能完成随后的复制和装配。目前针对 HBcAg 的核心蛋白变构调节剂(core protein allosteric modulator, CpAM)已在进行Ⅱ～Ⅲ期临床试验,初步结果显示该药具有较强的抗 HBV 效果,对 cccDNA 池也具有减少作用。血液中一般不能检测到游离的 HBcAg。HBcAg 诱生的抗- HBc 抗体无保护作用,但其定量有助于预测肝脏组织学损伤、自然史时期和抗病毒疗效。

3) HBV 聚合酶读码框架编码的聚合酶(polymerase,P)蛋白:根据基因构造及生物学功能,目前将 HBV P 蛋白划分为 4 个功能结构域:从 N 端到 C 端依次为末端蛋白(TP)区、Spacer 区,反转录酶(RT)区和 RNA 酶(RH)区。TP 区驱动 HBV 基因复制,RT 区作为多聚酶或反转录酶直接参与 HBV 基因组的复制和转录,RH 区降解逆转录后 HBV pgRNA 模板,维持整个 HBV 基因组的稳定。Spacer 区的生物学功能目前尚未报道。目前已经上市的口服抗 HBV 药物的靶位都是针对聚合酶的 RT 区,相应地,HBV 耐药相关性突变也发生在 RT 区。

4) X 读码框架编码的 X 蛋白:X 蛋白(HBxAg)具有反式激活作用,可促进 HBV

本身的复制,也可能与原发性肝癌有关。目前对 X 蛋白的功能尚未完全清楚。

(4) 用于 HBV 研究的动物和细胞模型:迄今仍缺乏价廉、易得的动物模型。其他动物的嗜肝病毒感染模型、高压尾静脉注射小鼠模型和人肝嵌合鼠模型可用来研究 HBV 的复制和抗病毒药物的筛选。HBV 稳转细胞系、表达 NTCP 的肝癌细胞系和原代肝细胞可以用来研究 HBV 的体外感染、复制和体外抗 HBV 药物的筛选等。

3. 丙型肝炎病毒 丙型肝炎病毒(hepatitis C virus,HCV)属黄病毒科肝炎病毒属,过去称为输血后或肠道外传播的非甲非乙型肝炎病毒。

HCV 为有包膜的球形 RNA 病毒,直径 50～60 nm,基因组全长约 9 400 个核苷酸,为单股正链 RNA。HCV 基因组含有一个开放读框(ORF),编码 10 余种结构和非结构蛋白。其中非结构蛋白 NS3、NS4A、NS5A 和 NS5B 是目前直接抗病毒药物的主要靶点。HCV 可至少分为 6 个基因型及多个亚型,不同基因型对抗病毒治疗的应答有所不同,其中,1 型是最常见的基因型。

4. 丁型肝炎病毒 丁型肝炎病毒(hepatitis D virus,HDV)属于代尔塔病毒属。其基因组为单链环状 RNA,全长 1 780 个核苷酸,在细胞内以滚环机制进行复制。编码产生的 HDAg 可调节复制。

HDV 是一种缺陷 RNA 病毒,不能产生包膜抗原,必须借助嗜肝 DNA 病毒(如 HBV)才能装配成有传染性的完整病毒,但在细胞核内能自行复制。当 HBV 感染结束时,HDV 感染亦之而结束。HDV 感染可明显抑制 HBV 的复制:在 HDAg 表达高峰时,HBV DNA 常可阴转,随着 HDAg 阴转和抗 HDV 抗体阳转,HBV 又可出现复制。

5. 戊型肝炎病毒 戊型肝炎病毒(hepatitis E virus,HEV)为 RNA 病毒,属于戊型肝炎病毒科戊型肝炎病毒属。HEV 呈球状颗粒,直径为 27～34 nm,无包膜,为二十面对称体。HEV 基因组为单股正链 RNA,约 7.5 kb。HEV 基因组的 ORF1、ORF2 分别编码非结构蛋白和衣壳蛋白,ORF3 编码蛋白功能尚不明确。HEV 有 4 个基因型,Ⅰ 型和 Ⅱ 型又称为人源型,仅分离于人类,Ⅲ 型和 Ⅳ 型又称人畜共患型,主要天然宿主为猪。

【流行病学】

1. 传染源 甲型肝炎的主要传染源是患者和病毒携带者,尤其是隐性感染者。由于人猴可交叉感染,因此受 HAV 感染的猿猴也成为值得重视的传染源。

乙型肝炎的传染源是乙型肝炎患者以及病毒携带者。根据 2017 年 WHO 报告显示,全世界约有 3.6 亿慢性 HBV 感染者,构成了重要传染源。目前,我国总的 HBsAg 携带率为 5%～6%。丁型肝炎的传染源是急、慢性患者和病毒携带者。我国 HBsAg 携带者中抗-HDV 检出率平均为 1.15%,为低流行区。

丙型肝炎的传染源是丙型肝炎患者。据 WHO 估计,全球约有 7 100 万人有慢性 HCV 感染。我国 1～59 岁人群抗 HCV 的阳性率约为 0.43%。

戊型肝炎主要传染源是戊型肝炎患者、亚临床感染者和猪。生食猪肉可在高收入国家引起小规模流行。戊肝患者潜伏末期和发病初期传染性最高。

2. 传播途径 粪-口传播是甲型肝炎和戊型肝炎的主要传播途径,如经过粪便污染的水源或食物传播。易感者密切接触甲肝患者发病率可达 50%～70%。但戊型肝炎接触传播少见,家庭内接触传播的发生率为 0.7%～2.2%。

HBV 主要经母婴、血液和性接触传播。在我国实施新生儿乙型肝炎疫苗免疫规划前,HBV 以母婴传播为主,占 30%～50%。注射毒品史、输血史、血液透析史、免疫抑制剂治疗、糖尿病、职业暴露风险等均为 HBV 感染风险因素。与 HBV 感染者发生无防护性接触,尤其有多个性伴侣者、男男同性性行为者,感染 HBV 危险性较高。一般接触(无血液暴露)不会传染 HBV。HDV 的传播方式与 HBV 基本相同。

HCV 主要通过血液传播。随着对血液或血制品检测越来越严格,输血后 HCV 感染率大大降低。而静脉药瘾共用注射器和不安全注射是目前新发感染最主要的传播方式。HCV 可通过性传播,危险因素与上述 HBV 性传播危险因素相同。HCV 可以通过母婴传播。抗-HCV 阳性母亲将 HCV 传播给新生儿的危险性约 2%,若母亲在分娩时 HCV RNA 阳性,则被感染的危险性可高达 4%～7%。无血液暴露的接触一般不传播 HCV。

3. 人群易感性　人群对 HAV 普遍易感。6 月龄以上婴儿体内母体来源的抗 HAV 抗体迅速下降,故在儿童期内易得甲型肝炎。人群中抗 HAV 的阳性率随年龄增长而逐渐上升。感染后可获持久免疫力。抗 HBs 抗体阴性人群对 HBV 易感,丁型肝炎易感人群为 HBV 感染者。凡未感染过 HCV、HEV 的人均为相应易感者。感染 HEV 后可获一定的免疫力,再次感染 HEV 的风险较低。

4. 流行特征　水源和食物污染可造成甲肝暴发流行,如 1988 年上海市由于食用受粪便所污染的毛蚶而引起甲型肝炎流行,4 个月内共发生 31 万例。乙型肝炎和丙型肝炎的发病以散发性发病为主。戊型肝炎偶可致大规模暴发流行,1986—1988 年在我国新疆曾发生 2 起由于水源受到持续污染所致戊型肝炎流行,约 12 万例。

在北半球非流行年,甲型肝炎的发病率有明显的秋、冬季高峰。戊型肝炎的流行多发生于雨季或洪水后,与水源污染有关。乙、丙、丁型肝炎季节分布不明显。

甲型、戊型肝炎地理分布与社会、经济、卫生水平相关。乙型肝炎的地理分布可按流行的严重程度分为低、中、高度 3 种流行地区,我国现属中度流行区。丙型肝炎各地感染率无明显差别。丁型肝炎呈全球分布,我国丁型肝炎流行率较低。

【发病机制】

1. 甲型肝炎的发病机制　HAV 经肠道至门脉到达肝脏。HAV 引起肝细胞损伤的机制尚未明确。HAV 可能是通过免疫反应引起肝脏损害。HAV 特异的 T 细胞、细胞因子及中和抗体与 HAV 清除相关。

2. 乙型肝炎的发病机制　HBV 本身不引起明显的肝细胞损害,而是由免疫病理引起肝细胞损伤及炎症反应,持续反复的炎症坏死是慢性 HBV 感染进展为肝硬化甚至肝细胞肝癌的重要因素。免疫反应强烈的患者可能发生重症肝炎。

慢性 HBV 感染者的非特异免疫应答受到损伤。HBV 可借助自身多种蛋白,通过干扰抗病毒信号转导途径抑制非特异免疫应答。同时 CHB 患者树突状细胞数量下降,成熟障碍,功能降低,诱导 HBV 特异性 T 细胞功能产生的能力下降。HBV 特异性免疫应答在 HBV 清除中起主要作用。CD8$^+$ 细胞毒性 T 淋巴细胞可诱导肝细胞凋亡,分泌 IFN-γ,以非细胞裂解机制抑制肝细胞内 HBV 基因的表达和复制。慢性感染时,血清和肝组织中存在大量 HBsAg 和 HBeAg 可以通过多种机制而抑制人体的免疫反应,如刺激骨髓来源的抑制性细胞(Myeloid-derived suppressor cell,MDSC)的扩增,抑制 T 细胞的功能。

HBV 感染与肝细胞癌的发生有密切关系,但其致癌机制尚未完全清楚,可能与 X 蛋白表达、与宿主基因的整合以及肝硬化等有关。

3. 丙型肝炎的发病机制　　HCV 感染的发病机制主要包括直接损伤和免疫介导。前者可能与病毒复制、干扰蛋白质合成有关。后者包括非特异性的免疫反应(如细胞因子的产生 NK 细胞的活化等)和病毒特异的免疫反应。HCV 感染后 7～13 周,机体能对 HCV 各种蛋白产生相应抗体。HCV 感染后 3～4 周,即可检测到特异性 CD4$^+$ 和 CD8$^+$ T 细胞,前者激活后产生 Th1 类细胞因子,发挥抗 HCV 作用,也增强 CD8$^+$ 细胞毒性 T 淋巴细胞(CTL)反应,后者发挥细胞毒细胞效应,溶解感染细胞,清除病毒。早期强有力、多特异性的 CD4$^+$ 和 CD8$^+$ T 细胞免疫反应与自限性 HCV 感染及病毒清除有关。若细胞免疫反应弱,不足以清除 HCV,但能引起肝脏的慢性炎症,最终导致肝硬化和肝细胞癌。

HCV 感染与肝细胞癌的发生有密切关系,从 HCV 感染发展成原发性肝癌平均约 30 年,其致病机制尚不完全清楚。

4. 丁型肝炎的发病机制　　HDV 与 HBV 重叠感染可使病情加重,并向慢性化发展,但其发病机制还未完全阐明。HDV 引起肝细胞损伤的机制主要有以下观点:①HDV 可能通过竞争 RNA 聚合酶或感染肝细胞蛋白分泌等机制直接损伤肝细胞。②HDAg 阳性细胞数量与汇管区细胞浸润程度一致;慢性丁肝患者可出现自身抗体;肝组织内有 CTLs 浸润,以上证据提示免疫机制参与 HDV 的致病过程。

5. 戊型肝炎的发病机制　　HEV 经肠道至门脉进入肝脏。肝细胞损伤机制尚未完全明确,目前认为是细胞免疫反应介导的肝细胞溶解所致。戊型肝炎患者肝组织病理检查发现,肝细胞病变明显部位,可见较多淋巴细胞浸润。

【病理】

按病变轻重以及病程经过可分为急性、慢性、重症肝炎和肝硬化四大类。

1. 急性肝炎　　主要病变位于小叶内,表现为肝细胞肿胀,嗜酸性变、脂肪变,点状、灶性坏死,嗜酸小体,肝窦内单个核细胞浸润,窦壁细胞增生,有的可见小叶内胆汁淤积。汇管区可见浆细胞浸润、滤泡样淋巴细胞聚集、小胆管上皮细胞损伤等炎症表现。

2. 慢性肝炎　　主要表现为小叶内和汇管区炎症以及纤维化,根据 Scheuer 评分系统,慢性肝炎的肝组织炎症可分为 0～4 级(G0～4),纤维化程度可分为 0～4 期(S0～4)。其他常用的评分系统还有 Metavir 和 Ishak 评分系统,具体见表 4-1。

3. 重症肝炎

(1)急性重症肝炎:肝细胞呈大块性(坏死面积≥肝实质的 2/3)或亚大块性坏死,

表 4-1 常用的肝组织炎症分级及纤维化分期评分系统

炎症分级

Scheuer评分系统			Metavir评分系统		Ishak评分系统				
评分	汇管区及汇管区周围活动度	小叶内活动度	评分	肝组织炎症	评分	汇管区炎症	汇管区周围及界面炎症	灶性坏死、调亡或灶性炎症	融合性坏死
0	无或轻微	无	0	无	0	无	无	0	无
1	仅汇管区炎症	有炎症细胞浸润(但无肝细胞损伤)	1	轻度活动	1	部分或所有汇管区轻度炎症	轻度(局部或少数汇管区炎症)	每10倍镜视野下<1个或没有	局灶性
2	轻度PN	灶性坏死或出现嗜酸小体	2	中度活动	2	部分或所有汇管区中度炎症	轻中度(局部或少数汇管区炎症)	每10倍镜视野下2~4个	部分小叶内可见3带坏死
3	中度PN	严重灶性肝细胞损伤	3	重度活动	3	所有汇管区中度炎症	中度(炎症范围<50%汇管区或界板周围)	每10倍镜视野下5~10个	大量小叶内可见3带坏死
4	重度PN	出现融合坏死			4	所有汇管区中重度炎症	重度(炎症范围>50%汇管区或界板周围)	每10倍镜视野下>10个	3带坏死+偶见中央汇管区区桥接坏死
					5	—	—	—	3带坏死+严重中央汇管区区桥接坏死
					6	—	—	—	全小叶或多小叶坏死

纤维化分期

Scheuer评分系统		Metavir评分系统		Ishak评分系统	
评分	纤维化程度	评分	纤维化程度	评分	纤维化程度
0	无纤维化	0	无纤维化	0	无纤维化
1	汇管区纤维性扩大	1	汇管区纤维性扩大、无间隔	1	部分汇管区纤维性扩大伴或不伴短纤维间隔
2	汇管区周围纤维化、汇管区-汇管区纤维间隔	2	汇管区纤维扩大+少数间隔	2	大部分汇管区纤维性扩大伴或不伴短纤维间隔
3	桥接纤维化、伴小叶结构紊乱、无肝硬化	3	大量间隔、伴结构紊乱、无肝硬化	3	大部分汇管区纤维性扩大、偶见汇管区-汇管区纤维间隔
4	可能/肯定肝硬化	4	肝硬化	4	大部分汇管区纤维性扩大、显著汇管区-汇管区或汇管区-中央静脉纤维间隔
				5	显著纤维化、偶见结节(不完全分割性肝硬化)
				6	肝硬化

注:PN 为碎屑样坏死。"—"为无内容

或大灶性的肝坏死伴肝细胞的重度水肿。

（2）亚急性重症肝炎：肝细胞新旧不等的亚大块性坏死（坏死面积≤50％），小叶周边出现团块状肝细胞再生；小胆管增生，并常与增生的肝细胞移行，重度淤胆，尤其是小叶周边增生的小胆管及小叶间胆管较为显著。

（3）慢性重症肝炎：在慢性肝病（慢性肝炎或肝硬化）的病变基础上，出现大块性（全小叶性）或亚大块新鲜的肝实质坏死。

4. 肝硬化

（1）活动性肝硬化：肝硬化伴明显炎症，包括纤维间隔内炎症、假小叶周围碎屑样坏死及再生结节内炎症病变。

（2）静止性肝硬化：假小叶周围间隔内炎性细胞少，结节内炎症轻。

【病理生理】

1. 黄疸　以肝细胞性黄疸为主。肝细胞膜通透性增加及胆红素的摄取、结合、排泄等功能障碍都可引起黄疸。由于胆小管管壁破裂，胆汁反流入血窦，胆小管受压、胆栓形成等均可导致肝内淤胆，因此大多数病例都有不同程度的肝内梗阻性黄疸。

2. 出血　肝脏合成的多种凝血因子缺乏、血小板减少。重症肝炎时可出现弥散性血管内凝血（disseminated intravascular coagulation，DIC）。

3. 腹水　重症肝炎和肝硬化时，由于肾皮质缺血，肾素分泌增多，刺激肾上腺皮质分泌过多的醛固酮，同时利钠激素的减少，导致钠潴留；后期门静脉高压、低蛋白血症和肝硬化时增生的结节压迫血窦，使肝淋巴液生成增多，促进腹水增多。

4. 肝性脑病　肝功能不全和（或）门体分流导致大脑功能障碍，表现为神经或精神异常，范围从亚临床改变到昏迷。肝性脑病的病理生理机制复杂，现尚未明确。

【临床表现】

5种嗜肝病毒均可引起急性肝炎，严重者可致重症肝炎（肝衰竭），而HBV、HCV和HDV还可引起慢性肝炎，病情反复活动，可导致肝硬化、肝癌。免疫缺陷者感染HEV偶可导致慢性化。

1. 病毒性肝炎的临床类型

（1）急性病毒性肝炎：

1）急性黄疸型肝炎：典型病例的临床表现如下。

A. 黄疸前期：多数起病急，可有畏寒、发热，主要症状为乏力、食欲减退、恶心、呕吐、肝区胀痛、腹胀、便秘或腹泻等。本期体征不显著，部分病例有浅表淋巴结肿大。此期一般持续数天至半月。

B. 黄疸期：巩膜、皮肤出现黄染，尿色加深，1～2周达高峰。部分患者短期内可出现肝内梗阻性黄疸的临床表现；肝多肿大，有压痛、叩击痛，部分患者脾大。肝功能检查有明显异常。本期病程2～6周。

C. 恢复期：黄疸等症状逐渐消退，精神、食欲明显好转，肝、脾逐渐回缩，肝功能渐趋正常。本期病程2～16周，平均1个月左右。

2) 急性无黄疸型肝炎:本型较黄疸型肝炎多,症状类似急性黄疸型肝炎的黄疸前期,肝功能损害不如黄疸型显著。大多于 3～6 个月内恢复健康,但部分乙型肝炎、丙型肝炎病例可转为慢性。

3) 隐性感染(silent infection):又称亚临床感染。是指病原体仅引起机体产生特异性的免疫应答,组织损伤无或轻微,因而无临床症状、体征,甚至生化改变,只能通过免疫学检查才能发现。在甲型肝炎、乙型肝炎中较多见。

(2) 慢性持续性病毒感染:HBsAg、HDAg 和 HCV RNA 持续阳性 6 个月以上,称为慢性持续性病毒感染。根据有无症状和肝脏损害,又可分为慢性肝炎和慢性病毒携带者。

1) 慢性肝炎:轻度慢性肝炎可有乏力、食欲缺乏、肝区隐痛、腹胀等症状,肝功能轻度异常,或反复波动。中度慢性肝炎可出现肝病面容、进行性脾大、蜘蛛痣、肝掌等表现,且肝功能持续异常,或有明显波动,肝脏纤维化指标升高。重度慢性肝炎除上述临床表现外,可出现血小板和白细胞减低,部分患者无创肝纤维化检测、肝活检和影像学检查等提示早期肝硬化。

2) 慢性病毒携带者:HBV 和 HCV 持续性感染者中,部分患者无任何症状和异常体征,肝组织学也基本正常,无肝炎活动可称之为慢性病毒携带者。如 HBV 慢性感染自然史中的免疫耐受期和非活动性 HBsAg 携带期。部分慢性 HCV 感染亦可呈慢性 HCV 携带状态。

(3) 肝衰竭(重症肝炎):所有 5 型病毒性肝炎均可导致肝衰竭(重症肝炎),此时肝脏损害严重,合成、解毒、代谢和生物转化功能严重障碍或失代偿,出现以黄疸、凝血功能障碍、肝肾综合征、肝性脑病、腹腔积液为主要表现的一组临床症候群。

肝衰竭(重症肝炎)患者主要表现为:①极度乏力,有明显的消化道症状;②黄疸进行性加深(总胆红素(total bilirubin, TBil)高于正常值上限 10 倍以上或每天上升≥17.1 μmol/L);③凝血功能显著下降,有明显出血倾向(凝血酶原活动度(PTA)≤40% 或国际标准化比值(INR)≥1.5);④可出现肝性脑病,表现为烦躁、谵妄、定向力和计算力障碍、嗜睡以至昏迷,多数患者有脑水肿;⑤肝肾综合征,尿少、尿闭及氮质血症等;⑥其他并发症(如腹腔积液、电解质紊乱、感染、肝肺综合征等)或肝外器官功能衰竭。

根据病史、起病特点及病情发展速度,肝衰竭可分为 4 类(表 4-2)。

表 4-2 肝衰竭的分类及定义

分 类	定 义
急性肝衰竭	急性起病,无基础肝病史,2 周以内出现以Ⅱ度以上肝性脑病为特征的肝衰竭
亚急性肝衰竭	起病较急,无基础肝病史,2～26 周出现肝衰竭的临床表现
慢性加急性(亚急性)肝衰竭	在慢性肝病基础上,短期内出现急性肝功能失代偿和肝功能衰竭的临床表现
慢性肝衰竭	在肝硬化基础上,缓慢出现肝功能进行性减退导致的以反复腹水和(或)肝性脑病等为主要表现的慢性肝功能失代偿

根据临床表现的严重程度,亚急性肝衰竭和慢加急性(亚急性)肝衰竭可分为 4 期(表 4-3)。

表 4-3　亚急性肝衰竭和慢加急性(亚急性)肝衰竭的分期及诊断标准

分期	诊 断 标 准
前期	①极度乏力,并有明显厌食、呕吐和腹胀等严重消化道症状;②ALT 和(或)AST 大幅升高,黄疸进行性加深(85.5≤TBil<171 μmol/L 或每天上升≥17.1 μmol/L);③有出血倾向,40%<PTA≤50%,INR<1.5
早期	①极度乏力,并有明显厌食、呕吐和腹胀等严重消化道症状;②ALT 和(或)AST 继续大幅升高,黄疸进行性加深(TBil≥171 μmol/L 或每天上升≥17.1 μmol/L);③有出血倾向,30%<PTA≤40%或 1.5≤INR<1.9;④无并发症及其他肝外器官衰竭
中期	①在肝衰竭早期表现基础上,病情进一步发展,ALT 和(或)AST 快速下降,TBil 持续上升;②出血倾向明显(出血点或淤斑),20%<PTA≤30%或 1.9≤INR<2.6;③伴有 1 项并发症和(或)1 个肝外器官功能衰竭
晚期	①在肝衰竭中期表现基础上,病情进一步加重,有严重出血倾向(注射部位淤斑等)PTA≤20%或 INR≥2.6;②出现 2 个以上并发症和(或)2 个以上肝外器官功能衰竭

(4) 淤胆型肝炎:淤胆型肝炎亦称毛细胆管炎型肝炎,由胆汁酸排泄障碍引起,主要表现为乏力、皮肤瘙痒、肝大、大便灰白,但消化道症状较轻。肝功能检查中以直接胆红素升高为主,伴有碱性磷酸酶升高(ALP>1.5 倍正常值上限)、γ-谷氨酰转肽酶升高(γ-GT>3 倍正常值上限)、胆固醇增高,但凝血功能正常。血清转氨酶轻度升高或近于正常,与黄疸程度不成比例。淤胆型肝炎可发生于任何一种病毒性肝炎的急性期或慢性期,急性期更常见。大多数淤胆型肝炎患者预后良好。

(5) 肝硬化:肝硬化是以肝脏弥漫性纤维化、假小叶形成、肝内外血管增殖为特征的病理阶段。可分为代偿期和失代偿期,前者可无明显临床症状,后者出现肝硬化并发症(腹腔积液、消化道出血、脓毒血症、肝性脑病、肝肾综合征等)。

2. 各型病毒性肝炎特点

(1) 甲型肝炎:甲型肝炎潜伏期为 2~6 周,平均 1 个月左右。感染后可表现为隐性感染或临床感染。年龄小于 5 岁的 HAV 感染者,无症状的比例为 90%。随着年龄增长,显性感染比例增加,可表现为急性黄疸型肝炎,部分表现为急性淤胆型肝炎,偶可发展为重症肝炎。病程一般呈自限性,无慢性化。

(2) 乙型肝炎与丁型肝炎:乙型肝炎潜伏期为 6 周至 6 个月,平均为 70 d。丁型肝炎潜伏期尚未确定,可能相当于乙型肝炎潜伏期。感染时的年龄是影响 HBV 感染慢性化的最主要因素。在围生(产)期和婴幼儿时期感染 HBV 者中,分别有 90%和 25%~30%将发展成慢性感染,而 5 岁以后感染者仅有 5%~10%发展为慢性感染。约 30%急性 HBV 感染表现为急性黄疸型肝炎,其中 0.1%~0.5%表现为暴发性肝炎,甚至急性或亚急性肝衰竭。部分患者呈急性无黄疸性肝炎。未经抗病毒治疗 CHB 患者的肝硬化年发生率为 2%～10%。非肝硬化 HBV 感染者的 HCC 年发生率为 0.5%～1%。肝硬化患者 HCC 年发生率为 3%～6%。患者可在慢性肝病基础上发生慢加急性(亚急性)肝衰竭或慢性肝衰竭。

完整的慢性 HBV 感染的自然史可人为地划分为四个期,但并非所有感染 HBV 者都经过以下 4 个期(表 4-4)。

表 4-4　慢性 HBV 感染自然史分期

项目		免疫耐受期	免疫清除期	免疫控制期	再活动期
HBV 血清学标志物	HBsAg(IU/mL)	$>1\times10^4$	+	$<1\times10^3$	+
	抗-HBs	−	−	−	−
	HBeAg	+	+	−	+/−
	抗-HBe	−	` −	+	+
	抗 HBc	+	+	+	+
HBV DNA(IU/mL)		$>2\times10^7$	$>2\times10^4$	$<2\times10^3$	$\geqslant2\times10^3$
ALT		正常	持续或反复升高	正常	持续或反复升高
肝脏病理学		无明显炎症坏死和纤维化	有明显炎症坏死和/或纤维化	无或仅有轻度炎症,可有不同程度的纤维化	有明显炎症坏死和/或纤维化

注:HDV 感染一般与 HBV 感染同时发生或重叠于 HBV 感染患者,重叠感染可造成病情加重

1) 慢性 HBV 携带状态(又称 HBeAg 阳性慢性 HBV 感染,即免疫耐受期):本期患者年纪较轻,HBsAg、HBeAg、HBV DNA 均维持高水平,肝功能持续正常(1 年内随访 3 次以上,每次至少间隔 3 个月),肝脏组织学检查显示无明显炎症或纤维化。少部分免疫耐受期的患者,即使 ALT 正常,但肝组织已出现明显的炎症和(或)肝纤维化,需要肝穿刺活检或肝硬度检查确定。

2) HBeAg 阳性 CHB(即免疫清除期):随着年龄增长免疫耐受状态打破而进入免疫清除期,炎症活动,HBsAg、HBeAg、HBV DNA 开始下降,肝功能持续或反复异常,或肝组织学检查可见明显炎症坏死和(或)纤维化。随着病程进展,HBeAg 下降至消失,抗-HBe 出现,即出现 HBeAg 转换。

3) 非活动性 HBsAg 携带状态(又称 HBeAg 阴性慢性 HBV 感染,即免疫控制期):经过自发的或治疗后病情缓解,可进入非活动 HBsAg 携带状态,表现为 HBsAg 较低,HBeAg 阴性,抗-HBe 阳性,HBV DNA 低或低于检测下限,肝功能持续正常(1 年内随访 3 次以上,每次至少间隔 3 个月),肝脏炎症轻微,无肝硬化。对于少部分免疫控制期患者,即使 HBV DNA 水平较低、ALT 正常,但肝组织可出现明显的炎症和(或)肝纤维化,也需肝穿刺活检或肝硬度检查确定。

4) HBeAg 阴性 CHB(再活动期):非活动 HBsAg 携带状态患者可因肝脏炎症活

动、肝功能异常而进入再活动期。此时 HBsAg 阳性,HBeAg 持续阴性,多伴有抗-HBe 阳性,HBV DNA 可再次升高,肝功能持续/反复异常,或肝组织学检查可见明显炎症坏死和/或纤维化。

(3) 丙型肝炎:丙型肝炎潜伏期为 2~26 周,平均为 50 d。急性丙型肝炎多为无黄疸型肝炎,少数为黄疸型肝炎,单一 HCV 感染极少引起肝衰竭(重症肝炎)。55%~85% 的急性丙型肝炎患者可发展为慢性持续性感染,其中 5%~15% 的慢性丙型肝炎患者发展成肝硬化。在感染 HCV 数十年后,慢性丙型肝炎可进展为肝硬化甚至肝细胞肝癌。慢性 HCV 感染中仅少数患者可有肝外表现,主要包括冷球蛋白血症、肾小球肾炎等。

(4) 戊型肝炎:戊型肝炎潜伏期为 10~70 d,平均为 40 d。戊型肝炎大多为急性病程。重症戊型肝炎主要见于孕妇、HBsAg 携带者和老年患者。

戊型肝炎慢性化[即 HEV RNA 或(和)HEV 抗原阳性,持续至少 3 个月]主要见于免疫缺陷的人群,多由基因型 Ⅲ 型引起。HEV 可能累及肝外器官,包括格林巴利综合征、神经痛性肌萎缩、肾小球肾炎、冷球蛋白血症、胰腺炎等。

【并发症】

甲型与戊型肝炎一般仅引起急性肝炎,不转为慢性,因而并发症少见。乙型、丙型、丁型肝炎进展为肝硬化或肝衰竭时可出现一系列并发症,常见并发症包括:出血、继发感染、肝性脑病、肝肾综合征、肝细胞肝癌、肝肺综合征等。

【辅助检查】

1. 血液学和生化学检查

(1) 血常规检查:血小板(PLT)在肝硬化患者中可明显减少。

(2) 凝血功能:包括凝血酶原时间(PT)、凝血酶原活动度(PTA)、国际标准化比值(INR)、D-二聚体等。凝血功能是诊断肝衰竭和判断预后的主要指标,当 INR>1.5 时,提示有发生肝衰竭的可能。

(3) 肝功能检查:

1) 丙氨酸氨基转移酶(ALT)和天门冬氨酸氨基转移酶(AST):反映肝细胞炎症坏死的重要指标。

2) 总胆红素:肝细胞损伤、肝内外胆管阻塞、胆红素代谢异常和溶血可导致其升高。肝功能衰竭患者 TBil 每天上升≥1 倍正常值上限(ULN),且有出现胆红素升高与 ALT 和 AST 下降的"胆酶分离"现象。

3) γ-谷氨酰转肽酶(γ-GT 或 GGT):也可反映肝细胞损害程度,肝内外胆汁淤积时可显著升高。

4) 碱性磷酸酶(ALP 或 AKP):经肝胆系统进行排泄。当 ALP 产生过多或排泄受阻时可升高。

5) 总胆汁酸(TBA):肝细胞损害或肝内、外阻塞,胆汁酸代谢异常而引起 TBA 升高。

6) 胆碱酯酶:可反映肝脏合成功能。

7) 白蛋白:反映肝脏合成功能,也受到营养状况等的影响。肝硬化和肝衰竭患者可有血清白蛋白水平下降,随着肝损害加重,白蛋白/球蛋白比值可逐渐下降或倒置(比值<1)。

(4) 肝癌标志物:甲胎蛋白(AFP)持续或迅速增高强烈提示肝细胞肝癌。但需结合临床表现和肝脏影像学检查结果综合分析。

2. 血清学和病毒学检测

(1) HAV 血清学检测和病毒学检测:血清抗 HAV-IgM 是早期诊断甲肝最可靠的血清学标志。病程的早期即可出现,阳性率几乎 100%,假阳性极少,效价可维持3~6 个月。HAV-IgG 出现稍晚,但可持续多年或终身,单份血清阳性表示受过 HAV感染。如恢复期与急性期相比 HAV IgG 滴度有 4 倍以上增高,可作为诊断甲型肝炎的依据。

(2) HBV 血清学检测和病毒学检测:血清学标志物包括 HBsAg、抗- HBs、HBeAg、抗- HBe、抗- HBc 和抗- HBc-IgM。HBsAg 阳性表示 HBV 感染;抗- HBs 为保护性抗体,见于乙型肝炎康复及接种乙肝疫苗者。HBeAg 是病毒复制活跃、传染性强的标志之一,HBeAg 血清学转换是免疫控制和停药的重要标志。抗 HBc-IgM 阳性见于急性乙型肝炎及 CHB 急性发作;抗 HBc 总抗体主要是 IgG 型抗体,只要感染过 HBV,此抗体多为阳性。在 HBeAg 阳性的 CHB 患者中,基线抗 HBc 的定量对疗效预测有一定价值。

HBV DNA 定量检测主要用于判断慢性 HBV 感染的病毒复制水平,可用于抗病毒治疗适应证的选择及疗效的判断。可对 HBV 进行基因分型和耐药株检测,后者对药物选择有一定价值。

(3) HCV 血清学检测和病毒学检测:抗 HCV 检测可用于 HCV 感染者的筛查。快速诊断测试可以被用来初步筛查抗 HCV。对于抗体阳性者,应进一步检测 HCV RNA,以确定是否为现症感染。

HCV RNA 定量检测用于 HCV 现症感染的确认,敏感性和特异性良好,在 HCV 暴露后 1~3 周内即可阳性。HCV RNA 定量检测可用于应答评估。对 HCV 进行基因分型和耐药相关基因检测有助于药物的选用。

(4) HDV 血清学检测和病毒学检测:抗- HDV 是抗- HDV IgM 和 IgG 的总和,是诊断丁型肝炎最常用的方法,敏感性和特异性较高。血清中检出 HDV RNA 是诊断HDV 感染的直接证据,除可作为早期诊断手段外,对慢性 HDV 感染的诊断与预后判断也有很大价值。

(5) HEV 血清学检测和病毒学检测:抗 HEV IgM 出现早,可鉴别急性感染和既往感染,可在 90% 以上的起病后 1 周~2 个月的血清标本中检出。尿液中检测 HEV 抗原,也可反映 HEV 现症感染。逆转录聚合酶链反应法检测样本中 HEV RNA 应尽量留取病程早期的标本。

3. 肝纤维化无创性诊断技术

(1) APRI 评分:天门冬氨酸氨基转移酶和血小板(PLT)比率指数(APRI)可用于肝硬化的评估。成人中 APRI 评分>2,预示患者已经发生肝硬化。APRI 计算公式为

$[(AST/ULN)\times100/PLT(10^9/L)]$。

（2）FIB-4指数：FIB-4指数可用于CHB患者肝纤维化的诊断和分期。FIB-4＝（年龄×AST）÷（血小板×ALT的平方根）。

（3）瞬时弹性成像（transient elastography，TE）：即肝脏硬度值测定，其操作简便、可重复性好；但其测定成功率及测定值受操作者经验及患者肝脏炎症坏死、胆汁淤积以及脂肪变等多种因素影响。

4. 影像学检查

（1）腹部超声（US）检查因操作简便、直观、无创性和价廉，US检查已成为肝脏检查最常用的重要方法。

（2）电子计算机断层成像（CT）用于观察肝脏形态，了解有无肝硬化，及时发现占位性病变和鉴别其性质。

（3）磁共振成像（MRI或MR）动态增强多期扫描及特殊增强剂显像对鉴别良、恶性肝内占位病变优于CT。

5. 病理学检查　肝活组织检查（简称肝活检）通过肝组织病理、免疫组织化学检测等对肝脏病变系统观察，对于发现肝脏病变病因、评估肝脏炎症活动度和纤维化分期、判断疗效及预后等方面至关重要，是肝脏病变最直接的证据。

【诊断】

病毒性肝炎诊断需要依据流行病学、临床症状体征、实验室检查、影像学检查等多方面证据，结合患者具体情况及动态变化进行综合分析，一般而言，诊断比较容易。

【鉴别诊断】

应该与其他原因引起的肝炎，如EB病毒和巨细胞病毒等非嗜肝病毒等其他病毒感染引起的肝炎、感染中毒性肝炎、酒精性肝炎、脂肪肝、药物性肝炎、自身免疫性肝病等，及其他原因引起的溶血性或肝外梗阻性黄疸相鉴别。

【预后】

急性肝炎患者预后大多良好，尤其是甲型和戊型肝炎，病程呈自限性一般于病后3～6个月内痊愈。经过规范治疗的慢性乙型肝炎和慢性丙型肝炎患者一般不会发展到肝硬化，部分肝硬化患者进程可以得到逆转，肝癌的发生率显著下降。肝衰竭患者的预后较差，病死率达70％以上，幸存者可发展为坏死后肝硬化。肝移植可使肝衰竭的生存率显著提高。

【治疗】

针对病毒性肝炎的治疗包括对症治疗和抗病毒治疗。

1. 急性肝炎的治疗

（1）对症治疗：急性肝炎患者应注意休息，清淡饮食，注意充分的营养支持。肝功能异常可应用护肝药物。甲型肝炎和戊型肝炎无特效药物治疗，以卧床休息和对症治疗为主。

（2）抗病毒治疗：成人急性乙型肝炎一般为自限性疾病，对于病情较重者，可以口服核苷（酸）类似物。绝大多数患者一般不需要抗病毒治疗，尤其是不适合α干扰素治疗。

急性丙型肝炎患者可给予直接抗病毒药物。丁型肝炎目前没有有效的治疗方法，α干扰素是目前唯一批准治疗丁型肝炎的药物。

2. 慢性肝炎的治疗 除了必要对症治疗外，最主要、最有效的治疗方法是抗病毒治疗。

(1) 慢性乙型肝炎的抗病毒治疗：治疗的目标是最大限度地长期抑制 HBV 复制，减轻肝细胞炎性坏死及肝纤维化，延缓和减少肝功能衰竭、肝硬化失代偿、HCC 及其他并发症的发生，改善生活质量和延长生存时间。在治疗过程中，对于部分适合的患者应尽可能追求 CHB 的临床治愈（即功能治愈），即停止治疗后仍有持续的病毒学应答、HBsAg 消失、并伴有 ALT 复常和肝脏组织学的改善。

结合患者病情及疾病进展风险，动态评估，决定是否需要启动抗病毒治疗。

血清 HBV DNA 阳性的慢性 HBV 感染者，若其 ALT 持续异常且排除其他病因，建议抗病毒治疗。

血清 HBV DNA 阳性、ALT 正常患者，如有以下情形之一，建议抗病毒治疗：①肝组织学存在明显的肝脏炎症（≥G2）或纤维化（≥S2）；②ALT 持续正常（每 3 个月检查 1 次，持续 12 个月），但有肝硬化/肝癌家族史且年龄＞30 岁；③ALT 持续正常，无肝硬化/肝癌家族史但年龄＞30 岁，建议肝纤维化无创诊断技术检查或肝组织学检查，检查发现明显肝脏炎症或纤维化者；④有 HBV 相关肝外表现。

存在肝硬化的客观依据，不论 ALT 和 HBeAg 状态，只要检测到 HBV DNA，均应进行积极的抗病毒治疗。对于失代偿期肝硬化者，若 HBV DNA 检测不到，但 HBsAg 阳性，应抗病毒治疗，但禁止干扰素治疗。

抗病毒治疗包括核苷(酸)类似物和干扰素治疗。

1) 核苷(酸)类似物(nucleos(t)ide analogues，NA)：NAs 是 HBV 的反转录抑制剂，能迅速抑制 HBV 复制，服用方便，不良反应较少。初始治疗患者应选择强效低耐药药物，推荐恩替卡韦(entecavir，ETV)、富马酸替诺福韦酯(tenofovir disoproxil fumarate，TDF)、富马酸丙酚替诺福韦(tenofovir alafenamide fumarate，TAF)作为一线药物。正在应用非首选药物治疗的患者，建议换用强效低耐药药物。以上各种 NA 的特点，参见"抗病毒药物"章节。

NAs 治疗前应评估患者血常规、肝功能、病毒学及血清学指标、TE 检测、腹部 B 超等，并结合肾功能、电解质、骨密度等情况，选择合适药物，并定期随访，以判断疗效及不良反应。在治疗过程中应密切关注患者依从性问题，监测疗效、影像学及甲胎蛋白、耐药情况、不良反应，及时判断是否可停药或需要更改治疗方案。

2) α干扰素：聚乙二醇α干扰素(即长效α干扰素)和普通α干扰素可用于慢性乙型肝炎的治疗，具有抗病毒和调节免疫功能的作用。和 NA 治疗患者相比，α干扰素治疗可获得更高的 HBeAg 转换率及 HBsAg 清除率。治疗前 HBsAg 低水平(＜1 500 IU/mL)及治疗中 HBsAg 快速下降(12 周或 24 周时 HBsAg＜200 IU/ml 或下降＞1log IU/mL)的患者，聚乙二醇α干扰素与 NA 联合治疗后可获得较高的 HBsAg 清除率。但干扰素治疗过程中可出现骨髓抑制、抑郁或焦虑、甲状腺疾病等不良反应，应注意监测。

3）特殊人群的治疗：

A. 慢性 HBV 携带状态和非活动 HBsAg 携带状态患者：不需要抗病毒治疗，但需定期随访。

B. 肾功能损伤患者：慢性肾脏病患者、肾功能不全或接受肾脏替代治疗的患者，推荐应用 ETV 或 TAF，不建议应用 ADV 或 TDF。

C. 应用化学治疗和免疫抑制剂治疗的患者：对 HBsAg 阳性或 HBV DNA 阳性、抗-HBc 阳性的接受化学治疗或免疫抑制剂治疗患者预防性抗病毒治疗，可以降低乙型肝炎再激活发生率。

D. 妊娠相关情况：妊娠前 6 个月及妊娠期间不可使用干扰素，男性患者应在停用干扰素 6 个月后方可考虑生育。妊娠期间可进行 TDF 或 LdT 抗病毒治疗。妊娠中后期如果 HBV DNA 定量$>2\times10^5$ IU/mL，应在与患者充分知情同意的基础上，于妊娠第 24~28 周应用 TDF 或 LdT 抗病毒治疗，降低母婴传播风险。应用 TDF 时可母乳喂养。

E. 儿童患者：处于免疫耐受期的儿童 HBV 感染者如果暂不考虑抗病毒治疗。对于发生肝炎活动或肝硬化的患儿，应及时抗病毒治疗。

（2）慢性丙型肝炎的治疗：

1）抗病毒治疗目标：抗病毒治疗的目标是清除 HCV，获得治愈，清除或减轻 HCV 相关肝损害和肝外表现，逆转肝纤维化，阻止进展为肝硬化、失代偿期肝硬化、肝衰竭或肝细胞肝癌，提高患者的长期生存率，改善患者的生活质量，预防 HCV 传播。所有 HCV RNA 阳性的患者，不论是否有肝硬化、合并慢性肾脏疾病或者肝外表现，均应接受抗病毒治疗。

慢性 HCV 感染者的抗病毒治疗已经进入直接抗病毒药物（direct antiviral agent，DAA）时代，可分为泛基因型和基因型特异性药物两类（参见"抗病毒药物"章节）。抗病毒治疗终点为治疗结束后 12 或 24 周，采用敏感检测方法（检测下限≤15 IU/mL）检测血清或血浆 HCV RNA 检测不到，称为持续性病毒学应答（sustained virological response，SVR），复发率低于 1%。DAA 治疗的疗程一般为 8~12 周，SVR 可达 95% 以上。

优先推荐无干扰素的泛基因型方案。考虑到药物可负担性和一些特殊人群的应用，基因型特异性方案仍然推荐用于临床。由于聚乙二醇干扰素和利巴韦林（PR）治疗不良反应较多，疗效不如 DAA，临床上已很少应用。治疗前应进行 HCV RNA 定量检测，评估肝脏纤维化或肝硬化情况、肾功能等，必要时检测 HCV 基因型，选择合适的药物。

2）抗病毒治疗方案：初治或聚乙二醇干扰素联合利巴韦林或者联合索磷布韦（PRS）经治的无肝硬化 HCV 感染者治疗方案见表 4-5；初治或 PRS 经治的代偿期肝硬化 HCV 感染者治疗方案见表 4-6。

3）特殊人群的 DAA 治疗详见药物说明书。

表 4-5 初治或 PRS 经治的无肝硬化 HCV 感染者治疗方案

基因型	既往治疗经验	SOF/VEL	GLE/PIB	SOF/VEL/VOX	SOF/LDV	GZR/EBR	OBV/PTV/r+DSV
基因 1a 型	初治	12 周	8 周	不推荐	12 周	12 周	不推荐
	经治	12 周	8 周	不推荐	12 周+RBV/24 周	16 周+RBV	不推荐
基因 1b 型	初治	12 周	8 周	不推荐	8 周/12 周	12 周	8 周(F0~F2)，12 周(F3)
	经治	12 周	8 周	不推荐	12 周	12 周	12 周
基因 2 型	初治	12 周	8 周	不推荐	12 周	不推荐	不推荐
	经治	12 周	8 周	不推荐	12 周	不推荐	不推荐
基因 3 型	初治	12 周	8 周	不推荐	不推荐	不推荐	不推荐
	经治	12 周	16 周	不推荐	不推荐	不推荐	不推荐
基因 4 型	初治	12 周	8 周	不推荐	12 周	12 周	不推荐
	经治	12 周	8 周	不推荐	不推荐	16 周+RBV	不推荐
基因 5 型	初治	12 周	8 周	不推荐	12 周	不推荐	不推荐
	经治	12 周	8 周	不推荐	不推荐	不推荐	不推荐
基因 6 型	初治	12 周	8 周	不推荐	12 周	不推荐	不推荐
	经治	12 周	8 周	不推荐	不推荐	不推荐	不推荐

注：SOF，索磷布韦；VEL，维帕他韦；GLE，格卡瑞韦；PIB，哌仑他韦；VOX，伏西瑞韦；LDV，来迪帕韦；GZR，格拉瑞韦；EBR，艾尔巴韦；OBV，奥比他韦；PTV，帕立瑞韦；r，利托那韦；DSV，达塞布韦

表 4-6 初治或 PRS 经治的代偿期肝硬化 HCV 感染者治疗方案

基因型	既往治疗经验	SOF/VEL	GLE/PIB	SOF/VEL/VOX	SOF/LDV	GZR/EBR	OBV/PTV/r+DSV
基因 1a 型	初治	12 周	12 周	不推荐	12 周±RBV/24 周	12 周	不推荐
	经治	12 周	12 周	不推荐	不推荐	16 周+RBV	不推荐
基因 1b 型	初治	12 周	12 周	不推荐	12 周±RBV/24 周	12 周	12 周
	经治	12 周	12 周	不推荐	12 周±RBV/24 周	12 周	12 周
基因 2 型	初治	12 周	12 周	不推荐	12 周±RBV/24 周	不推荐	不推荐
	经治	12 周	12 周	不推荐	12 周±RBV/24 周	不推荐	不推荐

续　表

基因型	既往治疗经验	SOF/VEL	GLE/PIB	SOF/VEL/VOX	SOF/LDV	GZR/EBR	OBV/PTV/r+DSV
基因3型	初治	12周+RBV	12周	12周	不推荐	不推荐	不推荐
	经治	12周+RBV	16周	12周	不推荐	不推荐	不推荐
基因4型	初治	12周	12周	不推荐	12周±RBV/24周	12周	不推荐
	经治	12周	12周	不推荐	不推荐	16周+RBV	不推荐
基因5型	初治	12周	12周	不推荐	12周±RBV/24周	不推荐	不推荐
	经治	12周	12周	不推荐	不推荐	不推荐	不推荐
基因6型	初治	12周	12周	不推荐	12周±RBV/24周	不推荐	不推荐
	经治	12周	12周	不推荐	不推荐	不推荐	不推荐

注：SOF，索磷布韦；VEL，维帕他韦；GLE，格卡瑞韦；PIB，哌仑他韦；VOX，伏西瑞韦；LDV，来迪派韦；GZR，格拉瑞韦；EBR，艾尔巴韦；OBV，奥比他韦；PTV，帕立瑞韦；r，利托那韦；DSV，达塞布韦；RBV，利巴韦林

（3）慢性丁型肝炎的治疗：目前丁型肝炎没有有效的治疗方法。可应用 α 干扰素治疗 12 个月，有助于清除 HDV RNA，这可能与降低 HBsAg 浓度或者清除 HBsAg 有关。

（4）慢性戊型肝炎的治疗：有研究显示，慢性戊型肝炎的患者通过减少免疫抑制剂剂量和（或）给予利巴韦林治疗可引起较高的持续病毒应答。聚乙二醇化干扰素 α 和索磷布韦对 HEV‐3 感染可能有效。

3. 肝衰竭的治疗　目前，肝衰竭的内科治疗仍缺乏特效药物和手段，应密切观察病情变化，早期诊断，早期治疗，及时采取相应病因治疗和综合治疗措施，纠正各种严重紊乱，防治并发症，防止病情进一步恶化。

（1）一般支持治疗：严格卧床休息。推荐肠内营养，包括高碳水化合物、低脂、适量蛋白饮食。积极纠正低蛋白血症，补充白蛋白或新鲜血浆，并酌情补充凝血因子，注意纠正水电解质及酸碱平衡紊乱，预防院内感染。

（2）对症治疗：应用护肝药物，减轻肝组织损害，促进肝细胞修复再生，减轻肝内胆汁淤积；微生态调节治疗可改善肝衰竭患者预后。肾上腺皮质激素在肝衰竭治疗中的应用存在分歧。

（3）抗病毒治疗：对于 HBV DNA 阳性的肝衰竭患者，均应立即使用 NAs 类药物治疗，达到早期快速降低 HBV DNA 的效果。对于 HCV RNA 阳性的肝衰竭患者，可根据肝衰竭发展情况选择治疗时机，首选无干扰素的直接抗病毒药物。

（4）并发症的内科综合治疗：积极处理脑水肿、肝性脑病、低钠血症及顽固性腹水、

急性肾损伤及肝肾综合征、消化道出血、肝肺综合征等并发症。

（5）人工肝治疗：即通过体外的机械、理化和生物装置，清除血液中各种有害物质，补充必需物质，改善内环境，暂时替代衰竭肝脏的部分功能，为肝细胞再生恢复创造条件，或等待机会肝移植。人工肝治疗应该充分评估病人情况，权衡利弊，慎重进行治疗。

（6）肝移植：是治疗中晚期肝衰竭最有效的方法之一，适用于经过积极内科综合治疗和（或）人工肝治疗疗效欠佳患者。

4. 淤胆型肝炎的治疗　酌情选用泼尼松龙口服或地塞米松静脉滴注治疗。瘙痒明显者可口服阿利马嗪或考来烯胺。

【预防】

1. 控制传染源

（1）报告和登记。

（2）隔离和消毒。急性甲型及戊型肝炎应按消化道传染病隔离至病后 3 周。对污染物均应进行消毒处理。

（3）献血员、捐献器官者管理。对献血员检测 HBsAg、抗-HCV、HCV RNA 等，HBsAg 阳性者、HCV 现症感染者不得献血或捐献组织器官。

（4）HBsAg 阳性者的管理。HBsAg 携带者和肝炎患者除不能从事饮食业，托幼机构等国家明文规定的职业或工种外，可照常工作和学习，注意定期随访。个人漱洗用品、刮胡刀等应与健康人分开。

2. 切断传播途径

（1）甲和戊型肝炎：加强饮食、水源等卫生管理。

（2）乙、丙、丁型肝炎：加强医疗器械、血液及血液制品、血透室的管理漱洗用品及食具专用。养成良好卫生习惯，使用避孕套。对 HBsAg 阳性的孕妇，尽量减少新生儿暴露于母血的机会。

3. 保护易感人群

（1）甲型肝炎：

1）被动免疫：HAV 暴露后两周内注射免疫球蛋白，保护率可达 90%。

2）主动免疫：①减毒活疫苗：甲肝减毒活疫苗主要在我国生产，已在我国及其他部分国家大规模使用。②灭活疫苗：目前全球最常使用的甲肝疫苗。

（2）乙型肝炎：

1）被动免疫：乙型肝炎免疫球蛋白（HBIG）主要用于母婴传播的阻断，亦可用于已暴露于 HBV 的易感者。

2）主动免疫：接种乙型肝炎疫苗是预防 HBV 感染的最有效方法。凡新生儿出生后 24 h 内都应立即接种，间隔 1 个月及 6 个月注射第 2 针及第 3 针疫苗，注射 3 次后保护率约为 85%。如加用 HBIG，保护率可提高到 95%。

（3）丙型肝炎：现无有效的预防 HCV 暴露后感染的免疫球蛋白制剂。HCV 疫苗也仍在研发中，离临床应用还有很长一段距离。

（4）丁型肝炎：对未感染 HBV 者，接种乙肝疫苗可安全有效地预防丁型肝炎。

（5）戊型肝炎：注射免疫球蛋白不能预防戊型肝炎的发生。接种疫苗是个体防护的最直接、最有效的手段。目前已有针对戊型肝炎的疫苗上市。

（张继明）

第六节　流行性乙型脑炎

流行性乙型脑炎，简称乙脑，又名日本脑炎（Japanese encephalitis，JE），是由日本脑炎病毒（Japanese encephalitis virus，JEV）引起的一种中枢神经系统的急性传染病。乙脑经蚊媒传播，夏、秋季流行，主要流行区域为亚洲和东南亚地区。

【病原学】

日本脑炎病毒是单股正链 RNA 病毒，属于虫媒病毒，黄病毒属，可感染猪、马等家畜和人。1935 年由日本科学家从脑炎病人脑组织中分离发现。JEV 具有明显的嗜神经性。

【流行病学】

1. 传染源　自然界可感染 JEV 的动物达数十种，均可作为乙脑的传染源。JEV 按地方性兽疫流行周期传播，其中包括蚊虫和脊椎动物扩大宿主（主要为猪和涉水鸟），猪是乙脑主要的传染源。人类是偶然性的终末宿主。

2. 传播途径　蚊子是乙脑病毒的主要传播媒介，通过叮咬将病毒传染给人和动物。杂鳞库蚊亚群（*Culex vishnui*），特别是三带喙库蚊（*Cx. tritaeniorhynchus*），是 JEV 的主要载体。猪和涉水鸟是 JEV 维持和扩增的最重要宿主。猪感染后可产生高水平的病毒血症，猪是关键宿主，猪感染了 JEV 通常是亚临床的。

3. 易感人群　人群普遍易感，感染后显性感染和隐性感染的比例为 1∶2 000 左右。成人因隐性感染获得免疫，婴儿期由于母传抗体存在而较少发病，临床病例多见于学龄前儿童。感染后可产生持久的免疫力，再次患病者极少。

4. 流行特征　据估计，每年大约有 68 000 例 JE 发生。JEV 在亚洲大部分地区和西太平洋部分地区呈地方性流行。在温带气候地区（包括我国、日本、韩国、越南北部和印度北部等），大多数病例发生在气候最暖和的几个月期间，通常是在进入季风期后或与强降雨有关。在我国，乙脑有较严格的季节性，90％的病例发生在 7～9 月份，南方地区可提前。由于隐性感染为主，病例呈散发性，很少家庭内出现 2 例以上。在热带气候地区（包括柬埔寨、印度尼西亚、越南南部和泰国南部），全年均有发病。在雨季病例数可能会增加。

【发病机制与病理】

1. 发病机制　人体被带病毒的蚊叮咬后，病毒经皮肤进入血液循环，至网状内皮系统增殖后入血，形成病毒血症。感染的结局取决于人体的免疫力和病毒的数量与毒力。绝大多数情况下，病毒血症短暂存在，病毒会很快被中和，呈亚临床感染或轻症感染，获得免疫力。当人体免疫力低、感染病毒量大、毒力强时，病毒通过血脑屏障进入中枢神经系统,产生亚临床性或临床型的中枢神经系统感染表现。免疫病理是乙脑发病机制之一。

2. 病理改变 乙脑病毒主要引起中枢神经系统广泛的病变。从大脑到脊髓都可被侵犯,尤以大脑皮质、脑干、基底节病变最为明显,小脑、延髓及脑桥次之,脊髓病变最轻。组织病理表现为神经细胞变性坏死,形成软化灶;脑实质及脑膜血管扩张充血,浆液外渗形成脑水肿;血管内皮细胞肿胀、坏死、脱落,形成血管内血栓;胶质细胞增生形成胶质小结;血管周围炎症细胞浸润形成血管套;重症病例由于脑水肿和颅内压增高形成脑疝,还可累及肝、肾、肺和心肌等其他组织脏器。

【临床表现】

最常见的临床表现为急性脑炎。也可出现程度较轻疾病,如无菌性脑膜炎或非特异性发热性疾病伴头痛。乙脑潜伏期为5~15 d。临床上根据病程进展常分为初期、极期、恢复期和后遗症期,依据临床表现轻重分为轻型、普通型、重型和极重型。

1. 临床分期

(1)初期:一般持续3 d,主要表现为发热,神经系统症状体征不明显,可有轻度嗜睡、腹泻症状。

(2)极期:持续7 d左右,表现为高热、寒战、剧烈头痛、恶心、呕吐、腹痛、逐渐加重的意识障碍,重症患者会陷入昏迷,呼吸衰竭和(或)循环衰竭,一些患者需要辅助通气。抽搐非常常见,尤其是在儿童中,通常是全面强直-阵挛性。一些患者出现局灶性神经功能障碍(包括轻瘫、偏瘫、四肢瘫或脑神经麻痹)和(或)运动障碍。有些患者可表现出锥体外系受累导致的帕金森综合征,表现包括呆滞、面部肌肉平坦的面具脸,不眨眼、伴震颤和齿轮样强直,是乙脑一个非常独特的临床表现。少数患者颅内压的显著升高可造成脑疝,易导致死亡,最终呼吸和心搏同时停止。

(3)恢复期:极期病程后,多在8~10 d开始体温逐渐下降至正常,意识障碍逐渐恢复,神经系统体征逐渐转为正常。但重症患者可出现持续性低热、多汗、失语、表情呆滞、反应迟钝、精神行为异常、吞咽困难、肢体强直性瘫痪、不自主运动和癫痫样发作等表现,称之为恢复期症状。症状多在半年内恢复,有些则长期存在,形成后遗症。

(4)后遗症期:病情重者可遗留肢体瘫痪、痴呆、失语和癫痫等后遗症。

2. 临床分型

(1)轻型:体温不超过39℃,神志清醒或嗜睡,可有高热惊厥。中枢神经系统症状和体征不明显。多于1周左右恢复,无恢复期症状及后遗症。

(2)普通型(也有称中型):体温可达40℃,头痛、呕吐及意识障碍症状明显,可出现昏睡或浅昏迷,脑膜刺激征明显,浅反射消失,深反射亢进,可有短暂惊厥,无恢复期症状及后遗症。

(3)重型:体温40℃及以上,呈浅昏迷或昏迷,浅反射甚至深反射消失,有反复或持续惊厥,病程较长,通常2周以上。有恢复期症状及不同程度后遗症。

(4)极重型:体温迅速升至40℃以上,甚至达41℃以上,深昏迷,伴反复难以控制的惊厥,可出现呼吸衰竭和(或)循环衰竭,瞳孔对光反射消失,肢体呈强直性瘫痪。因重度脑水肿致脑疝形成,很快发生中枢性呼吸衰竭,病死率高,存活者多有严重后遗症。

与预后不良相关的临床征象包括多次长时间癫痫发作和颅内压增高。

【实验室检查】

大多数患者的白细胞计数中度升高,可能出现血小板减少、轻度贫血和肝酶升高。

50%的患者脑脊液(cerebrospinal fluid,CSF)开放压升高。脑脊液检查表现通常为轻度到中度的细胞增多(10到数百个白细胞/mm³,以淋巴细胞为主)、蛋白轻度升高以及脑脊液葡萄糖与血浆葡萄糖比值正常。在疾病早期,可能没有脑脊液细胞增多,或者可能以中性粒细胞为主。

通过血清学诊断,依据为酶联免疫吸附试验(enzyme-linked immunosorbent assay,ELISA)检测到脑脊液或血清中有JEV特异性IgM抗体,是目前最常用的诊断方法。如脑脊液中检测出JEV特异性IgM抗体,可证实为近期中枢神经系统感染。血清中有IgM抗体,提示为乙脑感染,也可能是无症状性感染或近期接种了JEV疫苗。70%～90%的乙脑患者在入院时可检测到CSF中有抗体,在症状出现后5～8 d收集的脑脊液标本中大多数可检测到JEV IgM抗体。在入院时,60%～70%的患者可检测到血清中有抗体;在症状出现后至少9 d收集的血清样本中几乎都能检测到血清抗体。如临床怀疑乙脑而急性期抗体阴性,应在恢复期复查血清抗体。

病毒分离或通过核酸扩增试验(nucleic acid amplification test,NAAT)检出病毒RNA可做出最终诊断,但由于病毒血症或脑脊液中病毒存在时间短,检测脑脊液或血液很少出现阳性。

【诊断与鉴别诊断】

1. 诊断　根据其发病有严格的季节性,临床表现为起病急、高热、头痛、呕吐、意识障碍、抽搐、脑膜刺激征等神经系统受损表现;结合病初外周血白细胞增高,中性粒细胞为主,脑脊液细胞数、蛋白质升高,糖和氯化物正常的特点,临床可高度怀疑乙脑。确诊主要依赖脑脊液或血清中JEV特异性IgM抗体。

2. 鉴别诊断　鉴别诊断包括其他病毒性脑炎、其他中枢神经系统感染、感染后(感染相关)的脑炎以及非感染性疾病。

【治疗】

乙脑无特异性的抗病毒药物,主要是支持治疗。重点是控制颅内压、维持足够的脑灌注压、控制癫痫发作并防止继发性并发症。急性期除一般支持治疗外,控制高热、惊厥,防止呼吸衰竭是关键措施。对有明显颅内压增高征象的患者应当及早使用脱水剂以降低颅内压。恢复期和后遗症期,逐渐开始功能康复治疗,可适当使用中医中药和针灸按摩治疗。

【预后】

住院患者的病死率为20%～30%。部分患者是在短期暴发性病程后死亡,而另一些患者是在长期昏迷后死亡。乙脑存活者中至少有30%～50%出现了长期后遗症。

【预防】

做好个人防护措施,预防蚊子叮咬是降低日本脑炎风险的重要措施。预防乙脑需采取灭蚊、人群免疫(接种灭活疫苗或减毒活疫苗)及动物宿主管理等综合预防措施。

(沈　军)

第七节　病毒性出血热

一、肾综合征出血热

肾综合征出血热(hemorrhagic fever with renal syndrome，HFRS)亦称流行性出血热，是由汉坦病毒(orthohantavirus)引起的急性自然疫源性疾病。主要传染源为鼠类，主要传播途径为呼吸道和接触传播，发病以青壮年男性为主。基本的病理生理变化为全身小血管或微血管内皮损害，从而引发血浆外渗、出血、低血压休克和肾损害等。临床主要表现为发热、充血出血、渗出水肿、低血压休克和肾损害。

【病原学】

该病的病原体汉坦病毒属于布尼亚病毒目（Bunyavirales），汉坦病毒科(Hantaviridae)正汉坦病毒属(*Orthohantavirus*)。为单股负链 RNA 病毒，基因组分为大、中、小 3 个节段，分别编码 RNA 聚合酶、囊膜糖蛋白和核衣壳蛋白，多呈球形，直径从 80 nm 到 210 nm 不等，有囊膜。到目前为止，正汉坦病毒包含 36 个病毒种（型），各种型别病毒的自然宿主和对人的致病性不同，所致疾病包括 HFRS 和汉坦病毒肺综合征。其中与 HFRS 相关的主要包括汉滩病毒、汉城病毒和普马拉病毒等，汉滩病毒（野鼠型）所致者病情较重，汉城病毒（家鼠型）和普马拉病毒所致者病情相对较轻。该病毒体外生存力弱，一般消毒措施即可灭活，对临床常用的消毒剂、加热和紫外线均敏感。

【流行病学】

1. 传染源　以鼠类为主的啮齿动物为主要传染源，包括黑线姬鼠、褐家鼠和欧洲棕背䶄等。虽有个案报告，但人几乎不能作为传染源。

2. 传播途径　以接触鼠类及其排泄物而致感染，可经呼吸道、破损皮肤、消化道等途径传播。

3. 易感人群　人群普遍易感，以参加野外活动的青壮年为主要发病人群。患者男女比例约为 3∶1。

4. 流行特征　全世界流行，主要分布在亚洲和欧洲，我国是该病的高发区，全世界 90％ 以上病例发生在我国。除青海和新疆以外的省市自治区均有病例报告，在我国以 10 月～次年 1 月和 5～7 月为流行季节，全年散发。

【发病机制与病理】

1. 发病机制　尚未完全阐明。病毒进入人体后在内皮细胞和巨噬细胞等多种细胞中进行增殖，并形成病毒血症。机体产生抗病毒免疫应答的同时，所引发的免疫损伤及炎症反应，尤其是细胞因子风暴，是机体组织损伤的主要因素，病毒直接损伤作用弱。

2. 病理和病理生理变化　全身小血管内皮细胞损伤是该病最基本的病理变化，肾脏病变显著，肾髓质充血、出血和水肿，肾小管损伤；右心房内膜下、脑垂体前叶等亦可见出血,后腹膜胶冻样水肿。血管内皮损伤导致血管通透性增加、血浆外渗和出血是病理生理变化的核心,进而出现血液浓缩和全身组织水肿及器官损伤,严重者发生低血压,甚至休克。肾脏实质损伤和低血压休克可引发急性肾衰竭。

【临床表现】

潜伏期 4~46 d,一般为 7~14 d。HFRS 起病急,前驱症状多不明显。

HFRS 典型病例的临床过程分为 5 期,即发热期、低血压休克期、少尿期、多尿期和恢复期,5 期经过既是疾病发生发展的连续过程,相互连接重叠,同时各期又具有鲜明的临床特征。轻症患者可缺少低血压休克期和少尿期,危重症患者往往会发生发热期、低血压休克期和少尿期 3 期重叠。

1. 发热期 畏寒高热起病,体温可达 39~40℃,以弛张热及稽留热为多,持续 1 周左右。全身酸痛、疲乏。出现头痛、腰痛及眼眶痛(三痛)。部分患者发生恶心、呕吐、腹痛(有时十分严重)及腹泻等消化道症状。少数患者可出现消化道等腔道出血。部分患者尿量逐渐减少。颜面、颈和上胸充血潮红(三红),压之褪色。双腋下、胸背部皮肤出血点,呈散在或搔抓样分布;软腭可见网状充血及出血点。重者为大片淤斑,以针刺部位为主。颜面水肿,结合膜充血水肿。肾区叩痛。

2. 低血压休克期 多发生于发热末期(3~6 病日),持续数小时至 48 h,超过 48 h为难治性休克。低血压:收缩压≤12.0 kPa,或脉压差<4 kPa,可有头昏、心悸等。休克:收缩压≤9.3 kPa,手足发冷,皮肤花斑,出冷汗、胸闷气短、心慌、脉搏细弱、尿少,部分患者可出现意识障碍等。颜面部和结合膜水肿加重,胸腔和腹腔积液增加,肺和腹腔脏器等全身水肿,出血症状加重。

3. 少尿期 多发生于发热末期和低血压休克期(5~8 病日),通常持续数日至 2 周,少数患者持续数周,甚至数月。每天尿量<400 ml 为少尿,每天尿量<100 ml 为无尿。除尿少外,此期主要表现为氮质血症、电解质紊乱及高血容量综合征等。

4. 多尿期 在未使用利尿剂时,每天尿量大于 2 000 ml 即进入多尿期,每天尿量由400 ml 增加至 2 000 ml 为移行期。常为每天 4 000~8 000 ml,多者每天可达 20 000 ml,多持续 2 周左右。患者病情开始好转。可发生严重的水电解质紊乱,甚至出现二次休克和意识障碍。

5. 恢复期 尿量减少至每天 3 000 ml,即进入恢复期。大多数患者完全康复,康复时间 3~6 个月,极少数患者可留有高血压、肾功能障碍等,需要 1 年或更长时间恢复。

【并发症】

危重症患者易出现并发症,多发生在休克期、少尿期和多尿早期。主要有水电解质失衡、DIC、腔道和脏器(鼻腔、肾破裂、脑、消化道及肺)以及穿刺部位大出血、继发感染、肺水肿、ARDS、心律失常、意识障碍及内分泌功能紊乱等。严重者出现呼吸衰竭、心力衰竭、脑疝和呼吸心搏骤停等。须密切观察病情变化,及时发现和处理并发症。

【实验室检查】

疑诊 HFRS 患者应进行血常规、尿常规、肾功和 HFRS 特异性抗体检测。HFRS 发热和低血压休克期的检查结果具有特征性,血常规:白细胞计数总数和中性粒细胞升高,出现异常淋巴细胞,血小板计数明显减少,血红蛋白升高,即所谓"三高一低";尿常规检查:蛋白尿阳性,可有红细胞、白细胞及管型;尿素氮和肌酐升高。HFRS特异性抗体IgM或IgG阳性,血清IgM抗体阳性是重要的确诊依据。病毒核酸检测临床未常规进行,病毒培养无临床价值。须常规进行水电解质酸碱、肝功能、凝血功能、心电图、胸部X线和腹部B超等检查。

【诊断与鉴别诊断】

1. 诊断　早期诊断至关重要,需要结合流行病学史、临床表现、实验室检查和特异性血清学检查,紧抓发热、"三痛""三红"、结合膜水肿、出血点、血常规检查"三高一低"、蛋白尿和肾功能损害等特征性临床表现。

2. 鉴别诊断　应与发热、出血、肾损害、低血压休克等相关疾病鉴别。包括上呼吸道感染、泌尿系感染、败血症、急性胃肠炎、血小板减少性紫癜、发热伴血小板减少综合征、登革热、钩端螺旋体病、立克次氏体感染和急性肾炎等。

3. 临床分型　根据病情轻重,可分4种临床型。

(1) 轻型:体温39℃以下,中毒症状轻,有皮肤黏膜出血点,尿蛋白"＋～＋＋",无少尿和休克。

(2) 中型:体温39～40℃,中毒症状较重,球结膜水肿明显,皮肤黏膜有明显淤斑,病程中出现过收缩压＜12.0 kPa或脉压＜4.0 kPa,有明显出血和少尿期,尿蛋白"＋＋～＋＋＋"。

(3) 重型:体温40℃上下,有中毒症状和外渗症状或出现神经系统症状,可有皮肤淤斑和腔道出血,有明显休克,少尿达5 d或无尿2 d以内。

(4) 危重型:在重型基础上出现难治性休克、重要脏器出血、严重肾损害或其他严重合并症如心力衰竭、肺水肿、呼吸衰竭、继发严重感染、脑水肿或脑出血甚至多脏器功能障碍综合征(multiple organ dysfunction syndrome,MODS)等。

【治疗】

贯彻"三早一就"即早诊断、早休息、早治疗、尽可能就地治疗和"把四关"(包括休克、少尿、出血和脏器损害)的治疗原则对该病的成功救治至关重要。以"液体疗法"为基础的对症支持治疗是该病的基本治疗措施。预防和及时有效治疗并发症是减少死亡的重要手段。

1. 发热期　卧床休息,给予营养丰富、易于消化的饮食。高热者应给予物理降温。可使用糖皮质激素抗炎降温。阿司匹林除退热作用外,可加重出血,应避免使用。慎用布洛芬、对乙酰氨基酚等退热药,以防大汗诱发或加重休克。静脉补入适量盐和葡萄糖等液体,每天1 000～2 000 ml,盐溶液的用量占总量的1/3～1/2,并及时根据体温、血压、尿量、出汗状况及血液浓缩情况予以调整。本病早期(3～5病日)可给予利巴韦林抗病毒治疗。同时进行抗渗出和抗出血治疗。

2. 低血压休克期　就地治疗,如需转院,应在生命体征相对平稳后进行。尽快进行液体复苏,按照"先快后慢、先晶后胶"的原则进行。晶体液与胶体液的比例一般控制在3:1～5:1,渗出严重的患者可以提高胶体液比例。晶体液首选复方醋酸钠林格液、乳酸钠林格液,也可选用生理盐水、葡萄糖生理盐水等。胶体液优先选用血浆、人血白蛋白,也可使用低分子右旋糖酐,不使用羟乙基淀粉。尽可能在 2 h 内恢复血压,血压恢复后应逐渐减慢输液速度,维持血压稳定,不能突然大幅度减少或停止输液,以免血压再次下降。休克患者 2~3 h 输注 3 000 ml 以上液体血压不能恢复或恢复后血压再次下降者,应使用血管活性药物,首选去甲肾上腺素。必要时给予纠酸和强心等治疗。

3. 少尿期 稳定机体内环境、积极防治并发症和促进肾功能恢复是本期的治疗要点。鼓励患者进食清淡易消化的食物。应限制液体入量,每天补液量为前 1 日尿量和吐泻量加 500~800 ml。以葡萄糖液为主,适当补充电解质等。低血压休克和少尿两期重叠者,通常血压稳定 12~24 h 后开始利尿。呋塞米用量可至每次 100~200 mg,每天 2~4 次。

血液净化治疗是肾衰竭的主要治疗方法。血液净化治疗指征:①少尿超过 3 d 或无尿 1 d,经利尿治疗无效;②尿量增加缓慢,氮质血症日趋严重,血尿素氮>30 mmol/L;③高血容量综合征伴肺水肿、脑水肿、尿毒症脑病等,可与药物治疗同时进行;④严重电解质紊乱(血 K^+>6.5 mmol/L,血 Na^+>160 mmol/L 或<125 mmol/L);⑤医师判断需要透析治疗的其他病况。注意避免禁忌证,防治并发症。

高血容量综合征除利尿治疗外,应尽快进行血液透析超滤脱水或导泻,甚至放血治疗。

4. 多尿期 移行期及多尿早期的治疗原则同少尿期。此阶段虽然尿量明显增多,但仍然处于肾功能衰竭状态。对于尿量迅速增加的患者,应适时补足液体及电解质,防止发生严重脱水、低血容量性休克、低血钾、低血钠及非酮症性高渗性昏迷等。逐渐增加蛋白及高热量饮食,对于进食不佳的患者加强静脉营养支持治疗。

5. 恢复期 休息为主,逐渐增加活动量。加强营养,适量补充高蛋白、高热量和高维生素饮食。可选服参苓白术散、十全大补汤和六味地黄丸等补益中药。

6. 并发症治疗 使用青霉素类或不含酶制剂的二代或三代头孢菌素类抗生素预防细菌感染,避免使用加重肾损害药物。及早发现继发感染,并根据病原学或临床经验选择合适的抗生素。出现呼吸衰竭时,应尽早使用无创或有创机械通气。血小板计数低于 $20×10^9$/L,输注血小板。脑出血和脏器大出血均以保守治疗为主,介入治疗为辅,审慎使用外科治疗。

【预后】

汉滩病毒所致 HFRS 病死率已降至 5% 以下,汉城病毒所致疾病病死率在 1% 左右。后遗症极少,有慢性肾衰竭、高血压病、内分泌功能失调和神经损害等。

【预防】

加强发病状况、疫区鼠密度和带毒率监测,做好疫情监控,及时加强防控。做好防鼠灭鼠,控制传染源。减少接触鼠等啮齿动物及其分泌物,野外活动时加强个人防护,注意饮食和家庭卫生。增强免疫力。在疫区开展重点人群疫苗接种。

(黄长形)

二、登革热

登革热(dengue fever)是由登革病毒(dengue virus,DENV)引起的急性传染病,主要通过埃及伊蚊或白纹伊蚊传播。其临床特征为突起发热,头痛,全身肌肉、骨骼、关节酸痛,乏力,恶心、呕吐、纳差,皮疹,出血倾向,白细胞及血小板计数减少。重症登革热(severe dengue)是登革热的严重临床类型,可出现严重出血、休克及重要器官损害等表现,病死率高。

【病原学】

登革病毒属于黄病毒科中的黄病毒属,病毒颗粒呈球形,直径 45~55 nm。DENV 基因组为单股正链 RNA,长约 11 kb,编码 3 个结构蛋白和 7 个非结构蛋白。包膜蛋白含有型特异性抗体和群特异性抗体,根据抗原性的差异,可分为 4 个血清型,各型之间及与寨卡病毒之间有部分交叉免疫反应。

NS1 抗原是 DENV 非结构蛋白中唯一的糖蛋白,可作为早期诊断的特异性指标。

登革病毒不耐热,但耐低温,50℃ 30 min 或 54℃ 10 min、超声波、紫外线、0.05% 甲醛溶液、乳酸、高锰酸钾、甲紫(龙胆紫)等均可灭活病毒。病毒在 pH 7~9 环境中最为稳定,在 −70℃ 或冷冻干燥状态下可长期存活。

【流行病学】

1. 传染源　患者和隐性感染者是本病的主要传染源。

2. 传播途径　主要是经埃及伊蚊和白纹伊蚊叮咬吸血传播。

3. 易感人群　人群普遍易感,感染登革病毒后,人体会对同型病毒产生持久的免疫,但对不同型病毒感染不能形成有效保护。若再次感染不同型的登革病毒,机体可产生增强性抗体,导致重症登革热的发生。

4. 流行特征　登革热广泛分布于有伊蚊存在的热带、亚热带地区,东南亚、西太平洋地区和美洲,多呈地方性流行。我国主要流行于广东、海南、广西、福建、云南、台湾等地,一般流行于夏、秋季,8~10 月份为高峰期。发病以青壮年为主,重症病例多为老年人。

【发病机制与病理】

1. 发病机制　登革病毒经伊蚊叮咬侵入人体后,在单核-吞噬细胞系统增殖后进入血液循环,形成第 1 次病毒血症,然后再定位于单核-吞噬细胞系统和淋巴组织中复制,再次释入血流形成第 2 次病毒血症,引起临床症状。登革病毒与机体产生的特异性抗体结合形成免疫复合物,激活补体系统,导致血管通透性增加,血管扩张、充血,血浆蛋白及血液有形成分外渗,引起血液浓缩、出血和休克等病理生理改变。同时病毒可抑制骨髓中白细胞和血小板系统导致白细胞及血小板减少和出血倾向。

重症登革热发病机制至今尚未完全阐明,登革病毒二次感染所致的抗体依赖感染增强作用、细胞因子风暴、病毒毒力变异等宿主与病毒因素在发病机制中发挥着重要作用。

2. 病理生理改变　患者肝、肾、心和脑有退行性改变,心内膜、心包、胸膜、胃肠黏膜、腹膜、肌肉及中枢神经系统有不同程度的出血。重症登革热的病理生理改变主要是血管通透性增加和血浆外渗,并无明显的毛细血管内皮损伤。脑病脑炎患者可见蛛网膜下腔和脑实质灶性出血,脑水肿及脑软化。

【临床表现】

潜伏期一般为 3～15 d,通常 5～8 d。

分为登革热和重症登革热 2 种临床类型。

登革热临床经过分为 3 期,即急性发热期、极期和恢复期。

1. 急性发热期　登革热的临床表现复杂多样,其特征为突起发病,发热是最常见的症状,24 h 体温可达 39℃以上,一般持续 3～7 d。部分病例体温降至正常 1～3 d 后再次升高,表现为“双峰热”。多伴头痛,全身肌肉、骨骼和关节痛,明显乏力,可出现恶心、呕吐、腹泻、食欲不振等消化道症状。病程第 3～6 天全身出现充血性皮疹或点状出血疹等,典型皮疹为四肢的针尖样出血点及“皮岛”样表现,可伴皮肤瘙痒。患者可出现皮下出血、注射部位淤点、淤斑、牙龈出血、鼻出血及束臂试验阳性出血等。

2. 极期　极期通常出现在病程的第 3～8 天。部分患者持续高热,或热退后病情加重,出现腹部剧痛、持续呕吐等重症预警指征,往往提示极期的开始。极期可出现球结膜水肿,胸腔积液、腹水、心包积液、胆囊壁增厚、血液浓缩、低蛋白血症等血浆渗漏表现,严重者可发生休克及重要脏器损伤等表现。少数患者无明显的血浆渗漏,但仍可出现严重出血包括皮肤淤斑、呕血、黑便、阴道出血、肉眼血尿及颅内出血等。

3. 恢复期　极期后的 2～3 d,病情好转,白细胞及血小板计数回升,患者多有乏力倦怠等症状,可伴有皮肤瘙痒。

4. 并发症　常见并发症有中毒性肝炎,少数患者出现急性肾功能不全,心功能不全或心律失常,ARDS,个别患者出现脑病或急性血管内溶血。老年人伴有基础疾病者的并发症发生率高。

5. 重症登革热的高危人群及预警指征

(1) 高危人群:高危人群包括老人、婴幼儿和孕妇;登革病毒二次感染者;伴有糖尿病、高血压、冠心病等基础疾病者;肥胖或严重营养不良者。

(2) 重症预警指征:包括退热后病情恶化;严重腹部疼痛;持续呕吐;胸闷、心悸;少尿;昏睡或烦躁不安;明显出血倾向;渗出水肿征;血小板计数显著下降等。

【实验室检查】

白细胞总数减少,早期开始下降,第 4～5 天降至最低点,以中性粒细胞下降为主,常有血小板计数减少。半数以上病例出现丙氨酸氨基转移酶(ALT)和天门冬氨酸氨基转移酶(AST)升高,重症病例可出现血清白蛋白降低、纤维蛋白原减少,凝血酶原时间和部分凝血活酶时间延长等。

影像学检查部分病例显示间质性肺炎表现,B 超检查可见肝脾肿大。重症病例可发现胆囊壁增厚,胸腔积液、腹水、心包及盆腔积液等渗漏征象。

发病 5 d 内血清登革病毒 NS1 抗原阳性。起病 3～5 d 后血中 IgM 抗体阳性,10～14 d IgG 抗体阳性。应用 RT-PCR 检测登革病毒核酸阳性,可作为确诊依据,并能用于血清型鉴定。

【诊断与鉴别诊断】

1. 诊断

(1) 登革热的诊断：主要靠流行病学资料、临床表现、实验室检查进行诊断。①流行病学资料：生活在流行区或 2 周内曾到过流行区，有蚊虫叮咬史。②临床表现：起病急、高热、全身疼痛、明显乏力、皮疹、出血倾向及淋巴结肿大等症状。③实验室检查：急性发热期血液中分离出登革病毒、检测出登革病毒 NS1 抗原或核酸阳性，或恢复期血清特异性 IgG 抗体滴度呈 4 倍以上升高可确诊。

(2) 重症登革热的诊断：登革热患者有下列情形之一者，可诊断为重症登革热：①严重出血，包括皮下血肿、呕血、黑便、阴道出血、肉眼血尿及颅内出血等；②发生休克；③重要脏器严重损伤表现，ALT 或 AST>1 000 U/L、ARDS、急性肾功能不全、急性心肌炎或急性心力衰竭，脑病和脑炎等。

2. 鉴别诊断 发热期与寨卡病毒病、基孔肯雅热等鉴别；极期与钩端螺旋体病、肾综合征出血热、流脑、斑疹伤寒、恙虫病及疟疾等鉴别；白细胞、血小板减低明显者，与血液系统疾病等鉴别。

【治疗】

目前尚无特效的抗病毒治疗药物，主要采取支持及对症治疗。

1. 对症支持治疗 包括卧床休息，清淡饮食；高热患者以物理降温为主，慎用非类固醇抗炎药物。轻症患者以口服补液为主。

2. 重症登革热的治疗 应严密监测各项生命体征，及时发现并处理休克、严重器官损害等并发症。

(1) 补液原则：根据患者红细胞比容、血小板、电解质及尿量等变化随时调整补液的种类和数量。要避免出现补液过量。

(2) 抗休克治疗：出现休克时尽早液体复苏。初始以等渗晶体液为主，可加用血浆或白蛋白等胶体溶液，不宜输全血，以免加重血液浓缩。

(3) 出血的治疗：慎用侵入性检查。胃肠道出血者给予制酸剂。严重出血者伴血红蛋白低于 70 g/L 者，可输注红细胞；出血伴血小板计数<30×10⁹/L 者应输注血小板。

【预后】

登革热通常预后良好。

【预防】

1. 控制传染源 要做好登革热监测预报工作。早发现，早诊断，早防蚊隔离。

2. 切断传播途径 防蚊灭蚊是预防本病的根本措施，改善卫生环境，消灭伊蚊滋生地。

（张复春）

三、其他病毒性出血热

病毒性出血热是由不同病毒科病毒感染引起，以发热、肌肉关节疼痛、出血、休克、多脏器功能损害为主要特征的一组急性病毒性疾病。其中，丝状病毒科病毒感染引起马尔堡出血热和埃博拉病毒病;沙粒病毒科病毒感染引起拉沙热、阿根廷出血热、玻利维亚出血热、委内瑞拉出血热和巴西出血热;布尼亚病毒科病毒感染引起肾综合征出血热、汉坦病毒肺综合征、裂谷热、严重发热伴血小板减少综合征,克里米亚-刚果出血热;黄病毒科病毒感染引起登革热、黄热病、鄂木斯克出血热和基萨那森林热。本节将简要介绍埃博拉病毒病和严重发热伴血小板减少综合征。

（一）埃博拉病毒病

埃博拉病毒病(Ebola virus disease，EVD)是由埃博拉病毒(Ebolavirus)感染引起,经体液接触传播,以发热、出血和多脏器损伤为主要临床特征且病死率极高的一种急性病毒性传染病。

【病原学】

埃博拉病毒属丝状病毒科,埃博拉病毒属,为单股负链 RNA 病毒,长约 19 kb,能编码核蛋白、VP35、VP40、VP30、VP24、糖蛋白(GP)和 RNA 聚合酶等 7 个结构蛋白,其中 *GP* 基因对病毒复制有独特的编码和转录功能。

依据病毒抗原不同,埃博拉病毒主要分为 5 个亚型:苏丹型(Sudan ebolavirus)、扎伊尔型(Zaire ebolavirus)、莱斯顿型(Reston ebolavirus)、本迪布约型(Bundebugyo ebolavirus)和 Taï Forest 型(Taï Forestvirus)。其中致病性最强的是扎伊尔型病毒(又称 Ebola virus)。埃博拉病毒对热有中等抵抗力,60℃ 1 h 才能使之完全灭活。在 −70℃下稳定,4℃可存活数日。对紫外线和 γ 射线敏感,对乙醚、过氧乙酸、甲醛、次氯酸钠等多种化学试剂敏感。

【流行病学】

感染埃博拉病毒的人和非人灵长类动物为本病传染源。自然宿主尚未完全明确。有研究认为果蝠可能为该病的天然宿主。传播途径主要通过直接接触患者和被感染动物的体液、器官和排泄物。此外,使用未经消毒的注射器或经气溶胶、性接触和母乳喂养也可传播病毒。血清流行病学调查亦发现了无症状感染者。发病无明显季节性,人群普遍易感。

目前认为,苏丹型、扎伊尔型和本迪布约型病毒与人类致病相关。疫区包括苏丹、南苏丹、乌干达、加蓬和刚果民主共和国,主要流行于乡村。1976—2014 年,累计造成 20 余次人际间传播,累计确诊 2 400 余例,其中 1 600 例死亡,由扎伊尔型病毒感染引起的病死率达 80%。2013—2016 年西非暴发史上最大规模的埃博拉疫情,疫区涉及几内亚、塞拉利昂和利比利亚,从乡村蔓延至城市,在西班牙与美国也出现了输入性病例。此次西非疫情累计确诊超过 28 000 例,总病死率达 62.9%。2018 年 5 月—2019 年 10 月在刚果民主共和国再次出现三次埃博拉疫情。

【发病机制与病理改变】

埃博拉病毒是一种泛嗜性病毒,可侵犯机体各器官系统。病毒感染机体激活单核-吞噬细胞系统后可释放大量细胞因子和趋化因子,重症患者可出现炎症因子风暴,引起血管内皮损害、通透性增加,并伴有严重凝血障碍。主要病理改变包括广泛的皮肤黏膜淤点、淤斑,实质脏器出血和肝脾肿大。

【临床表现】

潜伏期 2～21 d。一般为 5～12 d。感染埃博拉病毒后可不发病或呈轻型,非重症患者发病后 2 周逐渐恢复。典型病例表现为急性发病,高热、乏力、全身不适,3～10 病日多数患者可出现恶心、呕吐、腹泻等消化道症状,体液丢失可达 4～10 L/d。少数患者可出现咳嗽、呼吸困难、结膜充血、肌肉关节疼痛。轻症经此阶段后逐渐恢复,重症在 7～12 病日可出现低血容量性休克。部分患者可表现为结膜出血、淤点、淤斑、消化道和黏膜出血,孕妇可出现流产和产后大出血。少数患者可出现意识模糊、谵妄、抽搐等神经精神症状。少数恢复期患者可出现致死性心律失常。

【实验室检查】

可见不同程度的贫血、血小板计数减少,重症病例可出现弥散性血管内凝血。白细胞计数可升高,亦可正常或降低。50%以上的患者可出现肾功能异常(伴或不伴有蛋白尿)。可有转氨酶升高,以 AST 升高更为常见。血清肌酸激酶、淀粉酶常升高(伴或不伴胰腺炎)。可出现电解质紊乱,以低钾、低钠、低钙血症最常见。酸碱紊乱中以代谢性酸中毒最常见,尤其见于休克和肾功能衰竭患者。

确诊主要依靠病毒分离、病毒核酸检测和免疫学检查。多数患者在 3～6 病日外周血可检测到病毒核酸,但早期检测病毒核酸阴性亦不能完全排除,需在 72 h 内对可疑病例进行重复检测。此外,若血清 RT-PCR 检测阴性,亦可采集唾液、泪液、汗液、乳汁、尿液、脑脊液、羊水、阴道分泌物和精液进行检测。病毒载量多于 3～7 病日达到高峰。死亡患者病毒载量可较存活患者高 10～100 倍。

血清特异性 IgM、IgG 抗体可于病程 10 日左右出现,IgM 抗体可持续存在 3 个月。该检测主要用于诊断困难或无症状、病毒载量极低的感染患者。院外死亡患者的确诊主要依赖咽拭子核酸检测,亦可通过皮肤活检免疫组化抗原检测。

【诊断与鉴别诊断】

主要结合流行病学史,依靠临床典型症状、体征和实验室检查作出诊断。临床需与马尔堡出血热、拉沙热、伤寒、恶性疟疾及黄热病等疾病进行鉴别。

【治疗与预后】

目前,尚无特异特效的治疗药物,主要采取以维护脏器功能为目标的综合支持治疗。对重症患者可采取静脉输液纠正低血容量性休克,以晶体液为主。积极纠正水电解质及酸碱紊乱,控制可能合并的其他病原体感染。对存在严重血管渗漏、多脏器损伤的患者,在救治条件达到的前提下,可考虑床旁监测血红蛋白、血细胞比容、电解质、血糖、乳酸及阴离子间隙等,并采取包括氧合、血流动力学支持、机械通气、肾脏替代治疗在内的综合治疗。

病死率可达 50%～80%。存活患者可留有后遗症,表现为持续性关节痛、关节炎、玻璃体炎、视网膜炎和睾丸炎,部分患者可出现严重的心理疾病。

【预防】

目前尚无有效疫苗。控制传染源是预防和控制此病的重要措施。应加强国境卫生检疫,严防本病传入我国,避免到埃博拉病毒病疫情发生的国家或地区旅行。

隔离患者,对患者分泌物、排泄物和使用过的物品进行彻底消毒。医务人员需严格执行防护措施。

（二）严重发热伴血小板减少综合征

由严重发热伴血小板减少综合征病毒(severe fever with thrombocytopenia syndrome virus, SFTSV)感染引起,以发热、血小板计数减少、胃肠道症状和白细胞计数减少为主要临床特征,病死率为5%～10%。

【病原学】

SFTSV又称新型布尼亚病毒,属布尼亚病毒科,白蛉病毒属。病毒基因组包含3个单股负链RNA片段(L、M和S)。该病毒一般抵抗力弱,不耐酸、易被热、乙醚、去氧胆酸钠、常用消毒剂及紫外线照射等迅速灭活。

【流行病学】

多发于春、夏季,散发于呈丘陵地貌的农村地区,从事野外作业的人群易被感染,目前已在中国的河南、湖北、山东、安徽、辽宁、江苏、陕西等省发现病例。部分病例发病前有明确的蜱叮咬史,且已从蜱中分离到SFTSV,推测蜱可能是该病主要传播媒介。尚未发现人际间传播的证据。急性期患者血液可能有传染性。

【发病机制】

发病机制尚不明确。目前认为,急性期高SFTSV载量与疾病严重程度密切相关。有研究认为,SFTSV可能通过抑制靶细胞生成干扰素而在体内复制,此过程中可通过诱导机体产生炎症性趋化因子而引发后续免疫炎症反应。

【临床表现】

潜伏期尚不明确。急性起病,主要表现为发热,体温多在38℃以上,重者持续高热,可达40℃以上,部分病例热程可长达10 d以上。伴乏力、明显纳差、恶心及呕吐等,部分病例有头痛、肌肉酸痛及腹泻等。体检常见颈部及腹股沟等浅表淋巴结肿大伴压痛、上腹部压痛及相对缓脉。

少数病例病情危重,出现意识障碍、皮肤淤斑、消化道出血、肺出血等,可因休克、呼吸衰竭、弥散性血管内凝血等多脏器功能衰竭死亡。

【实验室检查】

外周血白细胞计数减少,多为$(1.0～3.0)×10^9/L$,重症可降至$1.0×10^9/L$以下,中性粒细胞比例、淋巴细胞比例多正常;血小板计数降低,多为$(30～60)×10^9/L$,重症者可低于$30×10^9/L$。半数以上病例出现蛋白尿(＋～＋＋＋),少数病例出现尿潜血或血尿;可出现不同程度LDH、CK及AST、ALT等升高,尤以AST、肌酸磷酸激酶同工酶(CK-MB)升高为主,常有低钠血症,个别病例BUN升高。检测血清抗体、病毒核酸和(或)分离病毒有助于疾病的确诊。

【诊断与鉴别诊断】

依据流行病学史(流行季节在丘陵、林区、山地等地工作、生活或旅游史等或发病前2周内有被蜱叮咬史)、临床表现和实验室检查结果进行诊断。该病需与人粒细胞无形体病等立克次体病、肾综合征出血热、登革热、败血症、伤寒及血小板减少性紫癜等鉴别。

【治疗与预后】

无特异性治疗手段,主要为对症支持治疗。体外研究提示利巴韦林对病毒有抑制作用。绝大多数患者预后良好,但既往有基础疾病、老年患者、出现精神神经症状、出血倾向明显、低钠血症等提示病情重,预后较差。

【预防】

目前尚无有效疫苗预防。尽量避免接触蜱类主要栖息地如草地、树林等环境,必要时采取灭杀蜱等措施,降低生产、生活环境中蜱等传播媒介的密度。

一般情况下无须对患者实施隔离。对患者血液、分泌物、排泄物及被其污染的环境和物品,可采取高温、高压、含氯消毒剂等方式进行消毒处理。在抢救或护理危重患者时,尤其是患者有咯血、呕血等出血表现时,医护人员应加强个人防护,避免与血液直接接触。

(杜　虹　连建奇)

第八节　狂　犬　病

狂犬病(rabies)又称恐水症(hydrophobia),是由狂犬病毒(rabies virus)引起的侵犯中枢神经系统为主的人兽共患传染病。狂犬病毒通常由病兽通过唾液以咬伤方式传给人。临床表现为特有的恐水怕风、狂躁、流涎和咽肌痉挛、进行性瘫痪等。该病尚无特效药物治疗,一旦发病,病死率达 100%。

【病原学】

狂犬病毒属弹状病毒科(Rhabdoviridae)狂犬病毒属(*Lyssavirus*),形似子弹,大小约 75 nm×180 nm,病毒中心为单股负链 RNA,外面为核衣壳和含脂蛋白及糖蛋白的包膜。糖蛋白能与乙酰胆碱受体结合,决定了狂犬病毒的嗜神经性,能刺激机体产生中和抗体,诱导保护性免疫应答。

狂犬病毒的野毒株(wild virus)或称街毒株(street strain)是从患者或患病动物直接分离到的病毒,致病力强,能在唾液腺中繁殖。野毒株连续在动物脑内传代 50 代后毒力减弱,对人和犬失去致病力,但仍保持其免疫原性,可供制备减毒活疫苗,称为固定毒株(fixed strain)。

狂犬病毒对热敏感,100℃ 2 min 可灭活。容易被紫外线、甲醛、苯扎溴铵(新洁尔灭)、碘酒、高锰酸钾、乙醇等灭活。肥皂水也有灭活作用。

【流行病学】

1. 传染源　带狂犬病毒的动物是本病的传染源,我国主要是病犬,其次为猫、猪、牛、马等家畜。发达国家地区野生动物是主要传染源,如蝙蝠、浣熊、臭鼬、狼、狐狸等。外观健康的犬或其他动物唾液中也可携带病毒成为传染源。

一般来说,狂犬病患者唾液中所含病毒量较少,不是传染源,不形成人与人之间的传染。

2. 传播途径　病毒主要通过咬伤传播,也可由带病毒犬的唾液,经各种伤口和抓伤、舔伤的黏膜和皮肤入侵,少数可在宰杀病犬、剥皮、切割等过程中被感染。蝙蝠群居洞穴中的含病毒气溶胶可经呼吸道传播。器官移植也可传播狂犬病。

3. 易感人群　人群普遍易感。人被患病动物咬伤后发病率为15%~30%。野生动物与犬咬伤相比,临床表现重,进展快,病情凶险。咬伤后是否发病与下列因素有关。①咬伤部位:头、面、颈、手指处被咬伤后发病概率高;②咬伤的严重性:创口深而大,或多处受伤者发病率高;③伤口处理情况:未能及时、彻底清创者发病率高;④及时、全程、足量注射狂犬病疫苗和免疫球蛋白者发病率低;⑤被咬伤者免疫功能低下或免疫缺陷者发病率高。

4. 流行特征　本病存在于150多个国家和地区,主要发生在亚洲和非洲地区。

【发病机制与病理】

1. 发病机制　狂犬病毒对神经组织有强大的亲和力,自皮肤或黏膜侵入人体后,致病过程可分为3个阶段。

(1) 组织内病毒小量增殖期:病毒先在伤口附近的肌细胞内小量增殖,在局部可停留3 d或更久,然后入侵附近的末梢神经。

(2) 侵入中枢神经期:病毒以较快的速度沿神经轴突向中枢神经作向心性扩展,至脊髓的背根神经节,在此大量繁殖后入侵脊髓并很快到达脑部。主要侵犯脑干、小脑等处的神经细胞。

(3) 向各器官扩散期:病毒从中枢神经向周围神经扩展,侵入各器官组织,尤以唾液腺、舌部味蕾、嗅神经上皮等病毒量较多。由于迷走、舌咽及舌下神经核受累,致吞咽肌及呼吸肌痉挛,出现恐水、吞咽和呼吸困难等症状。交感神经受累出现唾液分泌和出汗增多。迷走神经节、交感神经节和心脏神经节受损时,可引起心血管功能紊乱或猝死。

2. 病理改变　病理变化主要为急性弥漫性脑脊髓炎。镜下可见脑实质有非特异性的神经细胞变性与炎性细胞浸润。具有特征性的病变是神经细胞的胞质内可见嗜酸性包涵体,直径3~10 nm,称内基小体(Negri body),为狂犬病毒集落,最常见于海马及小脑蒲肯野细胞(purkinje cell)中,呈圆形或椭圆形,HE染色为樱桃红色,具有诊断意义。

【临床表现】

潜伏期长短不一,可短至5 d,也可长达10余年,大多在3个月内发病,潜伏期长短与伤口部位、伤口深浅、入侵病毒数量和毒力、宿主的免疫力等因素相关。典型临床经过分为3期。

1. 前驱期　有低热、倦怠、头痛、恶心、全身不适等症状,继而恐惧不安,烦躁失眠,对声、光、风等刺激敏感而出现喉头紧缩感。具有诊断意义的早期症状是在伤口部位及其神经支配区有痒、刺痛、麻木或蚁走感等异样感觉,为病毒复制时刺激神经元所致。本期持续2~4 d。

2. 兴奋期　表现为高度兴奋、恐惧不安、恐水、恐风,体温升高至38~40℃。典型患者虽极渴而不敢饮,见水、闻流水声、饮水或仅提及水时均可引起咽肌严重痉挛。外界多种刺激如风、光、声也可引起咽肌痉挛。由于声带痉挛出现声嘶、吐词不清。严重发作时可出现全身肌肉阵发性抽搐,因呼吸肌痉挛致呼吸困难和发绀。患者常出现大量流涎、大汗淋漓、心率加快、血压增高等交感神经功能亢进表现。括约肌功能障碍可出现排尿、排便困难。患者神志大多清楚,部分患者可出现精神失常、幻视、幻听等。本期持续1~3 d。

3. 麻痹期 肌肉痉挛逐渐减少或停止,进入全身迟缓性瘫痪,患者由安静进入昏迷状态,最后因呼吸麻痹和循环衰竭而死亡。本期持续时间较短,一般6~18 h。

本病全程一般不超过6 d。除上述典型(狂躁型)表现外,尚有以脊髓或延髓受损为主的麻痹型(静型)狂犬病。该型患者无兴奋期和典型的恐水表现,常见高热、头痛、呕吐、肢体软弱无力、腱反射消失、共济失调和大小便失禁,呈横断性脊髓炎或上行性麻痹等症状,最终因全身迟缓性瘫痪死亡。

【实验室检查】

1. 血常规及脑脊液 外周血白细胞总数轻至中度升高,中性粒细胞增高。脑脊液检查多无明显改变,少数患者脑脊液呈病毒性脑炎改变。

2. 病原学检查

(1) 抗原检查:可取患者的脑脊液或唾液直接涂片、角膜印片或咬伤部位皮肤组织或脑组织通过免疫荧光法检测抗原,阳性率可达98%。还可使用快速狂犬病酶联免疫吸附法检测抗原。

(2) 病毒分离:取患者的唾液、脑脊液、皮肤或脑组织进行细胞培养或接种于动物脑组织分离病毒。

(3) 内基小体检查:动物或死者的脑组织作切片染色,镜检找内基小体,阳性率70%~80%。

(4) 核酸测定:取新鲜唾液和皮肤活检组织行RT-PCR法检测狂犬病毒RNA。

3. 抗体检测 存活1周以上者做血清中和试验或补体结合试验检测抗体、效价上升者有诊断意义。中和抗体可用于评价疫苗免疫效果。

【诊断与鉴别诊断】

1. 诊断 有被狂犬或病兽咬伤或抓伤史,出现典型症状如恐水、怕风、咽喉痉挛,或怕光、怕声、多汗、流涎和咬伤处出现麻木、感觉异常等即可作出临床诊断。确诊有赖于检查病毒抗原、病毒核酸或尸检脑组织中的内基小体或病毒分离等检查。

2. 鉴别诊断 本病需与破伤风、病毒性脑炎、脊髓灰质炎、类狂犬病性癔症、接种后脑脊髓炎等鉴别。

(1) 破伤风:有外伤史,潜伏期短。有牙关紧闭、角弓反张、全身阵发性痉挛性抽搐等,无极度兴奋及恐水表现。

(2) 其他病毒性脑炎:患者多有意识障碍,无恐水、恐风等症状,确诊主要依靠脑脊液及病原学检查。

(3) 类狂犬病性癔症:患者可有假性恐水表现,多于动物咬伤后出现症状,如喉头紧缩感、饮水困难及兴奋,但不伴有流涎、发热等症状,经暗示、对症治疗后多迅速恢复。

【治疗】

狂犬病目前无特效治疗方法,发病后以对症支持等综合治疗为主。

1. 隔离患者 严格隔离患者,尽量保持患者安静,减少声、光、风等刺激,患者分泌物、排泄物及污染物严格消毒处理。

2. 对症支持治疗 包括加强监护,给予镇静,解除痉挛,给氧,必要时气管切开。补充热量,纠正酸中毒,维持水、电解质平衡,稳定血压和心率,出现脑水肿时给予脱水剂等。

3. 抗病毒治疗 临床曾应用 α-干扰素、利巴韦林、金刚烷胺、阿糖胞苷、大剂量人抗狂犬病免疫球蛋白治疗,均未获成功。

【预后】

狂犬病一旦发病,病死率 100%。

【预防】

1. 管理传染病 以犬的管理为主。捕杀野犬,管理和免疫家犬,实行进出口动物检疫等措施。病死动物应予焚毁或深埋。

2. 伤口处理 早期、正确的伤口处理极为重要。咬伤后立即用 20% 肥皂水或 0.1% 苯扎溴铵反复冲洗伤口至少半小时,力求去除犬涎,挤出污血。深部伤口需要用注射器或导管伸入伤口进行液体灌注、清洗。彻底冲洗后用 2% 碘酒或 75% 酒精涂擦伤口,伤口一般不予缝合或包扎,以便排血引流。如有抗狂犬病免疫球蛋白或免疫血清,皮内过敏试验后可在伤口底部和周围行局部浸润注射。此外,尚需注意预防破伤风及细菌感染。

3. 预防接种

(1) 疫苗接种:可用于暴露后预防,也可用于暴露前预防。凡被犬或其他可疑动物咬伤、抓伤者,或医务人员的皮肤破损处被狂犬病患者唾液沾污时均需作暴露后预防。暴露前预防主要用于高危人群,即兽医、山洞探险者,从事狂犬病毒研究人员和动物管理人员。

我国批准的有地鼠肾细胞疫苗、鸡胚细胞疫苗和非洲绿猴肾传代细胞(Vero 细胞)疫苗。暴露前预防:接种 3 次,每次 1 ml,肌内注射,于 0、7、28 d 进行;1～3 年加强注射 1 次。暴露后预防:接种 5 次,每次 1 ml,肌内注射,于 0、3、7、14 和 28 d 完成,如严重咬伤,可全程注射 10 针,于当天至第 6 天每天 1 针,随后于 10、14、30、90 d 各注射 1 针。有下列情形之一的,建议首剂狂犬病疫苗剂量加倍:①注射疫苗前 1 个月内注射过狂犬病免疫球蛋白或抗血清者。②先天性或获得性免疫缺陷患者。③接受免疫抑制剂(包括抗疟疾药物)治疗的患者。④老年人及患慢性病者。⑤暴露后 48 h 或更长时间后才注射狂犬病疫苗的人员。

(2) 免疫球蛋白注射:常用的制品有人抗狂犬病毒免疫球蛋白(HRIG),20 IU/kg 或抗狂犬病马血清,40 IU/kg。抗狂犬病马血清使用前应做皮肤过敏实验。总量一半在伤口行局部浸润注射,剩余剂量臀部肌内注射。

(黄 燕)

第九节　EB病毒感染

EB病毒(Epstein-Barr virus，EBV)是一种普遍存在的4型人疱疹病毒，1964年由 Epstein和Barr发现并因此命名。EB病毒感染多表现为童年早期亚临床感染。急性原发性EB病毒感染表现为传染性单核细胞增多症(infectious mononucleosis，IM)，多为急性、自限性病程，以不规则发热、淋巴结肿大、咽痛、周围血液出现异形淋巴细胞为主要表现，通常数周后症状减轻至消失，一般预后良好。个别患者可出现IM症状持续不退或退而复现超过6个月，称为慢性活动性EB病毒感染(chronic active EB virus infection，CAEBV)，可伴严重的血液系统疾病等并发症，预后差。

【病原学】

EBV为γ疱疹病毒，直径180 nm。完整的病毒颗粒由含核样物、衣壳和囊膜3部分组成，核样物为直径45 nm的致密物，主要含线状双链DNA，长度约为172 kb；衣壳为20面体立体对称，由162个壳微粒组成；囊膜由感染细胞的核膜组成，其上有病毒编码的膜糖蛋白，有识别淋巴细胞上的EB病毒受体及与细胞融合等功能。此外，在囊膜与衣壳之间还有一层蛋白被膜。EBV基因组可编码近100种病毒蛋白，潜伏感染时表达EBV核抗原(EBNA)、膜蛋白(LMP)等，病毒增殖时表达EBV早期抗原(EA)、衣壳抗原(VCA)和膜抗原(MA)等。

【流行病学】

1. 传染源　病毒携带者和患者是本病的传染源。

2. 传播途径　EBV的传播主要通过唾液暴露，EBV感染后6个月至1年内，唾液中持续分泌的病毒逐渐减少。通过性传播亦有报道，但是由于阴道分泌的EB病毒的数量远远低于唾液，因此被认为是次要的传播途径。血制品、器官移植和宫内传播概率也很低。

3. 易感人群　人群普遍易感，多呈散发性，无季节和性别差异。

4. 流行特征　全球超过95%的成人曾感染EB病毒，年发病率为(50~100)/10万。根据血清学调查，我国3~5岁儿童90%以上已有既往感染。有25%~75%的原发性EB病毒感染患者临床表现为IM，多发生于青少年或成年患者，儿童多为隐性感染。

【发病机制与病理】

EBV致病机理未完全阐明。原发性EBV感染时，病毒进入口腔后先在咽部、唾液腺的上皮细胞内复制，继而侵入血液循环而致病毒血症，并累及淋巴系统的各组织和脏器。B淋巴细胞为EBV的长期宿主，当EBV复制减少，以环状DNA形式游离在B细胞胞浆内，进入潜伏感染期。体外实验证实，潜伏感染的EBV病毒可诱导B细胞永生化，与肿瘤的发生有关。

急性EB病毒感染(IM)时，导致B细胞增殖，引起机体体液免疫和细胞免疫反应，产生多种抗体，细胞免疫反应包括NK细胞和EBV特异性CD8$^+$T淋巴细胞，后者形成异形淋巴细胞,快速增殖活化的 T 细胞出现在外周血,广泛浸润引起淋巴结和肝脾肿大。最近的研究认为 EB 病毒感染不仅可以感染 B 细胞和上皮细胞,还可以感染 T/NK 细胞,但 EBV 如何感染 T/NK 细胞尚不明。

本病基本的病理特征是淋巴组织的良性增生。淋巴结肿大但并不化脓,肝、脾、心肌、肾、肾上腺、肺、中枢神经系统均可受累,主要为异形淋巴细胞浸润。

【临床表现】

1. 传染性单核细胞增多症　传染性单核细胞增多症(IM)潜伏期 5～15 d 不等,多数为 10 d。临床表现多种多样,起病急缓不一,近半数有前驱症状。咽痛和乏力是最常见的症状,发热、咽峡炎和淋巴结肿大为典型的三联征。患者通常有外周血淋巴细胞增多症,并伴有异形淋巴细胞。通常整个病程为 1 个月,大多数患者的症状会在 2～3 个月内完全消失。主要症状如下。

(1) 发热:患者几乎均有发热,体温自 37.8～41.0℃,可呈弛张热、不规则热或稽留热,热程通常持续 1～2 周,甚少超过 5 周。

(2) 淋巴结肿大:94%的患者可有浅表淋巴结肿大。全身淋巴结皆可被累及,以颈部淋巴结最为常见,一般不融合,无明显压痛,肿大淋巴结消退徐缓,通常为 3 周。

(3) 咽峡炎:可发生于 84%患者中,多数有咽、腭垂、扁桃体等充血或肿大,少数有溃疡或假膜形成。患者多有咽痛,软腭上可及淤点,牙龈亦可有肿胀,并有溃疡,喉及气管阻塞罕见。一般于起病 2 周内消退。

(4) 肝脾肿大:儿童患者中较为常见。伴有肝功能异常者可达 2/3,约 9%出现黄疸。52%患者可出现脾肿大,通常发生于第 1 周,持续 3～4 周。少数患者可发生脾破裂。

(5) 皮疹:约 10%的成人病例出现皮疹,儿童的发生率可达 1/3,呈多形性,可表现为红斑、丘疹或麻疹样皮疹,偶呈出血性。多见于躯干部,常在起病后 1～2 周内出现,3～7 d 后消退,不留痕迹,未见脱屑。比较典型者为黏膜疹,表现为多发性针尖样淤点,见于软硬腭的交界处。

2. 慢性活动性 EB 病毒感染　慢性活动性 EB 病毒感染(CAEBV)是一种罕见的威胁生命的淋巴增殖性疾病,其特征是持续性 IM 样综合征和 EB 病毒血症。症状可包括发热、淋巴结肿大和肝脾肿大,以及肝功能异常和血细胞减少症。CAEBV 根据 EB 病毒感染细胞不同,分为 B 细胞型和 T/NK 细胞型。亚洲地区 T/NK 型多见,西方国家 B 细胞型多见。

【实验室检查】

1. 血象　传染性单核细胞增多症病初时,白细胞计数可以正常。发病后 10～12 d 白细胞总数常有升高,第 3 周恢复正常。病程早期先出现中性粒细胞增多,以后淋巴细胞增多(>60%以上)。在发病第 1～21 天可出现异形淋巴细胞,具有诊断价值。若外周血涂片中发现 10%以上的异形淋巴细胞,其诊断传单敏感性为 75%,特异性为 92%。血小板计数可减少。

2. 骨髓象　除出现异形淋巴细胞增多外,其他缺乏特异性,但可除外血液系统肿瘤等。

3. 嗜异性凝集试验 敏感性在81%~95%,但特异性较差,目前已少用。

4. EB病毒抗体测定 包括衣壳抗原(VCA)IgM、IgG抗体,早期抗原(EA)IgM、IgG抗体,核抗原(EBNA)IgG抗体等。

5. 分子生物学检测 采用核酸杂交或PCR技术检测EBV基因组已经用于临床诊断,一般IM患者起病2周内外周血可检测出EBV-DNA,敏感性为95%,特异性为97%。选择不同样本意义不同,血浆或血清中的EBV-DNA与疾病严重程度相关,CAEBV患者则推荐以检测外周血单个核细胞(PBMC)中EBV-DNA作为诊断标准之一。

【诊断和鉴别诊断】

1. 诊断 传染性单核细胞增多症的诊断以临床症状、典型血象以及血清学抗体为主要依据。临床表现虽以高热、咽峡炎、颈淋巴结肿大等比较常见,症状通常维持数日至3~4周。典型血象在病程的第2日即有改变或呈阳性,但显著变化一般见于第1~2周,VCA-IgM在IM症状出现时即可被检测到,峰值为2~3周,EBV-DNA通常在发病2周内可测得。

CAEBV的诊断标准并不统一,目前美国NIH采用的诊断标准见表4-6,满足每一项中至少1条并排除任何免疫缺陷即可诊断。日本的诊断标准降低了EB病毒相关抗体的滴度(VCA-IgG≥1∶640,EA抗体≥1∶160或EBNA<1∶2)以增加敏感性。

表4-6 CAEBV的诊断标准

项目	标准
持续6个月以上的相关临床及血清学表现	①从EBV原发感染开始症状一直持续;②EBV抗体滴度异常(VCA-IgG≥1∶5 120,EA抗体≥1∶640或EBNA<1∶2)
主要脏器受损的组织学标志	①淋巴结炎;②噬血现象;③脑膜脑炎;④持续性肝炎;⑤脾大;⑥间质性肺炎;⑦骨髓增生不良;⑧视网膜炎
EBV检测阳性	①受损组织中EBV的DNA、RNA或抗原检测阳性;②外周血中EBV DNA检测阳性

2. 鉴别诊断

(1) 巨细胞病毒感染:临床表现相似,但该病肝脾肿大是由于病毒对靶器官细胞的作用所致,传染性单核细胞增多症则与淋巴细胞增生有关。巨细胞病毒病中咽痛和颈淋巴结肿大较少见,确诊有赖于病毒核酸检测及特异性抗体测定。

(2) 血液系统肿瘤:EB病毒感染可出现发热、肝脾肿大、淋巴结肿大,甚至累及血液系统,也需与血液系统肿瘤相鉴别,骨髓细胞学检查有确诊价值。

(3) 艾滋病:患者有HIV感染风险,同样可表现为发热、咽峡炎,淋巴结肿大,建议筛查HIV抗体。同时检测人类单纯疱疹病毒6(HHV-6)、巨细胞病毒和弓形虫。

(4) 急性感染性淋巴细胞增多症:儿童中本病尚需与急性感染性淋巴细胞增多症鉴

别,后者多见于幼儿,大多有上呼吸道症状,淋巴结肿大少见,无脾肿大;白细胞计数总数增多,主要为成熟淋巴细胞,异常血象可维持 4～5 周;血清中无 EB 病毒抗体检出。

【治疗】

1. 对症治疗　急性期特别是并发肝炎时应卧床休息。对乙酰氨基酚和消炎止痛药物推荐应用于发热、咽部不适等患者。足够的液体和营养摄入也十分重要。

2. 抗病毒药物　虽然阿昔洛韦及其衍生物在体外试验中有拮抗 EB 病毒的作用,但临床随机对照试验提示,阿昔洛韦及伐昔洛韦只能一过性地降低口腔内病毒载量,并不能减少外周血中 EB 病毒,并在停止治疗后病毒量迅速恢复。因此,此类药物不必常规应用于一般的 EB 病毒感染患者。干扰素的疗效亦不明确。

3. 糖皮质激素等免疫抑制治疗　糖皮质激素仅应用于传染性单核细胞增多症的严重并发症。例如,上呼吸道梗阻、溶血性贫血等。大剂量糖皮质激素亦用于 CAEBV 的治疗,可使症状暂时缓解,但长期疗效尚不确定。

4. 造血干细胞移植　造血干细胞移植是唯一可以治愈 CAEBV 的方法。但 CAEBV 患者常有多器官损害及严重并发症,造血干细胞移植后发生并发症的风险较大。

【预后】

急性 EB 病毒感染者预后大多良好。病程一般为 1～2 周,但可有复发。部分患者低热、淋巴结肿大、乏力、病后软弱可持续数周或数月。本病病死率为 1％～2％,死因为脾破裂、脑膜炎、心肌炎等。无论成人或儿童,CAEBV 的预后均不好,发病年龄在 8 岁以上且合并严重并发症者预后更差,半数以上在 5 年内因严重并发症死亡。

【预防】

对于患有活动性 EBV 感染的患者,经常洗手和不共用饮食用具、水杯和牙刷等措施可以减少 EBV 传染给他人的风险。此外,EBV 可通过血液传播,故患者献血期限必须延至发病后数个月。重组 EBV 亚单位 gp350 疫苗已在临床试验中显示出安全性和免疫原性,尽管不能预防 EBV 感染,但该疫苗可减轻临床症状。

(邵凌云)

第十节　巨细胞病毒感染

巨细胞病毒(cytomegalovirus, CMV)感染在免疫缺陷人群的发病率和病死率较高,尤其是器官移植患者和艾滋病患者。在免疫功能正常者,CMV 感染通常无任何表现,有时表现为单核细胞增多症,偶可引起器官特异性的并发症。

【病原学】

CMV 属于疱疹病毒家族 β 疱疹病毒亚科,其基因组为双链线性 DNA,具有二十面体对称的衣壳和病毒包膜。CMV 有潜伏和再激活的生物学特性,可导致宿主反复感染。CMV 复制缓慢,通常需要 24 h 才能在受感染的细胞中产生子代病毒。

【流行病学】

1. 传染源 包括感染者和病毒携带者。

2. 传播途径 包括密切生活接触、性接触、血液传播、器官移植等组织暴露、母婴传播等。

3. 易感人群 人群普遍易感。当机体免疫力下降时,如接受器官移植、艾滋病患者、接受放化疗者以及长期使用糖皮质激素及免疫抑制剂者、妊娠等,潜伏的病毒可以激活。

4. 流行特征 世界各地人群中既往 CMV 感染率各不相同,成人 40%～100%,我国感染率高达 80%～100%。CMV 特异性抗体的阳性率随年龄增大而增加,也受到种族和民族的影响,家庭收入低,家庭居住拥挤,教育程度低与较高的 CMV 血清学阳性率有关。

【发病机制与病理】

1. 发病机制 CMV 急性期感染通常发生在生命的早期阶段,细胞免疫对于控制病毒复制发挥着重要作用,但机体免疫系统不能完全清除病毒。在急性期感染后 CMV 常潜伏于体内。潜伏感染时,病毒核酸复制停止或以极低的水平进行。当机体免疫力下降时病毒激活进入裂解感染。病毒侵犯的靶细胞类型广泛,包括上皮细胞、内皮细胞、成纤维细胞、外周血白细胞、脑和视网膜神经细胞、胃肠道平滑肌细胞和肝细胞等。目前认为,CMV 引起组织和器官损伤的机制可能包括:病毒的直接毒性作用和病毒诱导的免疫损伤,如细胞毒性 T 淋巴细胞的杀伤作用、自然杀伤细胞作用,抗体介导的补体反应等。

2. 病理改变 CMV 可引起全身多种组织和器官病变,病理检查可见受累组织的炎症、水肿、组织坏死,可查见 CMV 包涵体,CMV 特异性免疫组化阳性。

【临床表现】

并非所有的 CMV 感染都有明显的临床表现,要正确区分 CMV 感染与 CMV 病。CMV 感染是指不管是否存在症状或体征,可从任何体液或组织标本中分离出病毒,或检测到病毒蛋白(抗原)或核酸;CMV 病是指存在 CMV 感染的症状或体征,包括病毒感染综合征或组织侵袭性疾病。

病毒感染综合征是免疫功能正常成人最常见的 CMV 症状性感染,常有以下表现,包括发热、不适、白细胞减少、中性粒细胞计数减少、非典型淋巴细胞增多、血小板减少等。部分患者可伴有皮肤表现,包括斑疹、丘疹、斑丘疹、风疹样、麻疹样和猩红热样皮疹。

CMV 感染可侵袭多种组织和器官,包括胃肠道、肝、肺、神经系统、眼和心血管系统等。消化道 CMV 感染多见于免疫缺陷人群,最常累及食管和结肠。CMV 食管炎表现为吞咽困难,可伴发热、恶心或胸骨后烧灼痛。CMV 肠炎表现为腹痛和腹泻,低热、体重减轻、血便,偶可引起肠道穿孔。镜下表现为大小不一的糜烂或溃疡。CMV 肝脏损害多表现为亚临床转氨酶升高,偶可引起重型肝炎。CMV 感染引起神经系统病变不常见,可累及大脑、脊髓、脊柱神经根或周围神经,多见于艾滋病患者。在免疫功能正常者,

0.6‰～2‰的原发 CMV 感染可引起格林巴利综合征(GBS)。CMV 肺炎是器官移植患者最常见的 CMV 组织侵袭性疾病。临床表现呈非特异性,包括低热、气促、胸闷、干咳、呼吸困难和低氧血症等;影像学表现多种多样,如弥漫性斑片状磨玻璃影、斑片状实变、网状或结节影等,偶可见少量胸腔积液。

CMV 视网膜炎是 AIDS 患者最常见的眼部并发症,主要见于 $CD4^+$ T 淋巴细胞计数低于 50 个/μL 的患者。临床表现通常有飞蚊症,视野缺失,视力下降甚至丧失。眼底表现为视网膜黄白色或灰白色坏死,可位于眼底任何部位,常位于视网膜血管附近,并伴有出血,累及视神经者有视盘水肿、出血,玻璃体轻度混浊。

【实验室检查】

检查方法包括病毒分离、抗原和抗体检测以及分子生物学检测等。

1. 病毒分离培养　将血液、组织、唾液、尿液、支气管肺泡灌洗液和粪便等各种体液标本接种于人胚肺成纤维细胞以进行病毒分离培养。标本培养阳性并不能说明 CMV 感染为活动性疾病,因为免疫缺陷者常常在无临床表现的情况下在尿液、支气管肺泡灌洗液和粪便中长期排出病毒。

2. CMV DNA 和抗原检测　采用实时定量 PCR 的方法检测 CMV DNA 被广泛应用于 CMV 感染的诊断和疾病监测。CMV pp65 抗原检测可快速检测外周血白细胞中的 CMV 蛋白成分。该检测方法比病毒培养敏感,而且抗原阳性细胞越多,提示发生活动性疾病的风险越大。相比抗原检测,定量 PCR 检测有以下优势:更好的检测标准,稳定性好,需要标本量少,对白细胞减少患者检测敏感度高。

3. 血清学检查　CMV 特异性 IgM 抗体阳性或在至少间隔 2～4 周的成对样本中,CMV 特异性 IgG 抗体滴度增加 4 倍及以上,提示近期或急性 CMV 感染。

4. 组织病理学检查　组织病理学和组织标本免疫组化染色对 CMV 引起的组织浸润性疾病诊断有重要意义。病理检查可见 CMV 包涵体。

5. 其他实验室检查　表现为 CMV 单核细胞增多症者主要的血液学异常表现有:淋巴细胞绝对计数增高,单核细胞比例＞50％,以及外周血涂片异形淋巴细胞比例＞10％。

【诊断与鉴别诊断】

1. 免疫功能正常者 CMV 感染的诊断　对于免疫功能正常者,CMV 病的诊断主要依靠血清学检查,即 CMV 特异性 IgM 抗体阳性或至少间隔 2～4 周的成对样本中,CMV 特异性 IgG 抗体滴度升高 4 倍及以上。但是,血清学检查的局限性在于:IgG 抗体滴度 4 倍增长可能需要数周时间才能发生,IgM 阳性可在原发感染后持续数月,因此以上血清学阳性并非一定反应急性期感染。CMV 特异性 IgG 阳性提示既往感染;如 CMV DNA 阳性同时 CMV 特异性 IgG 阴性,则可诊断急性 CMV 感染。

2. 免疫功能缺陷者 CMV 感染的诊断　对于免疫缺陷患者,需依靠病史、临床表现和实验室检查进行 CMV 病的诊断。应结合临床正确解读实验室结果,因为在没有活动性疾病表现的患者也可以检测到 CMV 病毒、CMV DNA 和 CMV 抗原。

(1) CMV 感染综合征:即症状性的病毒血症,存在 CMV 感染的临床表现[如发热、乏力、肌痛和关节痛,白细胞减少和(或)血小板减少],而缺乏终末器官损害的证据。符合以上表现,并且血浆或全血 CMV DNA 或 CMV 抗原检测阳性可确立诊断。

(2) CMV 组织侵袭性疾病:诊断的金标准是组织标本中查到 CMV 包涵体或 CMV 特异性免疫组化阳性。如果组织标本病毒培养阳性,结合临床表现也可明确诊断。怀疑 CMV 组织侵袭性疾病时,应同时检测血浆或全血 CMV DNA 水平,因为核酸检测快于组织病理检查,及早获得结果有助于指导抗病毒治疗,并进行定期随访监测抗病毒治疗效果。血浆或全血 CMV DNA 阴性不能排除组织侵袭性 CMV 病,尤其是 CMV 引起的胃肠道病变、肺炎或视网膜炎。组织病理检查 CMV 包涵体阴性也不能排除组织侵袭性 CMV 病,因为阴性结果有可能由于采样不佳导致。CMV 视网膜炎通常由经验丰富的眼科医师根据其特有的视网膜病变特点而做出诊断。

鉴别诊断:CMV 引起的单核细胞增多症要与 EB 病毒感染引起的传染性单核细胞增多症相鉴别,后者 EBV-IgM 或血浆 EBV DNA 呈阳性。CMV 肺炎与其他间质性肺炎相鉴别,如肺孢子菌肺炎、非典型病原体引起的肺炎、肺间质纤维化等。CMV 食管炎与食道念珠菌病等相鉴别,CMV 结肠炎与溃疡性结肠炎和克罗恩病等相鉴别。CMV 脑炎及脊髓炎与其他疱疹病毒引起的中枢神经系统感染等相鉴别。

【治疗】

在免疫功能正常者,大多数原发 CMV 感染症状轻微或没有症状。对于有症状的 CMV 感染,特别是单核细胞增多症患者,病情通常呈自限性,数天至数周时间痊愈,通常不需要抗病毒治疗。

对于免疫功能缺陷者,无症状性 CMV 感染需根据具体情况决定是否予抗病毒治疗。对于肺移植患者,大多数无症状 CMV 病毒血症也需要予抗病毒治疗。目的是为了防止侵袭性疾病的发生,以及 CMV 病毒血症潜在的间接影响,如排斥反应。CMV 引起的症状性感染均需抗病毒治疗。

目前,用于治疗 CMV 感染的全身用抗病毒药物包括:①缬更昔洛韦,900 mg,bid,与食物同服;②更昔洛韦,5 mg/kg,每 12 h 1 次,静脉注射;③膦甲酸钠,每次 60 mg/kg,每 8 h 1 次,或每次 90 mg/kg,每 12 h 1 次,静脉注射;④西多福韦,5 mg/kg/周,连续 2 周,以后每隔 1 周 5 mg/kg,静脉注射。

治疗疗程取决于治疗后的临床和病毒学反应。治疗后每周或每 2 周监测病毒载量,直至一次病毒检测不出或低于检测下限(采用敏感度较高的检测方法)或连续 2 次至少间隔 1 周有任一次病毒检测不到(采用敏感度较低的检测方法)。另外,治疗疗程也与 CMV 感染的靶器官有关:①对于 CMV 病毒综合征和 CMV 肺炎,至少治疗 2 周。②艾滋病患者合并 CMV 视网膜炎的抗病毒治疗包括全身用药和(或)玻璃体内局部治疗。如感染对视力威胁大,建议局部玻璃体内注射联合全身用药。局部注射药物可选用更昔洛韦或膦甲酸钠。诱导期抗病毒治疗持续 14～21 d,然后进入维持治疗,直至接受抗病毒治疗至少 3 个月,CD4$^+$ T 细胞计数≥100×10^6/L 至少 3 个月。③对于发生在艾滋病患者的 CMV 胃肠炎,推荐抗病毒治疗时间为 3～6 周,疗程结束后不建议长期维持治疗。④对于 CMV 引起的中枢神经系统疾病,病情严重时(如 CMV 脑炎)建议静脉联合使用更昔洛韦(5 mg/kg,每天 1~2 次)和膦甲酸钠(90 mg/kg,每天 1~2 次)。病情较轻时(如 CMV 引起的多发神经根病),建议更昔洛韦或膦甲酸钠单药静脉注射。以上药物不良反应不耐受时,西多福韦可作为替代治疗。诱导治疗一直到患者临床症状明显改善,然后进入维持治疗。对于艾滋病患者,维持治疗的疗程是:直至 CD4 计数升至≥$100×10^6$/L 持续至少 6 个月。维持治疗首选缬更昔洛韦口服。

【预防】

应避免接触 CMV 感染者有潜在感染性的体液,如血液、痰液、唾液、尿液、粪便等。对患者的分泌物或排泄物进行严格消毒处理。加强孕妇、婴儿及免疫缺陷患者的个人防护,加强产前及围生期 CMV 感染的筛查。养成良好的卫生习惯,勤洗手。加强身体锻炼,提高免疫力。目前,国内尚无有效疫苗用于接种。对于肺移植患者 CMV 感染的预防可以采用抗病毒药物(更昔洛韦或缬更昔洛韦)单用或联合 CMV 特异性免疫球蛋白。

(卢洪洲)

第十一节 艾 滋 病

艾滋病全称获得性免疫缺陷综合征(acquired immunodeficiency syndrome,AIDS),是由人类免疫缺陷病毒(human immunodeficiency virus, HIV)引起的一种慢性传染病。HIV 特异性地侵犯 CD4$^+$T 淋巴细胞,造成 CD4$^+$T 淋巴细胞数量下降和功能受损,最终导致机体免疫缺陷并出现各种机会性感染(opportunistic infection)和肿瘤。近年来,随着 HIV 感染的早期发现和早期治疗以及抗病毒药物的更新换代,HIV 感染已经成为可防可控的慢性疾病。

【病原学】

HIV 是单股正链 RNA 病毒,属逆转录病毒科(Retroviridae)慢病毒属(*Lentivirus*)。根据 HIV 基因差异,可分为 HIV-1 型和 HIV-2 型。目前,全球流行的主要是 HIV-1 型,一般所指的 HIV 即为 HIV-1 型。HIV-1 可进一步分为 M、O、N 和 P 亚型组。此外,不同亚型之间还可进行重组,形成重组亚型。HIV 呈圆形或椭圆形的二十面体,直径 90~140 nm,外层为磷脂双分子层。表面有突出于病毒包膜之外的外膜蛋白 gp120,其在分子构型上有与 CD4 分子结合的部位。HIV 基因全长约 9.7 kb,有 9 个基因片段。HIV 对外界抵抗力较弱,对热敏感。56℃ 30 min、5%~8%甲醛及有机氯溶液等均能灭活病毒。

【流行病学】

自 1981 年报告首例 AIDS 以来,受 HIV 感染的人数不断攀升,直到抗反转录病毒治疗的出现和广泛应用,使疫情得到了较好控制。目前,估计全球仍存活的 HIV 感染者/AIDS 患者约 3 670 万,每年死亡约 100 万人。其中非洲地区疫情较严重,撒哈拉以南非洲占全球病例及死亡病例的 60%以上。

1. 传染源 艾滋病患者和无症状 HIV 感染者是本病的传染源。未经治疗的患者传染性最强,无症状 HIV 感染者在流行病学上意义更大。病毒主要存在于血液、精液和阴道分泌物中。

2. 传播途径

(1) 性接触传播:是本病主要传播途径,欧美等发达国家以男男同性恋为主。

(2) 血液传播:该途径含义较广。包括静脉毒瘾者之间共用针头;使用被 HIV 污染的注射器;输注被 HIV 污染的血或血制品;职业暴露于被 HIV 污染的针头和器械;移植使用 HIV 感染者的器官等。

(3) 母婴传播:感染本病的孕妇可以通过宫内、产程中及产后母乳喂养等方式传播给婴儿。

3. 易感人群 本病普遍易感。高危人群主要包括男男同性恋者和有不洁性行为者、静脉吸毒者等。

【发病机制】

CD4$^+$ T 淋巴细胞是 HIV 的主要靶细胞。HIV 侵入人体后,在辅助受体 CCR 5、CXCR 4 等的协同作用下,病毒表面 gp120 与 CD4$^+$ T 淋巴细胞表面的 CD 4 分子特异结合。包膜与宿主细胞包膜融合,病毒核心蛋白及 RNA 因而得以进入细胞质。HIV RNA 在病毒的反转录酶的作用下,反转录成单链 DNA,然后以此 DNA 为模板在 DNA 多聚酶作用下复制 DNA,部分存留在胞质内。部分 DNA 在病毒的整合酶作用下与宿主细胞内 DNA 整合,成为潜伏状态的前病毒(proviral DNA)。整合至宿主基因组的前病毒至今无有效手段得以清除,导致 HIV 无法根治。前病毒可被激活,复制、转录、翻译成病毒蛋白,装配成新病毒,以芽生方式释出,再感染其他细胞。由于 HIV 复制过程中缺乏校正,HIV 复制过程会出现较多突变。

【临床表现】

如不经治疗,大多数感染者在 HIV - 1 感染后 2～10 年发展至 AIDS。

HIV 感染后的疾病分期主要通过流行病学和实验室检查确定。但是,从临床症状来看,可以大致分为以下 3 个阶段。

1. 急性期 多见于 HIV 感染 3 个月内。大多数患者无症状或临床症状轻微。患者可出现发热、咽痛、头痛、厌食、腹泻、全身不适、关节肌肉痛等类似流感症状。

2. 无症状期 临床上可无症状,因此也称为潜伏感染期,部分患者可以有持续的全身淋巴结肿大。其特点为除腹股沟淋巴结以外,全身两处或两处以上淋巴结肿大,直径>1 cm,持续 3 个月以上,质地柔韧,无压痛,无粘连,可活动,活检为淋巴结反应性增生。此期可持续 2～10 年或更长。

3. AIDS 期 此期因患者机体免疫功能下降(CD4$^+$ T 淋巴细胞计数<200×10^6 个/mm^3),而出现各种机会性感染和肿瘤。此时的症状因机会性感染和肿瘤不同而有较大差异。AIDS 常见机会性感染包括念珠菌病、耶氏肺孢子菌肺炎、活动性巨细胞病毒感、结核、隐球菌性脑膜炎和弓形虫脑病等,肿瘤包括卡波西肉瘤、淋巴瘤和肛门癌/宫颈癌等(详见各相关章节)。

【实验室检查】

主要包括 HIV 抗体、HIV 病毒载量、HIV 基因型耐药、CD4$^+$T 淋巴细胞和 CD4/CD8 等检测。

1. HIV 抗体检测　包括筛查试验和确证试验。HIV1/2 抗体筛查常用酶联免疫吸附试验(ELISA),确证试验常用免疫印迹法(WB)。此抗体非中和抗体,仅表明 HIV 感染。

2. HIVp24 抗原　p24 出现在 HIV 感染早期,因此可用于检测急性 HIV 感染。

3. 核酸检测　包括 HIV RNA 和 DNA 检测,采用 PCR 方法进行。

4. 淋巴细胞亚群检查　采用流式细胞仪进行检测。HIV 感染者 CD4$^+$T 淋巴细胞计数下降,多呈现 CD4/CD8 比值倒置(<1.0)。

5. HIV 耐药检测　HIV 耐药测定方法有基因型和表型耐药检测。由于表型耐药方法较复杂,而且生物安全要求较高,国内外普遍采用基因型。推荐在抗病毒治疗开始前、治疗效果不理想或治疗失败时进行耐药检测。

6. 其他　血、尿常规和生化检查等,对于选择适合的治疗药物有重要意义。AIDS 期患者应常规筛查结核,可行痰抗酸杆菌涂片及培养,胸部 CT 等检查;此外还应排除隐球菌感染,可行血浆隐球菌荚膜抗原检测。

【诊断与鉴别诊断】

1. 诊断　HIV 感染诊断有赖于实验室检查,主要是 HIV 抗体和 HIV RNA。血液中 HIV 抗体阳性或检出 HIV RNA 均可确诊为 HIV 感染。然而,在 HIV 感染后,机体需要一段时间才能产生 HIV 特异性抗体,从而导致在此之前 HIV 抗体检测呈阴性,称为窗口期。随着时间推移,HIV RNA, HIV P24 和 HIV 抗体依次逐渐可被检测到。窗口期的存在使得 HIV 诊断急性感染存在一定难度。

对于 HIV 感染孕妇所生的 HIV 感染的婴幼儿,由于可能携带来自母体的 HIV 抗体,从而将影响诊断。因此在此类患儿中,应采用 HIV RNA 或 HIV DNA 检测以明确诊断。

2. 鉴别诊断

(1) 急性期应与传染性单核细胞增多症和流行性感冒等相鉴别。

(2) AIDS 期出现各种机会性感染和肿瘤,需要进行相应的鉴别,详见机会性感染内容。

(3) CD4$^+$T 淋巴细胞减少需要和特发性 CD4$^+$T 淋巴细胞减少以及服用免疫抑制剂等相鉴别。

【治疗】

艾滋病治疗的关键的是抗反转录病毒治疗,由于抗病毒治疗多采用多种药物(一般为 3 种)联合治疗,故又称为高效抗反转录病毒治疗(highly active anti-retrovirus therapy, HAART)。

1. 抗病毒治疗人群　所有 HIV 感染者均应接受抗反转录病毒治疗。

2. 抗病毒治疗时机　目前研究表明,尽早开始抗病毒治疗有利于降低病毒载量,维持 CD4$^+$T 淋巴细胞计数和功能,降低全身免疫激活,因而对患者有重要意义。从全人群来看,HIV 感染者尽早开始抗病毒治疗可以降低其体内病毒载量,从而减少 HIV 传播,称为"治疗即预防"(Treatment as prevention)策略,是全球防治 HIV 的最重要策略。因而所有 HIV 感染者,一经诊断均应尽早开始抗病毒治疗。

3. 抗病毒治疗方案　目前抗反转录病毒药物,按照作用机制不同可分为七大类,分别为核苷(酸)类反转录酶抑制剂(nucleoside reverse transcriptase inhibitor,NRTIs)、非核苷类反转录酶抑制剂(non-nucleoside reverse transcriptase inhibitor,NNRTIs)、蛋白酶抑制剂(protease inhibitor,PIs)、整合酶抑制剂(integrase strand transfer inhibitors,INSTIs)、融合抑制剂(fusion inhibitor,FIs)、CCR5 受体拮抗剂和附着后抑制剂(post-attachment inhibitor,PAIs)。另外,还有上述药物组成的复方制剂。较为常用的是 NRTIs,NNRTIs,PIs 和 INSTIs。

抗反转录病毒治疗方案建议由 3 种具有抗病毒活性的有效药物组成,其中 NRTIs 多作为骨干药物。对于初治患者推荐方案为 2 种 NRTIs+1 种 NNRTIs/PIs/INSTIs。

4. 合并机会性感染和肿瘤患者抗病毒治疗方案　合并机会性感染和肿瘤患者的抗病毒治疗原则与普通 HIV 感染者相似,应及早进行抗病毒治疗。抗感染治疗、抗肿瘤治疗可与抗反转录病毒治疗同时进行。但对于部分机会性感染,患者在抗反转录病毒治疗后容易出现免疫重建炎症综合征,反而导致疾病加重。因此需先进行一段时间抗感染治疗后再进行抗反转录病毒治疗。由于同时进行使用多种治疗药物,应注意药物药物相互作用。

5. 治疗检测

(1)临床症状:治疗有效时临床症状能够缓解,机会性感染的发生率降低。

(2)病毒学指标:治疗有效时血浆中病毒载量 4 周内应下降 1 个 lg copies/ml 以上,12 个月应达到检测不出(低于<$50×10^6$ 拷贝/L)。如 HIV RNA 长期高于 200 拷贝/ml,可认为治疗失败。治疗失败的患者应行 HIV 耐药检测,并根据结果更换含有至少 3 个有效药物的治疗方案

(3)免疫学指标:主要为 $CD4^+$ T 淋巴细胞计数及 CD4/CD8 比值。

6. 免疫重建炎性反应综合征　免疫重建炎性反应综合征(immune reconstitution inflammatory syndrome,IRIS)是指 HIV 感染者在经抗反转录病毒治疗后,在免疫功能恢复过程中出现的一组临床综合征。一般出现在抗反转录病毒治疗后的前 3 个月,主要表现为新出现的机会性感染(揭露型)或原有的机会性感染在抗反转录病毒治疗后加重或恶化(矛盾型)。其主要致病机制是在抗反转录病毒治疗后,机体免疫功能恢复,对体内病原体的免疫反应增强。

IRIS 出现后应继续进行抗病毒治疗。矛盾型 IRIS 通常为自限性,无须特殊处理可自愈;而揭露型 IRIS,需要进行针对性的抗病原体治疗;严重者可短期应用激素或非类固醇抗炎药控制。

【预后】

HIV 感染者如在急性期或无症状期开始抗反转录病毒治疗,且保持良好治疗依从性,长期维持病毒载量低于检测下限,则其预后良好。目前认为,HIV 感染者预期寿命与非感染者相当。发展至 AIDS 的患者病死率较高。因此及早诊断和治疗是降低 HIV 感染者病死率的关键。

【预防】

1. 控制传染源 HIV 感染者应尽早开始抗逆转录病毒治疗以减少传播。

2. 切断传播途径

(1) 杜绝不洁注射,不共用针头、注射器。

(2) 加强血制品管理,避免将 HIV 感染者的血液和器官等应用于非 HIV 感染者。

(3) 加强性教育,在与疑似未经治疗的 HIV 感染者发生性行为时,需要使用安全套。包皮过长的男性建议进行包皮环切术。

(4) 切断母婴传播。女性 HIV 感染者如需生育应在生育前咨询医生,及时开始抗逆转录病毒治疗。

3. 保护易感人群 暴露前预防(pre-exposure prophylaxis,PrEP)是指具有感染 HIV 高危因素者,通过服用药物以预防 HIV 感染的手段。

暴露后预防(post-exposure prophylaxis,PEP)是指在可能暴露于 HIV 的情况下,紧急采用药物以预防 HIV 感染的手段。

暴露后预防是一种紧急手段,需要在暴露发生后的 72 h 内服用药物。可能暴露于 HIV 的情况包括职业暴露和非职业暴露 2 种。职业暴露主要见于医务人员的有创操作,非职业暴露包括性行为(如无保护性行为或安全套破裂、被性侵犯等)和共享针具等。

对于 HIV 感染者所生的新生儿,需要进行预防用药。

(陈　军　卢洪洲)

第十二节　冠状病毒感染

一、严重急性呼吸综合征病毒感染

严重急性呼吸综合征(severe acute respiratory syndrome,SARS)和中东呼吸综合征(Middle East respiratory syndrome)分别是由 SARS 冠状病毒(SARS-CoV)和 MERS 冠状病毒(MERS-CoV)引起的严重呼吸系统感染,其临床特征相似,可有发热、咳嗽、快速进展的呼吸困难等表现,同时可伴有头痛、肌痛、乏力等全身表现,也可有急性肾损伤等其他器官功能损害,病死率较高。

(一) 病原学

目前发现的人类冠状病毒(human coronavirus,HCoV)共有 7 种,其中 4 种在人群中较为常见,包括 α 属的 HCoV-229E 和 HCoV-NL63 以及 β 属的 HCoV-OC43 和 HCoV-HKU1,它们的致病性低,仅引起普通感冒等轻微呼吸道感染表现。SARS-CoV 和 MERS-CoV 分别是继 2003 年 SARS 和 2012 年 MERS 疫情暴发后发现的新型冠状病毒,它们引起严重的呼吸综合征表现。2020 年 1 月,武汉发生不明原因肺炎疫情,病原鉴定为新型冠状病毒,国际病毒分类学委员会将其命名为"SARS-CoV-2",其生物学特性尚待进一步研究。

（二）严重急性呼吸综合征

【流行病学】

1. 传染源　蝙蝠最有可能是 SARS-CoV 的动物宿主。SARS 患者是导致疫情暴发的重要传染源。

2. 传播途径　主要经呼吸道飞沫和接触传播。

3. 易感人群　人群普遍易感。从事 SARS 救治的医务人员和实验室工作人员有较高的感染风险。

4. 流行特征　2002 年 11 月，我国广东省发现首例 SARS 病例。之后，疫情迅速蔓延传播，累及亚洲、欧洲和北美的 32 个国家和地区。截至 2003 年 7 月，共报道病例 8 096 例。2003 年下半年和 2004 年上半年，又发生了数起与实验室传播有关的小规模流行。自 2004 年下半年以来，未再有新发病例报告。

【发病机制与病理】

SARS-CoV 的具体致病机制不详。病毒表面包膜 S 蛋白被认为是决定其感染、细胞和组织嗜性的主要因素。血管紧张素转换酶 2（ACE2）和 CD209 L（L-SIGN）是 SARS-CoV 的功能受体。肺是主要的靶器官，肠道和大脑等多种其他器官也可感染病毒。SARS-CoV 通过对宿主细胞的直接溶解作用和宿主免疫反应的间接后果引起组织损伤。

疾病不同阶段呈现不同的病理表现，早期表现为透明膜形成、间质水肿、肺泡内水肿和血管充血。随后，间质和肺泡腔内成纤维细胞增生。最后，肺泡间隔内出现成纤维细胞增生。多核合胞体巨细胞是 SARS 的特征表现，但很少看到。

【临床表现】

潜伏期通常为 2～7 d。前驱期较长，持续 3～7 d，特征表现有发热（体温＞38℃）、畏寒、不适、头痛和肌痛，而通常没有上呼吸道症状。随后出现咳嗽，可能出现呼吸困难并进展为呼吸衰竭，约 20％的患者需要予机械通气。其他少见症状包括腹泻、胸痛或胸膜炎、咽喉痛和鼻漏等。罕见无症状感染。

SARS 总病死率约为 10％。预后不良的危险因素包括：老龄，合并糖尿病、慢性乙型肝炎和其他潜在的合并症等，以及血清乳酸脱氢酶偏高等。常见死因是急性呼吸窘迫综合征和多器官功能衰竭。

胸片检查可显示为正常或弥漫性间质浸润改变，双侧周围浸润常见，多见于肺中下段。CT 表现为两肺累及外周的弥漫磨玻璃样改变。

【实验室检查】

（1）最常见的实验室检查异常是淋巴细胞总数减少，乳酸脱氢酶和丙氨酸氨基转移酶升高。30％的患者出现血小板计数减少。

（2）血清学检查：急性期和恢复期血清 SARS-CoV 抗体检测可用于诊断。

（3）核酸检测：呼吸道、粪便、血清或血浆样本 SARS-CoV 核酸检测阳性可用于诊断。

【诊断与鉴别诊断】

1. 临床诊断需符合以下 4 条标准

（1）发热。

（2）存在下呼吸道疾病的一种或多种症状（咳嗽、呼吸困难、呼吸短促）。

（3）影像学表现为肺部浸润，符合肺炎或急性呼吸窘迫综合征（ARDS）的影像学表现，或尸检病理提示肺炎或 ARDS，但病因不明。

（4）有流行病学史且没有其他疾病可以解释以上表现。

2. 实验室确诊需要符合以下 1 项或 2 项标准

（1）两独立样本 SARS 冠状病毒核酸检测阳性，或任何临床标本病毒培养阳性。病毒基因测序证实与已知的 SARS 冠状病毒高度同源。

（2）通过酶联免疫吸附法检测血清病毒抗体效价从阴性转为阳性或至少升高 4 倍。

鉴别诊断：需要与其他病原体引起的肺部感染进行鉴别，包括流感病毒、呼吸道合胞病毒、腺病毒、人疱疹病毒、巨细胞病毒、MERS-CoV、支原体、细菌性或真菌性肺炎等。

（三）中东呼吸综合征

【流行病学】

1. 传染源　单峰驼是 MERS-CoV 主要动物宿主，而蝙蝠可能是病毒的原始宿主。人类感染者也可作为传染源，但通常人际传播能力有限。

2. 传播途径　通过飞沫、直接或间接接触传播。

3. 易感人群　人群普遍易感，尤其是从事与 MERS 接触机会较多的职业人群。

4. 流行特征　2012 年 9 月，沙特阿拉伯吉达报道了首例患者。至今，疫情共累及 27 个国家，大多病例发生在阿拉伯半岛国家。截至 2019 年 11 月，WHO 共报告 2 494 例 MERS 确诊病例，病死率约为 34.4%。

【发病机制与病理】

MERS-CoV 的致病机制尚不十分清楚。双肽基肽酶 4（DPP4，也称为 CD26）是 MERS-CoV 的受体，该蛋白在多种人类上皮和内皮细胞中表达，包括下呼吸道、肾脏、肠道和肝脏细胞等。癌胚抗原相关细胞黏附分子 5（CEACAM5）可能是 MERS-CoV 的辅助受体，能促进 MERS-CoV 感染细胞的能力。细胞和体液免疫可能均参与了机体清除 MERS-CoV 的免疫反应。病理改变为弥漫性的肺泡损伤。

【临床表现】

潜伏期为 1.9～14.7 d。多数表现为重症肺炎和急性呼吸窘迫综合征，临床有发热、咳嗽、呼吸困难等表现，有相当比例的患者需要机械通气或体外膜氧合技术治疗。有些患者可有咳血或咽喉痛。其他常见的肺外表现有急性肾损伤、胃肠道症状、心包炎和弥散性血管内凝血等。也可伴有乏力、肌痛等全身症状以及神经系统症状。少数患者仅有轻微的呼吸道症状或无症状。

肺部影像学可表现为单侧或双侧的轻微或广泛的弥漫病变，可有支气管血管纹理增粗、斑片状浸润、间质改变、结节性或网格状阴影、胸腔积液、肺段或肺叶实变等表现。

【实验室检查】

1. 一般检查　白细胞总数一般不高，可伴有淋巴细胞减少。部分患者肌酸激酶、天门冬氨酸氨基转移酶、丙氨酸氨基转移酶、乳酸脱氢酶、肌酐等升高。

2. 病原检查　核酸检测是首选的确诊方法。优先推荐采集下呼吸道标本，包括痰液、气管内抽吸物、支气管肺泡灌洗液等,检测敏感性较上呼吸道标本高。

3. 血清学检查 采用酶联免疫吸附试验、免疫荧光法或蛋白微阵列法等方法检测血清 MERS-CoV 抗体。血清学转换发生在症状出现后的第 2 和第 3 周。

【诊断与鉴别诊断】

1. 确诊病例 经实验室确认,无论临床症状和体征如何。实验室确认标准为:病毒核酸检测阳性,或恢复期血清抗体滴度较急性期升高 4 倍以上。

2. 疑似病例 以下 3 种情况均可诊断为疑似病例。

(1) 伴有发热的急性呼吸道疾病,存在肺实质病变的临床、影像学或组织病理学证据(如肺炎或急性呼吸窘迫综合征);与确诊病例有直接的流行病学联系;不能进行 MERS-CoV 检测或单一样品检测结果为阴性或不确定。

(2) 伴有发热的急性呼吸道疾病,存在肺实质病变的临床、影像学或组织病理学证据(如肺炎或急性呼吸窘迫综合征);患者来自疫区或疫区(单峰骆驼中有 MERS-CoV 流行或近期有人感染病例发生)旅游史;MERS-CoV 检测结果不确定。

(3) 任何严重程度的发热性急性呼吸道疾病;与确诊的 MERS 病例有直接的流行病学联系;MERS-CoV 的检测结果不确定。

鉴别诊断:同 SARS。

【治疗】

SARS 和 MERS 无特效治疗方法,主要为对症支持治疗,包括卧床休息、退热、吸氧及机械通气等。洛匹那韦-利托那韦和干扰素-α 在体外具有一定的抗病毒活性,但其临床疗效尚未确定。Remdesivir(GS-5734)是一种实验性药物,临床试验证实对埃博拉病毒、SARS-CoV 和 MERS-CoV 都具有一定的抗病毒效果。

【预防】

目前,尚无用于预防 SARS 的疫苗。做到以下几点有助于预防感染:保持手卫生,咳嗽或打喷嚏时捂住口鼻,将肉蛋彻底做熟,避免与呼吸道患者密切接触,避免近距离接触蝙蝠等野生动物或野生畜,不要随地吐痰,佩戴外科口罩或 N95 口罩。室内多通风。

(卢洪洲)

二、新型冠状病毒感染

新型冠状病毒感染(COVID-19),是一种由 SARS-CoV-2 引起的以急性呼吸道症状为主要表现的呼吸道传染病。该病以病毒损伤肺部导致的低氧血症为主要特征,也可以出现无肺炎表现的轻症患者以及多脏器损害的重症患者。该病 2019 年 12 月首先被报道,此后亚洲其他地区以及欧洲、北美洲和大洋洲相继出现该病,数月内此病即演变为全球大流行。世界卫生组织宣布其为"国际关注的突发公共卫生事件",此后大流行历经近 3 年,病毒不断变异迭代,从最初的原始毒株直至奥秘克隆株流行,才最终在全球范围内从大流行逐渐进入地方性流行阶段。2023 年 5 月 5 日,WHO 宣布新冠不再构成"国际关注的突发公共卫生事件",标志着全球大流行结束。

【病原学】

SARS-CoV-2属冠状病毒科,基因组大小约为29891个核苷酸,系单股正链RNA病毒。冠状病毒颗粒呈不规则形状,直径60~140 nm,平均直径为100 nm,呈球形或椭圆形,具有多形性。病毒颗粒外包着双层脂质囊膜,膜表面有3种糖蛋白:刺突蛋白(spike protein,S);包膜蛋白(envelope protein,E);膜蛋白(mcmbrane protein,M)。截至2022年底,WHO提出的"关切的变异株"(variant of concern,VOC)有5个,分别为阿尔法(Alpha)、贝塔(Beta)、伽玛(Gamma)、德尔塔(Delta)和奥密克戎(Omicron)。奥密克戎变异株传播力和免疫逃逸能力显著增强,在2022年初迅速成为全球绝对优势流行株。

【流行病学】

1. 传染源 COVID-19患者及无症状感染者均可传播SARS-CoV-2。

2. 传播途径 经呼吸道飞沫与气溶胶传播是主要传播途径,亦可通过接触传播。

3. 易感人群 人群普遍易感。儿童及婴幼儿也有发病,但病情较轻。老年人及伴有严重基础疾病患者感染后重症率、病死率高于一般人群,接种疫苗后可降低重症及死亡风险。

【发病机制和病理】

SARS-CoV-2病毒表面的刺突蛋白能与宿主细胞受体血管紧张素转换酶2相结合,介导病毒进入细胞,因此人体ACE2基因高表达的细胞如Ⅱ型肺泡细胞(AT2)、心肌细胞、肾脏近端小管细胞等易受到病毒感染。最易受损的肺部会出现实变,伴有大量的渗出及炎症细胞的浸润。同时,小支气管内较多分泌物堵塞小气道,干扰气体交换,引起低氧血症。

【临床表现】

潜伏期为2~4天。主要表现为咽干、咽痛、咳嗽、发热等,发热多为中低热,部分病例亦可表现为高热,热程多不超过3天;部分患者可伴有肌肉酸痛、嗅觉味觉减退或丧失、鼻塞、流涕、腹泻、结膜炎等。少数患者病情继续发展,发热持续,并出现肺炎相关表现。重症患者多在发病5~7天后出现呼吸困难和(或)低氧血症。严重者可快速进展为急性呼吸窘迫综合征、脓毒症休克、难以纠正的代谢性酸中毒和出凝血功能障碍及多器官功能衰竭等。极少数患者还可有中枢神经系统受累等表现。合并肺炎表现者早期呈现为多发小斑片或磨玻璃影,以肺外带明显。重症患者则在数天后病灶增多,范围扩大,呈双肺广泛、多发磨玻璃影或浸润病灶,部分出现肺实变。进入恢复期后部分出现纤维索条影,部分患者病灶可完全吸收。

【并发症】

本病早期多以呼吸道症状为主,逐步出现缺氧症状,疾病进展到重症阶段易出现ARDS、急性心肌损伤、急性肾功能损伤、急性肝功能损伤、弥漫性血管内凝血、酸碱平衡紊乱等并发症,病毒损伤相关脏器以及机体缺氧导致均会促进并发症的出现。

【实验室检查】

发病早期患者外周血白细胞总数正常或减少,淋巴细胞计数减少,部分患者可出现肝功能异常,乳酸脱氢酶、肌酶和肌红蛋白水平增高;可见肌钙蛋白水平增高。多数患者 CRP 和 ESR 水平升高,降钙素原水平正常。严重者 D-二聚体水平升高,其他出凝血指标异常,乳酸水平升高,外周血淋巴细胞和 CD4+T 淋巴细胞进行性减少,以及电解质紊乱、酸碱失衡等,以代谢性碱中毒多见。在病情进展阶段可出现炎症细胞因子(如 IL-6、IL-8 等)水平升高。

【诊断】

(1) 具有新冠病毒感染的相关临床表现。

(2) 具有以下一种或以上病原学、血清学检查结果:

1) 新冠病毒核酸检测阳性;

2) 新冠病毒抗原检测阳性;

3) 恢复期新冠病毒特异性 IgG 抗体水平为急性期 4 倍或以上升高。

【鉴别诊断】

鉴别诊断主要与流行性感冒病毒、副流感病毒、腺病毒、呼吸道合胞病毒、鼻病毒、人偏肺病毒、其他冠状病毒等病毒引起的肺炎鉴别,与肺炎支原体、衣原体肺炎和细菌性肺炎等鉴别。此外,还要与非感染性疾病,如血管炎、皮肌炎等结缔组织疾病引起的肺间质性病变和机化性肺炎等鉴别。

【治疗】

早期应用抗病毒治疗,目前抗病毒药物包括两大类,分别是病毒核酸转录酶抑制剂与蛋白酶抑制剂,包括奈玛特韦片/利托那韦、阿兹夫定、莫诺拉韦、氢溴酸氘瑞米德韦、先诺特韦/利托那韦。

轻中度患者注意支持治疗,保证充分热量;注意水、电解质平衡,维持内环境稳定;密切监测患者生命体征和指氧饱和度等。及时给予有效氧疗措施。密切观察患者病情变化,若病情出现显著进展并有转为重型风险时,可使用糖皮质激素和白细胞介素 6 抑制剂托珠单抗。给予低分子肝素或普通肝素抗凝治疗。一旦患者进展到重症和危重症,积极防治并发症,治疗基础疾病,预防继发感染,及时进行器官功能支持。

【预后】

大多数患者预后良好,病情危重者多见于老年人、有慢性基础疾病者、晚期妊娠和围产期女性、肥胖人群等。

【预防】

1. 新冠病毒疫苗接种　接种新冠病毒疫苗可以减少新冠病毒感染和发病,是降低重症和死亡发生率的有效手段,符合接种条件者均应接种。符合加强免疫条件的接种对象,应及时进行加强免疫接种。

2. 一般预防措施　保持良好的个人及环境卫生,均衡营养、适量运动、充足休息,避免过度疲劳。提高健康素养,养成"一米线"、勤洗手、戴口罩、公筷制等卫生习惯和生活方式,打喷嚏或咳嗽时应掩住口鼻。保持室内通风良好,做好个人防护。

(张文宏)

主要参考文献

1. 上海市新型冠状病毒病临床救治专家组. 上海市 2019 冠状病毒病综合救治专家共识[J/OL]. 中华传染病杂志,2020:38.

2. 韦丹,蒋敏,欧维琳,等. 感染肠道病毒 71 型 14 例死亡病例病理特征与临床分期反思[J]. 中国循证儿科杂志,2013,8:81-86.

3. 中华医学会肝病学分会,中华医学会感染病学分会. 丙型肝炎防治指南(2019 年版)[J]. 临床肝胆病杂志,2019,35(12):2670-2686.

4. 中华医学会感染病学分会,中华医学会肝病学分会. 慢性乙型肝炎防治指南(2019 年版)[J]. 临床肝胆病杂志,2019,35(12):2648-2669.

5. 中华医学会感染病学分会艾滋病学组,中华医学会热带病和寄生虫学分会艾滋病学组. 中国人类免疫缺陷病毒感染的特殊群体抗病毒治疗专家共识[J]. 中华传染病杂志.2017,35(1):1-3.

6. 中华医学会感染病学分会肝衰竭与人工肝学组,中华医学会肝病学分会重型肝病与人工肝学组. 肝衰竭诊治指南(2018 年版)[J]. 中华传染病杂志,2019,37(1):1-9.

7. 方峰. 脊髓灰质炎. [M]//俞蕙. 小儿传染病学. 4 版. 北京:人民卫生出版社:2014:91-95.

8. 白雪帆徐志凯. 肾综合征出血热[M]. 北京:人民卫生出版社,2013.

9. 张复春,何剑峰,彭劼,等. 中国登革热临床诊断和治疗指南[J]. 中华内科杂志,2018,57(9):642-648.

10. 国家卫生健康委. 人感染 H7N9 禽流感诊疗方案(2017 年第 1 版)[S]. 国卫发明电〔2017〕3 号.

11. 国家卫生健康委. 流行性感冒诊疗方案(2018 年版修订版)[S]. 国卫办医函〔2018〕1019 号.

12. 国家卫生健康委办公厅 国家中医药局综合司. 关于印发新型冠状病毒感染诊疗方案(试行第十版)的通知[Z/OL]. 2023-01-05.

13. 国家卫生健康委员会. 手足口病诊疗指南(2018 年版)[J],2018 年 6 月.

14. 照日. 脊髓灰质炎. [M]//江载芳,申昆玲,沈颖. 诸福棠实用儿科学. 8 版. 北京:人民卫生出版社,2015:891-896.

15. Annelies Wilder Smith, Eng Eong Ooi, Olaf Horstick, et al. Dengue [J]. Lancet, 2019,393:350-63.

16. Arabi YM, Balkhy HH, Hayden FG, et al. Middle East Respiratory Syndrome [J]. N Engl J Med, 2017,376:584.

17. Bányai K, Estes MK, Martella V, et al. Viral gastroenteritis [J]. Lancet, 2018, 392(10142):175-186.

18. Forman MS, Vaidya D, Bolorunduro O, et al. Cytomegalovirus Kinetics Following Primary Infection in Healthy Women [J]. J Infect Dis, 2017, 215 (10):1523.

19. Heininger U，Seward JF. Varicella ［J］. Lancet，2006,368(9544)：1365 - 1376.

20. Hviid A，Rubin S，Mühlemann K. Mumps ［J］. Lancet，2008,371（9616）：932 - 944.

21. Jiang H，Du H，Wang LM，et al. Hemorrhagic fever with renal syndrome：pathogenesis and clinical picture ［J］. Front Cell Infect Microbiol. ，2016,6：1 - 11.

22. Koh C，Heller T，Glenn JS. Pathogenesis of and New Therapies for Hepatitis D ［J］. Gastroenterology,2019,156(2)：461 - 476.

23. Kruger DH，Figueiredo LT，Song JW，et al. Hantaviruses — Globally emerging pathogens ［J］. J Clin Virol，2015,64：128 - 36.

24. Liu Q，He B，Huang SY，et al. Severe fever with thrombocytopenia syndrome，an emerging tick-borne zoonosis ［J］. Lancet Infect Dis，2014,14(8)：763 - 772.

25. Ljungman P，Boeckh M，Hirsch HH，et al. Development Forum Definitions of Cytomegalovirus Infection and Disease in Transplant Patients for Use in Clinical Trials ［J］. Clin Infect Dis，2017,64(1)：87 - 91.

26. Long JS，Mistry B，Haslam SM，et al. Host and viral determinants of influenza a virus species specificity ［J］. Nat Rev Microbiol，2019,17(2)：67 - 81.

27. Luk HKH，Li X，Fung J，Lau SKP，Woo PCY. Molecular epidemiology，evolution and phylogeny of SARS coronavirus ［J］. Infect Genet Evol，2019,71：21 - 30.

28. Malvy D，Mcelroy AK，de Clerck H，et al. Ebola virus disease ［J］. Lancet，2019,393：936 - 948.

29. Moss WJ. Measles ［J］. Lancet，2017,390(10111)：2490 - 2502.

30. Nimgaonkar I，Ding Q，Schwartz RE，et al. Hepatitis E virus：advances and challenges ［J］. Nat Rev Gastroenterol Hepatol. 2018,15(2)：96 - 110.

31. Panel on Antiretroviral Guidelines for Adults and Adolescents. Guidelines for the Use of Antiretroviral Agents in Adults and Adolescents Living with HIV. Department of Health and Human Services ［EB/OL］. Available at http：//www. aidsinfo. nih. gov/ContentFiles/AdultandAdolescentGL. pdf.

32. Paules C，Subbarao K. Influenza. Lancet，2017,390：697 - 708.

33. Racsa LD，Kraft CS，Olinger GG，et al. Viral hemorrhagic fever diagnostics ［J］. Clin Infect Dis，2016,62(2)：214 - 219.

34. Rubella. Lambert N，Strebel P，Orenstein W，et al ［J］. Lancet. 2015，385 (9984)：2297 - 2307.

35. Schweitzer A，Horn J，Mikolajczyk RT，et al. Estimations of worldwide prevalence of chronic hepatitis virus infection：asystematic review of data published between 1965 and 2013 ［J］. Lancet，2015,386(10003)：1546 - 1555.

36. Shane AL，Mody RK，Crump JA，et al. 2017 Infectious Diseases Society of

America Clinical Practice Guidelines for the Diagnosis and Management of Infectious Diarrhea [J]. Clin Infect Dis. 2017;65(12): 1963 – 1973.

37. Su Q, Ma C, Wen N, et al. Epidemiological profile and progress toward rubella elimination in China. 10 years after nationwide introduction of rubella vaccine [J]. Vaccine, 2018,36(16): 2079 – 2085.

38. Taylor GS, Long HM, Brooks JM et al. The immunology of Epstein-Barr virus-induced disease [J]. Annu Rev Immunol, 2015,33: 787 – 821.

39. The World Health Organization. Rabies. Epidemiology and burden of disease [EB/OL]. http://www. who. int/rabies/epidemiology/en/(Accessed on October13,2019).

40. WHO, Special Programme for Research and Training in Tropical Diseases. Dengue: guidelines for diagnosis, treatment, prevention and control: new edition [R]. Geneva: World Health Organization, 2009.

41. Xie YT, Lai DH, Liu GY, et al. Severe fever with thrombocytopenia syndrome [J]. Lancet Infect Dis, 2015,15(2): 145.

42. Zheng Y, Li M, Wang H, Liang G. Japanese encephalitis and Japanese encephalitis virus in mainland China. Rev Med Virol, 2012,22(5): 301 – 322.

第五章 朊 粒 病

朊粒病（prion diseases），又称传染性海绵状脑病（transmissible spongiform encephalopathies），是以神经变性为特征的人畜共患病，潜伏期较长，出现临床症状则进展迅速。人类朊粒病包括库鲁病、克-雅病（Creutzfeldt-Jakob disease，CJD）、变异型克-雅病（variant CJD，vCJD，也称新变异型克-雅病）、格斯特曼-斯脱司勒-史茵克综合征（Gerstmann-Sträussler-Scheinker syndrome，GSS综合征）和致死性家族性失眠症（fatal familial insomnia，FFI）5种类型。

上述人类朊粒病具有某些共同的神经病理学特征，包括神经元丢失、胶质细胞增生、炎性反应缺失，以及神经纤维内出现小液泡并形成海绵状外观。目前认为朊粒病与宿主细胞朊蛋白的一种异常形态蓄积有关，正常蛋白形式被称为 PrP^c，而异常形式被称为 PrP^{Sc}。

第一节 库 鲁 病

库鲁病曾流行于巴布亚新几内亚土著部落，也是发现最早的一类传染性神经变性疾病，认为这种疾病是通过食人这一宗教习俗而发生人际传播。自从1950年食人仪式被取缔后，库鲁病的发病率明显下降。

【神经病理特征】

病理特征是 PrP^{Sc}-反应性斑块，最常累及小脑。库鲁斑块呈单中心、伴放射状体的圆形，过碘酸-希夫（periodic acid-Schiff，PAS）染色阳性，也可见星形胶质细胞增生肥大和神经元丢失。

【临床表现】

早期表现有震颤、共济失调和姿势不稳。随着疾病进展，震颤和共济失调症状加剧，患者失去行走能力。也可出现不自主动作，包括肌阵挛、舞蹈症和肌束颤动。疾病晚期，患者出现表情淡漠和痴呆、小脑型构音障碍和不能下床。通常在发病后9～24个月内死于肺炎。

【诊断】

依赖流行病学史、临床表现和典型的神经病理学特征。脑电图异常，但并非其他朊粒病周期性尖锐复合波表现。脑脊液检查无明显异常。

（卢洪洲）

第二节　格斯特曼–斯脱司勒–史茵克综合征

该病罕见,发病率为每年(1～10)人/亿人口,呈常染色体显性遗传。可由朊蛋白编码基因 *PRNP* 多种不同的突变引起。70%的患者有相关家族史。在世界范围内至少发现了 24 种不同的家系遗传类型。

【神经病理特征】

同其他人类朊粒病类似。但是,库鲁样斑块往往集中分布在小脑和大脑的其他部位。斑块常呈多中心性,伴有放射状针状体和小胶质细胞增生改变。免疫组化 PrP^{Sc} 和 PAS 染色阳性。可见神经原纤维缠结和神经纤维串连表现。

【临床表现】

临床特征是进行性小脑退化,伴有不同程度的老年痴呆(平均年龄 43～48 岁)。病程进展至死亡约 5 年。小脑退化表现有动作笨拙、不协调和步态共济失调。疾病早期也可伴有感觉异常、反射减退和腿部近端肌肉无力,通常无肌阵挛。

【诊断】

依据家族史以及 *PRNP* 基因突变检测往往能够明确诊断。脑组织病理学免疫组化检查 PrP^{Sc} 染色阳性也有助于诊断。实验室和影像学检查对于诊断意义不大。脑脊液往往正常。脑电图表现为慢波,但不是 CJD 典型的周期性尖锐复合波表现。

(卢洪洲)

第三节　致死性家族性失眠症

FFI 最初是在意大利家庭中发现的,现在全世界都有报道。*PRNP* 基因 D178N 突变联合 129 位甲硫氨酸表型被定义为 FFI。

【神经病理表现】

在 FFI 患者中,很少看到典型的人类朊粒病海绵样变性的神经病理表现,尤其是在甲硫氨酸纯合子基因型的患者中极少检出。病灶主要累及丘脑,出现神经元丢失和胶质细胞增生。以上变化也可发生在小脑皮质、小脑核和橄榄核。免疫组化检查提示:脑组织中 PrP^{Sc} 蛋白含量比大多数其他人类朊粒病少。

【临床表现】

FFI 是一种迅速致命的疾病,平均病程为 13 个月。一般发生在中年,中位发病年龄为 56 岁(23～73 岁)。临床表现为进行性失眠,丧失正常的昼夜睡眠节律,清醒时表现出一种类似梦境的混乱状态。也可有精神状态和行为改变,包括注意力不集中、专注力和记忆力下降、思维混乱和幻觉,痴呆罕见。随着病情进展,出现肌阵挛、共济失调、帕金森症和痉挛状态等运动障碍,同时可伴构音障碍和吞咽困难。在朊粒病中,FFI 所特有的表现是自主神经功能障碍和内分泌紊乱。自主神经异常可引起多汗症、体温升高、心动过速和高血压;内分泌紊乱表现包括促肾上腺皮质激素分泌减少,皮质醇分泌增加,生长激素、褪黑素和催乳素的昼夜节律消失。

【诊断】

临床表现和基因检测有助于诊断。基因检测是首选的诊断方法,大多数病例与 *PRNP* 基因 D178N 突变有关。脑脊液异常不明显,14-3-3 蛋白通常在脑脊液中检测不到。脑电图没有周期性的尖锐复合波。

(卢洪洲)

第四节　克-雅病和变异型克-雅病

CJD 是最常见的人类朊粒病,它包括散发性克-雅病(sCJD)、遗传性克-雅病(gCJD)、医源性克-雅病(iCJD)和变异型克-雅病(vCJD)4 种类型。以 sCJD 最为多见,占总发病率的 85%～90%,gCJD 占 5%～15%,而 iCJD 通常不足 1%。sCJD 分布于全世界,发病率为每年(1～1.5)人/百万人口,平均发病年龄段为 57～62 岁。vCJD 和 iCJD 患者年龄往往较小。与 sCJD 相比,gCJD 患者的平均发病年龄略低。CJD 发病无性别差异。可能的危险因素包括:外科手术史,居住在农场,CJD 家族史,精神病病史等。vCJD 是牛海绵状脑病的人际传播,最早于 1995 年报道,截至 2014 年 3 月,全世界共报告了 228 例疑似 vCJD 病例,主要发生在英国,也有输血引起 vCJD 的报道。

【神经病理特征】

大多数病例表现出一定程度的脑萎缩,可累及尾状核、壳核和丘脑等深部灰质结构,与阿尔茨海默病不同,海马并不受累。主要组织学特征为海绵状改变、神经元丢失、异常朊蛋白蓄积(PrP^{Sc} 阳性斑块)。

【临床表现】

CJD 潜伏期长,可超过 10 年,病程 3～12 个月。CJD 临床表现多样,典型临床表现为伴有肌阵挛的快速进展的痴呆。通常在发病后 1 年内死亡。常见表现有:①神经精神症状:是 CJD 的共同表现,包括痴呆、行为异常和高级皮质功能缺陷,包括失语症、失用症和额叶综合征。常见的早期症状有注意力、记忆力和判断力障碍。情绪变化也较常见,如冷漠和抑郁。欣快、情绪不稳和焦虑不常见。睡眠障碍,常为嗜睡症,也可表现为失眠症。有些患者有精神症状,最常见的为视幻觉。随着疾病进展,大多数患者出现快速发展的痴呆。②肌阵挛:90%以上患者都会出现,受到惊吓可以诱发。③小脑症状:包括眼球震颤和共济失调,约 2/3 的患者出现,20%～40%的患者为首发症状。④皮质脊髓束受累的征象:在 40%～80%的患者中出现,包括腱反射亢进、巴宾斯基征阳性和痉挛。⑤锥体外系体征:如运动减退、运动迟缓、肌张力障碍和强直。晚期患者呈现尿便失禁,无动性缄默或去皮质强直,85%的患者于发病后 1 年内死亡。

与典型 CJD 相比,vCJD 病程较长,平均 14 个月。vCJD 患者经常表现为显著感觉障碍和精神异常,如抑郁和焦虑等,随着疾病进展可出现小脑性共济失调和构音障碍,然后迅速出现认知损害、不自主运动、无反应性及缄默症。向上凝视麻痹见于 50％ 的初始患者,这在其他类型的 CJD 中少见。

【诊断与鉴别诊断】

1. 诊断　根据诊断依据的不同,临床 sCJD 分为:确诊 CJD、拟诊 CJD 和疑诊 CJD。①确诊 CJD 只能通过尸检或脑活检神经病理学检查发现脑组织海绵状变和 PrP^{Sc} 染色阳性。②拟诊 CJD 需具有 2 年内进行性发展的痴呆及呈周期性尖锐复合波的特征性脑电图表现,或脑脊液 14 - 3 - 3 蛋白检测阳性,并至少具有以下 4 项中的 2 项:a. 肌阵挛;b. 视觉或小脑障碍;c. 锥体系或锥体外系功能障碍;d. 无动性缄默。③疑诊 CJD 可有或没有不典型脑电图改变,其他标准与拟诊 CJD 相同。

vCJD 诊断标准如下:①确诊 vCJD 需存在进行性神经精神障碍,并通过神经病理学或生化检查证实 vCJD。②拟诊 vCJD 需具备以下条件:a. 进行性神经精神障碍;b. 病程超过 6 个月;c. 常规检查不提示其他诊断;d. 无潜在医源性暴露史;e. 无传染性海绵状脑病家族史。并具备以下 5 项临床特征中的 4 项:早期精神特征、持续性痛觉症状、共济失调、肌阵挛或舞蹈病或肌张力障碍、痴呆,且脑电图无 PSWCs 或 MRI 检查显示双侧丘脑枕信号。③疑诊 vCJD 可以没有 MRI 检查中显示双侧丘脑枕信号,其他标准与拟诊 vCJD 相同。

诊断遗传性朊粒病需要依赖 *PRNP* 基因突变检测、进展的神经精神异常表现以及脑组织检查来确定。

2. 鉴别诊断　需要与其他蛋白错误折叠的疾病进行鉴别,如阿尔兹海默病、帕金森病、亨廷顿病、肌萎缩性脊髓侧索硬化症等。另外,其他尚需鉴别的疾病包括:进行性核上麻痹、橄榄桥小脑萎缩、脑囊虫病、肌阵挛性癫痫等。

【治疗】

迄今,朊粒病尚缺乏特效治疗,主要措施为对症支持治疗。从理论上讲,有许多潜在的靶点可用于研发疫苗或治疗药物。包括:①阻止 PrP^c 向 PrP^{Sc} 转变;②减少外周组织和脑淀粉样 PrP 的沉积;③减少脑的炎症反应;④促进神经元愈合等。免疫疗法也在研究中,包括抗体疫苗、树突状细胞疫苗和过继转移朊蛋白特异的 CD4$^+$T 淋巴细胞。

(卢洪洲)

主要参考文献

1. 卢洪洲,梁晓峰. 新发传染病[M]. 3 版. 北京:人民卫生出版社,2018.

2. Chen C, Dong XP. Epidemiological characteristics of human prion diseases [J]. Infect Dis Poverty, 2016,5(1):47.

3. Schmitz M, Dittmar K, Llorens F, et al. Hereditary human prion diseases:an update [J]. Mol Neurobiol, 2017,54(6):4138 - 4149.

第六章 立克次体病

在最近的 20 年中,立克次体纲和 2 个主要科(立克次体科和无形体科)的分类发生了根本性变化,这主要基于基因组数据,但也基于表型特征。立克次体科包含立克次体属和东方体属等。立克次体属分为斑疹伤寒群和斑点热群。无形体属的下属有5 个进化枝,分别为:①艾利希体;②无形体;③新艾利希体;④新立克次体;⑤沃尔巴克体。

本章着重介绍斑疹伤寒群下普氏立克次体引起的流行性斑疹伤寒和莫氏立克次体引起的地方性斑疹伤寒,以及东方体属下恙虫病东方体引起的恙虫病,最后简单介绍嗜吞噬细胞无形体引起的人粒细胞无形体病和恰菲艾利希体引起的人单核细胞艾利希体病,以及原来归在立克次体纲下,目前已经归划到变形菌目下的五日热巴尔通体和贝纳柯克斯体造成的战壕热和 Q 热的流行病学和临床表现。

第一节 流行性斑疹伤寒和地方性斑疹伤寒

流行性斑疹伤寒(epidemic typhus)又称虱传斑疹伤寒(louse-borne typhus)或典型斑疹伤寒,是普氏立克次体(*Rickettsia prowazeki*)通过体虱传播的急性传染病;地方性斑疹伤寒(endemic typhus)也称鼠型斑疹伤寒(murine typhus)或蚤传斑疹伤寒(flea borne typhus),是由莫氏立克次体(*Rickettsia mooseri*)引起,以鼠蚤为传播媒介的急性传染病。两者均以稽留高热头痛、淤点样皮疹(或斑丘疹)和中枢神经系统症状为特点,自然病程为 2~3 周,地方性斑疹伤寒病情较轻、病程较短,皮疹很少呈出血性,病死率低。

【病原学】

病原体分别为普氏立克次体和莫氏立克次体,均为专性细胞内寄生的微小球杆菌,大小为 $(0.3 \sim 1)\mu m \times (0.3 \sim 0.4)\mu m$,革兰染色阴性,但不易着色,可用吉姆萨染色。寄生于人体小血管内皮细胞,胞质内和体虱肠壁上皮细胞内,在立克次体血症时也可附着于红细胞和血小板上。病原体的抗原有 2 种:①可溶性耐热抗原,为群特异性抗原;②不耐热的型特异性颗粒。DNA 同源性比较提示 2 种立克次体无密切关系,但两者有共同的耐热可溶性抗原存在交叉反应;而不耐热的颗粒性抗原稍不同,可用补体结合试验及立克次体凝集试验相区别。

病原体对热、紫外线、一般化学消毒剂均很敏感,在 56℃ 30 min 或 37℃ 5~7 h 即可被灭活,但对低温和干燥有较强的耐受力。

【流行病学】

流行性斑疹伤寒呈世界性发病。1918—1922 年,苏联和东欧有 3 000 万人患本病,约 300 万人死亡。1850—1934 年,我国由于灾荒、战争等原因曾有 15 次较大的流行,波及全国大部分地区。据估计,流行性斑疹伤寒造成的死亡人数超过历史上所有战争。当今世界上仅存在少数流行性斑疹伤寒。近几十年来,在布隆迪、卢旺达、埃塞俄比亚、阿尔及利亚等非洲国家,以及南美洲、亚洲等地区都报告了流行性斑疹伤寒病例。美国已经报道了新出现的较为罕见的与鼯鼠有关的森林型流行性斑疹伤寒。

地方性斑疹伤寒全球散发,多见于热带和亚热带,属自然疫源性疾病。国内以河南、河北、云南、山东、北京和辽宁等地发病率较高。

1. 传染源　人类是流行性斑疹伤寒的主要宿主。患者自潜伏期末至热退后数天均具传染性,整个传染期约 3 周,但以第 1 周的传染性为最强。病原体在某些患者体内可长期潜伏于单核-吞噬细胞系统,在人体免疫力相对降低时即增殖而导致复发。最近发现东方鼯鼠、牛、羊、猪也是该病原体的储存宿主,但尚未证实为传染源。

地方性斑疹伤寒中家鼠为主要传染源,以鼠-鼠蚤-鼠的循环方式传播。鼠感染后不立即死亡,鼠蚤在鼠死后才叮咬人而传播。此外,患者及牛、羊、猪、马和骡等也可能是传染源。

2. 传播途径　体虱是流行性斑疹伤寒主要媒介,头虱和阴虱虽也可作为媒介,但意义不大。体虱以吸血为生,在适宜温度(29℃左右)下行动活跃,易在人群中散布。当患者高热时,即迅速逃离而另觅新主。立克次体在虱肠壁细胞内繁殖,胀破细胞后排入肠腔。受感染体虱的唾液中并不含有立克次体,但吮吸人血的同时排泄含病原体的粪便于皮肤上,或者因搔抓而压碎体虱,此时立克次体可通过伤口或抓痕而进入人体。干燥虱粪内的立克次体偶可通过呼吸道或眼结膜感染人体。实验室工作人员易发生气溶胶感染。迄今,以患者为传染源,体虱为传播媒介的人-虱-人传播方式仍是本病流行病学的基本概念。

地方性斑疹伤寒主要通过鼠蚤的叮咬传播。立克次体可寄生在蚤肠壁细胞内并大量繁殖,鼠蚤叮咬人时不是直接将病原体注入人体,而是通过同时排出含病原体的粪便和呕吐物污染伤口,或因其被压碎,体内病原体通过抓痕和伤口感染人体。进食被病鼠排泄物污染的食物也可患病。干燥蚤粪内的病原体偶可形成气溶胶经呼吸道或眼结膜感染人体。虱、螨、蜱等节肢动物也可带有病原体而成为传播媒介。

3. 人群易感性　人群对 2 种立克次体均普遍易感,15 岁以下的儿童病情较轻。病后可获持久免疫力。并且两者有交叉免疫反应。

4. 流行特征　流行性斑疹伤寒的流行以冬、春季为多见,因气候寒冷,衣着较厚且少换洗,故有利于虱的寄生和繁殖。该病以往较多发生于寒冷地区,但近年来热带如非洲等地也有较多病例报道。

地方性斑疹伤寒以晚夏和秋季谷物收割时发生较多,并可与流行性斑疹伤寒同时存在于某些地区。

【发病机制与病理】

2 种疾病的发病机制类似,主要为病原体所致的血管病变、毒素引起的毒血症和变态反应。立克次体侵入人体后,主要侵犯小血管及毛细血管内皮细胞。细胞溶解破裂,立克次体进入血液循环引起立克次体血症,进一步侵入更多的脏器引起血管病变。其释放的内毒素样物质可以引起全身的毒血症状,病程第 2 周出现的变态反应可加重病变的程度。

(1) 基本病变是小血管炎,典型病变为增生性、血栓性、坏死性血管炎及其周围炎性细胞浸润而形成的立克次体肉芽肿,称为斑疹伤寒结节。病变可以遍布全身,尤以皮肤真皮、心肌、脑、脑膜、睾丸间质、肾、肾上腺、肺泡壁等处较显著。皮疹部位的表皮毛细血管及小血管内皮细胞肿胀,可引起坏死及血栓形成,血管周围有单核细胞浸润,一般不侵犯血管平滑肌。相对而言,地方性斑疹伤寒血管病变较轻,小血管中有血栓形成者少见。

(2) 心脏病变主要为心肌细胞水肿,灶性或弥漫性心肌炎症,有斑疹伤寒结节,间质有炎性细胞浸润。

(3) 肺部病变为间质性肺炎,肺泡壁有充血、水肿及单核细胞浸润。

(4) 肾脏病变主要为间质性肾炎,可并发肾小球肾炎。

(5) 肾上腺有出血、水肿及斑疹伤寒结节。

(6) 脑及脑膜也可见斑疹伤寒结节,以小脑、大脑皮质多见。

(7) 脾可因单核-巨噬细胞、淋巴母细胞及浆细胞增生而急性肿大。

【临床表现】

普氏立克次体感染会引起 2 种截然不同的临床症状:①暴露于受感染虱后 10～14 d 会发生急性潜在的严重感染;②可能会在原发感染后 10～50 年发生复发型斑疹伤寒。

1. 典型斑疹伤寒　潜伏期 5～21 d,平均为 10～12 d。少数患者有 23 d 的前驱症状,如疲乏头痛、头晕、畏寒、低热等。大多起病急骤,伴寒战、剧烈持久头痛、周身肌肉疼痛、眼结膜及脸部充血等。

(1) 发热:体温于第 2～4 天即达高峰(39～40℃以上),第 1 周呈稽留热,以后可为弛张热。高热持续 2～3 周后,于 3～4 d 内迅速降至正常。近年来报告的病例中,热型多为弛张热或不规则热,可能与抗生素的应用有关。伴有寒战、乏力、全身疼痛,特别是肌肉疼痛、严重剧烈头痛、面部及眼结膜充血等全身毒血症状。

(2) 皮疹:为重要体征,见于 80% 以上的病例。于病程第 4～6 天出现,1～2 d 内皮疹由躯干遍及全身,而手掌、足底无皮疹,面部也通常无皮疹。皮疹呈圆形或卵圆形,直径 2～4 mm,初为鲜红色斑丘疹,压之褪色,继而转为暗红色或淤点样,也可为出血性皮疹,多孤立存在。皮疹于 5～7 d 消退,淤点样皮疹可持续 1～2 周,遗有棕黄色色素沉着或有脱屑。

(3) 神经系统症状:流行性斑疹伤寒的大多数患者表现出 1 种或多种中枢神经系统功能异常。常见的神经系统症状包括意识模糊和嗜睡。少数患者可能出现昏迷、癫痫发作和局灶性神经系统体征。

（4）其他症状：黄疸、血清氨基转移酶升高和血小板计数减少是流行性斑疹伤寒患者的常见症状。小部分患者会发生心肌炎，胸部 X 线检查可发现弥漫性或局灶性肺浸润的临床和实验室证据。

地方性斑疹伤寒临床表现与流行性斑疹伤寒相似但病情较轻，病程较短。

2. 复发型斑疹伤寒　也称 Brill-Zinsser 病，定义为在最初发作后几年流行性斑疹伤寒复发。与急性原发性感染相反，复发型斑疹伤寒通常表现为轻症，严重的症状和死亡很少见，主要发生在老年和体弱患者中。

复发型斑疹伤寒的发作通常表现为发冷、发烧、头痛和不适的突然发作。在许多患者中也存在非特异性的胃肠道和肺部症状。因为受影响的患者通常是老年人，所以可能将诸如意识错乱、呼吸困难或嗜睡之类的症状错误地归因于心脏病、脑血管病或肺病的既存或并存。多数复发型斑疹伤寒患者都会出现皮疹，通常在症状发作后 4～6 d 开始。皮疹通常不太明显，很少出现淤点。

【实验室检查】

1. 血、尿常规　白细胞计数多在正常范围内，中性粒细胞异常增多，嗜酸性粒细胞减少或消失，血小板计数一般减少。蛋白尿常见，偶有红、白细胞及管型。

2. 血清免疫学试验　血清学测试是诊断的支柱，由于分离立克次体的方法具有高度传染性，通常难以在临床实验室进行。2 种血清学测试被广泛采用：①间接免疫荧光抗体测试；②免疫斑点技术。但两者都不能可靠地将急性原发性感染与复发型斑疹伤寒分开。

3. 分子生物学检查　用 DNA 探针或 PCR 方法检测立克次体特异性 DNA，具有快速、特异和敏感等优点，可用于早期诊断。但这种技术的试剂和设施很少在可能发生流行性斑疹伤寒的地方使用。

【诊断与鉴别诊断】

1. 诊断　①流行区居民或 1 个月内去过流行区，有与带虱者接触史，或有被虱或鼠蚤叮咬可能性的患者如出现发热；②第 4～5 天出现出血性皮疹；③剧烈头痛及意识障碍；④实验室检查外斐反应效价＞1∶160 或效价逐渐升高即可诊断。有条件者可以做补体结合、微量凝集、间接血凝等试验。

2. 鉴别诊断　除需要相互鉴别 2 种斑疹伤寒外，尚需与伤寒、恙虫病、麻疹、流行性脑脊髓膜炎（简称流脑）、回归热、钩端螺旋体病（简称钩体病）和流行性出血热等鉴别。①伤寒：特殊并发症，血、粪培养；②恙虫病：局部焦痂、淋巴结肿大，血清免疫学试验；③麻疹：典型皮疹及黏膜斑等；④流脑：脑脊液发现、皮疹涂片；⑤回归热：热型、腓肠肌压痛、外周血涂片；⑥钩体病：全身出血倾向、特殊后发症和血清凝溶试验；⑦流行性出血热：球结膜出血、尿蛋白与发热不成正比、血清免疫学试验等。以上诊断方法结合流行病学资料均有助于疾病鉴别。回归热和本病有可能发生于同一患者。

【治疗】

1. 一般治疗　卧床休息，保证足够的水分及热量，做好护理，防止并发症。严重疾病患者可能需要支持性护理，包括液体治疗、血管活性药物、吸氧，甚至透析。

2. 病原体治疗　四环素、多西环素和氯霉素等对本病及复发型斑疹伤寒均具特效。

成人多西环素的剂量应为每天 2 次,每次口服 100 mg。治疗需持续至体温正常后 2～3 d。

【预后】

预后取决于许多因素,包括年龄、基本营养状况和患者健康状况以及治疗速度。在前抗生素时代,流行性斑疹伤寒的病死率与年龄和性别有关,在老年和男性患者中较高。在现代,如果给予及时治疗,死亡并不常见。地方性斑疹伤寒相对而言症状轻,并发症少,预后良好,经抗生素及时治疗后很少死亡。

【预防】

流行性斑疹伤寒在历史上曾发生过多次大流行,造成重大危害。目前,流行性斑疹伤寒仍是世界卫生组织流行病学监测项目之一。预防应采取以灭虱为中心的综合措施,灭虱是控制流行及预防本病的关键。

1. 管理传染源 及时发现、早期隔离、正确治疗患者和医学观察密切接触者。对于流行性斑疹伤寒患者应给予灭虱处理,沐浴、更衣,毛发部位需要多次清洗。对于地方性斑疹伤寒,强调灭鼠灭蚤。

2. 切断传播途径 加强卫生宣传教育,鼓励群众勤沐浴、勤更衣。衣被等可用干热、湿热、煮沸等方法来灭虱,温度需保持在 85℃ 以上 30 min;也可用环氧乙烷熏蒸法,20～30℃熏蒸 6～24 h。

3. 保护易感者 使用氯霉素或四环素进行预防可能非常有效,可以阻断斑疹伤寒疫情。流行性斑疹伤寒发生流行时,应对疫区居民及新进入疫区人员注射疫苗。人工免疫只能减轻病情,不能完全阻止发病,故无法代替灭虱。

地方性斑疹伤寒散发,一般不需预防接种。但对从事动物实验人员及灭鼠人员应进行预防接种。

(王新宇)

第二节 恙虫病

恙虫病,又名丛林斑疹伤寒,是一种经螨传播的感染性疾病,由恙虫病东方体(*Orientia tsutsugamushi*)引起。在 3 世纪,中国人首次描述了本病,直到 19 世纪末西方才出现关于本病典型特征的描述。第二次世界大战期间,由于太平洋战场上交战双方的士兵普遍发生这种疾病,故关于恙虫病的认识在此期间逐步加深。

【病原学】

恙虫病东方体是一种革兰阴性球杆状微生物,这一微生物具有与其他立克次体相同和不同的特征。相同在于,均不能在无细胞的媒介中繁殖;不同之处在于,恙虫病东方体的 3 层外膜在其形态学上是独特的,且其抗原性有别于斑疹伤寒立克次体。恙虫病东方体在初始侵入皮肤后会广泛播散。恙虫病东方体有 3 种变体或株(Karp、Gilliam 和 Kato)。感染其中一种株,并不能排除再感染另一种株。

【流行病学】

恙虫病东方体主要分布于整个亚洲环太平洋地区。恙虫病在韩国、中国、日本、巴基斯坦、印度、泰国、马来西亚和澳大利亚的热带区域(北部)具有地方流行性。

目前尚无有关恙虫病发病率的准确监测数据,因为诊断通常未得到证实、被忽略或与其他地方流行性发热性疾病相混淆。然而,一些专家估计,在东南亚每年有高达 100 万例感染者。

1. 传染源　恙虫病的储存宿主和传播媒介是地里纤恙螨属恙螨幼虫。这些幼螨(又名恙螨)通过经卵传播,其连续的世代中保持传染性。在已知的 60 种恙螨中,至少有 8 种能够传播恙虫病。该疾病通常发生在被感染恙螨叮咬后的 7~10 d(范围为 6~19 d)。

2. 传播途径　恙虫病是特征性的地域局限性疾病。恙虫病东方体的传播可能发生在边界清晰的"螨岛",该"螨岛"由小至数平方米的灌丛植被的局限性区域组成。螨虫以植被为食,"螨岛"的湿度和温度条件对于恙螨及其小型啮齿类动物宿主的繁殖都是理想的。人们进入这些"螨岛"时,恙螨叮咬引起疾病传播的风险极高。

3. 人群易感性　人类普遍易感,航空旅行的便捷和恙虫病相对较长的潜伏期(可长达 2 周)使游客在返回不是该疾病地方性流行的区域后发生此病,而在这些非该疾病流行地区的医师并不熟悉此病的临床特征和流行病学特征。

4. 流行特征　2006—2012 年,在中国确诊的 27 391 例恙虫病病例中,农民约占所有报道病例的 2/3,发病率在 40~60 岁人群中最高,但年幼儿童的感染率高于年轻成人;约 80% 的病例发生在夏季和秋季(7—11 月份);中国东南部省份的病例有地理聚集性,占所有报道病例的较大部分。

【临床表现】

该病通常在被感染恙螨幼虫(恙螨)叮咬后 7~10 d 表现为一种急性发热性疾病。

恙虫病可能以头痛、厌食和不适隐匿起病,或以寒战和发热而突然起病。随着疾病进展,大多数患者除了发热还会出现以下症状:剧烈的广泛性头痛和弥散性肌痛,也可能出现皮疹、焦痂及其他体征和症状。在未经治疗患者中通常持续较长的时间。

感染的严重程度可从轻微的症状和体征到多器官衰竭和死亡不等。

1. 皮疹　大约一半的患者会出现典型的非瘙痒性斑疹或斑丘疹。皮疹通常始于腹部,并扩散至四肢。通常也累及面部。罕见情况下可出现淤点。

2. 焦痂　无痛性丘疹通常见于感染恙螨叮咬的部位。然后出现中心性坏死,从而导致黑色外壳的特征性焦痂形成。在出现全身性症状前,可能出现 1 个或多个焦痂。少数情况下,焦痂没有典型的黑色外壳。如果不进行仔细的临床检查,包括对生殖器和乳房下皮肤皱褶进行视诊,可能会忽略焦痂。

在恙虫病患者身上还可能观察到的其他体征和症状,包括:①局部或全身性的淋巴结肿大,急性肾损伤;②恶心、呕吐和(或)腹泻;③可能出现相对心动过缓。中枢神经系统的血管受累可能导致脑膜炎,伴有明显的单个核细胞反应。

【实验室检查】

恙虫病患者可能出现以下实验室检查异常。

（1）大多数重症患者出现血小板减少。

（2）肝酶、胆红素和肌酐升高。

（3）可出现白细胞减少或白细胞增多，但大多数患者白细胞计数正常。

【诊断与鉴别诊断】

1. 诊断　与所有的立克次体病一样，没有一种实验室检查对恙虫病早期的诊断是可靠的。在临床医师将共同存在的临床体征、症状和实验室检查结果与该疾病的流行病学线索（如近期暴露于已知或疑似存在恙螨的环境）相关联时，通常可鉴别该疾病。

尽管这些实验室检查结果是相对非特异性的，但有 3 种方法可用于更明确地证实恙虫病东方体感染的存在：血清学、焦痂或全身性皮疹活体检测和 PCR。

（1）血清学：间接荧光试验（indirect immunofluorescence assay，IFA）仍然是血清学诊断的主要手段。由于该微生物的抗原异质性，应采用来自恙虫病东方体常见株的一组抗原来检测恢复期的抗体。对于生活在恙虫病流行地区的患者，急性感染的血清学诊断必须与针对恙虫病的背景免疫力相区别。单次测量也可用于生活在非恙虫病地方性流行地区的旅行者和近期从该病地方性流行地区返回的旅行者中进行初步诊断。然而，必须有前后 2 次的抗体滴度检测，滴度由阴性转为阳性才能确诊。

酶联免疫吸附测定和被动血凝测定也已被开发用于恙虫病的诊断，而正在进行临床评估的斑点免疫印迹试纸可能快速诊断恙虫病。利用某些立克次体与变形杆菌抗原（OX2 和 OX19）之间存在交叉反应的外斐试验，既不具有特异性，也不具敏感性。因此，不再建议使用此试验。

（2）焦痂或全身性皮疹活检：恙虫病的病理学标志是淋巴细胞浸润的血管炎。感染早期发生的内皮细胞损害，导致广泛的血管功能障碍。这种内皮损伤导致血管完整性丧失、血浆流出，以及显微镜下和肉眼可见的出血。因此，焦痂活检的组织学改变可见局灶性皮肤坏死区域被明显的血管炎区域围绕，血管外周有淋巴细胞和巨噬细胞聚集。还可发生小血管血栓。即使通过荧光抗体偶联物未发现立克次体，证实上述典型的血管炎变化仍具有诊断价值。

（3）聚合酶链反应：即使是少数在感染早期缺乏免疫球蛋白 M（IgM）抗体的患者，将 PCR 技术应用于恙虫病患者血液检查也可最终确诊。除血清 PCR 检测外，对于恙虫病，无论检测之前是否已进行了抗菌药物治疗，焦痂 PCR 检测仍然是一种具有较高敏感性和特异性的检查。

【鉴别诊断】

恙虫病可能与多种不同的感染性疾病相混淆。

（1）疟疾和登革热与恙虫病之间存在一些相同的临床特征和相似的地方性流行模式。

（2）钩端螺旋体病在一些也会发生恙虫病的热带地区是一种常见疾病。罕见情况下可能发生恙虫病和钩端螺旋体病的共同感染。

(3) 其他立克次体疾病,如斑点热群立克次体(如澳大利亚立克次体、日本立克次体和西伯利亚立克次体)感染,可能与恙虫病相似。澳大利亚立克次体感染和西伯利亚立克次体感染甚至也伴有感染蜱叮咬部位的局部焦痂。

(4) 在伤寒常见的热带地区,恙虫病与伤寒沙门菌的感染可能相似。在无皮疹或局部焦痂的患者和胃肠症状明显的患者中尤其易产生混淆。

(5) 恙虫病患者出现的焦痂也可与炭疽患者和蜘蛛咬伤患者的皮肤病变相混淆。

【治疗】

氯霉素是第 1 种显示能有效治疗恙虫病的药物,目前在流行地区仍经常使用。每次 250~500 mg 口服或静脉给药,每 6 小时 1 次,起效迅速。然而,由于其对血液系统引发的不良反应,多西环素(每次 100 mg 口服或静脉给药,每天 2 次)成为目前治疗本病的首选药物。

部分恙虫病东方体分离株对四环素类抗菌药物(包括多西环素)耐药或无反应。一些专家已提出使用替代药物,如阿奇霉素或含利福霉素的联合疗法。

【预后】

病死率因地理位置不同而差异较大,且较年长患者的病死率较高。此外,心肌炎、谵妄和肺炎与致命性结局有关,但性别和焦痂与其无关。患者入院时血样中立克次体 DNA 水平与死亡风险之间也可能相关。

【预防】

尚无预防恙虫病传播的疫苗。目前在预防方面的尝试包括化学预防和恙螨防治。加强对啮齿类动物的控制可能反而会增加人类患病的风险。在这种情况下,恙螨将失去其首选及正常的宿主,因而更可能咬伤人类。

1. 化学预防 数项研究表明,对在恙虫病流行地区生活或工作的无免疫力个体使用长效四环素类抗菌药物进行化学预防非常有效。

2. 恙螨防治 对衣物和皮肤都可使用驱虫剂和杀螨剂[如 N, N-二乙基-3-甲基苯甲酰胺(DEET)],效果显著。将苄氯菊脂(扑灭司林)和苯甲酸苄酯用于衣物和寝具也十分有用。对重点区域如军营或特定工作区,可使用氯化烃类进行处理,对防治恙螨非常有效。

(王新宇)

第三节 其他立克次体病

一、艾利希体病与无形体病

最常见的 2 种人类艾利希体病是由查氏艾利希体引起的人单核细胞艾利希体病(human monocytic ehrlichiosis, HME)和由嗜吞噬细胞无形体引起的人粒细胞无形体病(human granulocytic anaplasma, HGA)。大多数病例发生在春季和夏季。

　　恰菲艾利希体的主要媒介是孤星蜱。嗜吞噬细胞无形体的媒介是美国东部的肩突硬蜱和美国西部的太平洋硬蜱。2种形式的艾利希体病通常都是急性起病,潜伏期为1～2周。大多数患者发热,有非特异性症状,例如不适、肌痛、头痛和发冷。可将HME与HGA区别开来的一个特征是皮疹,皮疹在大约30%的HME患者中存在,但在HGA患者中很少见。

　　HME和HGA患者中最常见的实验室异常是白细胞减少症、血小板减少症和血浆中的氨基转移酶(转氨酶)升高。

　　对于大多数出现艾利希体病或无形体病体征和症状的患者,决定开始治疗的依据是通过综合各种临床和流行病学特征做出的推定诊断。使用间接免疫荧光试验的急性期和恢复期血清学配对是支持该诊断的首选方法。

　　多西环素是治疗HME和HGA的首选药物,退热后应继续治疗至少3d。

二、五日热

　　巴尔通体属革兰阴性菌,是一种苛养的细菌。根据16S核糖体RNA测试,巴尔通体属属于变形菌门的α-2子组,与布鲁菌属和农杆菌属密切相关。已知引起人类疾病的巴尔通体属的3个最重要的种是杆菌状巴尔通体、五日热巴尔通体和汉塞尔巴尔通体。

　　五日热巴尔通体历史上曾引起"战壕热",现代社会的相关疾病与多种感染形式有关,包括菌血症、心内膜炎和细菌性血管瘤病。

　　在典型的战壕热中,通常认为虱是五日热巴尔通体的主要传播媒介。感染可能是由于接触受污染的虱粪而造成的。人类是该生物的唯一已知宿主。五日热巴尔通体都发生在人与人非常紧密接触的情况下,尤其是在卫生习惯差的人群中。

　　经典战壕热的急性症状和体征通常包括不适、发热、头痛、骨痛(尤其是胫骨)、脾肿大及斑丘疹等。在HIV感染者中,五日热巴尔通体主要引起细菌性血管瘤病,表现为皮肤病变、皮下肿块或骨骼病变。

　　通过从血液或组织培养物中分离出微生物来对巴尔通体感染进行明确诊断。更为常见的是基于血清学或PCR的结果进行诊断。

　　对于无心内膜炎的急性或慢性五日热巴尔通体菌血症的患者,建议口服多西环素4周,联合庆大霉素静脉输注,持续2周。对于患有慢性五日热巴尔通体菌血症的患者应仔细评估心内膜炎,因为心内膜炎需要更长的抗微生物治疗时间,并需要密切监测和长期随访。

三、Q热

　　Q热是由贝纳柯克斯体引起的人畜共患感染,既有急性表现,也有慢性表现。贝纳柯克斯体是短小的多形杆菌,是严格的细胞内细菌。虽然以前被归于立克次体,但贝纳柯克斯体已被重新分类为变形杆菌,与军团菌和弗朗西斯菌更近。

　　贝纳柯克斯体的一个重要特征是其抗原变异,称为相变。当从动物或人类体内分离出来时,贝纳柯克斯体会表达Ⅰ期抗原,并且具有高度传染性。经过实验室培养后,对病原体包囊的修饰会导致抗原转变为Ⅱ型,这种形式不会传染。测量这种抗原性变化是区分急性和慢性Q热的基础。Q热在全球范围内分布。主要宿主是蜱虫。最常见的人类传染源是农场动物,例如牛、山羊和绵羊。

接触感染家畜的胎盘、体液或新生幼畜体表的分泌物和上述液体引起的气溶胶吸入,可能导致人暴露于贝纳柯克斯体。职业接触是最常见的感染形式。

Q热患者的临床表现非常广泛。急性感染最常表现为自限性的流感样症状、肺炎或肝炎。急性感染的潜伏期约为20 d。慢性Q热的定义是感染持续超过6个月,最常累及的是心脏,其次是动脉(动脉瘤或血管移植物的感染)和骨(即骨髓炎)。慢性Q热好发于孕妇患者、免疫功能受损患者、有基础瓣膜病或血管疾病的患者。

对于有急性或慢性感染的症状并且有该病危险因素(如与农场动物接触者,居住于农场和污染的肥料、草料或尘土的下风向者,从事贝纳柯克斯体相关工作的实验室工作人员,屠宰场工作人员)的患者,应该考虑Q热。

由于贝纳柯克斯体不会在常规血培养中生长,通常需要根据血清学和(或)PCR检测结果来诊断Q热。

Q热的治疗方法既取决于患者是否患有急性感染或持续性局部疾病,也取决于患者是否存在潜在的瓣膜病或心肌病。对于没有瓣膜病或心肌病的非孕妇患者,如果有症状性急性Q热,需要使用抗生素治疗以减少症状持续时间。建议使用多西环素。孕妇即使无症状也要治疗急性Q热。可予复方磺胺甲噁唑治疗直至怀孕的第8个月,以降低胎盘炎、产科并发症和持续的母亲Q热感染的风险。对于大多数患有瓣膜病和(或)心肌病的急性Q热患者,给予多西环素和羟氯喹治疗1年,以降低患上慢性心内膜炎的风险。

为预防和控制Q热而进行的工作包括为接触贝纳柯克斯体的高危人群接种疫苗,并最大限度地减少与病原体的潜在接触。

(王新宇)

主要参考文献

1. Anderson A，Bijlmer H，Fournier PE，et al. Diagnosis and management of Q fever — United States，2013：recommendations from CDC and the Q Fever Working Group [J]. MMWR Recomm Rep，2013，62：1.

2. Dahlgren FS，Heitman KN，Drexler NA，et al. Human granulocytic anaplasmosis in the United States from 2008 to 2012：a summary of national surveillance data [J]. Am J Trop Med Hyg，2015，93：66.

3. Foucault C，Brouqui P，Raoult D. Bartonella quintana characteristics and clinical management [J]. Emerg Infect Dis 2006，12：217.

4. Li Z，Xin H，Sun J，et al. Epidemiologic changes of scrub typhus in China，1952 - 2016 [J]. Emerg Infect Dis，2020，26(6)：1091 - 1101.

5. Tsioutis C, Zafeiri M, Avramopoulos A, et al. Clinical and laboratory characteristics, epidemiology, and outcomes of murine typhus: a systematic review [J]. Acta Trop, 2017,166: 16.

6. Walker DH. Scrub typhus-scientific neglect, ever-widening impact [J]. N Engl J Med, 2016,375(10): 913 - 915.

第七章 细菌性传染病

▌第一节 疫苗可预防经典细菌性传染病

一、白喉

白喉(diphtheria)是由白喉棒状杆菌(*Corynebacterium diphtheriae*)引起的急性呼吸道传染病。临床特征为咽、喉、鼻部黏膜充血肿胀,局部形成不易脱落的灰白色假膜和外毒素所致的全身中毒症状,严重者可并发心肌炎和周围神经炎。

【病原学】

白喉棒状杆菌简称白喉杆菌,属于棒状杆菌属(*Corynebacterium*),是无芽胞、无荚膜、无动力的革兰阳性杆菌。本菌对干燥、寒冷及阳光抵抗力较其他无芽胞菌强。在干燥假膜内存活 3 个月,可在牛奶、玩具中存活数周。但对湿热的抵抗力不强,对一般化学消毒剂敏感,58℃ 10 min 或直射阳光下数小时可被杀灭。

【流行病学】

1. 传染源 人类是白喉杆菌的唯一宿主。传染源为患者和带菌者。白喉患者在潜伏期末具有传染性。不典型及轻症和鼻白喉患者易被漏诊而成为重要传染源。

2. 传播途径 主要通过呼吸道飞沫传播,可通过被污染的手、玩具、文具、食具及手帕等经口鼻间接传播,亦可通过破损的皮肤和黏膜传播。

3. 人群易感性 人群普遍易感,患病后可获得持久性免疫,偶有数次发病者。

4. 流行特征 据估计在 20 世纪 80 年代白喉类毒素普遍使用之前,发展中国家每年约有 100 万白喉病例,并造成 5 万～6 万人死亡。在发病率较高的年代,我国白喉发病具有明显的季节性,一般自秋季发病数开始增加,11 月份为高峰,并延续到次年 3 月份,夏季病例最少。但近年全国每年仅报告少数病例,发病的季节性不明显,全年散发。

【发病机制与病理】

1. 发病机制 白喉的病变分为局部假膜性炎症及外毒素引起的全身毒血症 2 个方面。白喉杆菌侵入咽部黏膜后不侵入深层组织和血流,即在黏膜表层组织中生长繁殖,致局部黏膜上皮细胞坏死,并逐渐扩大融合;同时局部黏膜血管扩张充血,大量纤维蛋白渗出。渗出的纤维蛋白与坏死细胞、白细胞和细菌凝结在一起,覆盖在黏膜表面,形成该病的特征性假膜。假膜范围越广泛,毒素吸收量越大,中毒症状越重。

2. 病理改变 外毒素随血流到达全身各脏器,与组织细胞结合致中毒性和退行性变,其中以心肌、外周神经、肾上腺受损最为显著。心肌细胞混浊肿胀,有脂肪、玻璃样和颗粒样变性,间质水肿,重者肌纤维断裂、心肌坏死及单核细胞浸润,传导束可受累。神经病变多见于外周神经,髓鞘常呈脂肪变性,神经轴索肿胀、断裂。肾脏可呈混浊、肿胀及肾小管上皮细胞脱落。肝细胞可呈脂肪变性,肝小叶呈中央坏死。

【临床表现】

潜伏期 2~4 d。根据假膜所在部位及中毒症状轻重,可分为咽白喉、喉白喉、鼻白喉和其他部位白喉等临床类型。可并发中毒性心肌炎、外周神经麻痹、支气管肺炎和继发细菌感染。

1. 咽白喉 最常见的白喉临床类型,根据假膜范围大小及症状轻重,又可分为4 型。

(1) 无假膜的咽白喉(轻型):仅有低热、咽痛等上呼吸道症状,扁桃体可肿大,但无假膜形成。

(2) 局限型咽白喉(普通型):全身症状轻,中度发热、乏力、咽痛,扁桃体充血、稍肿胀。假膜局限于一侧或双侧扁桃体,腭弓和腭垂等处。

(3) 播散型咽白喉(重型):全身中毒症状重,有高热、乏力、厌食、咽痛等症状,重症病例可引起循环衰竭及外周神经麻痹。假膜由扁桃体迅速扩展至腭垂、软腭、咽后壁、鼻,甚至喉、气管、支气管。

(4) 中毒型咽白喉(极重型):全身中毒症状严重,有高热、气促、唇发绀、脉细而快、心律失常等。假膜多因出血而呈黑色,扁桃体及咽部高度肿胀、阻塞咽部,或有坏死而形成溃疡,具特殊腐臭味。颈部淋巴结肿大,周围软组织水肿,以致颈部增粗,呈现所谓"牛颈"。若不及时治疗,病死率极高。

2. 喉白喉 少数为原发性,约 3/4 为咽白喉继发而成。全身中毒症状轻,而以喉部症状及喉梗阻为主要表现。

3. 鼻白喉 常与咽白喉同时发生,多见于婴幼儿。全身症状轻微或无,局部症状有鼻塞、流浆液血性鼻涕,鼻孔周围可见表皮剥脱或浅溃疡,鼻前庭可见白色假膜。

4. 其他部位的白喉 眼结膜、口腔、外耳道、外阴部、新生儿脐带及皮肤损伤和手术伤口处形成假膜。可继发于咽白喉或为原发,但都很少见。

【实验室检查】

外周血白细胞计数升高,中性粒细胞比例增高,并有中毒颗粒。重症者出现蛋白尿。

用 20% 亚碲酸钾溶液涂抹于患者假膜上,10~20 min 后假膜变为黑色或深灰色则为阳性。阳性率可达 92%,但不能与其他棒状杆菌鉴别。

假膜组织或分泌物,用荧光标记的特异性抗体染色后,在荧光显微镜下检查细菌,特异性强,阳性率高,可做出早期诊断。

咽喉分泌物于吕弗勒氏血清培养基中培养 8~12 h 即可发现白喉杆菌,进一步做分型和毒力试验。

【诊断与鉴别诊断】

1. 诊断　依据流行病学资料和典型临床表现,可做出临床诊断,结合病原学检查则可确诊。

2. 鉴别诊断　咽白喉应与产生咽部渗出物的其他感染鉴别,如急性化脓性扁桃体炎、传染性单核细胞增多症和鹅口疮等。

喉白喉应与急性喉炎、变态反应性喉水肿以及气管异物等鉴别。

鼻白喉应与鼻内异物、鼻中隔溃疡等鉴别。

【治疗】

1. 一般治疗　对于白喉患者一律嘱卧床休息,配合恰当的对症处理,如患者烦躁时可给镇静剂,对喉梗阻严重者尽早做气管插管或气管切开。

2. 病原治疗

(1) 抗毒素:治疗白喉的特效药,但只能中和血中的游离毒素,不能中和已进入细胞的毒素,故应早期注射足量白喉抗毒素。白喉抗毒素为马血清制剂,注射前应询问过敏史,并做皮内过敏试验。皮内过敏试验阴性者方可应用,阳性者应做脱敏注射。病情危急时,可在用抗毒素前静脉滴注氢化可的松,预防过敏反应。

(2) 抗生素:对已有的外毒素损害没有治疗作用,但可杀灭白喉杆菌并缩短带菌时间。青霉素为首选药物,疗程 7～10 d。青霉素过敏者可用红霉素口服。

3. 并发症治疗　及时治疗。

【预后】

幼龄、重型、极重型、有喉梗阻及并发症患者预后差。接受过预防接种者病情轻、预后佳。早期足量抗毒素和抗生素治疗可改善预后。

【预防】

早期发现、及时隔离治疗患者,直至连续 2 次咽拭子白喉杆菌培养阴性,方可解除隔离。对密切接触者,观察 7 d。对带菌者应予青霉素或红霉素治疗 5～7 d,细菌培养 3 次阴性方能解除隔离。

对易感者普遍接种白喉类毒素是最有效的预防措施。

二、百日咳

百日咳(pertussis)是由百日咳鲍特菌(*Bordetella pertussis*)引起的具有高度传染性的急性呼吸道传染病。临床特征为阵发性、痉挛性咳嗽伴有吸气鸡鸣样回声,重者可出现肺部或脑部并发症。

【病原学】

百日咳鲍特菌系革兰阴性杆菌,有荚膜,无芽胞及鞭毛,专性需氧。细菌产生的毒素在致病机制中起重要作用。该菌不耐干燥,暴晒 1 h 或加热 60℃ 15 min 即可被灭活,对紫外线及常用消毒剂均敏感。

副百日咳鲍特菌(*Bordetella parapertussis*)、支气管败血鲍特菌(*Bordetella bronchiseptica*)和霍氏鲍特菌(*Bordetella holmesii*)与百日咳鲍特菌同属鲍特菌属,形

态很相似,但凝集反应不同,无交叉免疫。

【流行病学】

1. 传染源　百日咳患者及隐性感染者是百日咳的主要传染源。儿童患者中,76%～83%来源于家庭成员,其中55%来源于患儿父母。

2. 传播途径　该病通过飞沫传播,传播范围一般在患者周围2.5 m以内,很少通过玩具、衣物等间接传播。

3. 易感人群　人群普遍易感,任何年龄都可罹患百日咳,新生儿也不例外。

4. 流行特征　该病在世界范围内流行。全年散发,以冬、春季多见。百日咳的流行模式已从过去的儿童-儿童模式转变为现在的青少年及成人-儿童模式。

【发病机制与病理】

1. 发病机制　百日咳鲍特菌进入呼吸道后依赖菌毛血凝素黏附在呼吸道上皮细胞上,繁殖并产生支气管细胞毒素,引起局部炎症,纤毛麻痹、运动障碍、细胞坏死,黏液分泌增多、黏稠,排出困难,刺激黏膜感觉神经末梢,反射性地引起剧烈的连续咳嗽。病菌产生的百日咳毒素(pertussis toxin,PT),可致淋巴细胞增多,产生多种细胞产物如组胺致敏因子、胰岛活性蛋白,进一步引起细胞坏死和全身症状。

2. 病理改变　气管、支气管、毛细支气管和肺泡壁的上皮细胞坏死、脱落,间质有淋巴细胞及中性粒细胞浸润。重症患儿脑组织可见充血、水肿和散在性点状出血,神经细胞变性和胶质细胞增生。

【临床表现】

潜伏期2～21 d,大多为7～14 d,病程为6～12周,甚至更长时间。典型病例临床病程分3期。

1. 卡他期　一般为7～10 d,临床症状较轻。病初表现为咳嗽、喷嚏、流涕、咽痛和低热等上呼吸道感染表现,3～4 d后上述症状逐渐消失,热退,但咳嗽日益加重,日轻夜重,并发展成阵发性、痉挛性咳嗽。此期传染性最强。

2. 痉咳期　2～6周,亦可长达2个月左右。此期特点为阵发性、痉挛性咳嗽,特点是咳嗽时患者面红唇紫,张口伸舌,涕泪俱下,颈静脉怒张,紧接痉咳后有一次深长吸气,伴有高调鸡鸣样回声,痉咳时舌外伸,舌系带反复摩擦门齿,发生舌系带溃破,眼睑水肿,结膜出血,面部有出血点。此期可出现并发症,包括呼吸暂停、肺炎、百日咳脑病和气胸等。新生儿和婴幼儿可无典型痉咳,以屏气、发绀、窒息、甚至惊厥,心率减慢乃至停止而猝死。

3. 恢复期　阵发性痉咳逐渐减轻直至消失,2～3周好转痊愈,精神、食欲恢复正常。

【实验室检查】

卡他期末至痉咳早期外周血白细胞计数即明显升高,痉咳期最为明显,可达$(20\sim50)\times10^9/L$,甚至$70\times10^9/L$以上,以淋巴细胞为主,比例60%～90%。

呼吸道标本送检百日咳鲍特菌细菌培养或核酸检测可找到病原体。

以百日咳鲍特菌毒素抗原来检测百日咳鲍特菌毒素IgG抗体(PT-IgG)进行血清学检查,可为早期诊断提供依据。

【诊断与鉴别诊断】

1. 诊断

(1) 临床诊断标准如下。

1) 0~3月龄：无热或低热，频率和严重程度进行性增加的咳嗽，伴随鸡鸣样回声、呼吸暂停或咳嗽后呕吐、发绀、抽搐和肺炎，密切接触长期无热咳嗽的患者中的 1 项。

2) 4月龄~9岁：无热、低热，阵发性咳嗽≥7 d，非化脓性鼻炎伴随鸡鸣样回声、咳嗽后呕吐、呼吸暂停、抽搐、症状夜间加重，密切接触长期无热咳嗽的患者中的 1 项。

3) ≥10岁：阵发性干咳≥2周，非化脓性鼻炎，无热伴随鸡鸣样回声、呼吸暂停、发作间期阵发性多汗、咳嗽后呕吐、症状夜间加重中的 1 项。

(2) 实验室确诊标准如下。

1) 0~3月龄：符合临床诊断标准，实验室检查有以下之一即可确诊：①血常规检查提示白细胞计数升高（≥20×10^9/L）伴淋巴细胞增多症（淋巴细胞比例≥60％）；②PCR 检出百日咳鲍特菌；③培养检出百日咳鲍特菌；④发病初期与恢复期双份血清 PT-IgG 滴度出现显著升高。

2) 4月龄~9岁：符合临床诊断标准，实验室检查有以下之一即可确诊：①PCR 检出百日咳鲍特菌；②培养检出百日咳鲍特菌；③免疫接种超过 1 年后单次 PT-IgG 滴度出现明显升高（＞80~100 U/ml）；④发病初期与恢复期双份血清 PT-IgG 滴度出现显著升高。

3) ≥10岁：符合临床诊断标准，实验室检查有以下之一即可确诊：①PCR 检出百日咳鲍特菌；②培养检出百日咳鲍特菌；③免疫接种超过 1 年后单次 PT-IgG 滴度出现明显升高（＞80~100 U/ml）；④发病初期与恢复期双份血清 PT-IgG 滴度出现显著升高。

2. 鉴别诊断　本病应与下列疾病相鉴别，如副百日咳鲍特菌、副流感病毒、腺病毒以及呼吸道合胞病毒等感染，亦可引起类似百日咳症状，可根据流行病学史及病原学检查确诊。

【治疗】

1. 一般治疗　保持空气流通及环境安静，避免诱发患者痉咳因素。注意营养，保证充分休息等。祛痰止咳，可给予雾化吸入及吸痰护理。

2. 抗菌药物治疗　首选大环内酯类抗生素，如红霉素、阿奇霉素、罗红霉素或克拉霉素等。对大环内酯类抗生素足疗程治疗无效且 2 月龄以上的患者，可给予复方磺胺甲噁唑治疗，疗程 14 d。

【预后】

年龄越小，预后越差，并发百日咳脑病及肺炎预后较差。

【预防】

呼吸道隔离至有效抗菌药物治疗 5 d，若没有进行抗生素治疗，需隔离至起病后 21 d。

对适龄儿童接种百白破（百日咳菌苗、白喉类毒素和破伤风类毒素）三联疫苗是有效的预防措施。对无免疫力而有百日咳接触史的婴幼儿可口服红霉素5～7 d进行药物预防。

三、破伤风

破伤风(tetanus)是由破伤风梭菌通过伤口侵入人体引起的急性传染病,以牙关紧闭,局部或全身骨骼肌强直及阵发性痉挛为临床特征。

【病原学】

破伤风梭菌(*Clostridium tetani*)属于厌氧芽胞梭菌属,为厌氧革兰染色阳性杆菌。细菌产生的破伤风痉挛毒素、破伤风溶血素和破伤风溶纤维素而致病。该菌抵抗力强,耐热,在无日光直接照射的土壤中可生存数年,并仍具毒力。

【流行病学】

病原菌经各种大小创伤以及动物咬伤等而侵入人体导致感染。各地区发病率存在差异,大部分病例在发展中国家。

【发病机制与病理】

破伤风梭菌侵入人体创口,只能在厌氧环境中生长、繁殖并产生外毒素。所产生的外毒素被吸收进入血循环而致病,痉挛毒素与灰质中突触小体膜的神经节苷脂结合后,阻止抑制性神经递质释放,从而导致脊髓神经元和脑干的广泛脱抑制,受支配肌肉强烈持续收缩,临床出现肌痉挛和强直征象。

破伤风的病理变化较少,且缺乏特异性,脑及脊髓有不同程度的充血及出血,重者有脑水肿。大脑半球可见广泛散在性血管周围髓鞘脱失和神经胶质细胞增多,运动神经细胞水肿、细胞核肿大和染色质溶解。

【临床表现】

潜伏期为3～14 d,可短至1～2 d或长达数月。典型症状是在肌紧张性收缩(肌强直、发硬)的基础上,阵发性强烈痉挛,通常最先受影响的肌群是咬肌,随后依次为面部表情肌,颈、背、腹和四肢肌,最后为膈肌,表现为牙关紧闭、皱眉、口角下缩、呈嘴"苦笑"、颈部强直、头后仰;当背、腹肌同时收缩时,因背部肌群较为有力,躯干因而扭曲成弓形,结合屈颈、屈膝、屈肘和半握拳等痉挛姿态,形成"角弓反张"或"侧弓反张";膈肌受影响后,发作时面唇青紫,呼吸困难,甚至暂停。上述发作可因轻微的刺激,如光、声、接触和饮水等而诱发。死亡原因多为窒息、心力衰竭或继发感染。

病程一般为1～4周,发作的程度可逐步减轻减少至消失,牙关紧闭一般最后消失。

【实验室检查】

白细胞计数及中性粒细胞百分比正常,或可因伤口继发感染或持续痉挛引起的应激反应而增高。

脑脊液细胞计数一般在正常范围,蛋白含量稍增多。

部分患者脐部或伤口处分泌物培养可分离出破伤风梭菌。

(六)诊断与鉴别诊断

根据破伤风特征性的临床表现,诊断相对不困难。需要与下颌及咽喉部局部感染、中枢神经系统感染、狂犬病和药物中毒等疾病鉴别。

【治疗】

破伤风是一种极为严重的疾病,病死率高,为此要采取积极的综合治疗措施,包括伤口处理,中和游离毒素,使用青霉素或甲硝唑,控制和解除痉挛,保持呼吸道通畅和防治并发症等。

【预后】

该病病死率为 $10\%\sim30\%$。病死率高低与患者年龄大小、潜伏期及病起病缓急、病程长短和病情轻重有关。严重、持续地痉挛可致缺氧性脑损伤,包括脑瘫、智力低下和行为障碍。及时、正确的抢救治疗和细致、全面的护理是改善预后的最重要因素。

【预防】

破伤风是完全可以预防的疾病。对易感人群应加强安全防范教育,避免外伤发生。受伤之后应立即用清水冲洗伤口并消毒处理。推广科学接生是预防新生儿破伤风的重要措施。

婴儿出生后 2～3 个月需接受百白破三联疫苗首次接种,每隔 4～6 周进行第 2、第 3 次接种。1.5～2 岁和 6 岁时各加强 1 次。凡接受过全程预防注射者,一旦受伤只需再注射类毒素,3～7 d 内即可产生强而有力抗毒素。

在受伤后 24 h 内,对受伤儿童使用破伤风抗毒素作为被动免疫。

(叶颖子　俞　蕙)

第二节　猩　红　热

猩红热(scarlet fever)是由 A 族 β-溶血性链球菌(Group A *Streptococcus*,GAS)〔又称为化脓性链球菌(*Streptococcus pyogenes*)〕感染引起的急性呼吸道传染病。临床特征为发热、咽峡炎、全身弥漫性鲜红色皮疹和疹退后的明显脱屑,少数患者由于变态反应而发生心、肾和关节损害。

【病原学】

GAS 是一种呈链状生长的兼性厌氧革兰阳性球菌,可引起多种累及呼吸道和皮肤软组织的感染,唯一已知的储存处是人类的皮肤和黏膜。GAS 不耐热,60℃ 30 min 可被杀死,对一般消毒剂均敏感,在干燥的尘埃中可生存数月。根据 M 蛋白血清型和 M 蛋白基因序列(emm 型),现已鉴定出 240 多种 GAS 血清型或基因型。流行病学调查显示,血清型 1、3、5、6、14、18、19 和 24 与急性风湿热(acute rheumatic fever,ARF)有关,血清型 2、59、60、49、55、57 和 61 多与脓皮病和急性肾小球肾炎有关,而血清型 1、6 和 12 则与咽炎和急性肾小球肾炎有关。虽然很多 M 蛋白血清型的 GAS 都可以引起链球菌中毒性休克综合征(strepotococus toxic shock syndrome,STSS),但多数病例由 M1 和 M3 型引起。不同菌株产生的致热外毒素抗原性不同,无交叉免疫保护。因此,猩红热可反复发生。

【流行病学】

1. 传染源　急性期患者为主要传染源,猩红热患者自发病前 24 h 至疾病高峰时期(发热、出疹时,一般是发病后 48 h 内)传染性最强。现在认为健康带菌者在疾病传播中的意义不大。

2. 传播途径　通过鼻咽分泌物飞沫传播或直接密切接触传播。细菌还可以通过皮肤创伤或产道入侵,被称为"外科型"或"产科型"猩红热。

3. 易感人群　人群普遍易感,多见于学龄期儿童以及青少年,以 7~8 岁儿童最为常见,3 岁以下婴幼儿少见。GAS 咽炎在成人中的发病率明显低于儿童。

4. 流行特征　该病全球性发病、全年发病,冬、春季更为流行。在链球菌感染季节和学校咽炎暴发期间,健康无症状儿童 GAS 咽部带菌者可高达 25%。咽部携带 GAS 可以持续数月,但是传播细菌的风险很低。

【发病机制与病理】

1. 发病机制　病原菌及其毒素等产物在侵入部位及其周围组织引起炎症和化脓性变化,并可进入血液循环,引起败血症。致热外毒素引起发热和红疹,在严重的 GAS 感染中可作为超抗原毒素(superantigenic toxins)引起中毒休克。免疫介导的炎症反应引起变态反应性疾病如风湿热和急性肾小球性肾炎。

2. 病理改变

(1) 炎症性病变:致病菌有较强的侵袭力,由呼吸道侵入后借助 M 蛋白和脂磷壁酸黏附于黏膜上皮细胞,进一步侵入组织引起炎症;在透明质酸酶、链激酶以及链球菌溶素的作用下,促使炎症蔓延扩散并导致组织坏死。

(2) 中毒性病变:细菌产生致热外毒素可引起皮肤黏膜血管弥漫性充血、水肿、炎性细胞浸润及上皮细胞增生等,形成点状充血性皮疹,中毒症状严重者也可形成出血性皮疹;肝、脾和淋巴结均可见不同程度的充血和脂肪变性,心肌混浊、肿胀、变性或坏死,肾脏发生间质性炎症改变。

(3) 变态反应性病变:感染后 2~4 周,个别患儿可出现心、肾或滑膜组织等非化脓性病变。

【临床表现】

1. 临床分期与分型

(1) 潜伏期:多为 2~3 d(范围:1~7 d)。

(2) 前驱期:多数患者急性起病,出现咽炎、扁桃体炎症状体征。

(3) 出疹期:多数于起病 24 h 内出疹,偶有迟至第 5 d 出疹者。

典型皮疹是在全身皮肤充血的基础上散布着针尖大小、密集而均匀的点状充血性红疹,压之褪色、去压复现,伴有明显瘙痒。偶呈鸡皮样丘疹,重者可有出血疹。在皮肤皱褶处,如腋窝、肘窝、腹股沟可见皮疹密集呈线状,称为"帕氏线"。面部充血潮红,口鼻周围出现"口周苍白圈"。病初舌披白苔,舌乳头红肿、凸出,称为"草莓舌";2~3 d 后白苔脱落,舌面光滑呈肉红色,并可有浅表破裂,舌乳头仍凸起,称"杨梅舌"。

皮疹一般在 48 h 内达到高峰,2~4 d 可完全消失。重症者可持续 5~7 d 甚至更久。

颌下及颈部淋巴结可肿大,有压痛,一般为非化脓性。出疹时体温更高,皮疹遍布全身时,体温逐渐下降,中毒症状消失,皮疹隐退。

轻型患者发热短暂或无热,咽峡炎和皮疹表现轻,病程短。"外科型"或"产科型":皮疹在创口先出现且明显,由此遍及全身,常无咽峡炎,其传播途径是以外科的伤口为侵入门户。

(4) 恢复期:疹退后1周内开始脱皮,躯干多为脱屑,手掌足底角质层厚的部位可见大片膜状脱皮,甲缘皲裂样脱皮是典型表现,无色素沉着。

2. 并发症 由于现在抗生素治疗较及时,各种并发症均较少见。

(1) 邻近部位化脓性感染:包括颈淋巴结炎、扁桃体周围蜂窝织炎或脓肿、中耳炎、鼻窦炎、咽后壁脓肿和扁桃体周围脓肿等。

(2) 败血症或迁徙性病灶:菌血症、骨髓炎、化脓性关节炎、脑膜炎和心内膜炎等。

(3) 非化脓性并发症:急性风湿热、链球菌感染后肾小球肾炎和链球菌感染后反应性关节炎。

【实验室检查】

外周血白细胞增高,以中性粒细胞升高为主,严重者出现细胞核左移及中毒颗粒,C反应蛋白升高。

病原学检查:①细菌学检查:咽拭子培养出 GAS 可确诊。快速乳胶抗原凝集法检测 GAS 抗原也可用于病原快速诊断,但敏感度不及细菌培养。②血清学检查:检测血清中抗溶血素 O 抗体、抗 DNA 酶抗体、抗透明质酸酶及抗链激酶抗体,可提示近期有链球菌属感染。

【诊断与鉴别诊断】

1. 诊断 猩红热主要靠流行病学资料、临床表现、实验室检查进行诊断:①流行病学资料:当地有猩红热流行,或者1周前有猩红热患者接触史。②临床表现:以发热、咽峡炎、皮疹为主要临床特点,有"杨梅舌""帕氏线""口周苍白圈"等表现,出现碎屑样或膜样脱屑。③实验室检查:咽拭子培养出 GAS 可确诊。

2. 鉴别诊断 本病可与金黄色葡萄球菌感染、川崎病、药物疹、传染性单核细胞增多症和麻疹等出疹性疾病相鉴别。

【治疗】

1. 病原治疗 GAS 对 β-内酰胺类抗生素(青霉素以及头孢菌素类抗生素)敏感。

(1) 首选青霉素类:①青霉素:5 万～20 万 U/(kg·d),分 2～4 次肌内注射或静脉滴注,疗程 10 d;②阿莫西林:50 mg/(kg·d),最大剂量 1 g,分 2 次口服,疗程 10 d;③青霉素 V 钾片:250 mg/次(<27 kg)或 500 mg/次(≥27 kg),每天 2～3 次。

(2) 青霉素过敏者:可选用如下药物。

第 1 代(首选)或第 2 代头孢菌素类抗生素:①头孢氨苄:40 mg/(kg·d),单剂最大剂量 500 mg,分 2 次口服,疗程 10 d;②头孢羟氨苄:口服,30 mg/(kg·d),最大剂量 1 g,每天 2 次,疗程 10 d;③头孢呋辛酯:5～12 岁儿童,20 mg/(kg·d),最大剂量 500 mg,分 2 次口服;12 岁以上儿童按成人量,即 0.5 g/d,分 2 次口服,疗程 10 d。

在我国,GAS 对大环内酯类药物和克林霉素的耐药率很高,不宜用于经验性治疗。

(3) 完成推荐的口服抗菌剂疗程后复发的儿童可使用相同的抗菌剂、另一种口服药物或肌内注射青霉素进行治疗。

大部分无症状带菌者不需要抗感染治疗,除非出现以下情况:①局部暴发 ARF 或链球菌感染后肾小球肾炎;②封闭或半封闭社区发生 GAS 咽炎暴发流行;③ARF 家族史;④数周内在一个家庭中,尽管有适当的治疗,仍有多次发作的有症状的 GAS 咽炎。

清除 GAS 带菌推荐:①阿莫西林克拉维酸钾片:40 mg/(kg·d),以阿莫西林计算,每天最大剂量 2 000 mg,分 3 次口服,疗程 10 d;②青霉素 V 钾片或青霉素联合利福平(最后 4 d 联合使用):疗程共 10 d,利福平 20 mg/(kg·d),每天最大剂量 600 mg,分 2 次口服,清除率优于单用青霉素的方案。

2. 对症治疗　退热等对症治疗。

【预后】

一般预后良好,并发坏死性筋膜炎和链球菌中毒性休克综合征则病死率高。

【预防】

1. 隔离患者　飞沫隔离至有效抗菌药物治疗至少 24 h 后。

2. 接触者预防　对于明确暴露确诊 GAS 感染病例的接触者,如果无症状带菌者,通常不需要抗菌药物治疗。

（姚玮蕾　葛艳玲）

第三节　伤寒和副伤寒

一、伤寒

伤寒(typhoid fever)是由伤寒沙门菌(*Salmonella typhi*)引起的急性传染病,以持续菌血症、单核-吞噬细胞系统受累、回肠末端形成微小脓肿及小溃疡为基本病理特征。典型临床表现包括持续高热、表情淡漠、腹部不适、肝脾肿大和白细胞含量低下,部分患者有玫瑰疹和相对缓脉,肠出血和肠穿孔为其严重并发症。

【病原学】

伤寒沙门菌又称伤寒杆菌,属沙门菌属 D 群。革兰阴性杆菌,细胞内细菌,无芽胞,无荚膜,有鞭毛和菌毛,能运动。在普通培养基中能生长,在含有胆汁的培养基中生长更好。

伤寒沙门菌在自然界中的生活力较强,水中可存活 2~3 周,粪便中能维持 1~2 个月。耐低温,冰冻环境中可存活数月,对光、热、干燥及消毒剂的抵抗能力弱。

伤寒沙门菌具有菌体 O 抗原、鞭毛 H 抗原和表面 Vi 抗原,均能产生相应的抗体,但并非保护性抗体。O 和 H 抗原性较强,常用于血清凝集试验以辅助临床诊断,亦可用于制备伤寒菌苗供预防接种。Vi 抗原常有助于发现带菌者及该病的流行病学调查。伤寒沙门菌在菌体裂解时可释放强烈的内毒素,对本病的发生和发展起着较重要的作用。

【流行病学】

1. 传染源 为患者及带菌者。整个病程中均有传染性,尤以病程的2~4周内传染性最强。慢性带菌者是本病不断传播或流行的主要传染源。原有慢性肝胆疾病(如胆囊炎、胆石症等)的伤寒患者易成为慢性带菌者。

2. 传播途径 伤寒沙门菌随患者或带菌者的粪、尿排出后,通过污染的水或食物、日常生活接触、苍蝇和蟑螂等经消化道传播。水源污染是本病传播的重要途径,亦是暴发流行的主要原因,食物污染也可引起本病的流行,而散发病例一般以日常生活接触传播较多。

3. 人群易感性 人对伤寒普遍易感。病后可获得持久性免疫。

4. 流行特征 世界各地均有发生,以热带、亚热带地区多见。发展中国家主要因水源污染而暴发流行,发达国家则以国际旅行感染为主。夏、秋季为高发季节,发病以儿童和青壮年居多,以农民、学生为主,疫情多集中在农村和学校。

【发病机制与病理】

1. 发病机制 伤寒沙门菌进入消化道后,侵入小肠黏膜,被吞噬细胞吞噬,经淋巴管进入回肠集合淋巴结、孤立淋巴滤泡及肠系膜淋巴结生长繁殖,经胸导管进入血流而引起短暂的菌血症,即原发菌血症期。此阶段患者无症状,相当于临床上的潜伏期。

伤寒沙门菌随血流进入肝、脾、胆囊、肾、骨髓和回肠末端淋巴结,并继续在吞噬细胞内大量增殖,再次进入血流,引起第2次严重菌血症,并释放强烈的内毒素导致显著的毒血症,随血流播散至全身各脏器与皮肤等处,并经胆管进入肠道随粪便排出,经肾脏随尿液排出。部分经胆管进入肠道的伤寒沙门菌可进一步引起组织坏死、脱落而形成溃疡,可引起肠出血、肠穿孔。此外,伤寒沙门菌也可引起化脓性炎症如骨髓炎、肾脓肿、胆囊炎、脑膜炎和心包炎等。

2. 病理改变 伤寒的主要病理特征是全身单核吞噬细胞系统的增生反应,以肠道最为显著,尤以回肠末端淋巴结为主。溃疡常呈椭圆形或圆形,沿肠纵轴排列,周围肠黏膜充血。显微镜下,上述病变的显著特征是吞噬细胞的增生和浸润,胞质内含被吞噬的淋巴细胞、红细胞、伤寒沙门菌及坏死组织碎屑,这也是本病相对特征性的病变,故此类细胞又称"伤寒细胞"。若伤寒细胞大量聚集在小肠溃疡的底部及周围,可形成伤寒肉芽肿或伤寒小结。其他脏器中,脾和肝的病变最为显著。脾肿大,充血、吞噬细胞增生及伤寒肉芽肿形成。肝的最常见病变是肝细胞局灶性坏死伴有单核细胞浸润。玫瑰疹的镜下检查显示毛细血管扩张和单核细胞浸润,有时可见伤寒沙门菌。

【临床表现】

潜伏期平均1~2周,其长短与感染菌量有关,食物性暴发流行可短至48 h,而水源性暴发流行可长达30 d。

1. 典型伤寒 自然病程约4周,根据其临床表现分为4期。

(1)初期:病程第1周,出现逐渐升高(阶梯式)的体温和菌血症,虽经常出现畏寒,但寒战少见,热退时出汗不显著。患者可有腹痛,呈弥漫性或位于右下腹回肠末端处。可出现腹泻,为水样或稀便,黑便少见。

(2) 极期:病程第2~3周,常有伤寒的特征性表现。高热持续不退,多呈稽留热,少数呈弛张热或不规则热,持续10~14 d。部分患者皮肤出现散在玫瑰疹,直径2~4 mm,压之褪色,量少,一般在12个以内,分批出现,主要分布于胸腹部,偶见于背部及四肢,多在2~4 d内消失。水晶形汗疹(或称白痱)也不少见,多发生于出汗较多者。相对缓脉或有时出现重脉是本病的临床特征之一,但并发中毒性心肌炎时则不明显。自病程第6天开始,部分患者出现肝脾肿大,重者出现黄疸,肝功能有明显异常者,提示为中毒性肝炎。患者可出现精神恍惚、表情淡漠、呆滞、反应迟钝、听力减退,重者可有谵妄、昏迷或出现脑膜刺激征(虚性脑膜炎),与疾病的严重程度成正比。

(3) 缓解期:病程第3~4周,体温出现波动并开始下降,食欲渐好转,腹胀消失,脾肿大开始回缩。但本期内有发生肠出血或肠穿孔的危险,需特别警惕。

(4) 恢复期:病程第4周末开始。体温恢复正常,一般在1个月左右完全恢复健康。少数患者转为无症状带菌者,大多数患者伴有胆结石症。

2. 不典型伤寒　根据发病年龄、人体免疫状态、致病菌的毒力与数量、病程初期不规则应用抗菌药物以及有无基础疾病等因素,伤寒又可表现为下列几种类型。

(1) 轻型:全身毒血症状轻,发热38℃左右,病程短,1~2周内痊愈。多见于发病前曾接受伤寒菌苗注射,或发病初期已应用过有效抗菌药物治疗者,在儿童病例中亦非少见。由于病情轻,症状不典型,易漏诊或误诊。

(2) 暴发型:起病急,毒血症状严重,有畏寒、高热、腹痛、腹泻、中毒性脑病、心肌炎、肝炎、肠麻痹和休克等表现。常有显著皮疹,也可并发DIC。

(3) 迁延型:起病与典型伤寒相似,由于人体免疫功能低下,发热持续不退,可达45~60 d之久。伴有慢性血吸虫病的伤寒患者常属此型。

(4) 逍遥型:起病时毒血症状较轻,患者可照常工作。部分患者因突发性肠出血或肠穿孔就诊时才被发现。

3. 小儿伤寒　年龄越小,症状越不典型,随着年龄的增大,其临床表现越类似于成人患者,但相对缓脉和玫瑰疹少见。婴幼儿伤寒病程较短,有时仅2~3周即自然痊愈,肠出血、肠穿孔少见,并发支气管炎或肺炎较为常见。因小儿伤寒易累及多系统引起多脏器受损,临床上可以某一系统或脏器受损或其他症状为突出表现,加之玫瑰疹、相对缓脉少见,白细胞计数常无明显减少,较易误诊。

4. 老年伤寒　体温多不高,症状多不典型,虚弱疲乏现象明显,易并发支气管肺炎和心功能不全,常有持续的肠功能紊乱和记忆力减退,病程迁延,恢复缓慢,病死率较高。

5. 复发与再燃　少数患者(5%~10%)在症状消失后1~2周再次发作,临床表现与初次发作相似,血培养又转为阳性,故称之为复发。复发的症状较轻,病程较短,与胆囊或单核吞噬细胞系统中潜伏的病菌大量繁殖,再度侵入血液循环有关。疗程不足、机体抵抗力低下时易见,偶可复发2~3次。再燃是指体温逐渐下降而未至正常的病程中再度升高,此时血培养也常为阳性,机制与复发相似。

6. 并发症

(1) 肠出血为常见并发症,发生率为 2.4%~15%,多见于病程第 2~3 周。有腹泻者并发肠出血机会较多。

(2) 肠穿孔为最严重的并发症,也多见于病程第 2~3 周,常发生于回肠末端,多为单个穿孔,表现为突然右下腹剧痛,伴有恶心、呕吐、出冷汗和脉搏细速等休克症状,严重者出现腹膜炎征象。

(3) 中毒性心肌炎常见于病程第 2~3 周伴有严重毒血症者。临床特征为心率加快、第一心音减弱、心律不齐、期前收缩、舒张期奔马律、血压偏低、心电图显示 PR 间期延长及 ST-T 波改变等、血清心肌酶谱有不同程度升高。上述症状、体征及心电图改变随着病情好转而恢复正常。

(4) 中毒性肝炎最为常见,发生率为 12.8%~60%,常见于病程 1~2 周,主要特征为肝肿大,可伴有压痛,少数患者出现轻度黄疸、丙氨酸氨基转移酶升高。随着毒血症状改善,患者肝肿大及肝功能可于 2~3 周后恢复正常。

(5) 支气管炎及肺炎:小儿以支气管炎多见,成人以肺炎多见。发病初期(病程第 1 周)大多由伤寒沙门菌引起,随病情好转,其肺部症状和体征也随之消失。病程中期或后期多为继发其他细菌或病毒感染。

(6) 溶血性尿毒综合征:约半数发生于第 1 周。临床表现为寒战、腰痛、尿色呈酱油样、少尿、面色苍白和黄疸等。主要因溶血性贫血和肾功能衰竭所致,伴有纤维蛋白降解产物增加、血小板计数减少及红细胞破碎现象。其发生与伤寒病情的轻重无关,可能为伤寒沙门菌内毒素诱使肾小球微血管内凝血所致。

除上述并发症外,伤寒沙门菌所致急性胆囊炎、膀胱炎、血栓性静脉炎和 DIC 等也可见。

【实验室检查】

1. 血常规检查 血白细胞总数大多为 $(3\sim4)\times10^9$/L,同时伴有嗜酸性粒细胞减少乃至消失。可有轻度蛋白尿,有消化道出血患者粪便隐血试验阳性。儿童伤寒白细胞数升高相对多见,血嗜酸性粒细胞的减少或消失对婴幼儿伤寒的诊断意义较成人或学龄儿童小。

2. 细菌学检查 40%~80%的患者血培养为阳性。也可通过粪便、尿液、玫瑰疹标本或十二指肠内容物培养做出诊断。骨髓培养较血培养阳性率高,第 7~10 天阳性率可达 80%~95%,尤其适合于已用抗菌药物治疗而血培养阴性者。粪便培养从潜伏期起即可获阳性,第 3~4 周阳性率可高达 80%。

3. 免疫学检查 血清学试验(如肥达试验)在流行地区的临床效用有限,其阳性结果可能代表既往感染。肥达试验可检测到抗伤寒沙门菌抗体,必须根据各地区的情况来确定定义为 O 抗原和 H 抗原阳性的最小滴度,当对急性期和恢复期配对样本进行研究时,滴度增加至 4 倍或以上则视为阳性。针对荚膜多糖 Vi 抗原抗体的 ELISA 检测可能有助于发现携带者,但对于诊断急性疾病无作用。

4. 分子生物学检查 目前主要为实时聚合酶链式反应(real time PCR, RT-PCR)

扩增标本中伤寒基因组特异性靶序列,具有特异性高、敏感性好及快速、简便等优点,有助于早期快速诊断,逐渐应用于临床。

【诊断与鉴别诊断】

伤寒可依据流行病学资料、临床表现及免疫学检查结果作出临床诊断,但确诊则以培养出伤寒沙门菌为依据。

1. 诊断

(1)临床诊断标准:在伤寒流行季节和流行地区有持续性高热(40～41℃),为时1～2周以上,并出现特殊中毒面容、相对缓脉、皮肤玫瑰疹、肝脾肿大、周围血象白细胞总数低下、嗜酸性粒细胞减少或消失、骨髓象中有伤寒细胞,临床上可诊断为伤寒。

(2)确诊标准:临床诊断病例如从血、骨髓、尿、粪便或玫瑰疹刮取物等任一种标本中分离到伤寒沙门菌即可确诊。

2. 鉴别诊断 应与病毒感染、疟疾、钩端螺旋体病、急性病毒性肝炎、败血症、急性血行播散性肺结核、布鲁菌病、地方性斑疹伤寒和结核性脑膜炎等疾病相鉴别。

【治疗】

1. 一般治疗与对症治疗 嘱患者休息,给予高热量、高营养、易消化的食物,忌吃坚硬多渣食物,以免发生肠穿孔和肠出血。

2. 病原治疗 首选氟喹诺酮类药物,常用左氧氟沙星或环丙沙星,要注意该类药有可能影响骨骼发育,孕妇、儿童和哺乳期妇女不宜选用。其他药物可选用第 3 代头孢菌素类抗生素、氨苄西林(或阿莫西林)、阿奇霉素、复方磺胺甲噁唑等。

3. 带菌者的治疗 首选抗菌药物治疗,对于有胆结石等疾病的患者,若抗菌药物治疗无效,可考虑原发病的手术处理。

4. 并发症的治疗 ①除积极控制伤寒沙门菌的原发感染,对于发生肠出血、肠穿孔等并发症的患者,予相应禁食、止血、输血、补液等对症支持治疗;②对于肠穿孔并发腹膜炎者应及早手术治疗;③对于并发中毒性心肌炎、中毒性肝炎和溶血性尿毒综合征的患者,使用糖皮质激素可迅速缓解病情,尤其是儿童患者。必要时行腹膜或血液透析,以促进肾功能恢复;④对于并发 DIC 的患者,给予抗凝治疗。

【预后】

病死率为 1‰～5‰。老年人、婴幼儿预后较差,明显贫血、营养不良、胃酸缺乏者预后也差,并发肠穿孔、肠出血、心肌炎和严重毒血症等病死率高。曾接受预防接种者病情较轻,预后较好。

【预防】

1. 控制传染源 对伤寒患者给予肠道传染病隔离,直至临床症状完全消失后 2 周,尿、粪培养连续 2 次阴性,方可解除隔离。及时发现慢性带菌者,禁止其从事餐饮业岗位并予以彻底治疗。

2. 切断传播途径 加强饮食、饮水卫生,保护水源,做好粪便、污水、垃圾的管理和处理,养成良好的卫生与饮食习惯,如注意饭前便后洗手、不饮生水、不吃不洁食物等。

3. 保护易感人群　流行区居民以及旅行者、清洁工人、细菌实验室工作人员及医务工作者、带菌者家属等可进行预防接种。对与患者密切接触者或实验室内口腔误食菌液后,应予复方磺胺甲噁唑紧急预防。

4. 疫情监测　做好疫情报告和流行病学调查,一旦出现暴发流行,应立即向当地疾病预防与控制中心报告疫情。

二、副伤寒

副伤寒(paratyphoid fever)包括甲型副伤寒、乙型副伤寒和丙型副伤寒,其病原副伤寒甲、副伤寒乙和副伤寒丙分别属沙门菌 A、B、C 群,生化特性类似于伤寒沙门菌,而菌体抗原和鞭毛抗原的成分不同。副伤寒丙有 Vi 抗原。各种副伤寒沙门菌在自然条件下只对人有致病作用。

【流行病学】

流行特征与伤寒基本相似,以夏、秋季为主,发病率较伤寒低。其传染源、传播途径及易感人群与伤寒基本相似,不卫生的饮水或食物是副伤寒发病的主要原因。沿海地区有喜生食或半生食贝类水产品习惯,也是不断引发食源性或水源性甲型副伤寒暴发流行的重要原因。

【发病机制与病理】

副伤寒的病理变化与伤寒相仿。肠道病变较少而表浅,故肠出血或肠穿孔出现的机会较少。但胃肠炎型副伤寒肠道炎症病变却较明显而广泛,常侵及大肠。败血症型副伤寒常有骨、关节、脑膜、心包、软组织等处化脓性迁延性病灶。

【临床表现】

临床表现与伤寒相比病情较轻,症状不典型,表现多样化,较突出的区别有:①潜伏期稍短,一般为 1~10 d;②急性起病的较多,尤其是乙型和丙型副伤寒,病程平均 1~3 周,常有急性胃肠炎、发热等症状;③热型不如伤寒典型,头痛、全身不适常见,玫瑰疹少见,肠道并发症少。

由于近年甲型副伤寒广泛流行,各地区及不同人群其临床表现更为多样。通常急性起病,发热是最早出现和最突出的症状,不规则热和弛张热多于稽留热,其次头痛、乏力较为突出,而表情淡漠、相对缓脉、玫瑰疹等伤寒典型特征明显减少,更多的患者因临床表现不典型,极易与上呼吸道感染或消化道疾病相混淆而被漏诊或误诊。

【并发症】

副伤寒并发症与伤寒相似,以中毒性肝炎最为常见,其次心肌损害,少数患者还可引起浆膜腔积液,而肠出血、肠穿孔少见。

【实验室检查】

与伤寒相比,患者的白细胞数减少不明显,而嗜酸粒细胞减少或消失相对多见。肥达试验有一定参考价值,动态监测血清凝集效价,并结合临床综合判断很重要。此外,B 超检查肝脾肿大、胆囊炎性改变也有助于诊断,但确诊仍有赖于血、骨髓、粪便、脓液等标本的细菌培养。

【治疗与预防】

副伤寒的多数患者对氟喹诺酮类药物和第 3 代头孢菌素类抗生素敏感。伤寒的预防措施基本适用于副伤寒。

（李　宁）

▌第四节　细菌性食物中毒

细菌性食物中毒(*bacterial food poisoning*)是指因进食被细菌及其毒素所污染的食物,而引起的急性中毒性疾病。临床上,可分为胃肠炎型食物中毒和神经型食物中毒。本病全年均可发生,以夏、秋季为多。以集体单位同食者或家庭共食者同时发病为特点。食品的保存与处理不当是疾病发生的主要原因。

一、胃肠炎型食物中毒

【病原学】

常见细菌有沙门菌(*Salmonella*)、副溶血性弧菌(*Vibrio parahaemolyticus*,VP)、变形杆菌(*Proteusbacillus oulgaris*)、大肠埃希菌、金黄色葡萄球菌(*Staphyococcus aureus*,SA)、蜡样芽胞杆菌(*Bacillus cereus*)、空肠弯曲菌和产气荚膜梭菌等。

1. 沙门菌　为革兰阴性短杆菌,需氧或兼性厌氧,无荚膜,无芽胞,多有周身鞭毛,能运动。沙门菌有 2 500 余种血清型,引起胃肠炎型食物中毒的有鼠伤寒沙门菌、猪霍乱沙门菌和肠炎沙门菌。营养要求不高,普通培养基可生长。最适温度约为 37℃,最低生长温度为 5℃,最适 pH 为 6.8～7.8。对热抵抗力较弱,60℃ 15～30 min 可被灭活。沙门菌毒素是主要的毒力因子。

沙门菌目前被认为是世界范围内最重要的食源性致病菌之一,我国 70%～80% 的细菌性食物中毒由沙门菌引起。肉类(尤其是禽肉)、蛋类及蛋制品、未经巴氏消毒的牛奶及奶制品、海产品等均与沙门菌致病有关。

2. 副溶血性弧菌　革兰阴性菌,嗜盐生长,无荚膜,无芽胞,有单根鞭毛,能运动。副溶血性弧菌为弧菌科弧菌属,营养要求不高,普通培养基及蛋白胨水中均可生长。最佳生长温度为 37℃,最适 pH 为 7.4～8.5,对酸敏感,pH 6.0 以下无法生长;65℃ 5～10 min 可被灭活。副溶血性弧菌在淡水中(如河水、塘水、井水)的存活时间不超过 2 d,海水中存活时间较长,对常用消毒剂敏感。

副溶血性弧菌广泛分布于近海的海水、海产品(如鱼、虾及贝类等)及含盐较高的腌制品(如咸菜、咸蛋和腌肉等)中,食入这些被污染的食物可致食物中毒。

3. 变形杆菌　是一种肠杆菌科的革兰阴性杆菌,需氧或兼性厌氧,具有多形性,无荚膜,无芽胞,有周身鞭毛,运动活泼。变形杆菌包括 3 个属,食物中毒主要是由变形杆菌属引起。国内将变形杆菌属分为 4 个种,其中普通变形杆菌(*P. vulgaris*)和奇异变形杆菌(*P. mirabilis*)与食物中毒相关。营养要求不高,普通琼脂上生长良好。适宜生长温度是 10～43℃,20℃为最佳。对热抵抗力较弱,55℃加热 1 h 或煮沸数分钟可被杀死。对巴氏消毒及常用消毒剂敏感。变形杆菌可发酵葡萄糖产酸及少量气体。

变形杆菌属在外界广泛分布,主要污染肉类、动物内脏和蛋类等动物性食品。食物中毒可分为过敏型及胃肠型两类。

4. 金黄色葡萄球菌　是一种革兰阳性球菌,显微镜下排列成葡萄串状,需氧或兼性厌氧。无鞭毛,无芽胞,多无荚膜。营养要求不高,最适生长温度 37℃,最适生长 pH 为 7.4。产肠毒素金黄色葡萄球菌可引起食物中毒,肠毒素分为 A～F 6 种血清型。对热耐受性好,100℃ 30 min 仅可杀灭金黄色葡萄球菌,不能破坏其肠毒素。

金黄色葡萄球菌在自然界中分布广泛,污染食物机会很多。葡萄球菌肠毒素是引起食源性疾病的主要致病因子。

5. 大肠埃希菌　为常见肠杆菌科革兰阴性杆菌,需氧或兼性厌氧,无荚膜,无芽胞,多有周身鞭毛,能运动。营养要求不高,最佳生长温度为 37℃,最适 pH 为 6.8～7.8。对热抵抗力较弱,60℃ 15～30 min 可被灭活。引起细菌性食物中毒的大肠埃希菌主要有 4 种,肠产毒性大肠埃希菌、肠侵袭性大肠埃希菌、肠致病性大肠埃希菌和肠出血性大肠埃希菌,其中 O157∶H7 是肠致病性大肠埃希菌和肠出血性大肠埃希菌的主要菌型。

6. 蜡样芽胞杆菌　是革兰阳性杆菌,兼性需氧。属于芽胞杆菌属,无荚膜,有圆形或椭圆形芽胞,有动力。芽胞能耐高温,100℃ 30 min 才能被灭活。在 28～35℃适宜温度可大量繁殖。本菌可产生腹泻型和呕吐型毒素,还能合成青霉素酶,对青霉素有很强的抗性。

蜡样芽胞杆菌在外界环境中广泛存在,可污染各类食物而致食物中毒。

【流行病学】

1. 传染源　致病菌感染的人或动物为本病传染源。海产品是副溶血性弧菌的主要传染源。

2. 传播途径　经消化道传播,摄入被细菌或其毒素污染的食物而发病。

3. 人群易感性　人群普遍易感,病后通常不会产生免疫力,可反复感染发病。

4. 流行特征　普遍易感,因进食同一食物可致群体发病。夏季温度高,细菌容易繁殖,是本病的高发季节。沿海地区易发生副溶血性弧菌、霍乱弧菌及沙门菌所致食物中毒,内陆省份的细菌性食物中毒常由葡萄球菌、大肠埃希菌、蜡样芽胞杆菌和沙门菌所致。

【发病机制与病理】

细菌性食物中毒的发生及病情轻重与摄入细菌数量(一般为 10^5 个/g 以上)、毒素及宿主免疫功能等因素相关。进入肠道的细菌借助黏附因子而附着于肠上皮细胞,增殖后可侵袭肠壁致损伤。许多病原体还可分泌毒力因子,如副溶血性弧菌产生耐热、不耐热溶血毒素和尿素酶,致肠襻肿胀、充血及肠液潴留而引起腹泻。变形杆菌可产生肠毒素、细胞结合溶血因子及溶血素。腹泻型蜡样芽胞杆菌的不耐热肠毒素、葡萄球菌肠毒素及沙门菌毒素均可与肠上皮细胞受体结合,激活腺苷酸环化酶,使 ATP 转化为腺苷环磷酸(cAMP),促进细胞分泌肠液,抑制肠上皮细胞重吸收钠和水,致大量液体蓄积于消化道内,可致呕吐及腹泻症状。呕吐型蜡样芽胞杆菌产生耐热的催吐毒素可引起呕吐。

病变主要累及十二指肠及空肠、回肠上部,为急性小肠炎,肠黏膜弥漫性充血、水肿,轻度糜烂,可深达肌层及浆膜层。严重者可有胃、肝、脾、肺和肾等中毒性病变。

【临床表现】

潜伏期短,临床表现因病原不同而各异(表7-1),均有不同程度腹痛、恶心及呕吐等急性胃肠炎症状。可伴畏寒和发热,腹痛多呈阵发性绞痛,常位于上腹部、脐周或回盲肠部。大便性状多样,可为水样便,少有里急后重。不同细菌所致表现可有不同(见表4-1)。呕吐、腹泻严重者可出现口干、皮肤弹性差等脱水表现,甚至出现酸中毒和休克等症状。

表7-1 常见不同病原所致细菌性食物中毒的鉴别要点

项目	沙门菌、变形杆菌食物中毒	副溶血性弧菌食物中毒	大肠埃希菌食物中毒	蜡样芽胞杆菌食物中毒	金黄色葡萄球菌食物中毒
中毒食物	肉类(尤其是禽类肉)、蛋类	海产品	隔夜剩饭菜、肉类及淀粉类食物等	隔夜剩饭菜、肉类及牛奶	肉类、淀粉类食物、乳及乳制品
潜伏期	2～24 h,可长至2～3 d	2～20 h,多在10 h左右	2～20 h,多在4～6 h	1～2 h(肠毒素),8～16 h(活菌)	0.5～5 h
起病情况	先有腹痛、恶心、呕吐,后有腹泻,伴畏寒、发热	先有腹痛、寒战,后有腹泻、呕吐	先有食欲下降、腹痛、腹泻,腹泻呈水样便、黏液便或血便	先以呕吐为主,后有腹泻(肠毒素);腹痛、腹泻(活菌)	先有头痛、恶心,后迅速发生呕吐、腹痛
体温	升高	升高	升高	少有发热	正常
脱水	+～++	+～++	+	—	+
呕吐	多数有	可有可无	少有	部分有,且较剧烈	较剧烈,有胆汁呕出
大便性状	水样便,臭而带黏液,量多,很少有脓血	水样或血水样便,部分可呈脓血便	水样便、软便、黏液便或血样便,有恶臭	水样便	黄水样便量少,可有恶臭
腹痛	+	+++	+	+～++	+
里急后重	±	±	—	—	—
大便培养	沙门菌或变形杆菌	副溶血性弧菌	大肠埃希菌	蜡样芽胞杆菌	金黄色葡萄球菌
流行情况	多突然集体发病	多突然集体发病	散发或集体发病	散发或集体发病	多一家庭或一单位集体发病
病死率	低(0%～2%)	低(0%～3%)	无	无	低(接近0%)

【实验室检查】

1. 血常规检查　发病初期,白细胞总数可升高至$(10\sim20)\times10^9/L$,以中性粒细胞比例增高为主。

2. 大便常规检查　镜检可见白细胞,血水样便者可见较多红细胞,与痢疾样便差异不大。

3. 细菌培养　发病$1\sim2$ d,粪便培养的阳性率高。可疑食物行细菌培养,亦可能分离出细菌。

4. DNA检测技术　主要方法包括脉冲场凝胶电泳、核糖分型和随机扩增多态性DNA等多重PCR,可进行细菌亚型分析。

【诊断与鉴别诊断】

1. 诊断　根据不洁饮食和群体发病的病史,典型呕吐、腹泻等消化道症状可得出临床诊断。根据不洁食物类型及相关表现可获取疑似病原菌类型。如食物、患者呕吐物及粪便培养出同一病原菌即可确诊。

2. 鉴别诊断

(1) 其他类型肠道疾病:如细菌性痢疾、阿米巴痢疾、霍乱、弯曲菌性肠炎和病毒性肠炎等,应详细询问进食情况及特殊临床表现,并积极寻找病原以明确诊断。

(2) 非细菌性食物中毒:如化学性毒物(砷、有机磷农药等)和生物性毒物(如生鱼胆、毒菌和河豚等)所致的食物中毒。这类中毒的潜伏期可短至数分钟及数小时,除胃肠炎症状外,还可伴有肝、肾和神经系统等受损的表现。应详细询问进食情况,并从可疑食物及患者吐泻物中检查有关毒物以协助诊断。

【治疗】

1. 一般治疗　卧床休息,消化道隔离,早期给予易消化的流质或半流质饮食。病情好转后逐渐恢复正常饮食。

2. 对症治疗　恶心者可口服或肌内注射甲氧氯普胺(胃复安),每次10 mg,每天$3\sim4$次。呕吐、腹痛、腹泻严重者可皮下注射阿托品(每次0.5 mg)或肌内注射山莨菪碱(每次10 mg)。能口服者均应予口服补液盐,脱水明显者应予以静脉补液。若出现电解质及酸碱失衡应予以纠正。

3. 抗菌治疗　细菌性食物中毒者多为自限性,轻者可不予抗菌治疗,病情重者应选用有效抗菌药物。大肠埃希菌、沙门菌及变形杆菌等肠杆菌科细菌感染时,可选用氟喹诺酮类、半合成青霉素、氨基糖苷类抗生素或第2、第3代头孢菌素类抗生素治疗。金黄色葡萄球菌及蜡样芽胞杆菌的致病性主要来自肠毒素,抗菌药物对肠毒素无任何作用,但严重感染者仍应给予抗菌药物以清除致病菌。

【预防】

注意饮食卫生、加强食品卫生管理是预防本病的关键。主要措施有:①加强食品生产经营单位及从业人员的卫生知识培训及监管。②加强卫生知识宣传,提高人们的食品卫生意识。③避免食品在产、储、运、销过程中被污染,生熟食品需严格分开,防止食品交叉污染;炊具、容器及食具等应及时洗刷、消毒。④储藏适当以控制食品中的细菌生长。

生熟肉类应尽量储存于冰箱内。烹调过程中,应充分加热。本病目前尚无可靠的预防性
疫苗。

二、神经型食物中毒

神经型食物中毒(肉毒中毒)是食用了含有肉毒梭菌外毒素的食物而引起的食物中
毒。临床上,以神经系统症状为主要临床表现,轻重不一,轻者仅轻微不适,无需治疗,重
者可于 24 h 内死亡。

【病原学】

肉毒梭菌(*Clostridium botulinum*)是一种革兰阳性梭状芽胞杆菌,厌氧、低温生长
并可产生肉毒毒素。有鞭毛,能运动。易形成芽胞,无荚膜。芽胞耐热性强,煮沸 6 h 仍
具有活性,需 120℃高压灭菌 20 min 或干热 180℃ 5~15 min 才能被灭活。对常用消毒
剂不敏感,5%苯酚或 20%甲醛溶液 24 h 方可将其灭活。10%盐酸溶液需 60 min 才能
破坏芽胞。

本菌广泛存在于自然界,以芽胞形式存在于土壤、蔬菜、水果、谷物中,亦可存在于动
物粪便中。肉毒梭菌所产生的毒素,是目前已知毒性最强的神经毒素。肉毒梭菌毒素
有 A~G 7 个血清型,其中 A、B、E、F 型肉毒毒素可引发人类肉毒中毒,A 型最常见,
与神经组织亲和力也最强。毒素在干燥、密封或阴暗的条件下可保存多年,对胃酸也
有抵抗力,但对热敏感,80℃ 30 min 或 100℃ 10 min 可被破坏。抗毒血清能中和同型
毒素。

【流行病学】

在我国,肉毒中毒主要发生在西北各省,以新疆最常见。发病季节以 2—5 月份最
高,与进食发酵制品和肉制品过多有关。

1. 传染源　动物是主要传染源。肉毒梭菌主要寄生于食草动物的肠道,排出于
土壤中,以芽胞形式可保存相当长时间。肉毒梭菌在缺氧条件下可大量繁殖并产生
毒素。

2. 传播途径　食物传播为主要途径,常因食入肉毒梭菌污染的罐头食品或面酱、
臭豆腐、豆瓣酱、豆豉等感染所致。偶有肉毒梭菌芽胞污染伤口,在人体内繁殖产生
毒素而致病。婴儿摄入被肉毒梭菌污染的食品(如蜂蜜)而致病被称为婴儿肉毒
中毒。

3. 人群易感性　肉毒中毒为单纯中毒性疾病,外毒素对人及动物均有高度致病性。
男女、老幼均易感,且病后无持久免疫力。患者无传染性。

【发病机制与病理】

肉毒毒素通常以前体毒素的形式存在,由神经毒素、血凝素和非毒素成分等连接而
成,其中非毒素成分保护毒素活性。人摄入肉毒梭菌毒素污染的食物后,神经毒素穿越
小肠壁进入血液和淋巴循环,与神经-肌肉接头处的胆碱能突触前膜相结合后抑制乙酰
胆碱的释放,导致眼肌、咽肌以及全身骨骼肌处于持续瘫痪状态。婴儿肉毒中毒的发病
年龄均不超过 6 个月。

肉毒中毒的病理变化呈非特异性,脑及脑膜充血水肿,广泛点状出血、小血栓形成。镜下可见神经节细胞变性,脑神经根水肿等。

【临床表现】

潜伏期 12～36 h,最短为 2 h,长者可达 10 d。潜伏期越短,病情越重。

起病突然,病初可有头痛、眩晕、乏力、恶心和呕吐。因眼内、外肌瘫痪可有视力模糊、复视、眼睑下垂、瞳孔散大和对光反射消失等。如咽肌瘫痪则致呼吸困难。颈肌无力导致头前倾或侧倾。腱反射可呈对称性减弱。自主神经末梢先兴奋后抑制,故泪腺、汗腺及涎腺等腺体分泌先增多后减少,血压先正常后升高,脉搏先变慢后变快。常有顽固性便秘、腹胀和尿潴留等。病程中神志清楚,感觉正常,不发热。轻症患者在 5～9 d 内逐渐恢复,但全身乏力及眼肌瘫痪持续较久。病情重者于发病后 3～10 d 内可因呼吸或循环衰竭而死亡。

婴儿肉毒中毒:首发症状为便秘,继之迅速出现脑神经麻痹,病情进展迅猛。有些患儿睡前尚能进食、活动自如,数小时后被发现时已呼吸停止。

创伤性肉毒中毒:由伤口感染到出现中毒症状的潜伏期为 10～14 d,临床表现与胃肠炎型食物中毒相似,但无恶心、呕吐等胃肠道症状,可以有发热、毒血症表现。

【实验室检查】

1. 病原学检查 可疑食物、患者吐泻物加热煮沸 20 min 后,接种于血琼脂上行厌氧培养,可检出致病菌。

2. 毒素试验 对可疑标本行中和试验或禽眼接种试验,检查标本中是否有引起神经麻痹的肉毒毒素存在。

3. 肌电图检查 有肌纤维颤动,持续期短而小波幅多相运动及电势增加等特点,有助于本病诊断。

【诊断与鉴别诊断】

1. 诊断 进食可疑肉毒毒素污染罐头或腊肠,同餐者发病等流行病学资料,结合临床表现有咽干、便秘、视力模糊和中枢神经系统损害等症状和体征,一般不难做出诊断。如培养检出细菌和毒素即可确诊。

2. 鉴别诊断 ①早期患者有咽干及红、痛症状,应与咽炎鉴别。②有呕吐、腹痛及便秘症状者应与肠梗阻、肠麻痹鉴别。③黏膜干燥、瞳孔扩大应与阿托品或曼陀罗中毒鉴别。④还需与河豚或草蕈所致的食物中毒鉴别。⑤明显无力及瘫痪需与多发性神经炎、重症肌无力、白喉后神经麻痹及脊髓灰质炎等鉴别。

【治疗】

1. 抗毒素治疗 主张早期、足量使用精制肉毒抗毒血清。在毒型未被鉴定前应给予多价抗毒素(A、B、E 混合三联抗毒素)5 万～10 万 U,1 次肌内注射或静脉注射,必要时 6 h 后重复给药。抗毒素注射前应做皮内过敏试验。若为阳性,必须由小剂量开始,逐步加量脱敏注射,直到病情缓解为止。

2. 减少毒素吸收 可用 5％碳酸氢钠或 1∶4 000 高锰酸钾溶液洗胃,清除胃内毒素,减少其吸收。对无肠麻痹者,可应用导泻剂和灌肠排除肠内未吸收的毒素,但不宜使用枸橼酸镁和硫酸镁,因为镁离子可加强肉毒梭菌毒素引起的神经-肌肉阻滞作用。

3. 对症治疗　加强护理,呼吸道有分泌物不能自行排出者,应予以定期吸痰,必要时选择气管切开。一旦发生呼吸衰竭应尽早使用人工呼吸器辅助呼吸。严重肠梗阻患者应予胃肠减压。尿潴留患者应予持续导尿。同时注意补充液体及营养。有吞咽困难者应予鼻饲饮食或者静脉滴注,补充每天所需营养。

4. 其他治疗　盐酸胍有促进外周神经释放乙酰胆碱作用,故认为对神经瘫痪和呼吸功能有改进作用,剂量为 15～50 mg/(kg·d),可经鼻饲给予。有并发感染者予抗感染治疗。

【预后】

本病病死率高,A 型为 60%～70%,B 型为 10%～30%,E 型为 30%～50%。早期使用抗毒血清可明显降低病死率。

【预防】

(1) 严格执行食品管理法,对罐头食品、火腿、腌腊食品的制作及保存应进行卫生检查,罐头食品顶部有膨出现象或变质的,均应禁止出售。食用腌鱼、咸肉、腊肠前必须将其蒸透、煮透和炒透。

(2) 若同食者发生肉毒中毒症状,或所吃食品有肉毒梭菌外毒素,应立即接受多价肉毒梭菌抗毒血清 1 000～2 000 U,以防发病。

(李　谦)

第五节　细菌性痢疾

细菌性痢疾(bacillary dysentery)简称菌痢,是由志贺菌(Shigella)引起的常见急性肠道传染病,以结肠黏膜化脓性溃疡性炎症为主要病变,以发热、腹痛、腹泻、里急后重和脓血便为主要临床表现,严重者可出现感染性休克和(或)中毒性脑病。

【病原学】

志贺菌又称痢疾杆菌,分属于肠杆菌科,志贺菌属,是革兰阴性杆菌,兼性厌氧。在水果、蔬菜及腌菜中能生存 10 d 左右;在牛奶中可生存 24 d 之久;在阴暗潮湿及冰冻条件下可生存数周。阳光直射有杀灭作用,加热 60℃ 10 min 可灭活,一般消毒剂能将其杀灭。

志贺菌属有菌体抗原 O 及表面抗原 K,有其群与型的特异性,据生化反应及抗原组成,痢疾杆菌可分为 4 群(表 7-2)。该菌属流行菌型在不断变迁中,发达国家的优势菌型为 D 群,我国仍以 B 群占优势,其中以 2a 型为优势流行株。所有痢疾杆菌均能产生内毒素、细胞毒素和肠毒素(外毒素),A 群痢疾志贺菌可产生神经毒素。

表 7-2　志贺菌属的分类

菌　群	血清型及其亚型
A群　痢疾志贺菌(S. dysenteriae)	1~12
B群　福氏志贺菌(S. flexneri)	1a~1c, 2a~2b, 3a~3b, 4a~4c, 5a~5b, 6, X, Y
C群　鲍氏志贺菌(S. boydii)	1~18
D群　宋内志贺菌(S. sonnei)	1

【流行病学】

1. 传染源　为急、慢性菌痢患者及带菌者,急性典型性菌痢患者有脓血黏液便而传染性强,轻症非典型和慢性患者排菌时间长,在流行病学上意义尤大。

2. 传染途径　主要通过染菌的食物、饮水和手等经口感染。在流行季节可有食物性和水源性的暴发流行,前者为摄入被污染的食物而受感染;后者为水源被患者或带菌者粪便污染而致传播。

3. 人群易感性　人群均普遍易感,患病可获得一定的免疫力,但是不同菌群血清学之间无交叉保护性免疫,可重复感染或复发。

4. 流行特征　呈全球分布,主要集中在温带和亚热带,全年散发,但有明显的季节性,以夏、秋季多见,7—9月份达高峰,10月份以后逐渐减少。患者年龄分布有2个高峰:①学龄期儿童;②青壮年期,可能与他们日常活动中接触病原菌机会较多有关。

【发病机制与病理】

志贺菌侵入肠黏膜上皮细胞和固有层,引起肠黏膜炎症反应,很少进入黏膜下层。固有层呈现毛细血管及小静脉充血,并有炎症细胞浸润及血浆渗出,甚至可致固有层小血管循环衰竭引起上皮细胞变性、坏死。坏死的上皮细胞脱落后形成溃疡,产生腹痛、腹泻、脓血便;直肠壁因炎症刺激导致里急后重;内毒素可导致发热。中毒性菌痢除志贺菌内毒素作用外,可能与某些儿童具特异性体质有关,该类人群对细菌毒素反应强烈。

肠道病变主要分布于结肠,以直肠、乙状结肠等部位最显著,重症患者可以累及整个结肠,回盲部甚至回肠末端。急性期病理变化为弥漫性纤维蛋白渗出性炎症,肠黏膜弥漫性充血、水肿,分泌大量渗出物,间有微小脓肿。坏死组织脱落形成溃疡,溃疡深浅不一,但限于黏膜下层,故肠穿孔和肠出血少见。中毒性菌痢的结肠病变最初很轻,但可引发全身小动脉痉挛,渗出增加,脑干出现神经变性、浸润和点状出血,肾上腺皮质萎缩和出血。慢性患者肠壁增厚,溃疡边缘有息肉状增生,愈合后形成瘢痕,导致肠腔狭窄。

【临床表现】

本病潜伏期可数小时至7 d,多数为1~3 d。痢疾志贺菌感染的表现一般较重,发热、腹泻和脓血便持续时间较长;宋内志贺菌感染较轻;福氏志贺菌感染介于两者之间,但易转变为慢性。临床上常分为急性和慢性2期。

1. 急性菌痢

(1) 普通型:起病急骤,发热伴有畏寒、寒战,有腹痛、腹泻和里急后重,每天排便

10～20 次,开始多为稀水样便,继以黏液便或黏液脓血便,左下腹压痛伴肠鸣音亢进。病程 1～2 周。

（2）轻型：轻型全身毒血症症状和肠道表现均较轻,一般不发热或低热,腹痛不显著,腹泻次数每天 3～5 次,不超过 10 次,大便呈糊状或水样,含少量黏液,里急后重感不明显,可有呕吐,病程 3～6 d。

（3）中毒型：多见于 2～7 岁的儿童。起病急骤,病初即可有高热,39～41℃或更高,可出现呼吸和循环衰竭,但肠道症状往往较轻,常无腹痛与腹泻,需以直肠拭子或生理盐水灌肠采集的大便检查才可发现黏液脓血便。按临床表现可分为：①休克型：以感染性休克为主要表现,可见周围循环衰竭,精神萎靡、面色青灰、皮肤花纹、口唇青紫、四肢厥冷,血压明显下降或测不出,伴有不同程度意识障碍；②脑型：以严重脑部症状为主,有脑水肿、颅内压增高,严重时可发生脑疝；临床表现主要为惊厥、昏迷和呼吸衰竭；③混合型：预后最为凶险的一种,病死率极高,具有循环衰竭与呼吸衰竭的综合表现。

2. 慢性菌痢　慢性菌痢病程反复发作或迁延不愈达 2 个月以上即称慢性菌痢。

（1）慢性迁延型：急性菌痢后,病情长期迁延不愈,常有腹痛、腹泻,或腹泻与便秘交替、稀黏液便或脓血便。粪便培养可间断发现细菌。

（2）慢性隐匿型：有急性菌痢史,但无明显临床症状,大便培养阳性,乙状结肠镜检查有异常发现,为重要传染源。

（3）急性发作型：有慢性菌痢病史,常因饮食不当、受凉、劳累等因素诱发,呈急性发作,但症状一般较急性菌痢轻。大便培养有痢疾杆菌生长,乙状结肠镜检查肠黏膜有炎症甚至溃疡等病变。

3. 并发症　在恢复期或急性期可偶有多发性、渗出性大关节炎发生,关节红肿,数周内自行消退。可引致溶血性尿毒综合征、Reiter 综合征等。并发败血症者罕见,但具有菌痢和败血症双重表现者,病情较为凶险,病死率高。慢性菌痢有溃疡结肠病变者,可并发营养不良、贫血、维生素缺乏症及神经症。

【实验室检查】

1. 外周血象　急性患者白细胞总数及中性粒细胞呈中等度升高。慢性患者可有轻度贫血。

2. 粪便检查　典型菌痢粪常规检查可见粪便中无粪质,量少,呈鲜红黏冻状,无臭味。镜检可见大量脓细胞及红细胞,并有巨噬细胞。培养可检出致病菌。为提高细菌培养阳性率,应在抗菌药物使用前采样,取粪便脓血部分并及时送检,早期多次送检可提高细菌培养阳性率。免疫学方法检测病原菌的抗原和抗体,可快速从粪便中获得阳性结果,阳性率可达 90％以上,对菌痢的早期诊断有一定帮助。单克隆抗体检测福氏志贺菌的特异性抗原以及应用 PCR 技术与 DNA 探针杂交法检测病原菌明显增加了早期诊断的敏感率。

3. 其他检查　对有脓血黏液便,高度怀疑有其他结肠疾病时可进行肠镜检查。菌痢急性期可见黏膜弥漫性充血、水肿伴大量渗出、浅表溃疡,偶有假膜形成。慢性期肠黏膜呈颗粒状,可见溃疡或息肉形成。自病变部位刮取分泌物作培养,可提高病原检出率。

【诊断与鉴别诊断】

急性菌痢应与下述疾病鉴别。

1. 阿米巴痢疾 一般起病缓慢,毒血症状少,里急后重感少,大便次数亦较少,腹痛多在右侧,典型者粪便呈果酱样,有腐臭味。镜检仅见少许白细胞、红细胞凝集成团,常有夏科-雷登结晶体,可找到阿米巴滋养体。本病可并发肝脓肿。

2. 流行性乙型脑炎 本病表现和流行季节与菌痢(重型或中毒型)相似,后者发病更急,进展迅猛,且易并发休克,温盐水灌肠及细菌培养有利于鉴别诊断。前者血清流行性乙型脑炎特异性 IgM 抗体阳性。

此外,本病尚应与沙门菌、侵袭性大肠埃希菌等各种侵袭性肠道病菌引起的食物中毒相鉴别。

【治疗】

1. 急性菌痢

(1) 一般疗法:患者应予消化道隔离和卧床休息。饮食一般以流质或半流质为宜,忌食多渣、多油或有刺激性的食物。可给予口服补液盐或静脉滴注补液,保持水和电解质平衡。有酸中毒者,酌情给予碱性液体。忌用止泻剂。

(2) 病原治疗:由于近年来志贺菌对各种抗菌药物的耐药性趋于加重,应依据药物敏感试验或当地流行株的药敏选药。抗菌药物疗效的评估应以粪便培养阴转率为主,治疗结束时阴转率达 90% 以上。抗菌药物宜选择易被肠道吸收的口服品种,病重或估计吸收不良时可肌内注射或静脉滴注抗菌药物,疗程不宜短于 5~7 d,以减少恢复期带菌。

1) 氟喹诺酮类药物:该类药物对痢疾杆菌具良好杀菌作用,不良反应少,为成人菌痢的首选药。该类药可能会影响婴幼儿骨骺发育,故不宜用于儿童、孕妇及哺乳期患者,此时可选用第 3 代头孢菌素类抗生素。

2) 复方磺胺甲噁唑:每次 2 片,每天 2 次,儿童酌减。严重肝病、肾病、磺胺过敏及白细胞减少症者忌用。

3) 对儿童患者治疗药物的选择以头孢菌素类抗生素最为普遍。

2. 中毒性菌痢 本型来势迅猛,应及时针对病情采取综合性措施抢救。

(1) 抗菌治疗:药物选择基本与急性菌痢相同,首先选用静脉滴注给药。中毒症状好转后,按一般急性菌痢治疗,改用口服抗菌药物,总疗程 7~10 d。

(2) 对高热和惊厥的治疗:高热易引起惊厥而加重脑缺氧和脑水肿,对应用药物及物理降温无效或伴躁动不安、反复惊厥者,可给予亚冬眠疗法,尽快使体温保持在 37℃ 左右。可给予氯丙嗪、地西泮、水合氯醛或巴比妥钠等药物治疗。

(3) 对循环衰竭的处理:

1) 扩充血容量:快速静脉输入低分子右旋糖酐或葡萄糖氯化钠溶液,首剂 10~20 ml/kg,全日总液量 50~100 ml/kg,具体视患者病情及尿量而定。若有酸中毒,可给予 5% 碳酸氢钠滴入(详见本书第三篇第十一章"血流感染与感染性休克")。

2) 血管活性药物的应用:针对微血管痉挛应用血管扩张剂,采用山莨菪碱或阿托品肌内注射或静脉滴注 1 次;对重症患者每隔 10~20 min 静脉注射 1 次,待患者面色红润、循环呼吸好转、四肢温暖、血压回升即可停药,一般用 3～6 次即可奏效。若上述方法治疗后周围循环不见好转,可考虑以多巴胺与间羟胺联合应用。

3)强心治疗:对有左心衰和肺水肿者,应给予毛花苷丙(西地兰)等药物治疗。

4)抗凝治疗:对有 DIC 者采用低分子肝素抗凝疗法(详见本书第三篇第十一章"血流感染与感染性休克")。

5)肾上腺皮质激素的应用:氢化可的松每天 5～10 mg/(kg·d)静脉滴注,可减轻中毒症状、降低周围血管阻力、加强心肌收缩、减轻脑水肿、保护细胞和改善代谢。成人 200～500 mg/d,一般用药 3～5 d。

(4)纠正水与电解质紊乱:同"急性菌痢治疗"。

3. 慢性菌痢 应尽可能地多次进行大便培养及细菌药敏试验,必要时进行乙状结肠镜检查,作为选用药物及衡量疗效的参考。

(1)应用抗菌药物:根据药敏检测选择药物。主张联合应用 2 种抗菌药物,足量长程,且需重复 1～3 个疗程。药物选择同"急性菌痢"。

(2)肠道功能紊乱的处理:可酌情用镇静、解痉或收敛剂。

(3)肠道菌群失调的处理:限制乳类和豆制品。微生态制剂如酪酸菌片、地衣芽胞杆菌等,可补充正常生理性细菌,调整肠道菌群。

【预防】

目前,菌痢的疫苗仍在研发阶段,应从控制传染源、切断传播途径和保护易感染群 3 个方面着手预防。

1. 控制传染源 早期发现患者和带菌者,及时隔离和彻底治疗,是控制菌痢的重要措施。对从事饮食业、保育及水厂工作的人员,更需作较长期的追查,必要时暂调离工作岗位。

2. 切断传播途径 搞好"三管一灭"(管好水、粪和饮食以及消灭苍蝇),养成饭前便后洗手的习惯。对饮食业、儿童机构工作人员定期检查带菌状态。一发现带菌者,应立即予以治疗并调离工作。

(高 岩)

第六节 霍 乱

霍乱(cholera)是由霍乱弧菌(*Vibrio cholerae*)O1 群和 O139 群引起的腹泻。临床特征是急性水样泻。严重者可出现重度脱水和低血容量休克,治疗不及时可在短期内死亡。

【病原学】

霍乱弧菌是革兰阴性杆菌,属肠杆菌科弧菌属。①霍乱弧菌 O1 群可分为 3 种血清型和 2 种生物型(古典生物型和艾尔托生物型)。古典生物型与前 6 次霍乱的流行相关,有症状和无症状患者的数量大致相等。而艾尔托生物型引起的是更多的无症状病例。

②非 O1 群(O2～O138 型),毒性不强,一般仅引起散发胃肠型腹泻,非霍乱。③O139 群来自艾尔托弧菌的基因突变,遗传学上更接近于艾尔托生物型。

【流行病学】

霍乱可引起世界范围的大流行,所有年龄的人群均有可能感染霍乱弧菌。霍乱弧菌生活在河水等的生态系统中。

1. 传染源 患者与带菌者是霍乱的传染源。患者的吐泻物起着重要的传播作用。75%患者无任何症状,但在感染后 7～14 d 霍乱弧菌随粪便排出体外,成为危险传染源。

2. 传播途径 主要通过水、污染的食品传播。手和苍蝇等污染后也可传播。

3. 易感人群 所有人群均易感。在新感染区,成人较儿童易感;在老疫区,儿童较成人易感。

4. 流行特征 流行高峰 7—11 月份,全年散发。

5. 流行危险因素 幽门螺杆菌感染导致的慢性胃炎可以诱导胃酸减少,从而降低了胃抗感染的能力。O 型血患者似乎更容易出现严重病例,病因不明。其他诸如气候、季节、细菌类型及宿主免疫等均是影响因素。

【发病机制与病理】

霍乱弧菌 O1 群和 O139 群均通过分泌肠毒素导致肠液分泌过多及剧烈吐泻。而细菌黏附于肠黏膜上皮细胞表面。如果水作为载体,需要 10^3～10^6 个细菌才能致病,而若食物作为载体,则 10^2～10^4 个细菌即可致病。霍乱肠毒素有 1 个 A 亚单位和 5 个 B 亚单位。B 亚单位与细胞膜受体神经节苷脂结合,从而介导 A 亚单位进入细胞。A 亚单位由 A1 和 A2 2 个多肽组成。A1 在细胞内作用于 cAMP,使其活化,使 cAMP 含量增加,阻断了小肠微绒毛对钠和氯的吸收,并通过隐窝细胞(crypt cell)促进氯和水的分泌,从而导致剧烈的吐泻和电解质紊乱。

艾尔托生物型 O1 群霍乱弧菌含有 2 种环形染色体,较大的含 300 万个碱基对,较小的含 107 万个碱基对。其主要毒力基因是 *ctxA* 和 *ctxB*,分别编码 CTX 亚单位 A 和 B,还有毒素协同调节菌毛。这些基因的表达调节很复杂。弧菌可上调 CTX 表达以增加肠液分泌。霍乱弧菌能编码特定的因子使这些生物型更好地在环境中生存并感染人类。

【临床表现】

潜伏期 12～72 h,平均 1.4 d。其特征是水样泻和脱水,可从轻度到重度直至威胁生命的腹泻。

1. 典型病例分期

(1) 泻吐期:急剧腹泻、呕吐开始。腹泻为无痛性,少数可有腹痛,不伴里急后重。大便呈米泔水样或无色透明样,每次超过 1 000 ml,每天 10 余次。可伴有呕吐、少尿。

(2) 脱水期:大量水、电解质消失,迅速脱水和微循环衰竭。患者神志淡漠、烦躁、眼窝深陷、皮肤黏膜干燥无弹性、声音嘶哑、脉搏细速、血压低和腹直肌痉挛。一般无发热。

(3) 恢复期:脱水纠正后,症状消失,腹泻停止,尿量增加。

2. 临床类型

(1) 无症状型：仅为排菌状态，该类患者被称为健康带菌者。

(2) 轻型：每天腹泻数次，无脱水。尿量无明显减少。轻型腹泻与其他肠道病原体引起的腹泻无法鉴别。

(3) 中型：吐泻次数增多，每天达 10～20 次。大便呈米泔水样，有一定程度的脱水。血压降低、脉搏细速，24 h 尿量 500 ml 以下。

(4) 重型：吐泻频繁、脱水严重，血压低，甚至测不出，脉搏细速常不能触及，尿极少甚至无尿。

(5) 暴发型：起病急骤，不待吐泻出现，即因循环衰竭死亡，此类型霍乱被称为干性霍乱。

【实验室检查】

1. 血液检查　因严重脱水，血细胞比容升高；出现氮质血症、代谢性酸中毒和阴离子间隙升高，血钾正常或降低，钠、氯化物下降。血钙、血镁含量升高，严重霍乱者白细胞增多。血糖升高。

2. 尿检查　尿比重增加，尿蛋白增加。

3. 粪便检查　可见黏液和少许红、白细胞。镜检可见革兰阴性稍弯曲弧菌。

4. 其他检查　ELISA 检测 O1 或 O139 群毒素蛋白，PCR 检测 O1 或 O139 群毒素基因等。

【诊断与鉴别诊断】

1. 诊断　暗视野显微镜检可发现行穿梭运动的弧菌。粪便培养具有确诊意义。PCR 检测 DNA 具有较高的敏感性和特异性。

2. 鉴别诊断　本病需与其他感染性腹泻、食物中毒和急性砷中毒等相鉴别。

【治疗】

治疗的目标是恢复吐泻造成的液体丢失、纠正酸中毒及电解质紊乱。

在霍乱抢救中，补液是首要措施。

1. 口服补液　轻到中度脱水，无呕吐，能进食较多液体者，可给予标准口服补液盐，含钠 75 mmol/L、钾 20 mmol/L、氯 65 mmol/L、柠檬酸 10 mmol/L、葡萄糖 75 mmol/L、渗透压 245 mOsm/L。

疗程：持续口服补液，直至腹泻停止后 2～4 h，通常 2～5 d。目标为将每小时失去液体用等量液体补充。

2. 静脉补液　通常选择与病人所失去的电解质浓度相似的 541 液，每升含氯化钠 5 g、碳酸氢钠 4 g、氯化钾 1 g，为防低血糖，常另加 50% 葡萄糖溶液 20 ml，配制时按 0.9% 氯化钠溶液 550 ml、1.4% 碳酸氢钠溶液 300 ml、10% 氯化钾溶液 10 ml、10% 葡萄糖溶液 140 ml 配方配制。

补液分为 2 个阶段：扩容阶段和维持阶段。对重度脱水并休克患者，最初 2～4 h 迅速扩容。补液量＝脱水程度%×体重。扩容阶段结束时，脱水症状应消失，患者的尿量应至 0.5 ml/(kg·h)。

3. 纠正酸中毒和电解质紊乱 碱性药物的补充使代谢性酸中毒迅速纠正,是治疗成功的重要条件。碳酸氢钠能迅速纠正酸中毒,乳酸盐和醋酸盐在 1～2 h 内徐缓纠正酸中毒。及时补钾,静脉或口服给予。

4. 抗菌治疗 作为液体疗法的辅助治疗。对严重脱水患者行有效的抗菌治疗可缩短腹泻时间,降低脱水程度。首选多西环素,成人 300 mg,口服或静脉滴注单剂。其他药物可选用喹诺酮类药物、阿奇霉素、复方磺胺甲噁唑、红霉素等。

【预后】

未经治疗的严重霍乱预后差,病死率超过 50%。进行及时足够的液体疗法,可使病死率从 50% 降至 1% 以下。

【预防】

1. 一级预防 保证高质量饮用水和污染处理系统。口服霍乱疫苗有短期保护效果。

2. 二级预防 疫情暴发时,应控制患者,确保其及时得到治疗;家庭成员居家隔离等。

(蒋卫民)

第七节 流行性脑脊髓膜炎

流行性脑脊髓膜炎(epidemic cerebrospinal meningitis)简称流脑,是由脑膜炎奈瑟菌(*Neisseria meningococcus*)又称脑膜炎球菌引起的化脓性脑膜炎,经呼吸道传播,临床起病急,表现为突起发热、头痛、皮肤黏膜淤点和脑膜刺激征。

【病原学】

脑膜炎球菌归属奈瑟菌属,为革兰阴性双球菌,需氧,呈肾形或卵圆形,多数成对排列,具有荚膜和菌毛,与脑膜炎球菌的侵袭有关。脑膜炎球菌能产生毒力较强的内毒素。体外生存力很弱,若不及时送检接种会产生自溶酶而自溶死亡。对干燥、寒冷、热及阳光和常用消毒剂均甚敏感,温度低于 30℃ 或高于 50℃ 时皆易死亡。

迄今,根据菌群特异性荚膜多糖结构,已经确定了脑膜炎奈瑟菌的 12 个血清群,其中有 6 个(A、B、C、W、X 和 Y)可引起流行。地理分布及引发疫情的能力因血清群而异,常见菌群中 C 群致病力最强,B 群次之,Y 群最弱。我国长期以 A 群为主要流行菌群,但是随着 A 群脑膜炎球菌多糖疫苗在全国各地的应用,A 群的发病率在 1990 年后明显下降,而 B 群和 C 群发病率却相对增加,目前 C 群已经出现小范围流行。

【流行病学】

1. 传染源 带菌者和患者是本病的主要传染源。本菌可隐藏于带菌者鼻咽部黏膜处,不引起症状。患者在潜伏末期和急性期均具有传染性,一般不超过发病后 10 d,抗菌治疗后患者的细菌很快被清除,所以带菌者对周围人群的威胁更大。

2. 传播途径 带菌者或患者鼻咽部的病菌通过咳嗽、打喷嚏等形成的飞沫直接在空气中传播,在空气不流通处 2 m 内接触者均有被感染的危险。本病全年散发,但以冬、春季节发病为主。

3. 人群易感性　任何年龄都可患病,人群的易感性与抗体水平密切相关。新生儿出生时有来自母体的抗体,6～24 个月时抗体水平下降至最低点,之后又逐渐增高,至 20 岁左右达到成人水平。由于人群免疫力的不同,各地区的发病数差异很大。本病常呈周期性流行,平均 10 年有 1 次流行高峰,这是由于相隔一定时间后,人群的免疫力下降,新的易感者逐渐积累所致。采取防治措施后能改变周期性流行规律,近年来发病率明显降低。

【发病机制与病理】

1. 发病机制　病原菌自鼻咽部侵入人体,若人体免疫力强,则可迅速将病原菌杀死,或在鼻咽部定植成为带菌状态;若体内缺乏特异性杀菌抗体,或细菌毒力较强时,则病菌可从鼻咽部黏膜侵入血液,即使如此也不一定产生临床症状或仅有轻微症状,成为暂时性菌血症。大多数菌血症患者可不治而愈,仅少数患者发展为败血症,继而累及脑脊髓膜形成化脓性脑脊髓膜炎。

在败血症期间,细菌侵袭皮肤小血管内皮,引起栓塞、坏死、出血和细胞浸润,从而出现淤点或淤斑。由于血栓形成,血小板减少及内毒素作用,内脏有广泛出血,肾上腺也可有出血、坏死等严重病变,严重者引起内毒素性休克,常发生 DIC。形成败血症后,病原菌即可经血播散入脑脊髓膜,引起化脓性炎症。内毒素引起脑血管痉挛、脑缺氧,脑血管通透性增加、血浆外渗,加上脑实质炎症、充血水肿,最终引起脑水肿。重度脑水肿引起呼吸衰竭,当水肿的脑实质向小脑幕裂孔及枕骨大孔突出时形成脑疝。

2. 病理

(1)败血症期主要的病理改变是血管内皮损害、炎症、坏死和血栓形成。暴发型败血症患者皮肤及内脏血管内皮细胞破坏和脱落、血栓形成,内脏广泛出血,皮肤、心、肺、胃肠道和肾上腺有广泛出血,心肌炎和肺水肿亦颇为常见。

(2)脑膜炎期主要病变部位在软脑膜、蛛网膜和脑脊髓膜。早期有充血、少量浆液性渗出以及局灶性小出血点;后期则有大量纤维蛋白,伴中性粒细胞浸润、血浆外渗、脑脊液混浊,渗出液在颅底和脊髓背侧沉积尤为显著。颅底部炎症和粘连可累及视神经、动眼神经、面神经、听神经等,造成脑神经损害。

【临床表现】

潜伏期 1～10 d,平均 2～3 d。一般临床上可分为 4 种类型:普通型、暴发型、轻型、慢性败血症型。

1. 普通型　最常见,占90%,按其发展过程可分为以下 3 期。

(1)上呼吸道感染期:传染性最强,大多患者无明确症状,可表现低热、咽痛和咳嗽,持续 1～2 d,鼻咽拭子培养可发现病原菌。一般情况下很难确诊。

(2)败血症期:多突然发热,伴有头痛、呕吐、寒战、全身乏力、肌肉酸痛、神志淡漠等。本期主要而显著的体征为有淤点,见于约 85% 患者。皮疹在发病后不久即出现,可先为玫瑰疹,迅速转为淤点或淤斑,但大多数皮疹开始即为淤点或淤斑,见于全身皮肤、眼结膜和口腔黏膜,一般为数毫米大小,初为鲜红,后为紫色。病情重者淤斑迅速扩大,中央呈紫黑色坏死或形成大疱。约10%患者常于发病后2d唇周可见单纯疱疹。部分患者可仅有败血症期而不发展为脑膜炎,本期血培养可为阳性。淤点涂片可找到病原菌,而脑脊液可能正常。

(3)脑膜炎期:多数败血症患者于24h内出现中枢神经系统症状,高热不退、头痛呕吐、烦躁不安、惊厥、昏迷、脑膜刺激征阳性。脑脊液呈化脓性改变,细菌培养阳性。婴幼儿因颅骨缝和囟门未闭,中枢神经系统发育不成熟,脑膜炎的临床表现不典型,患者往往拒食、嗜睡、尖叫、呕吐、双眼凝视、惊厥、囟门紧张或隆起等,脑膜刺激征可缺如。

2. 暴发型　较少见,但病情凶险,病死率高,可分为3型。

(1)休克型:小儿多见,成人亦非罕见。起病急骤,以高热、寒战、头痛、呕吐开始,中毒症状严重,精神极度萎靡,可有意识障碍或惊厥。短期(12h)内出现广泛皮肤、黏膜淤点及淤斑,且迅速发展并融合成大片状皮下出血,中央坏死。同时有严重的循环衰竭、面色苍白、皮肤花纹,且有发绀、肢冷、脉细速、呼吸急促、血压下降等。脑膜刺激征大多缺如。早期脑脊液可澄清,很快呈化脓性改变。淤点涂片及血培养检查细菌往往阳性。本型临床上有DIC表现。

(2)脑膜脑炎型:以小儿为主,除高热、皮肤淤斑外,脑实质损害的临床表现明显,突出表现为剧烈头痛、反复惊厥,并迅速进入昏迷。部分患者可发生脑疝,临床上有呼吸衰竭现象,表现为呼吸快慢及深浅不均,甚至呼吸暂停、瞳孔大小不等、边缘不整、对光反应迟钝或消失、眼球固定等。若不及时抢救,可因呼吸衰竭而死亡。

(3)混合型:兼有休克型与脑膜脑炎型的临床表现,是本病最严重的一种类型,病死率高。

3. 轻型　多见流行后期,有低热、皮肤细小出血点、轻度头痛或呕吐,病程短易漏诊。

4. 慢性败血症型　少见,多为成年人,以间歇发热、皮疹、关节疼痛为特征,约20%患者有脾大,需多次培养才能找到致病菌。

【实验室检查】

1. 血象　白细胞总数明显增高,一般在$20 \times 10^9/L$左右,中性粒细胞占80%～90%。暴发型有DIC者血小板减少。

2. 脑脊液检查　压力升高,外观混浊或米汤样,白细胞计数多$>1\,000 \times 10^6/L$,甚至达$10\,000 \times 10^6/L$以上,以中性粒细胞为主,蛋白质含量增高,糖含量明显降低,氯化物含量降低。若病初临床上有脑膜炎症状及体征,而早期脑脊液检查正常,应于12～24h后复查脑脊液,脑脊液涂片和培养可发现病原菌。

3. 细菌学检查

(1)涂片:用针尖刺破皮肤淤点,挤出少许血液及组织液,涂片染色后显微镜检查,阳性率高达80%以上。脑脊液高速离心后取沉淀物做涂片的阳性率达60%～70%。

(2)细菌培养:应在使用抗生素前采取血和脑脊液标本,对阳性者做药敏试验。

4. 免疫学检查　脑脊液中的抗原检测有利于早期诊断,其敏感性和特异性较高,目前常用的有对流免疫电泳、乳胶凝集试验和反向间接血凝试验等。另外,还可检测血清抗体,若恢复期效价大于急性期 4 倍以上,则有诊断价值。

5. 分子生物学检查　具有快速简便、准确的特点,即使患者已接受抗感染治疗,分子生物学检测也能获得阳性结果。因此,PCR 方法与细菌培养联合应用,可以大大提高诊断的敏感性。

【诊断与鉴别诊断】

1. 诊断　本病在冬、春季流行,主要见于儿童。凡在流行季节突起高热、头痛、呕吐,皮肤出现淤点、淤斑,脑膜刺激征阳性者,临床即可初步诊断。确诊有赖于病原菌的发现,免疫学检查有助于及早确立诊断。

2. 鉴别诊断

(1) 其他化脓性脑膜炎:①肺炎链球菌脑膜炎以 2 岁以下幼儿及老年人多见,常继发于肺炎、中耳炎;②葡萄球菌性脑膜炎继发于皮肤感染、败血症;③流感杆菌脑膜炎发生于婴幼儿;大肠埃希菌脑膜炎常见于新生儿;④铜绿假单胞菌脑膜炎常继发于腰椎穿刺、麻醉、造影或手术后。上述化脓性脑膜炎发病无明显季节性,少见淤点、淤斑,罕见 DIC。确切的鉴别诊断有赖于脑脊液和血液细菌学检查。

(2) 流行性乙型脑炎:患者以儿童多见,有严格季节性。多在 7—8 月份流行。脑实质损害严重,昏迷、惊厥多见,皮肤无淤点。脑脊液较清,细胞数多在 $500 \times 10^6/L$ 以下,以淋巴细胞为主,糖和氯化物正常。特异性 IgM,补体结合试验有助诊断。

(3) 虚性脑膜炎:败血症、伤寒、大叶性肺炎等急性感染患者有严重毒血症时,可出现脑膜刺激征,但脑脊液除压力稍增高外,脑脊液常规生化检查均正常、细菌学检查阴性。

【治疗】

1. 病因治疗

(1) 青霉素:青霉素为首选药物,大剂量、多次静脉滴注。成人 800 万～1 200 万 U/d,儿童 20 万～40 万 U/(kg·d),至少持续 7 d 或至热退后 4～5 d。

(2) 头孢菌素类抗生素:严重患者应及时选用抗菌谱广、抗菌活性高的第 3 代头孢菌素类抗生素,如头孢曲松和头孢噻肟钠对脑膜炎球菌感染有效。C 群菌株对第 3 代头孢菌素类抗生素敏感,故应作为首选。这类药物毒性低,抗菌谱广,脑脊液内浓度较高。

(3) 磺胺类:由于我国流行的 A 群菌株对磺胺类药大多敏感,成人和儿童可采用复方磺胺甲噁唑针剂或片剂。有肝肾功能损害或对磺胺类药物过敏者不宜使用。

2. 对症治疗　高热时可予物理降温及退热药物,颅高压用脱水剂,惊厥时给止痉剂。注意水和电解质平衡,预防并发症。

3. 暴发型流脑的治疗

(1) 休克型:除积极应用以青霉素为主的抗生素外,应迅速纠正休克,对皮肤淤点不断增多且融合成淤斑,无论有无休克均可应用肝素,目前多采用低分子肝素。

(2) 脑膜脑炎型:除用抗生素外,治疗中应以减轻脑水肿,防止脑疝和呼吸衰竭为重点。

对有呼吸衰竭的患者,可给予洛贝林(山梗菜碱)、尼可刹米等呼吸中枢兴奋剂,必要时可用地塞米松,呼吸停止应立即行气管插管或切开给氧,进行间歇正压辅助呼吸。

【预后】

本病轻型和普通型经及时而适当的药物治疗预后良好。1 岁以下及 60 岁以上者预后较差,不及时治疗的病死率约为 5%。暴发型患者病死率高,若能及早诊断和治疗,病死率可减至 10%左右。

【预防】

流行期间要做好卫生宣传和个人卫生措施。患者应呼吸道隔离至病后 7 d,接触者需医学观察 7 d。

国际上已广泛应用 A 群和 C 群荚膜多糖菌苗,保护率高达 90%以上。我国生产的 A 群多糖菌苗对学龄儿童和成年人的保护率可达 90%,不良反应极小,注射后 2 周左右可测出杀菌抗体,且持续 2 年以上。

(陈 澍)

第八节 鼠 疫

鼠疫(plague)是鼠疫耶尔森菌(*Yersinia pestis*)引起的烈性传染病,平时主要流行于鼠类、旱獭及其他啮齿动物,可以通过不同途径感染人类,进而造成人间鼠疫传播,属于自然疫源性疾病。临床主要表现为高热、淋巴结肿痛、出血倾向和肺部特殊炎症等。主要以带菌的鼠蚤为媒介,经皮肤感染人体引起腺鼠疫,经呼吸道入侵发生肺鼠疫,均可发展为败血症。传染性强,病死率高,属国际检疫传染病和我国法定的甲类传染病。

【病原学】

鼠疫耶尔森菌亦称鼠疫杆菌,属肠杆菌科,耶尔森菌属,革兰染色阴性。外观为两端钝圆,两极浓染的椭圆形小杆菌。长 1～1.5 μm,宽 0.5～0.7 μm,有荚膜,无芽胞,无鞭毛。在普通培养基上生长,适宜温度为 28～30℃,pH 为 6.9～7.2。鼠疫耶尔森菌主要致病因素为内毒素(脂多糖),能引起发热、DIC、组织器官内溶血、中毒休克、局部及全身施瓦茨曼(Shwartzman)反应。

本菌对外界抵抗力较弱,对光、热、干燥及一般消毒剂均敏感。日光直射 4～5 h 即可杀灭,加热 55℃ 15 min 或 100℃ 1 min、5%苯酚、5%甲酚、0.1%氯化汞、5%～10%氯胺均可将病菌杀死。但在潮湿、低温与有机物内存活时间则较久,在痰和脓液中可存活 10～20 d,在蚤粪中可存活 1 个月,在尸体中可存活数周至数月。

【流行病学】

1. 传染源 主要是鼠类及其他啮齿动物和患者。黄鼠属和旱獭属为主要储存宿主。褐家鼠、黄胸鼠是次要储存宿主,但却是人间鼠疫的主要传染源。其他动物如猫、羊、兔、骆驼、狼、狐等也可能成为传染源。

2. 传播途径

(1) 动物和人间鼠疫的传播主要以鼠蚤为媒介,构成"啮齿动物-鼠蚤-人"的传播方式。鼠蚤叮咬是主要传播途径。

(2) 少数可因直接接触患者的痰液、脓液或病兽的皮、血、肉经破损皮肤或黏膜受染。

(3) 呼吸道飞沫传播肺鼠疫患者痰中的鼠疫耶尔森菌可借飞沫构成人-人之间的传播,造成人间的大流行。

3. 易感人群　人群对鼠疫普遍易感,无性别年龄差别,存在一定数量的隐性感染。病后可获持久免疫力。预防接种可获一定免疫力,可降低易感性。

4. 流行特征　人间鼠疫耶尔森菌感染以非洲、亚洲、美洲发病最多。亚洲地区的流行主要发生在越南、尼泊尔、缅甸、印度、俄罗斯和蒙古。我国近年有 19 个省份发生鼠疫疫情,发病最多的是滇西黄胸鼠疫源地和青藏高原喜马拉雅旱獭疫源地。人间鼠疫多在6—9 月份。

【发病机制与病理】

鼠疫耶尔森菌经皮肤侵入后,首先在局部被中性粒细胞和单核巨噬细胞吞噬,迅速经由淋巴管至局部淋巴结繁殖,引起原发性淋巴结炎(腺鼠疫)。鼠疫耶尔森菌的组织破坏性和抗吞噬作用使其易进入血循环,形成败血症。鼠疫耶尔森菌可经血液循环进入肺组织,引起继发性肺鼠疫。由呼吸道排出的鼠疫耶尔森菌通过飞沫传入他人体内,则引起原发性肺鼠疫。

鼠疫的基本病理改变为淋巴管、血管内皮细胞损害和急性出血坏死性炎症。

【临床表现】

腺鼠疫潜伏期 2～5 d。原发性肺鼠疫数小时至 3 d。曾经接受预防接种者,可长达9～12 d。

临床上有腺型、肺型、败血症型及轻型等。鼠疫的主要表现为发病急骤,寒战、高热、体温骤升至 39～41℃,呈稽留热;剧烈头痛,有时出现中枢性呕吐、呼吸急促、心动过速、血压下降。重症患者早期即可出现血压下降、意识不清、谵妄等。

1. 腺鼠疫　最为常见,除具有鼠疫的全身表现以外,受侵部位所属淋巴结肿大为其主要特点。好发部位依次为腹股沟淋巴结、腋下、颈部及颌下淋巴结,多为单侧。淋巴结肿大与发热同时出现,表现为迅速的弥漫性淋巴结肿胀,典型的表现为淋巴结明显触痛而坚硬,与皮下组织粘连,失去移动性,周围组织显著水肿,可有充血和出血。由于疼痛剧烈,患者常呈被动体位。

2. 肺鼠疫　根据传播途径不同,肺鼠疫可分为原发性和继发性 2 种类型。①原发性肺鼠疫起病急骤,寒战、高热,在起病 24～36 h 内可发生剧烈胸痛、咳嗽、咳大量泡沫状粉红色或鲜红色血痰,呼吸急促并呼吸困难。肺部仅可闻及少量散在湿啰音或轻微的胸膜摩擦音,较少的肺部体征与严重的全身症状常不相称。X 线胸片检查呈支气管肺炎改变。②继发性肺鼠疫是在腺鼠疫或败血症型鼠疫症状基础上,病情突然加剧,出现原发性肺鼠疫呼吸系统表现。

3. 败血症型鼠疫 亦称暴发型鼠疫。为最凶险的一种类型,病死率极高。亦可分为原发性和继发性2种类型。①继发性者病初有肺鼠疫、腺鼠疫或其他类型的相应表现而病情进一步加重。主要表现为寒战、高热或体温不升、神志不清、谵妄或昏迷,进而发生感染性休克。病情进展异常迅猛,常于1~3 d内死亡。因皮肤广泛出血、淤斑、发绀、坏死,故死后尸体呈紫黑色,俗称黑死病。②原发败血症型鼠疫少见。

4. 轻型鼠疫 又称小鼠疫,发热轻,局部淋巴结肿大,轻度压痛,偶见化脓。血培养可阳性。多见于流行初期、末期或预防接种者。

【并发症】

可引起皮肤、肠、眼睛、脑膜、扁桃体等部位感染。

【实验室检查】

1. 常规检查

(1)血常规检查:外周血白细胞总数大多升高,常达$(20\sim30)\times10^9$/L。尿常规有蛋白尿及血尿。粪常规粪便隐血可阳性。

(2)凝血功能:肺鼠疫和败血症型鼠疫患者在短期即可出现DIC,表现为纤维蛋白原浓度减少(<2 g/L),凝血酶原时间和部分凝血激酶时间明显延长,D-二聚体和纤维蛋白原降解产物明显增加。

2. 病原学检查

(1)涂片检查:用血、尿、粪及脑脊液做涂片或印片,革兰染色,可找到革兰阴性两端浓染的短杆菌。阳性率为$50\%\sim80\%$。

(2)细菌培养:动物的脾、肝等脏器或患者的淋巴结穿刺液、脓、痰、血、脑脊液等,接种于普通琼脂或肉汤培养基可分离出鼠疫耶尔森菌。

3. 血清学检查 血清学应以双份血清升高4倍以上为诊断依据。

(1)间接血凝法(IHA):可检测血清抗体,常用于流行病学调查及回顾性诊断。

(2)ELISA:较IHA更为敏感。适合大规模流行病学调查。

(3)荧光抗体法(FA):用荧光标记的特异性抗血清检测可疑标本,可快速准确诊断。特异性、灵敏性较高。

4. 分子生物学检测 主要有DNA探针和PCR,检测鼠疫特异性基因。

【诊断与鉴别诊断】

1. 诊断 对10 d内到过鼠疫流行区,有与可疑鼠疫动物或患者接触史。对起病急骤,病情迅速恶化的高热患者,且具有典型临床表现者,应做出鼠疫的疑似诊断。获得病原学结果可以确诊。

2. 鉴别诊断 ①腺鼠疫应与急性淋巴结炎、丝虫病淋巴结肿大鉴别;②肺鼠疫应与大叶性肺炎、炭疽鉴别;③败血症型鼠疫应与其他原因所致败血症、钩端螺旋体病、肾综合征出血热、流行性脑脊髓膜炎等相鉴别。

【治疗】

凡确诊或疑似鼠疫患者,均应迅速组织严密的隔离,就地治疗,不宜转送。

1. 一般治疗及护理　病区、室内定期进行消毒，患者排泄物和分泌物应用含氯石灰或甲酚液彻底消毒。饮食与补液急性期应卧床休息，给予患者流质饮食，或葡萄糖和生理盐水静脉滴注，维持水、电解质平衡。

2. 病原治疗　治疗原则是早期、联合、足量、应用敏感的抗菌药物。链霉素为首选。亦可选用氨基糖苷类、氟喹诺酮类、第 3 代头孢菌素类抗生素及四环素等。

（1）腺鼠疫：链霉素成人首次 1 g，之后 0.5～0.75 g，每 4 小时 1 次或每 6 小时 1 次肌内注射（2～4 g/d）。全身症状和局部症状好转逐渐减量，疗程一般为 10～20 d，链霉素使用总量一般不超过 60 g。

（2）肺鼠疫和败血症型：鼠疫链霉素成人首次 2 g，之后 1 g，每 4 小时 1 次或每 6 小时 1 次肌内注射（4～6 g/d）。全身症状和呼吸道症状显著好转后逐渐减量。疗程一般为 10～20 d，链霉素使用总量一般不超过 90 g。儿童参考剂量为 30 mg/(kg·d)，每 12 小时 1 次。

（3）皮肤鼠疫：按一般外科疗法处置皮肤溃疡，必要时局部滴注链霉素或敷磺胺软膏。

（4）有脑膜炎症状的患者在特效治疗的同时，辅以氯霉素治疗，成人 50 mg/(kg·d)，儿童（>1 岁）50 mg/(kg·d)，每 6 小时 1 次，静脉滴注，疗程 10 d，注意氯霉素的骨髓毒性等不良反应。

3. 对症治疗　对高热者给予冰敷、酒精擦浴等物理降温措施。对发热超过 38.5℃ 或全身酸痛明显者，可使用解热镇痛药。注意保护重要脏器功能，中毒症状严重者可适当使用肾上腺皮质激素。

【预后】
既往的病死率极高，近年来，由于抗菌药物的及时应用，病死率降至 10% 左右。

【预防】
1. 管理传染源　应灭鼠、灭蚤，监控鼠间鼠疫。严格隔离患者。

2. 切断传播途径　加强国际检疫与交通检疫，对来自疫区的车、船、飞机进行严格检疫并灭鼠灭蚤。对可疑旅客应隔离检疫。

3. 保护易感人群
（1）加强个人防护。
（2）预防性服药：药物可选用口服四环素、多西环素、磺胺、环丙沙星等。必要时可肌内注射链霉素进行预防性治疗，疗程均为 7 d。
（3）预防接种主要对象是疫区及其周围的人群，参加防疫工作人员及进入疫区的医务工作人员。非流行区人员应在鼠疫菌苗接种 10 d 后方可进入疫区。

（赵英仁）

第九节　布鲁菌病

布鲁菌病（brucellosis）又称波状热，是布鲁菌（*Brucella*）引起的自然疫源性疾病，主要表现为长期发热、多汗、乏力、肌肉和关节疼痛、肝脾及淋巴结肿大。

【病原学】

布鲁菌属是革兰阴性短小杆菌,兼性细胞内寄生。无荚膜,无芽胞,无鞭毛。分6个种19个生物型,牛种、猪种、羊种、犬种、绵羊附睾种及沙林鼠种,近年来不断发现新的种。

布鲁菌含20余种蛋白抗原和脂多糖,其中脂多糖在致病中起重要作用。本菌在自然环境中生存力较强。对常用的物理消毒方法和化学消毒剂敏感,湿热60℃或紫外线照射20 min即死亡。

【流行病学】

1. 传染源 目前已知60多种家畜、家禽、野生动物是布鲁菌的宿主。与人类有关的传染源主要是羊、牛及猪,其次是犬、鹿、马和骆驼等。布鲁菌病首先在染菌动物间传播,造成带菌或发病,然后波及人类。

2. 传播途径

(1) 经皮肤及黏膜接触传染:直接接触病畜或其排泄物、阴道分泌物和娩出物,可经受损的皮肤或眼结膜感染。

(2) 经消化道传染:食用含菌的乳类、水和食物而受到感染。

(3) 经呼吸道传染:病菌污染环境后形成气溶胶,可经呼吸道感染。

(4) 其他:如苍蝇携带、蜱叮咬也可传播本病,人与人之间罕有传播。

3. 人群易感性 人群普遍易感,病后可获较强免疫力。不同种布鲁菌之间存在交叉免疫,再次感染者很少。

4. 流行特征 本病为全球性疾病,每年上报世界卫生组织超过50万例。近年,布鲁菌病成为发病率上升速度最快的传染病之一。在我国,布鲁菌病主要流行于西北、东北、青藏高原及内蒙古等牧区。每年该病高峰位于春夏之间,与动物产仔季节有关。我国主要以牛种菌和羊种菌为主要病原体。

【发病机制与病理】

发病机制较为复杂,细菌、毒素以及变态反应均不同程度地参与本病的发生和发展过程。布鲁菌自皮肤或黏膜侵入人体,随淋巴液到达局部淋巴结。可在局部被消灭或在细胞内生长繁殖,形成局部原发性病灶。细菌在吞噬细胞内大量繁殖导致其破裂,随之进入淋巴和血液循环形成菌血症。在血液里细菌又被血流中的单核细胞吞噬,并随血流被带至全身,在肝、脾、淋巴结、骨髓等处的单核吞噬细胞系统内繁殖,形成多发性病灶。感染灶的细菌生长繁殖再次入血,导致疾病复发,如此反复成为慢性感染。

病理变化极为广泛,几乎所有组织器官均可被侵犯,其中以单核吞噬细胞系统最为常见。急性期常有弥漫性细胞增生,慢性期则可出现由上皮细胞、巨噬细胞、浆细胞及淋巴细胞组成的肉芽肿。

【临床表现】

潜伏期一般1~3周,平均2周,也可长至数月甚至1年以上。临床上可分为急性和慢性感染,病程6个月以内为急性感染,超过6个月则为慢性感染。

1. 急性感染 多缓慢起病,主要症状为发热、多汗、乏力、肌肉关节疼痛、男性睾丸肿痛等。发热多为不规则热,仅5%～20%出现典型波状热。多汗亦为本病突出的症状之一,常于夜间或凌晨热退时大汗淋漓。几乎全部病例都有乏力症状。肌肉和关节痛常较剧烈,为全身肌肉和多发性、游走性大关节疼痛。部分患者脊柱受累,主要表现为腰痛。另外,布鲁菌病可累及泌尿生殖系统,男性表现为睾丸炎及附睾炎,女性可为卵巢炎。肝、脾、淋巴结肿大常见。

2. 慢性感染 可由急性期发展而来,也可直接表现为慢性。本期表现多种多样,可分2类:①全身非特异性症状,类似神经官能症和慢性疲劳综合征;②器质性损害,其中以骨骼-肌肉系统最为常见,如大关节损害、肌腱挛缩等。神经系统病变也较常见,如周围神经炎、脑膜炎等。泌尿生殖系统病变也可见到,如睾丸炎、附睾炎、卵巢炎等。布鲁菌病可以分布在几乎所有器官。

【并发症与后遗症】

1. 血液系统 可见贫血、白细胞和血小板减少、血小板减少性紫癜、再生障碍性贫血以及噬血细胞综合征。

2. 眼睛 可见葡萄膜炎、视神经炎、视神经乳头水肿及角膜损害,多见于慢性布鲁菌病。

3. 神经及精神系统 可出现脑膜炎、脑膜脑炎、脊髓炎、多发性神经根神经病等神经系统并发症。部分患者还可出现精神症状。

4. 心血管系统 主要为心内膜炎,病死率较高。此外,偶可见心肌炎、心包炎和主动脉炎等。

5. 运动系统 表现为关节疼痛、畸形和功能障碍等,骨骼、肌肉持续不定的钝痛,反反复复,迁延不愈,有的发展成为关节强直、肌肉挛缩、畸形和瘫痪等。

6. 其他 妊娠期妇女罹患布鲁菌病者若不进行抗菌治疗,流产、早产、死产均可发生。

【实验室检查】

1. 外周血象 白细胞计数正常或偏低。淋巴细胞相对或绝对增加,可出现少数异型淋巴细胞。血沉在急性期加快,慢性期则正常或偏高,持续增高提示有活动性。

2. 病原学检查 取血液、骨髓、组织、脑脊液等做细菌培养,急性期培养阳性率高。

3. 免疫学检查

(1) 平板凝集试验:虎红平板凝集试验(rose bengal plane test,RBPT)结果为阳性,可用于初筛。

(2) 试管凝集试验(serum agglutination test,SAT):滴度为1:100＋＋及以上;或病程1年以上滴度1:50＋＋及以上;或半年内有布鲁菌疫苗接种史,滴度为1:100＋＋及以上者。

(3) 补体结合试验(complement fixation test,CFT):滴度为1:10＋＋及以上。

(4) 布鲁菌病抗人免疫球蛋白试验(Commbs test):滴度为1:400＋＋及以上。

(5) ELISA检查:可用于初筛。

4. 特殊检查　有其他系统损害者进行相应检查。

【诊断与鉴别诊断】

急性感染可通过流行病学史、临床表现和实验室检查诊断：①流行病学接触史：有传染源密切接触史或疫区生活接触史；②具有该病临床症状和体征并排除其他疑似疾病；③实验室检查：SAT、CFT 或 Coombs 试验阳性。凡具备以上 3 项中的任何一项检查阳性即可确诊为布鲁菌病。慢性感染诊断相当困难，获得细菌培养阳性结果最为可靠。

本病急性感染应与长期发热性疾病相鉴别，如伤寒、结核、类风湿关节炎、淋巴瘤、胶原病等。慢性感染则需与慢性骨关节病、神经官能症、慢性疲劳综合征等相鉴别。

【治疗】

1. 急性感染

（1）对症和一般治疗：①对高热者可用物理方法降温，持续不退者可用退热剂；②对合并睾丸炎者，可短期加用小剂量糖皮质激素；③对合并脑膜炎者需给予脱水治疗。

（2）病原治疗：应选择能进入细胞内的抗菌药物，并且治疗原则为早期、联合、规律、适量、全程，必要时延长疗程，防止复发和慢性化，减少并发症的发生。

1）成人及 8 岁以上儿童：世界卫生组织首选多西环素（每次 100 mg，每天 2 次，口服，6 周）联合利福平（每次 600～900 mg，每天 1 次，口服，6 周）或多西环素（每次 100 mg，每天 2 次，口服，6 周）联合链霉素（每次 1 000 mg，每天 1 次，肌内注射，2～3 周）。如果不能使用上述药物或效果不佳，可采用多西环素联合复方磺胺甲噁唑或利福平联合氟喹诺酮类药物。

2）8 岁以下儿童：可采用利福平联合复方磺胺甲噁唑治疗，或利福平联合氨基糖苷类药物治疗。

3）孕妇：可采用利福平联合复方磺胺甲噁唑治疗。如果在妊娠 12 周内发生布鲁菌病，可选用第 3 代头孢菌素类抗生素药物联合复方磺胺甲噁唑治疗，可减少妊娠中断的发生；药物治疗对孕妇存有潜在的危险，应权衡利弊使用。

4）合并症：对于存在合并症者一般可考虑应用三联或三联以上药物治疗，并需适当延长疗程。①合并中枢神经系统并发症，需采用易于透过血脑屏障的药物，可应用多西环素、利福平联合复方磺胺甲噁唑或头孢曲松；②合并心内膜炎，也可采用上述治疗方案，但常需同时采取瓣膜置换术，疗程也应适当延长；③合并脊柱炎，可采用多西环素、利福平联合链霉素（2～3 周）或庆大霉素（1 周），总疗程为 3 个月或以上，必要时采用外科手术治疗。

2. 慢性感染　治疗较为复杂，包括病原治疗、脱敏治疗及对症治疗。

【预后】

一般预后良好，经规范治疗大部分可治愈，部分可复发或慢性化。急性感染者经抗菌治疗后约 10% 患者出现复发，往往发生在初次治疗结束后 3～6 个月，与细菌的耐药性、细菌在细胞内的定位以及不规范治疗有关。慢性病例治疗较为复杂，部分患者疗效较差。少数病例可遗留骨和关节的器质性损害，使肢体活动受限。有的病例出现中枢神经系统后遗症。主要的致死原因是心内膜炎和严重的神经系统并发症等。

【预防】

对疫区的传染源进行检疫、治疗或捕杀病畜,加强畜产品的消毒和卫生监督,做好高危职业人群的劳动防护和菌苗接种。对流行区家畜普遍进行菌苗接种可防止本病流行。必要时可用药物预防。

(李用国)

第十节 炭 疽

炭疽(anthrax)是由炭疽杆菌(*Bacillus anthracis*)引起的动物源性传染病,属于自然疫源性疾病。主要发生于草食动物,特别是牛、马和羊。人主要通过接触病畜及其排泄物或食用病畜的肉类而被感染。临床上,主要是皮肤炭疽(cutaneous anthrax),表现为皮肤坏死、溃疡、焦痂和周围组织广泛水肿及毒血症症状。其次是肺炭疽(pulmonary anthrax)和肠炭疽(intestinal anthrax),严重时可继发炭疽杆菌败血症和炭疽脑膜炎。

【病原学】

炭疽杆菌是革兰阳性芽胞杆菌,需氧,菌体较大,$(5\sim10)\mu m \times (1\sim3)\mu m$,两端钝圆,芽胞居中呈卵圆形,排列成长链,呈竹节状。细菌在宿主体内形成荚膜,荚膜具有抗吞噬作用和很强的致病性。细菌可产生 3 种毒性蛋白(外毒素),包括保护性抗原(protective antigen,PA),水肿因子(edema factor,EF)和致死因子(lethal factor,LF)。单独注射这些毒素,对动物不致病,混合注射后可致小鼠死亡。细菌在有氧条件下普通培养基上生长良好,在体外可形成芽胞。芽胞抵抗力极强,可在动物尸体及土壤中存活数年,而细菌的繁殖体对热和普通消毒剂都非常敏感。

【流行病学】

1. 传染源 主要为患病的食草动物,如牛、羊、马和骆驼等,其次是猪和狗。动物的皮、毛、肉和骨粉均可携带细菌。炭疽患者的痰、粪便及病灶渗出物中虽然可检出细菌,但人与人之间的传播极少见,因此,炭疽患者作为传染源意义不大。

2. 传播途径

(1)直接或间接接触传播:直接或间接接触病畜或其排泄物和有菌的动物皮毛、肉、骨粉等均可引起皮肤炭疽。

(2)吸入传播:吸入带芽胞的粉尘或气溶胶可引起肺炭疽。

(3)消化道传播:进食被炭疽杆菌污染的肉类和乳制品可引起肠炭疽。

3. 易感人群 人群对炭疽杆菌普遍易感,特别是参与动物宰杀、制品加工、动物饲养以及兽医等高危人群更容易感染。大部分炭疽为散发病例,大规模的流行较少见,病后可获得持久的免疫力。

4. 流行特征 炭疽在牧区仍呈地方性流行,发达国家由于动物普遍接种疫苗和广泛动物类医疗工作的实行,动物及人类炭疽几乎被消灭。炭疽杆菌的芽胞抵抗力极强,常被恐怖分子用于制作生物武器,威胁人类健康。在经济欠发达国家,炭疽仍在一定范围内时有流行,世界卫生组织发布每年仍有约 20 万左右病例。我国每年炭疽发病数波动在 40～1 000 人,以皮肤炭疽为主,主要集中在贵州、新疆、甘肃、四川、广西和云南等西部地区。

【发病机制与病理】

炭疽杆菌从损伤的皮肤、胃肠黏膜及呼吸道进入人体后,首先在局部繁殖,产生毒素而致组织及脏器发生出血性浸润、坏死和高度水肿,形成原发性皮肤炭疽、肠炭疽和肺炭疽等。当机体抵抗力降低时,致病菌即迅速沿淋巴管及血管向全身扩散,形成败血症和继发性脑膜炎。皮肤炭疽因缺血及毒素的作用,真皮的神经纤维发生变化,故病灶处常无明显的疼痛感。炭疽杆菌的毒素可直接损伤血管的内皮细胞,使血管壁的通透性增加,导致有效血容量和微循环灌注量减少,血液呈高度凝集状态,出现 DIC 和感染性休克。

本病主要病理改变为各脏器、组织的出血性浸润、坏死和水肿。皮肤炭疽呈痈样病灶,皮肤上可见界限分明的红色浸润,中央隆起呈黑炭样痂皮,四周为凝固性坏死区。镜检可见上皮组织呈急性浆液性出血性炎症,间质水肿显著,组织结构离解,坏死区及病灶深处均可找到炭疽杆菌。肠炭疽病变主要在小肠。肠壁呈局限性痈样病灶及弥漫出血性浸润。病变周围肠壁有高度水肿及出血,肠系膜淋巴结肿大,腹膜也有出血性渗出,腹腔内有浆液性含血的渗出液,内有大量致病菌。肺炭疽呈出血性气管炎、支气管炎、小叶性肺炎或出现梗死区。支气管及纵隔淋巴结肿大,均呈出血性浸润,胸膜与心包亦可受累。败血症型炭疽患者,全身各组织及脏器均为广泛性出血性浸润、水肿及坏死,并有肝、肾和脾肿大。

【临床表现】

1. 潜伏期　潜伏期 1～5 d,最短仅 12 h,最长 2 周。

(1) 皮肤炭疽:为最常见的临床类型,占 90% 以上。病变多见于面、颈、肩、手和脚等裸露部位的皮肤。初期为斑疹或丘疹,次日出现水疱,内含淡黄色液体,周围组织肿胀。第 3～4 天中心呈现出血性坏死而稍下降,四周有成群小水疱,水肿区不断扩大,第 5～7 天坏死区溃破成浅溃疡,血样渗出物结成硬而黑似炭块状焦痂,焦痂内有肉芽组织(炭疽痈)。焦痂坏死区直径大小不等,其周围皮肤浸润及水肿范围较大。由于局部末梢神经受压而疼痛不明显,稍有痒感,无脓肿形成。此后水肿消退,焦痂在 1～2 周内脱落,逐渐愈合成疤。病程中常有轻至中度发热、头痛和全身不适等中毒症状(图 7 - 1)。

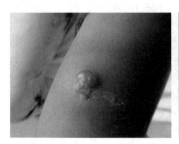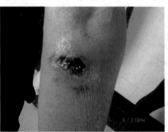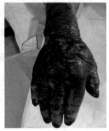

图 7 - 1　皮肤炭疽的水疱及焦痂(宁夏医科大学　丁向春提供)

（2）肺炭疽：较少见，但病情危重，病死率高，而且诊断较困难。病初有短暂和非特异流感样表现，2～4 d 后出现持续高热、呼吸困难、发绀、咯血、喘鸣、胸痛和出汗。肺部可有少量湿啰音、哮鸣音和胸膜摩擦音。X 线胸部检查可见纵隔影增宽、胸腔积液和支气管肺炎等征象。可发生休克并在 24 h 内死亡，常并发败血症和脑膜炎。

（3）肠炭疽：极罕见。主要表现为高热、剧烈腹痛、腹泻、呕血、黑便，并很快出现腹水。腹部可有明显的压痛、反跳痛，甚至腹肌紧张，易并发败血症休克而死亡。

（4）败血症型炭疽：常继发于肺、肠和严重的皮肤炭疽。除原发性局部炎症表现加重外，全身毒血症症状更为严重，持续高热、寒战和器官衰竭。易发生感染性休克、DIC 和脑膜炎等，后者表现为谵妄、抽搐与昏迷，病情迅速恶化而死亡。

【并发症】

严重病例常见脑膜炎、休克、DIC 和呼吸循环衰竭等。

【实验室检查】

1. 血常规检查　白细胞计数增高，一般为$(10～20)\times10^9$/L，少数可高达$(60～80)\times10^9$/L，分类以中性粒细胞增高为主。

2. 病原学检查　分泌物、水疱液、血液、脑脊液培养阳性是确诊依据。涂片染色可见粗大的革兰阳性、呈竹节样排列的杆菌，有助于临床诊断。

3. 动物接种　取患者的分泌物、组织液或所获得的纯培养物接种于小白鼠或豚鼠等动物的皮下组织，出现局部肿胀、出血等阳性反应，动物大多于 36～48 h 内死亡，在动物内脏和血液中有大量具有荚膜的炭疽杆菌存在。

4. 血清学检查　血清学检查主要用于回顾性诊断和流行病学调查。抗荚膜抗体和抗保护性抗原抗体的免疫印迹实验对未及时获得病原学诊断依据的病例是特异和敏感的诊断方法。

【诊断与鉴别诊断】

1. 诊断　流行病学资料在诊断中至关重要。患者多为与牛、马、羊等有频繁接触的农牧民，皮革加工厂的工人等。临床上，皮肤出现无痛性非凹陷性水肿、水疱和焦痂溃疡等典型皮肤炭疽改变即可诊断皮肤炭疽。肺炭疽的特点是肺部 X 线表现为出血性肺炎和纵隔影增宽，肠炭疽的特点为出血性肠炎。确诊有赖于各种分泌物、排泄物、血液等的涂片检查和培养阳性。

2. 鉴别诊断　①皮肤炭疽需与痈、蜂窝织炎、恙虫病的焦痂、兔热病的溃疡等相鉴别。②肺炭疽需与各种肺炎、肺鼠疫相鉴别。③肠炭疽需与出血坏死性肠炎、肠套叠等相鉴别。④败血症型炭疽应与其他病原菌引起的败血症相鉴别。

【治疗】

1. 一般治疗和对症治疗　患者应严密隔离，卧床休息。多饮水及给予流食或半流食，对呕吐、腹泻或进食不足者给予适量静脉补液。对有休克、出血和神经系统症状者，应给予相应处理。对皮肤恶性水肿和重症患者，可应用肾上腺皮质激素，对控制局部水肿的发展及减轻毒血症有效，如氢化可的松（100～300 mg）。对皮肤炭疽可局部用 1∶20 000 高锰酸钾溶液湿敷，切忌挤压和切开引流。对重度颈部肿胀导致呼吸困难者，可考虑气管插管或气管切开。

2. 病原治疗　首选青霉素,尚未发现耐药菌株。①对皮肤炭疽用青霉素,每天240万~320万 U,静脉滴注,疗程7~10 d。②对肺、肠炭疽和并发脑膜炎者,应用大剂量青霉素,400万~800万 U,每6小时1次,静脉滴注。还可以用头孢菌素类抗生素和氨基糖苷类抗生素,喹诺酮类抗生素对本病亦有疗效。

【预后】

预后与诊治早晚密切相关。若未得到及时诊治,病死率较高。皮肤炭疽的病死率为5%~11%,肺炭疽的病死率在80%以上,肠炭疽的病死率为25%~75%。未经治疗的皮肤炭疽病死率为20%~25%,炭疽败血症病死率为80%~100%。

【预防】

1. 严格管理传染源　对皮肤炭疽患者按照传染病防治法规定的乙类传染病进行管理,对肺炭疽患者按照甲类传染病管理,并对其严密隔离至痊愈,其分泌物和排泄物应彻底消毒,对密切接触者医学观察2周。对疫区草食动物进行包括动物减毒疫苗接种、动物检疫、病畜治疗和焚烧深埋等处理。

2. 切断传播途径　对从事可疑污染物接触人群加强劳动保护,染菌的皮毛可用甲醛消毒处理。畜牧收购、调运、屠宰加工要有兽医检疫。防止水源污染,加强饮食、饮水及乳制品的监督。

3. 保护易感人群　对从事畜牧业、畜产品收购、加工、屠宰业、兽医等工作人员及疫区的人群注射炭疽杆菌活疫苗。我国使用的是皮上划痕人用炭疽减毒活疫苗,接种后2 d机体可产生免疫力,可维持1年,在发生疫情时应进行应急接种。方法为0.1 ml皮肤划痕法接种,每年1次。对流行地区的动物预防接种也十分重要。

(赵英仁)

第十一节　分枝杆菌病

一、结核病

结核病(tuberculosis)是结核分枝杆菌(*Mycobacterium tuberculosis*)引起的慢性感染性疾病,可累及全身多个脏器,以肺结核(pulmonary tuberculosis)最为常见,占各器官结核病总数的80%~90%。人体感染结核分枝杆菌后仅少数表现为急性发病,大多数呈潜伏感染或者慢性发病过程。

【病原学】

结核分枝杆菌在分类学上属于放线菌目(Actinomycetes)、分枝杆菌科(Mycobacteriaceae)、分枝杆菌属(*Mycobacterium*)。分枝杆菌属包含结核分枝杆菌、非结核分枝杆菌和麻风分枝杆菌。结核分枝杆菌又包含人结核分枝杆菌、牛结核分枝杆菌、非洲分枝杆菌和田鼠分枝杆菌。其中人结核分枝杆菌为人类结核病的病原体,而免疫接种常用的卡介苗(bacillus Calmette-Guérin，BCG)则来源于牛结核分枝杆菌。

结核分枝杆菌细长而稍弯，约 $0.5\ \mu m \times 3\ \mu m$，两端微钝，无芽胞，无鞭毛，不能运动。不易染色，但经品红加热染色后不能被酸性乙醇脱色，故称抗酸杆菌。电镜下结核分枝杆菌细胞壁厚约 20 nm，其表层粗糙，伴有横向排列的绳索状皱褶物。细胞质外紧包一层细胞膜。

结核分枝杆菌是专性需氧菌，最适生长温度为 37℃。其对营养要求较高，在特殊的培养基中才能生长，常用的培养基为罗氏培养基。结核分枝杆菌培养生长缓慢，增殖周期为 15~20 h，至少需要 2~4 周才有可见菌落，培养是确诊结核病的重要手段，但往往耗时过长，给临床工作带来较大的影响。

结核分枝杆菌的基因组共有 4 093 个基因构成，共编码 3 993 种蛋白质，其中多数基因编码细胞壁代谢相关的酶。细胞壁由以分枝菌酸为主的脂质成分及阿拉伯半乳聚糖、肽聚糖构成，通透性差，导致多数抗菌药物不能有效发挥作用。菌体成分含大量类脂质，占菌体干重 20%~40%，细胞壁含量最多，使之具疏水性和对环境的较强抵抗力。

【流行病学】

1. 传染源　开放性肺结核患者的排菌是结核分枝杆菌传播的主要来源。暴露于结核分枝杆菌或者与结核病患者近距离接触均有可能获得感染。

2. 传播途径　患者咳嗽排出的结核杆菌悬浮在飞沫中，当被人吸入后即可引起感染。而飞沫直径亦是重要影响因素，大颗粒多在气道沉积后随黏液纤毛运动排出体外。高声讲话、用力咳嗽以及打喷嚏所产生的飞沫直径小，最易传播。患者随地吐痰，痰液干燥后结核分枝杆菌随尘埃飞扬，亦可造成吸入感染，但并非主要传播方式。其他途径如饮用带菌牛奶经消化道感染，患病孕妇经胎盘引起母婴间传播等。

3. 易感人群　人群普遍易感。但人体感染结核并不一定发病，可以长期携带结核菌，感染者既无临床症状又不排菌，仅相关免疫学检测阳性，称为潜伏结核感染(latent tuberculosis infection)。目前已知的导致潜伏结核活动的高危因素包括近密切接触活动性结核患者、器官移植、终末期肾病接受透析治疗、HIV 感染、尘肺、接受肿瘤坏死因子-α(TNF-α)拮抗剂治疗等。

4. 流行特征　2018 年，全球新发结核病患者约 1 000 万人，145 万人死于结核病，其中我国新发患者数约为 86.6 万人，仅次于印度，居世界第 2 位。同时，我国耐药结核病负担沉重，2018 年，世界卫生组织估计全球新发约 50 万利福平耐药结核病患者中，有14% 来源于中国，世界排名第 2 位。

世界卫生组织曾估计全球约 1/3 的患者存在潜伏结核感染。此数据是基于调查人群中结核菌素皮肤试验的阳性率而得到的，但其会在卡介苗接种者中出现假阳性的结果。中国最新的一项多中心队列研究中，采用特异性较高的 γ-干扰素释放试验进行调查，其平均阳性率为 19%。

【发病机制与病理】

1. 发病机制　吸入肺泡的结核分枝杆菌可被吞噬细胞吞噬和杀灭，少数存活的结核分枝杆菌进入肺泡即被巨噬细胞吞噬,然后可以呈递结核抗原,并且释放细胞因子,引起局部免疫反应。结核分枝杆菌可以继续感染新的巨噬细胞并逐渐深入肺泡上皮。此后炎症细胞被募集至病灶处,巨噬细胞逐渐分化并最终形成分层结构的结核结节或结核性肉芽肿(granuloma)。随着肉芽肿外周的纤维致密化,进入肉芽肿的血管消失,加剧了巨噬细胞的泡沫化,形成干酪样坏死(caseous necrosis),大部分感染者体内的结核分枝杆菌可以处于静止状态持续存活,为结核病潜伏感染状态。

结核病感染的发病机制中,由 T 细胞介导的细胞免疫(cell-mediated immunity,CMI)对结核病发病、演变及转归产生决定性影响。迟发性变态反应(delayed-type hypersensitivity, DTH)则是宿主对结核杆菌形成免疫应答的标志。DTH 是德国微生物学家 Robert Koch 在 1890 年观察到的重要现象,又称为 Koch 现象。

2. 病理改变 结核病是一种慢性病变,其基本病变包括:①渗出型病变:常常是病变组织内菌量多、致敏淋巴细胞活力高和变态反应强的反映。②增生型病变:当病灶内菌量少而致敏淋巴细胞数量多,则形成结核病的特征性病变结核结节。中央为巨噬细胞衍生而来的郎罕巨细胞(Langhans giant cell),周围由巨噬细胞转化来的类上皮细胞成层排列包绕。增生型病变的另一种表现是结核性肉芽肿,是一种弥漫性增生型病变。③干酪样坏死:为病变进展的表现。坏死区域逐渐出现肉芽组织增生,最后成为纤维包裹的纤维干酪性病灶。上述 3 种基本病理改变可以互相转化、交错存在,以某一种改变为主,很少单一病变、独立存在。

【临床表现】

感染原发性结核病后,结核分枝杆菌可向全身传播,可累及肺脏、胸膜以及肺外器官,一般人群中的结核病约 80% 的病例表现为肺结核,15% 表现为肺外结核,而 5% 则两者均有表现。

1. 肺结核的症状和体征

(1)全身症状:发热为肺结核最常见的全身毒性症状,多数为长期低热,每天于午后或傍晚开始,次日晨间降至正常,可伴有倦怠、乏力、夜间盗汗,或无明显自觉不适。有的病人表现为体温不稳定,于轻微劳动后体温略升高,虽经休息半小时以上仍难平复;妇女于月经期前体温增高,月经后亦不能迅速恢复正常。当病灶急剧进展扩散时则出现高热,呈稽留热或弛张热热型,可伴有畏寒,但很少寒战。

(2)呼吸系统症状:浸润性病灶伴有轻微咳嗽、干咳或仅有少量黏液痰。有空洞形成时痰量增加,若伴继发感染痰呈脓性。合并支气管结核则咳嗽加剧,可出现刺激性呛咳,伴有局限性哮鸣或喘鸣。1/3~1/2 患者在不同病期有咯血。此外,重度毒血症状和高热可引起气急,广泛肺组织破坏、胸膜增厚和肺气肿时也常发生气急,严重者可并发肺源性心脏病和心肺功能不全。

(3)体征:取决于病变性质、部位、范围或程度。急性粟粒性肺结核偶可并发急性呼吸窘迫综合征,表现为严重呼吸困难和顽固性低氧血症。病灶以渗出型病变为主的肺实变且范围较广时,或为干酪性肺炎时,叩诊浊音,听诊闻及支气管呼吸音和细湿啰音。在支气管结核病患者中,可闻及局限性哮鸣音,于呼气或咳嗽末较为明显。

2. 肺外结核病的临床类型和表现 肺外结核病包括淋巴结结核病、骨关节结核病、消化系统结核病、泌尿系统结核病、生殖系统结核病以及中枢神经系统结核病等。其中肠结核病、肠系膜淋巴结结核病及输卵管结核病等属于腹腔内结核病变,在发展过程中往往涉及其邻近腹膜而导致局限性腹膜炎。女性生殖系统结核病则可在出现不明原因月经异常、不孕等情况下发现。结核性脑膜炎则可表现出头痛、喷射性呕吐、意识障碍等中枢神经系统感染症状。

【实验室检查】

(1) 结核分枝杆菌涂片检查是确诊肺结核快速、简便的方法。除非已经进行抗结核化疗的病例,偶也可出现涂片阳性而培养阴性的病例。采用苯酚复红的抗酸染色方法以及金胺-罗丹明等荧光染料涂片镜检,是临床标本检测结核杆菌的主要依据。

(2) 结核分枝杆菌的培养仍然是结核分枝杆菌药敏试验的"金标准"。传统的罗氏培养法耗时较长,为4~6周。液体培养系统如 BACTECMGIT 提供了较传统固体培养更为敏感和快速的方法,1~3 周即可检测到结核分枝杆菌的生长。

(3) 结核分枝杆菌的药敏测定,特别是对异烟肼和利福平的药敏结果应在结核分枝杆菌分离后立即进行,以判定是否为耐药菌株。与依靠结核分枝杆菌培养的药敏检测方法比较,结核分枝杆菌的分子药敏检测更为简便快捷,通过对样品 DNA 的提取,针对相应耐药位点设计引物并通过 PCR 方法扩增,进而对扩增产物进行耐药性分析。

(4) 结核分枝杆菌菌素皮肤试验(tuberculin skin test,TST)是利用结核分枝杆菌素纯蛋白衍化物(purified protein derivative,PPD)皮内注射法(Mantoux 法)进行皮肤试验。将 PPD 5 IU(0.1 ml)注入左前臂内侧上 1/3 交界处皮内,使局部形成皮丘。48~96 h(一般为 72 h)观察反应,结果判断以局部硬结直径为依据:<5 mm 为阴性反应,5~9 mm 为一般阳性反应,10~19 mm 为中度阳性反应,≥20 mm 或不足 20 mm 但有水疱或坏死为强阳性反应。阳性反应提示存在对结核分枝杆菌的细胞免疫反应,强阳性反应提示活动性结核病可能。但由于 PPD 与卡介苗存在交叉反应,在接种卡介苗的人群中可出现 PPD 试验假阳性反应,而在免疫缺陷患者中,PPD 试验可能会因细胞免疫功能受损而产生假阴性反应。

(5) γ-干扰素释放试验(interferon gamma release assay,IGRA)分析技术比结核分枝杆菌菌素皮内过敏试验有更高的敏感性与特异性。其原理是被结核分枝杆菌抗原刺激而致敏的 T 细胞,再次遇到同类抗原时能产生 γ-干扰素,可以反映机体是否存在结核分枝杆菌感染。这种检测方法所采用的结核分枝杆菌特异性的抗原主要为 ESAT-6 和 CFP-10,其编码基因的 RD1(region of difference 1)在 BCG 和绝大多数非结核分枝杆菌中是缺失的,因此能够较好地区分真性结核感染和 BCG 接种诱导的反应。但 IGRA 无法区分活动性和潜伏结核分枝杆菌感染。

(6) 结核分枝杆菌感染的血清学检测,即检测特异性的结核抗体,已经有很长的历史。但现有血清学检测方法的差异性较大,敏感性较低。因此世界卫生组织并不推荐现有血清学诊断方法独立用于结核病的诊断。

(7) 分子生物学检测技术可以将标本中微量的结核菌 DNA 通过 PCR 技术加以扩

增。一般镜检仅能检测 $10^4 \sim 10^5$ 个/ml,而 PCR 可检出 $1 \sim 100$ fg 结核分枝杆菌 DNA (相当于 $1 \sim 20$ 个/ml)。但 DNA 提取过程遭遇污染等技术原因可以出现假阳性结果,而且 PCR 无法区分活菌和死菌,故不宜用于流行病学调查等。

目前,在采用 PCR 技术时可对结核分枝杆菌耐药相关基因进行检测以获得分子药敏结果。分子药敏检测中对耐药位点突变的检测方法有直接测序、高分辨率溶解曲线分析、线性探针杂交法、基因芯片技术以及目前国际上广泛应用的半巢式实时 PCR 技术(Xpert MTB/RIF)等,Xpert MTB/RIF 以利福平耐药相关的 *rpoB* 基因为靶基因,检测标本是否含有结核分枝杆菌以及是否耐利福平,全程约 2 h,并具有良好的生物安全性和操作简便性,被世界卫生组织推荐用于疑似结核病或 HIV 相关结核患者的最初诊断。

【诊断与鉴别诊断】

1. 诊断

(1) 病史和临床表现:凡遇下列情况者应高度警惕结核病的可能性:①反复发作或迁延不愈的咳嗽、咳痰,或呼吸道感染后经抗炎治疗 $3 \sim 4$ 周仍无改善;②痰中带血或咯血;③长期低热;④体检肩胛间区有湿啰音或局限性哮鸣音;⑤有结核病诱因或好发因素尤其是糖尿病、免疫功能低下疾病或接受免疫抑制治疗者;⑥关节疼痛和皮肤结节性红斑等变态反应性表现;⑦有渗出性胸膜炎、肛瘘、长期淋巴结肿大既往史以及有家庭开放性肺结核密切接触史者。

(2) 痰结核杆菌检查:是确诊肺结核最特异性的方法。涂片抗酸染色镜检快速简便,涂片阴性或诊断有疑问时培养尤其重要。分子生物学检测技术亦可为结核病诊断及结核分枝杆菌耐药性提供重要信息。

(3) 影像学检查:X 线影像取决于病变类型和性质。原发性肺结核的典型表现为肺内原发灶、淋巴管炎和肿大的肺门或纵隔淋巴结组成的哑铃状病灶。急性粟粒型肺结核在 X 线胸片上表现为散布于两肺野、分布较均匀、密度和大小相近的粟粒状阴影。浸润性肺结核的 X 线表现复杂多变,或云絮片状,或斑点(片)结节状,干酪性病变密度偏高而不均匀,常有透亮区或空洞。

2. 结核病的诊断标准

(1) 活动性肺结核的诊断如下。

1) 确诊病例:包括涂阳肺结核(smear-positive pulmonary tuberculosis)、仅培阳肺结核和仅病理学提示为结核病病变者 3 类。其中涂阳肺结核病例需符合下列 3 项之一:①2 份痰标本直接涂片抗酸杆菌镜检阳性;②1 份痰标本直接涂片抗酸杆菌镜检阳性加肺部影像学检查符合活动性肺结核影像学表现;③1 份痰标本直接涂片抗酸杆菌镜检阳性加 1 份痰标本结核分枝杆菌培养阳性。

仅培阳肺结核需同时符合下列 2 项:①痰涂片阴性;②肺部影像学检查符合活动性肺结核影像学表现加 1 份痰标本结核分枝杆菌培养阳性。

2) 临床诊断病例:亦称为涂阴肺结核,即 3 次痰涂片阴性,同时需符合下列条件之一:①胸部影像学检查显示与活动性肺结核相符的病变且伴有咳嗽、咳痰、咯血等肺结核病可疑症状;②胸部影像学检查显示与活动性肺结核相符的病变且 TST 强阳性或 IGRA 阳性;③胸部影像学检查显示与活动性肺结核相符,且肺外病灶的组织病理学检查提示为结核病病变者;④3 次痰涂片阴性的疑似肺结核病例经诊断性治疗或随访观察可排除其他肺部疾病者。

3) 疑似病例:以下 2 种情况属于疑似病例:①5 岁以下儿童:有肺结核可疑症状同时有与涂阳肺结核患者密切接触史;②仅胸部影像学检查显示与活动性肺结核相符的病变。

(2) 肺外结核病的诊断:肺外结核累及的脏器、部位及病变类型多样,确诊需要病变部位的体液及活检标本中获得细菌学证据,但肺外结核病较难实现病原学确诊。为提高早期诊断率,通常需结合病史、临床表现、实验室及其他检查、诊断性抗结核治疗效果综合诊断。

(3) 潜伏结核病感染(latent tuberculosis infection,LTBI)的诊断:以 TST 或 IGRA 阳性而无活动性结核的临床表现和影像学改变为特征。接种 BCG 的地区由于 TST 出现假阳性的比例较高,IGRA 更适宜用于筛查潜伏结核病感染。

3. 鉴别诊断

(1) 肺癌:中央型肺癌常用痰中带血,肺门附近有阴影,与肺门淋巴结结核病相似。周围型肺癌可呈球状、分叶状块影,需与结核球鉴别。肺癌多见于 40 岁以上男性,多有刺激性咳嗽、胸痛和进行性消瘦。胸部 CT 对鉴别有帮助。结合痰结核分枝杆菌、脱落细胞检查及纤支镜检查和活检等能及时鉴别。肺癌和肺结核可并存,需注意发现。

(2) 肺炎:原发综合征的肺门淋巴结结核病不明显或原发灶周围存在大片渗出,病变波及整个肺叶并将肺门掩盖时,以及继发型肺结核主要表现为渗出性病变或干酪性肺炎时,需与细菌性肺炎鉴别。细菌性肺炎起病急、高热、寒战、胸痛伴有气急,X 线上病变常局限于 1 个肺叶或肺段,白细胞总数和中性粒细胞增多,抗菌药物治疗有效可协助鉴别。

(3) 肺脓肿:肺脓肿空洞多见于肺下叶,脓肿周围的炎症浸润较严重,空洞内常有液平面。肺结核空洞则多发生在肺上叶,空洞壁较薄,洞内很少有液平面或仅见浅液平。肺脓肿起病急,高热,大量脓痰,白细胞总数和中性粒细胞总数增高,抗菌药物治疗有效。

(4) 支气管扩张:有慢性咳嗽、咳脓痰及反复咯血史,需与继发性肺结核鉴别,CT 有助于确诊。应当警惕化脓性支气管扩张症并发结核病感染,细菌学检测时应考虑到结核病感染的可能。

(5) 非结核分枝杆菌肺病:非结核分枝杆菌(*nontuberculousis mycobacteria*,NTM)指结核病和麻风分枝杆菌以外的所有分枝杆菌,其中 NTM 病临床和 X 线表现类似于肺结核。鉴别诊断依据菌种鉴定。

【治疗】

1. 抗结核化学治疗　抗结核化学治疗是结核病最主要的治疗方法,化疗原则为早期、联合、适量、规则、全程。整个化疗疗程分为强化期和巩固期 2 个阶段。多数患者可以不住院治疗,采用医务人员直接督导下用药,同样收到良好效果。

抗结核药物按效力和不良反应大小分为 2 类：①一线（类）抗结核病药物，指疗效好，不良反应较小，主要包括异烟肼、利福平、吡嗪酰胺、乙胺丁醇，是目前初治结核病治疗方案的主要组成药物。②二线（类）抗结核病药物，是指除一线药以外的其他抗结核药物，主要用于治疗耐药结核病以及一线药物的替代选择。常用抗结核病治疗方案为2HRZE/4HR 方案：强化期 2 个月，异烟肼（H）、利福平（R）、吡嗪酰胺（Z）及乙胺丁醇（E）4 种药；巩固期 4 个月，异烟肼、利福平 2 种药，总疗程为 6 个月。但肺外结核病的治疗疗程往往需要延长至 9 个月甚至更长。必须注意的是，对儿童患者应慎用链霉素，由于年龄较小的儿童不利于及时发现药物不良反应，因此也不宜使用乙胺丁醇。

耐药结核病的发生使抗结核病治疗变得更加困难。耐药结核病按照耐药程度的不同分为单耐药、多耐药、耐多药、广泛耐药结核病 4 种：①单耐药结核病是指结核病患者感染的结核分枝杆菌经体外药敏试验证实对 1 种抗结核药物耐药；②多耐药结核病是指结核病患者感染的结核分枝杆菌经体外证实对 1 种以上的抗结核药物耐药，但不包括同时耐异烟肼、利福平的情况；③同时对异烟肼和利福平耐药的结核病称为耐多药结核病（multiple drug-resistant tuberculosis，MDR-TB）；④在耐多药结核病基础上同时对氟喹诺酮类药物耐药和二线注射类抗结核病药物（卡那霉素、阿米卡星、卷曲霉素）中的一种耐药则称为广泛耐药结核病（extensively drug-resistant tuberculosis，XDR-TB）。耐多药结核病化疗方案的制定需根据实验室提供的药物敏感试验的结果或地区耐药监测资料为依据，结合患者既往用药的治疗反应和耐受状况，个体化地选择抗结核药物。耐多药结核病和广泛耐药结核病需 24 个月或以上（注射期 6～12 个月，继续期 18～24 个月），当前全球在探索疗程更短的耐多药结核化疗方案。

2. 手术治疗　化疗的发展使外科治疗在结核治疗中的比值和地位显著降低。但对药物治疗失败或威胁生命的单侧肺结核特别是局限性病变，外科治疗仍是可选择的重要治疗方法。需参考心肺功能、播散灶控制情况，就手术效果、风险程度及康复多方面衡量，做出合理选择。

3. 对症治疗　对结核性胸膜炎和结核性心包炎，强烈推荐使用糖皮质激素，有助于促进渗出液的吸收，减少粘连，降低远期并发症的发生风险，但需在有充分有效抗结核药物保护下才能予以应用。对于肺结核的大咯血，药物治疗可用垂体后叶素。药物控制无效时可考虑纤支镜止血、支气管动脉栓塞或手术切除。

4. 潜伏结核感染的治疗　潜伏结核感染是活动性结核流行的重要来源。预防性治疗可以阻止结核分枝杆菌的再活动，从而降低活动性结核病发病率。目前，世界卫生组织建议在结核流行区域对具有高危因素的潜伏结核感染者进行预防性抗结核治疗。

【预后】

活动性结核病的预后取决于人体的免疫反应、疾病的严重程度、结核分枝杆菌的药物敏感性、治疗的时机及是否规范等。一般来说，结核病是可以被治愈的疾病，预后一般较好。但耐多药或广泛耐药结核病患者的治疗效果差，易反复恶化，预后不佳。

【预防】

1. 建立防治系统　建立健全和稳定各级防痨机构，负责组织和实施治、管、防、查的系统和全程管理,按本地区疫情和流行病学特点,制定防治规划,并开展防痨宣传,培训防痨业务技术人员,推动社会力量参与和支持防痨事业。

2. 早期发现和彻底治疗病人　从当地疫情实际出发,对服务性行业、学校、托幼机构及儿童玩具工作人员等定期健康检查,每1～2年1次。门诊因症就诊病例及时发现和诊断,避免漏诊和误诊。查出必治,治必彻底。

3. 结核病疫苗　目前,尚无理想的结核病疫苗。目前,比较普遍的看法是卡介苗尚不足以预防感染,但可以显著降低儿童发病及其严重性,特别是结核性脑膜炎等严重结核病减少,并可减少此后内源性恶化的可能性。我国结核病感染率和发病率仍较高,规定新生儿出生时即接种卡介苗。

二、非结核分枝杆菌病

NTM是指除结核分枝杆菌和麻风分枝杆菌以外的所有分枝杆菌,其中部分是致病菌或条件致病菌,慢性肺病、免疫缺陷或抑制人群感染发病率较高,也可因消毒不严而引发院内感染。NTM病指人类感染NTM并引起组织或脏器的病变和相应临床表现的疾病状态。NTM可侵犯人体肺脏、淋巴结、骨骼、关节、皮肤、软组织等组织器官,并可引起全身播散性疾病。

【病原学】

NTM广泛分布存在于自然界,目前发现NTM有154种13个亚种,仅20余种致病。NTM的分类方法很多,目前多数学者倾向于以表型特征为主要依据的Runyon分类：Ⅰ群为光产色分枝杆菌：代表性菌种主要有堪萨斯分枝杆菌、海分枝杆菌等；Ⅱ群为暗产色分枝杆菌：代表菌种有瘰疬分枝杆菌、戈登分枝杆菌和苏尔加分枝杆菌等；Ⅲ群为不产色分枝杆菌：代表菌种有鸟胞内分枝杆菌复合群、溃疡分枝杆菌和嗜血分枝杆菌等；Ⅳ群为快速生长分枝杆菌：代表菌种有偶然分枝杆菌、龟分枝杆菌、脓肿分枝杆菌和耻垢分枝杆菌等。

【流行病学】

1. 传染源　NTM病的感染源主要来自水、土壤和气溶胶,不同种类NTM病的传染来源不尽相同。

2. 传播途径　NTM病经吸入含菌气溶胶感染是最主要途径,而快速生长分枝杆菌的皮肤软组织医院内感染绝大多数缘于被污染水和医疗器械的接触传播。流行病学和分子生物学的研究表明NTM病是直接感染环境中的致病性NTM所致,动物与人和人与人之间传播极少见。

3. 易感人群　人群均易感。NTM病以中老年人为多见,多数发生于既往有慢性病的患者,如慢性阻塞性肺疾病患者、支气管扩张患者、尘肺患者、机体抵抗力下降者、长期应用免疫抑制剂者或HIV感染者等。

4. 流行特征　近年来,NTM病有增加趋势,发病年龄以50岁(54～70岁)以上的人群居高。NTM病在北美和东亚女性的发病率高于男性,欧洲则相反。我国1990年流行病学调查显示NTM分离率为4.9%,而应用皮肤试验调查表明我国NTM总感染率为 15.35%，其中浙江省最高(44.9%)，海南省次之(43.8%)，西藏自治区最低(1.9%)。NTM 病宿主危险因素包括基础疾病(囊性纤维化、支气管扩张、COPD 等)、低体重、胸骨异常和免疫抑制剂应用等。家庭聚集性发病提示存在可遗传的易感基因，环境危险因素主要是温暖、潮湿伴有高水蒸气压。

5. 院内感染流行病学特点　NTM 病院内感染是一个值得警惕和关注的问题，其特点可以概括为：①以暴发流行居多，但也存在不少散发性病例。以手术或其他创口感染最多，也有各种来源的败血症。散发性 NTM 院内感染常见于免疫受损宿主。②以快速生长分枝杆菌感染最多，亦见其他类型 NTM 感染，如静脉导管相关感染也可以有鸟胞内分枝杆菌，腹膜透析亦见堪萨斯分枝杆菌和戈登分枝杆菌等。③感染源和感染途径复杂多样，除来自医院外，还可以与医疗器材生产包装过程遭遇污染等有关。④传统和民间治疗以及美容手术并发 NTM 感染亟待重视。临床症状发生在文身后 1 周～6 个月。目前我国美容行业迅速发展，NTM 感染的潜在危险需要引起高度警惕。

【发病机制与病理】

NTM 通过呼吸道、胃肠道、皮肤等途径侵入人体后，其致病过程与结核病相仿。开始时中性粒细胞捕捉并杀灭大部分 NTM，小部分 NTM 被巨噬细胞所吞噬并在巨噬细胞中生长繁殖，在溶酶体酶的作用下，部分 NTM 被溶解，其抗原产物及其菌体成分被运送至局部淋巴结，通过一系列途径激活多种效应细胞、释放多种细胞因子，从而产生 T 细胞接到的免疫反应和迟发型变态反应。

NTM 与结核分枝杆菌在菌体成分和抗原上多具共性，但前者毒力较弱。NTM 的病理所见与结核病很难鉴别，但干酪样坏死较少，机体组织反应较弱。

【临床表现】

NTM 主要侵犯肺部。不同菌种的好犯部位不尽相同，临床表现各异。①NTM 肺病：常见症状为咳嗽、咳痰或干咳，或有咯血、乏力、体重减轻、发热、胸痛等，无特征性；②NTM 淋巴结炎：以颈部淋巴结最常见，亦可累及耳部、腹股沟及腋下淋巴结，多为单侧无痛性淋巴结肿大，常有瘘管形成；③NTM 皮肤软组织病：可引起皮肤溃疡、播散性或多中心结节病灶等，以皮肤软组织结节和脓肿最常见；④NTM 骨病：可引起滑膜、滑囊、腱鞘、关节、手掌深部、腰椎、骨髓和牙齿的感染；⑤播散性 NTM 病：主要表现为播散性骨病、肝病、心内膜炎、心包炎和脑膜炎等，多见于 AIDS 和其他原因引起的严重免疫抑制病人。

【实验室检查】

1. 细菌学检查　抗酸染色阳性为分枝杆菌属的共性。NTM 可在含对硝基苯甲酸(PNB)或噻吩-2-羧酸肼(TCH)的培养基上生长。

2. 病理学检查　对皮肤软组织 NTM 感染、NTM 淋巴结炎可进行活组织病理检查。NTM 淋巴结炎病理学特征为肉芽肿性炎症，而类上皮细胞及朗罕巨细胞形成的结核结节少见，不伴有中心干酪样坏死。

3. 分子生物学检查　对培养阳性的 NTM 进行 16SrRNA 基因 PCR 扩增和测序分析，可作为 NTM 菌种鉴定的"金标准"。

4. 其他实验室检查 部分NTM感染时γ-干扰素释放试验可呈阳性,如堪萨斯分枝杆菌、海分枝杆菌、苏尔加分枝杆菌和戈登分枝杆菌等。NTM感染的其他实验室检查均缺乏特异性,常见白细胞计数轻度升高、血沉加快等。

【诊断与鉴别诊断】

NTM主要靠临床表现及治疗转归疑诊,对临床标本行结核菌培养时应常规进行NTM筛选,培养阳性的NTM菌株可通过分子生物学方法予以菌种鉴定。

1. 诊断标准

(1) NTM病:

1) NTM肺病:具有呼吸系统和(或)全身性症状,经放射影像学检查发现有肺内病变,已排除其他疾病,在确保标本无外源性污染的前提下,符合以下条件之一者,结合影像学和临床做出NTM肺病的诊断:①痰NTM培养3次均为同一致病菌;②痰NTM培养2次均为同一致病菌,1次抗酸杆菌涂片阳性;③支气管灌洗液NTM培养1次阳性,阳性度++以上;④支气管灌洗液NTM培养1次阳性,抗酸杆菌涂片阳性度++以上;⑤支气管肺组织活检物NTM培养阳性;⑥肺活检见与NTM肺病改变相似的肉芽肿,痰或支气管灌洗液NTM培养阳性。

2) 肺外NTM病:具有局部和(或)全身性症状,经相关检查发现有肺外组织、器官病变,已排除其他疾病,在确保标本无外源性污染的前提下,病变部位组织NTM培养阳性,即可作出肺外NTM病的诊断。

(2) 可疑NTM病:重点是那些经正规抗结核治疗无效的结核病患者:①痰抗酸杆菌检查阳性而临床表现与肺结核不相符者;②痰液显微镜检查发现菌体异常的分枝杆菌;③标本分枝杆菌培养阳性,但其菌落形态和生长情况与结核分枝杆菌复合群有异;④初治结核病患者首次分离出的分枝杆菌对抗结核药物耐药;⑤接受正规抗结核治疗无效而反复排菌的患者;⑥经支气管卫生净化处理后痰分枝杆菌不能阴转者;⑦有免疫缺陷但已排除肺结核的肺病患者;⑧医源性或非医源性软组织损伤或外科术后伤口长期不愈找不到原因者。具备以上条件之一,即应考虑可疑NTM病。

【治疗】

NTM病的治疗原则为联用、足量、足疗程(抗酸杆菌阴转后继续治疗18~24个月)。

1. 抗菌药物的选择 利福霉素衍生物、乙胺丁醇、克拉霉素、阿奇霉素、头孢西丁均为抗NTM的重要药物。其他药物包括氨基糖苷类、氟喹诺酮类、四环素类、磺胺类、碳青霉烯类、替加环素和利奈唑胺,均对NTM有抗菌效果。

NTM菌种、病灶部位和范围是用药方案、给药途径和用药疗程的重要参考。不同NTM病用药种类和疗程均可不同,应根据菌种鉴定结果选择合适的药物。

2. 手术治疗 对NTM病患者应谨慎采用外科手术治疗;但对于难治性菌种和顽固性病灶如果符合手术指征应考虑手术治疗。NTM皮肤软组织病在抗菌治疗期间往往需要外科清创引流。

【预后】

NTM病的预后因各型菌种不同而异。NTM肺病若发生于原肺部健康者,预后较好,而若发生于机体抵抗力下降且已有慢性疾病的患者,治疗效果往往不佳,预后多不理想。NTM皮肤软组织病患者经积极药物治疗及外科手术病灶切除,疗效多较好,预后亦不错。AIDS合并播散性NTM病患者临床疗效差,预后也差。

【预防】

加强灭菌消毒、严格执行院内感染管理规范是预防NTM院内感染暴发的基础。应当对传统和民间治疗以及美容行业进行立法和加强管理。

(邵凌云)

第十二节 诺卡菌病和放线菌病

一、诺卡菌病

诺卡菌病(nocardiosis)是由诺卡菌属引起的一种急性或慢性化脓性或肉芽肿性疾病,典型表现为肺炎,也常常引起皮肤和中枢神经系统感染。

【病原学】

诺卡菌广泛存在于自然界,尤其是土壤中。诺卡菌是革兰阳性菌,需氧,大多数诺卡菌弱抗酸阳性,通常银染阳性。由于诺卡菌的标准生化反应相对不活跃,故很难通过分子基因技术进行菌种鉴定。肺和播散性感染中分离出的多为星形诺卡菌。皮肤和皮下脓肿多由巴西诺卡菌引起。诺卡菌不属于人体正常菌群,故感染为外源性,多由吸入诺卡菌孢子或外伤接种引起。人与人之间直接传染罕见。

【流行病学】

诺卡菌病在世界各地散发,成人较儿童多见,男性较女性多见,无季节性。大多数肺或播散性诺卡菌感染存在免疫缺陷,特别是细胞免疫缺陷,淋巴瘤、HIV感染、器官移植和大剂量糖皮质激素应用等多见。本病被认为是晚期艾滋病患者的一种机会性感染。

【临床表现】

诺卡菌病呈亚急性起病,与放线菌病相似,但诺卡菌更易于局部播散或者经血源传播。脓肿播散可累及任何一个器官,但主要累及大脑、皮肤、肾脏、骨骼或肌肉。

1. 原发性皮肤诺卡菌病 患者多有皮肤外伤史,特别是外伤后与泥土接触史。皮肤损伤开始为暗红色丘疹、结节、脓疱,之后逐渐融合形成斑块或多发性脓肿。与皮肤粘连,破溃后形成瘘管,流出脓血性分泌物。皮肤损伤愈合后形成瘢痕。如此结节反复出现、破溃,终年不愈。病灶通常较硬,没有波动感。损害可向深部侵犯,累及肌肉、肌腱、筋膜及骨骼等。

2. 原发性肺诺卡菌病 多为亚急性起病,免疫缺陷者可以急性起病。最常见的症状有咳嗽伴脓稠痰、发热、乏力、食欲不振和体重减轻,这些表现都是非特异性的。肺部病变的胸片表现多种多样,无特异性。多为致密浸润影,大小不一,单发或多发结节。

3. 脑诺卡菌病　脑部是最常见的播散部位,多由肺部病灶播散而来。典型的脑诺卡菌病表现为脑脓肿形成,通常为幕上脓肿,可为单个或多发脓肿。脑膜炎通常由附近的脑脓肿扩散所致。临床表现缺乏特异性,多表现为发热、头痛、脑膜刺激征和癫痫发作。脑脊液中的诺卡菌较难清除。

4. 播散性诺卡菌病　常由肺部病变开始血行播散到全身。除脑之外,还可播散至肾、胸膜和胸壁、肝、皮肤、淋巴结、眼等,肾是继脑以后较常受累的部位。也可累及心包、心肌、胃肠道、脾、胰腺、甲状腺、垂体、膀胱等,通常不播散至骨骼。

【实验室检查】

本病的临床诊断较困难,须发现病原体才能确诊。有脑、肺、皮肤和其他脏器的感染性病变而病因不明时应考虑诺卡菌病的可能。

从组织标本中分离出病原体是诊断本病的"金标准"。诺卡菌生长缓慢。菌落形成可能需要长达2周的时间,典型的诺卡菌菌落形成可能需要4周的时间。因此,当怀疑诺卡菌病时,要及时与实验室沟通,应及时告知检验人员注意进行诺卡菌培养,以提高培养的阳性率。临床上怀疑本病时,也可采用PCR等分子诊断技术来诊断本病。但痰中分离出诺卡菌并不一定提示存在活动性感染。

【诊断与鉴别诊断】

本病的临床诊断较困难,需发现病原体才能确诊。有脑、肺、皮肤和其他脏器的感染性病变而病因不明时应考虑诺卡菌病的可能。

从组织标本中分离出病原体是诊断本病的"金标准"。诺卡菌生长缓慢,菌落形成可能需要2周的时间,典型的诺卡菌菌落形成可能需要长达4周的时间。因此,当怀疑患者患有诺卡菌病时,要及时与实验室沟通,并及时告知检验人员注意进行诺卡菌培养,以提高培养的阳性率。临床上怀疑本病时,也可采用PCR等分子诊断技术来诊断。但痰中分离出诺卡菌并不一定提示存在活动性感染。

肺诺卡菌病应鉴别的疾病有肺结核、细菌性脓肿、癌肿、孢子丝菌病、皮肤结核、放线菌和真菌性足菌肿等。脑诺卡菌病应与脑肿瘤、脑脓肿等鉴别。

【治疗】

首选磺胺类药物。复方磺胺甲噁唑片,成人首剂4片,以后每次2片,每天2次,至少用到全部症状和体征消失6周,疗程通常为6～12个月。因为大多数病例对治疗反应缓慢,药物的剂量应足,疗程应长。若对磺胺类药物耐药或过敏,选用阿米卡星联合以下1种药物:亚胺培南、美罗培南、头孢曲松或头孢噻肟,或单用利奈唑胺。皮肤脓肿、脑脓肿、胸脓肿等,可辅以切开排脓及切除坏死组织。

【预后】

病变累及范围及基础疾病会影响治疗效果,免疫缺陷患者感染后病死率明显升高。此外,诊断延误和疗程不足也会影响预后。

【预防】

尚无预防本病的有效方法。对于高危人群使用抗菌药物可能有助于预防本病。

二、放线菌病

放线菌病(actinomycosis)是由放线菌属中的部分种引起的慢性化脓性肉芽肿性疾病。病变好发于面颈部及胸腹部,以向周围组织扩展形成瘘管并排出带有"硫磺样颗粒"的脓液为特征。

【病原学】

放线菌是一类革兰阳性菌,多为厌氧或微需氧,抗酸染色阴性,菌体呈长丝状,纤细分枝,有发育良好的菌丝和孢子。放线菌抵抗力弱,一般消毒剂均可将其灭活。

【流行病学】

放线菌病多散发,属内源性感染,无明显传染性。大多数放线菌感染是混合性的。放线菌属多寄生在正常人体口腔、结肠和阴道内,当机体全身或局部黏膜抵抗力降低,尤其是伴有其他需氧菌感染时,则可引起放线菌病。在免疫缺陷患者中可引起严重的血行播散。未见人与人、人与动物或动物间直接传播的报道。

放线菌常以孢子或菌丝状态广泛地存在于自然界,以土壤中最多。放线菌病可发生在任何年龄,10岁以下的儿童患者少见,男性患者多见。口腔卫生差、拔牙、腹部手术、皮肤外伤等为本病的高危因素。

【临床表现】

放线菌病是一种渐进性、化脓性、肉芽肿性的慢性感染性疾病。放线菌繁殖缓慢,故疾病进展也慢,临床表现无特异性,易误诊。可发生于人体的任何部位,主要侵犯面颈部、腹部及肺部。临床特点为多发性结节、脓肿及广泛纤维化。

1. 面颈部放线菌病(cervicofacial actinomycosis) 约占放线菌病的60%,最常见,好发于面、颈交界部位。患者多有近期口腔炎症或拔牙史。发病初期局部呈现无痛皮下肿块,其后肿块逐渐变硬、增大,后渐变软化形成脓肿,破溃后形成多发性窦道,溢出有臭味的脓液及直径1～2 mm呈分叶状的淡黄色、坚实的"硫磺样颗粒"。脓肿灶及周围组织可形成肉芽肿。颊部、舌、咽部、唾液腺、颅骨、脑膜以及颅内都可能被累及,通常是由感染灶直接扩散所致。

2. 胸部放线菌病(thoracic actinomycosis) 占放线菌病的10%～15%,最常见的感染部位为肺门和肺底,临床上主要表现为发热、咳嗽、咳脓痰等肺部慢性炎症表现,常缓慢起病,症状多不典型。早期可仅仅表现为支气管肺炎;晚期病变多侵犯胸膜、胸壁,形成窦道,并可造成特征性的肋骨破坏。

3. 腹部放线菌病(abdominal actinomycosis) 占18%～28%。在腹部多侵犯回盲部,最常见的临床表现为腹部肿块,坚硬且常浸润腹壁,可穿过腹壁形成排脓瘘管,极易误诊为恶性肿瘤,术前很难确诊,大多在剖腹探查时才得以确诊。

4. 皮肤和其他部位放线菌病 原发性皮肤放线菌病多有外伤包括动物和昆虫叮咬等。开始为皮下结节,结节软化后破溃形成瘘管,排出黏稠且含颗粒的脓液,皮肤损伤愈后留下萎缩性瘢痕,病变向四周不断蔓延并深入深部组织,日久因大量萎缩性瘢痕和纤维化而形成硬块。

脑型放线菌病少见。放线菌尚可引起眼结膜和泪小管炎、女性生殖器放线菌病,亦有累及其他部位的报道。

【实验室检查】

1. 直接镜检　"硫磺样颗粒"压片镜检,见圆形或弯盘状菌块,边缘见排列成放射状的菌鞘,压碎颗粒进行革兰染色,可见阳性 Y 形的菌丝,抗酸染色阴性。

2. 培养　取"硫磺样颗粒"或脓汁,厌氧条件下获得菌落,再鉴定菌种。

3. 病理学检查　可见到"硫磺样颗粒",切片呈不规则分叶状,HE 染色中央为均匀物,周围为棒状物,革兰染色可见中央有阳性 Y 形杆菌。

【诊断与鉴别诊断】

本病的主要特点是病变损害为化脓性肿块,质硬,伴有瘘管并排出含有"硫磺样颗粒"的脓液。结合典型临床表现等常可诊断。颗粒内常有革兰阳性纤细菌丝,若颗粒厌氧培养有放线菌生长则可确诊。

应与皮肤结核、孢子丝菌病、诺卡菌病、梅毒、细菌性骨髓炎等相鉴别。

【治疗】

首选青霉素,大剂量、长疗程治疗对本病有效。青霉素剂量为(400 万~2 000万)U/d,用量和疗程依病情轻重而定,通常 6~12 个月,一般至少 2 个月。为加强青霉素的疗效,亦可与复方磺胺甲噁唑合用。当青霉素过敏、无效或患者不能耐受时,可选用红霉素、四环素、林可霉素、利福平等抗菌药物,而抗真菌药物治疗本病无效。治疗中同时辅以病灶切开引流和死骨去除等治疗。

【预后】

抗菌药物治疗后可显著改善预后,致残与死亡并不常见。

(金嘉琳)

第十三节　肺炎链球菌感染

肺炎链球菌(*Streptococcus pneumoniae*)是上呼吸道的常见寄殖菌,也是肺炎、化脓性脑膜炎、鼻窦炎和中耳炎的主要病原菌之一。即使在抗菌药物和肺炎链球菌疫苗广泛应用的情况下,肺炎链球菌感染仍是人类健康、生命的重大威胁。

【病原学】

肺炎链球菌属链球菌科链球菌属,为革兰阳性双球菌,兼性厌氧,营养要求高,在含血液培养基上才能生长,在 5%~10% 二氧化碳环境下生长更佳。肺炎链球菌为 α 溶血,在血平板上形成直径为 1 mm 的灰白色、半透明菌落。肺炎链球菌可被奥普托欣(optochin)抑制或被胆盐溶解,以此鉴别肺炎链球菌与其他 α 溶血链球菌。

除少数致结膜炎的菌株外,多数肺炎链球菌菌株均可形成荚膜。肺炎链球菌感染宿主后,宿主可产生荚膜多糖型特异性抗体,建立特异性免疫。根据细菌荚膜多糖的抗原性差异可分为若干血清型(serotype),迄今已发现 92 种肺炎链球菌血清型。血清型是肺炎链球菌的重要表型,可用于追踪耐药克隆传播、疫苗保护效果调查等流行病学研究。不同血清型细菌在人体寄殖能力、毒力存在差异。

肺炎链球菌不产 β-内酰胺酶,对 β-内酰胺类抗生素耐药由于该菌的青霉素结合蛋白(penicillin binding proteins,PBPs)发生变异,使药物与靶点结合力降低所致。肺炎链球菌对大环内酯类的耐药机制主要有 2 种:①靶点核糖体 RNA 变异,导致对大环内酯类(macrolides)、林可酰胺类(lincosamides)和链阳性菌素(streptogramins)均高度耐药,故称为 MLS 表型,耐药基因为 erm(B);②细菌主动外排抗菌药物导致大环内酯类抗生素低度耐药,但对克林霉素、链阳性菌素仍敏感,称为 M 表型,耐药基因为 mef(A)。肺炎链球菌对氟喹诺酮类耐药的机制是药物与其作用靶点拓扑异构酶Ⅳ和(或)DNA 旋转酶(DNA gyrase)结合力下降。

肺炎链球菌对抗菌药物的耐药性由染色体介导。染色体发生点突变通常不足以对多数抗菌药物产生耐药,但肺炎链球菌具有很强的摄取外来 DNA 的能力,通过转化、转座从耐药肺炎链球菌或中间链球菌等其他细菌获得耐药基因,并可发生血清型转换。同时,流行病学研究显示在耐药率较高地区,耐药菌株往往集中在少数几个全球流行的耐药克隆,表明耐药菌株的克隆传播是耐青霉素肺炎链球菌日益增多的主要原因。我国已发现 Spain[23F]-1、Spain[6B]-2、Taiwan[19F]-14 和 Taiwan[23F]-15 等耐药克隆,其中 Taiwan[19F]-14 尤为多见。

【流行病学】

肺炎链球菌是人类鼻咽部寄殖菌之一。健康成人和儿童的携带率分别为 5%~10% 和 20%~40%,1 岁儿童携带率可更高达 70%~100%。部分人鼻咽部可同时携带 2 株以上肺炎链球菌。

肺炎链球菌感染的易感因素包括:①新的血清型菌株寄殖;②各类先天性体液免疫功能障碍、血液系统疾病、HIV 感染者;③粒细胞缺乏或功能障碍;④镰状细胞性贫血、无脾者;⑤糖尿病、肝硬化、肾功能不全、营养不良、器官移植和酗酒者;⑥慢性阻塞性肺疾病、哮喘、吸烟、被流感病毒等感染者;⑦2 岁以下或 65 岁以上人群;⑧某些人群如美国非洲裔人、阿拉斯加或澳大利亚土著人;⑨处于托儿所、军营、监狱、收容所和养老院等人群密度高和接触密切的环境中的人。

肺炎链球菌感染罹患率和病死率均较高。美国肺炎链球菌肺炎年发病率为 68/10 万~260/10 万,其中肺炎链球菌肺炎伴菌血症发病率为 15/10 万人~19/10 万人;肺炎链球菌脑膜炎年发病率为 1.2/10 万人~2.8/10 万人,病死率达 19%~26%。此外,约半数 6 个月至 3 岁美国儿童罹患过中耳炎。据世界卫生组织估计,全球每年肺炎链球菌感染人数为 1 400 余万人,其中中国约为 170 万人;全球因肺炎链球菌感染死亡的成人和 5 岁以下儿童分别超过 100 万人,肺炎链球菌是造成儿童死亡的首位病原菌。

肺炎链球菌对青霉素、氟喹诺酮类的耐药性在成人与儿童之间存在差异。2018 年,CHINET 细菌耐药监测结果显示,在成人非脑脊液分离株青霉素中介肺炎链球菌(penicillin intermediate streptococcus pneumoniae,PISP)和青霉素耐药肺炎链球菌(penicillin resistant streptococcus pneumoniae,PRSP)分别占 3.2% 和 1.6%,对左氧氟沙星、莫西沙星耐药率分别为 5.0％和 1.9％；在儿童非脑脊液分离株 PISP 和 PRSP 分别占 8.9％和 1.7％，对左氧氟沙星、莫西沙星耐药率分别为 0.9％和 0.8％。但在脑脊液标本的肺炎链球菌中，PISP 和 PRSP 的检出率分别达 51.6％和 24.2％。肺炎链球菌对头孢菌素类抗生素的敏感性随其对青霉素耐药程度增高而降低，青霉素耐药菌株对头孢呋辛等第 2 代头孢菌素类抗生素耐药率高。我国个别城市儿童分离株对头孢呋辛耐药率可达 29％～41％，但对头孢曲松耐药菌株仍较少见。北美地区肺炎链球菌对大环内酯类耐药率较低且多数为低度耐药，而我国分离菌株对大环内酯类耐药率均很高，且多数为高度耐药，对红霉素和克林霉素的耐药率高达 90％或以上。

【发病机制与病理】

肺炎链球菌致病包括宿主细胞黏附、入侵组织细胞、逃避机体免疫系统的作用及通过诱发炎症反应和产生毒素造成组织损伤等环节。细菌借其表面黏附素 A 和上皮细胞受体等与宿主鼻咽部上皮细胞复合糖部位结合而定植。如有病毒感染或过敏反应造成咽鼓管或鼻窦开口水肿、堵塞，或因吸烟、病毒感染等因素损伤支气管纤毛运动、刺激黏膜分泌大量黏液，使鼻窦、气管和中耳等部位清除入侵细菌的能力减弱而导致感染。荚膜则可阻碍多核细胞的吞噬和抗体的调理作用，使细菌逃避宿主免疫系统的攻击，是肺炎链球菌的重要毒力因子。肺炎链球菌溶血素（pneumolysin）和磷壁酸、肽聚糖、C-多糖体等细胞壁等成分激活补体旁路和传统途径，引发强烈炎症反应，是造成组织损伤的主要机制。典型的肺炎链球菌肺炎为大叶性肺炎，病灶位于肺叶或肺段，病理改变有充血期、红色肝变期、灰色肝变期和消散期 4 个阶段。

【临床表现】

肺炎链球菌不仅可以直接由鼻咽部入侵中耳、鼻窦、支气管、肺部和胸腔等部位引起黏膜疾病（mucosal diseases），还可经血流播散导致中枢神经系统、腹腔、关节、心瓣膜、心包等无菌部位的侵袭性肺炎链球菌病（invasive pneumococcal diseases，IPD）。

1. 肺炎和慢性支气管炎急性加重　肺炎链球菌在社区获得性肺炎病原菌中居首位，所占比例因不同地区、人群、基础疾患、检测方法以及检测前抗菌治疗情况等因素而异，为 10％～50％。肺炎链球菌亦是引起慢性支气管炎急性加重仅次于流感嗜血杆菌的病原菌之一。10％～24％的肺炎链球菌肺炎患者可合并菌血症，这类患者病死率可高达 30％，其中需入住 ICU 治疗的患者病死率更可高达 76％。肺炎链球菌肺炎影像学以肺实变多见，约 40％的肺炎链球菌肺炎患者有胸腔渗出液，但多数量少，2％～5％的病例合并脓胸。尚可发生急性心肌梗死、充血性心力衰竭、房颤和室性心动过速等非感染并发症。

2. 化脓性中耳炎和鼻窦炎　肺炎链球菌所致化脓性中耳炎患者占病原菌查明的化脓性中耳炎的 40％～50％，占全部病例的 30％～40％。成人和儿童急性鼻窦炎患者中，肺炎链球菌分别占病原菌的 20％～41％和 36％。肺炎链球菌在化脓性中耳炎和鼻窦炎的病原菌均居首位或仅次于流感嗜血杆菌。

3. 血流感染　肺炎链球菌血流感染多继发于肺炎，亦可继发于脑膜炎、中耳炎和鼻窦炎等，少数病例为原发性。原发性血流感染在儿童更为常见。

4. 化脓性脑膜炎 肺炎链球菌是社区获得性化脓性脑膜炎的常见病原菌,在流行性脑膜炎非流行期,居成人化脓性脑膜炎病原菌的第 1 位。在使用流感嗜血杆菌疫苗国家,肺炎链球菌也成为 6 个月以上小儿化脓性脑膜炎的最常见病原菌。肺炎链球菌脑膜炎可由鼻窦炎、中耳炎扩散或血流播散所致,其风险因素为头部创伤、脑脊液鼻漏等。据报道肺炎链球菌脑膜炎病死率可高达 40%,而 50%的存活患者有听力损害、运动障碍等后遗症。

5. 其他部位感染 在前抗生素时代,肺炎链球菌引起的化脓性关节炎、骨髓炎、感染性心内膜炎、化脓性心包炎、腹膜炎、盆腔炎、脑脓肿、结膜炎以及皮肤、软组织感染多见。随着抗菌药物的广泛应用,上述感染曾迅速减少,但近年由于耐药菌株的广泛流行和 HIV 感染率的上升,此类感染又渐趋增多。

【实验室检查与诊断】

各种肺炎链球菌感染的临床表现并无特异性,病原学检查对于临床合理选用抗菌药物有重要意义。

细菌培养仍是病原诊断的主要手段。血液、脑脊液、中耳液、胸腔渗出液和腹腔渗出液等无菌部位标本如培养获肺炎链球菌,病原诊断即可确立。脑脊液离心后革兰染色涂片见革兰阳性双球菌高度提示肺炎链球菌脑膜炎。痰标本由于可能被鼻咽部寄殖菌污染,必须同时进行痰涂片革兰染色和显微镜检,若为合格痰标本,镜检见革兰阳性双球菌培养并获肺炎链球菌时,可推断病原菌为肺炎链球菌;若血培养同时获肺炎链球菌,则可确定病原诊断。

检测尿液中 C-多糖体诊断成人肺炎链球菌肺炎敏感率为 50%～80%,合并菌血症者敏感率达 70%～90%,特异性达 90%,且快速、简便,具有较高病原诊断价值。但儿童由于肺炎链球菌携带率高,常可导致假阳性结果。

近年来应用日益增多的 X-pert、二代测序等分子生物学诊断提高了肺炎链球菌检出率,尤其是在已使用抗菌药物患者中。

【治疗】

制订肺炎链球菌感染治疗方案时,应考虑细菌药敏试验结果、感染部位、病情严重程度和抗菌药物的药动学特性等因素。PSSP 感染首选青霉素、氨苄西林、阿莫西林,亦可选用头孢呋辛、头孢曲松、头孢噻肟等头孢菌素类抗生素或多西环素。PISP 感染宜选用大剂量青霉素、氨苄西林、头孢曲松或头孢噻肟。PRSP 感染则可头孢曲松、头孢噻肟、头孢罗膦、左氧氟沙星、莫西沙星、奈诺沙星、万古霉素或利奈唑胺等药物单药或联合治疗。治疗肺炎链球菌肺炎通常均宜采用注射剂。对鼻窦炎、化脓性中耳炎及病情较轻且无合并症的肺炎患者可予口服给药。对重症或伴有合并症的肺炎患者宜联合用药。

治疗化脓性脑膜炎,PSSP 选用大剂量青霉素、阿莫西林或氨苄西林;PISP 选用头孢曲松或头孢噻肟;PRSP 选用万古霉素联合头孢曲松或头孢噻肟,或莫西沙星单药。

【预后】

由于早期不恰当治疗导致预后差,在未获得肺炎链球菌药敏结果前,均应按 PRSP 治疗。有资料显示肺炎链球菌脑膜炎患者在治疗初期短期使用地塞米松可改善预后。

【预防】

疫苗接种是预防肺炎链球菌感染的有效手段。接种肺炎链球菌疫苗有以下作用：①使接种者侵袭性肺炎链球菌疾病发病率显著下降，并部分降低肺炎链球菌黏膜疾病发病率；②接种者达到一定数量后发挥群体免疫（herd immunity）作用，保护未接种者；③由于疫苗涵盖当前主要耐药克隆的血清型，通过阻断耐药克隆的传播降低细菌耐药率。

目前，主要使用 23 价肺炎球菌荚膜多糖疫苗和 13 价肺炎球菌蛋白结合疫苗。前者对 2 岁以下儿童和免疫缺陷人群保护作用差，对 65 岁以上人群的保护作用也稍差。后者免疫原性较强，对 2 岁以下儿童和 2～5 岁肺炎链球菌易感人群保护效果显著。

目前，推荐儿童接种 2～3 剂 13 价肺炎球菌蛋白结合疫苗，2 岁以上免疫缺陷患者在接种 13 价肺炎球菌蛋白结合疫苗 8 周后尚需接种 23 价肺炎球菌荚膜多糖疫苗。65 岁以上老年人接种 23 价肺炎球菌荚膜多糖疫苗，既往接种过肺炎链球菌疫苗者也要行加强免疫。19 岁以上成人具有肺炎链球菌感染易患因素者，接种 13 价肺炎球菌蛋白结合疫苗，8 周后再接种 23 价肺炎球菌荚膜多糖疫苗。

（杨　帆）

第十四节　葡萄球菌感染

葡萄球菌感染（staphylococcal infections）是葡萄球菌属（*Staphylococcus*）细菌导致的常见感染病，以皮肤软组织感染最为常见，也可导致肺炎、尿路感染、骨关节感染、人工装置相关感染，以及可危及生命的血流感染、心内膜炎、脑膜炎等；葡萄球菌所产毒素尚可引起食物中毒、烫伤样皮肤综合征、中毒性休克综合征等疾病。

【病原学】

葡萄球菌属细菌为革兰阳性球菌，该属细菌现有 36 种，其中 10 余种可导致人类感染，金黄色葡萄球菌（*Staphylococcus aureus*，本节简称金葡菌）毒力最强，路邓葡萄球菌（*Staphylococcus lugdunensis*）毒力与其相仿。除金葡菌为血浆凝固酶阳性外，其余多为凝固酶阴性，统称凝固酶阴性葡萄球菌（*coagulase negative Staphylococcus*，CNS），其中以表皮葡萄球菌（以下简称表葡菌）和腐生葡萄球菌多见，为人工装置及尿路感染的常见病原菌。

1. 分型　金葡菌可被不同的噬菌体裂解，通过噬菌体分型可将金葡菌分为 4 个组（Ⅰ～Ⅳ组），共 23 型。分子分型主要包括葡萄球菌盒式染色体 *mec*（staphylococcal cassette chromosome *mec*，SCC*mes*）分型、葡萄球菌 A 蛋白（staphylococcal protein A，SPA）基因分型、多位点序列分型（multi-locus sequence typing，MLST）等。多种分型方法相结合有助于分析耐药菌流行特征。

2. 葡萄球菌的毒力　金葡菌毒力最强，主要与其产生各种毒素、酶以及某些细菌抗原有关；CNS 致病性与产生物膜、黏附分子及其他潜在的毒力因子有关。

(1) 溶血毒素：金葡菌可产生 α、β、γ 和 δ 4 种溶血毒素，皆可导致溶血。对人类有致病作用的主要是 α 溶血毒素。

(2) 杀白细胞素(Panton-Valentine leukocidin，PVL)：一种可杀死白细胞、巨噬细胞或破坏其功能的外毒素，大多由致病性葡萄球菌产生，可增强细菌的侵袭力。

(3) 肠毒素(enterotoxin)：引起食物中毒的外毒素，多由噬菌体Ⅲ组金葡菌产生，少量摄入即可引起呕吐和腹泻。

(4) 表皮剥脱素(exfoliatin)：由噬菌体Ⅱ组的某些金葡菌产生的蛋白酶，可裂解皮肤细胞间桥小体，引起金葡菌烫伤样皮肤综合征(staphylococcal scalded skin syndrome，SSSS)。

(5) 中毒性休克综合征毒素-1(toxic shock syndrome toxin-1，TSST-1)：TSST-1可刺激单核细胞释放肿瘤坏死因子、γ-干扰素、白介素等细胞因子，引起中毒性休克综合征(toxic shock syndrome，TSS)。

(6) 血浆凝固酶(coagulase)：由金葡菌产生，包括分泌至菌体外的游离凝固酶(free coagulase)和结合菌体表面的凝集因子(clumping factor)，可致血浆纤维蛋白原形成纤维蛋白，沉积于菌体表面，阻碍吞噬细胞的吞噬，并促进感染性血栓形成。

(7) 蛋白 A(protein A)：是金葡菌细胞壁的组成部分，可与 IgG 的 Fc 片段结合，具有抗吞噬等功能。

(8) 其他：溶脂酶、透明质酸酶、葡萄球菌激酶、过氧化氢酶、荚膜抗原等，均可增强细菌毒力。

3. 耐药机制

(1) 产生灭活酶和修饰酶：葡萄球菌产生的青霉素酶是导致青霉素耐药的主要机制；菌株产生氨基糖苷类钝化酶，破坏氨基糖苷类活性基团，可对氨基糖苷类耐药。

(2) 靶位改变：耐甲氧西林金葡菌(methicillin resistant *Staphylococcus aureus*，MRSA)和耐甲氧西林凝固酶阴性葡萄球菌(methicillin resistant coagulase-negative *Staphylococcus*，MRCNS)染色体携带的 *mecA* 基因编码一种与多数 β-内酰胺类药物亲和力极低的新青霉素结合蛋白 PBP2a 而产生耐药性，仅头孢匹罗等少数第 5 代头孢菌素类抗生素对其有抗菌作用。葡萄球菌还可改变磷霉素、万古霉素、喹诺酮类、利福平、莫匹罗星、大环内酯类抗生素和林可酰胺类抗生素等的作用靶位而对这些抗菌药耐药。

(3) 外排作用与转运蛋白变异：葡萄球菌外排泵可外排进入胞内的四环素类、大环内酯类和林可酰胺类抗生素；转运蛋白 UhpT 及 GlpT 变异可导致磷霉素无法进入胞内，均可产生耐药性。

(4) 耐受性：葡萄球菌还存在对抗菌药物耐受现象，即细菌生长可被药物抑制，但不易被杀灭。耐受性与某些葡萄球菌感染不易治愈有关。

【流行病学】

金葡菌常定植于鼻前庭黏膜、会阴部等处；表葡菌等凝固酶阴性葡萄球菌则主要定植于皮肤表面。接触传播为感染的重要途径，也可因吸入染菌尘埃或摄食含有肠毒素的食物而致病。有伤口的各类外科手术或创伤患者，以及免疫缺陷者、新生儿、老年人等人群易感。葡萄球菌感染多为散发，偶有局部暴发。医院感染者中 MRSA 及 MRCNS 所致者多见，近年，MRSA 检出率虽有下降，但社区获得性 MRSA 感染报道逐渐增多。

【发病机制与病理】

1. 发病机制　金葡菌感染通常可经历定植、局部感染、血流感染、全身播散和迁徙性感染。细菌从定植部位接种到受损的皮肤黏膜可引起皮肤及软组织局部感染；细菌还可进入血液，导致血流感染、心内膜炎、骨髓炎等；细菌产生的毒素可引起 TSS、SSSS 和肠毒素性胃肠炎。CNS 属条件致病菌，其致病多与异物植入相关。

2. 病理改变　葡萄球菌感染的典型病理表现为脓肿形成，局部小血管纤维蛋白沉积、血栓形成，引起局部组织坏死，成纤维细胞包裹，导致局部组织高张性水肿、充血、疼痛。随病情进展，病灶中心逐渐液化，形成黄色脓液。慢性葡萄球菌感染可有肉芽肿形成。

【临床表现】

1. 细菌毒素所致疾病

(1) 金葡菌食物中毒：金葡菌污染淀粉类、牛奶等食品后，大量繁殖并产生耐热肠毒素，人体摄入后者引起恶心、呕吐、腹痛和腹泻等症状。多数患者体温正常或略有升高。病程自限，于数小时至 1～2 d 内恢复。

(2) 中毒性休克综合征：由金葡菌产生的外毒素 TSST-1 所致，其主要表现为高热、休克、皮肤红斑、剧烈呕吐和腹泻，并可有肌肉痛，肝、肾功能损害，定向障碍和意识障碍等。多见于使用阴道塞的青年女性。

(3) 烫伤样皮肤综合征：由表皮剥脱素引起，皮肤表皮浅层分离脱落产生皮肤烫伤样表现。多见于新生儿和幼儿，成人偶见。

2. 细菌侵入或播散所致疾病

(1) 皮肤软组织感染：分为非复杂性和复杂性，有深部软组织感染、巨大脓肿、蜂窝织炎、溃疡感染、烧伤等属于复杂性，其他为单纯性皮肤及软组织感染，大多数为金葡菌所引起，少数可为表葡菌引起。当皮下组织或毛囊被金葡菌感染累及时，可形成疖，常见于颈部、臀部及大腿等处。痈多发生于颈后及背部，为红肿、疼痛、多窦道排脓的巨大硬结。葡萄球菌乳腺炎多见于产褥期乳妇，表现为乳房红肿或脓肿形成。

(2) 血流感染：葡萄球菌是血流感染常见的病原。多数患者在血流感染发生前有各种皮肤病灶，少数患者原发病灶为肺炎、骨髓炎、尿路感染等。起病多急，表现为寒战、高热、严重毒血症症状、感染性休克等。皮疹约见于 1/3 患者，以淤点为多。约 2/3 患者在病程中出现迁徙性病灶，常见者为皮下软组织脓肿、肺炎、骨髓炎、化脓性关节炎、肝脓肿等。

(3) 心内膜炎：多继发于葡萄球菌血流感染、人工瓣膜置换术后、静脉注射毒品后，以及导尿或拔牙等所致的一过性菌血症。金葡菌所致的心内膜炎多呈急性病程，有寒战、高热及毒血症症状。通常早期累及主动脉瓣，注射毒品者则常累及右心及三尖瓣。瓣膜损毁呈进行性,病程中心脏杂音可有明显改变;早期即可出现心功能不全。迁徙性感染较多见,约 50％患者有肾脏化脓性感染。CNS 心内膜炎多发生于人工心脏瓣膜置换术后,其临床过程大多呈亚急性。

(4) 植入物相关感染:约 50％植入物相关感染病原菌为 CNS,其中以表葡菌为主,血管内导管、连续腹透管、脑脊液分流装置、人工瓣膜、人工关节、心脏起搏电极、人工成型的乳房及假体植入等均可为 CNS 感染的诱因。临床可表现为局部或全身感染症状,多数为不明原因的发热,去除异物常可痊愈,少数可继发严重的血流感染而死亡。

(5) 呼吸道感染:医院获得性金葡菌肺炎多见于机械通气患者,社区获得性金葡菌肺炎相对少见,大多继发于病毒性呼吸道感染或由血行播散所致,以婴幼儿多见,病情发展迅速,呼吸功能短期即可恶化。成人患者通常病程迁延,早期肺部病变虽较少,但亦可出现呼吸窘迫。肺部影像学呈多发脓肿、蜂窝状改变、肺大疱形成等。脓胸最常见病原亦为金葡菌,多继发于肺炎或肺脓肿,也可为胸外科手术并发症。

(6) 中枢神经系统感染:葡萄球菌是细菌性脑膜炎的常见病原菌,医院获得性感染中尤其多见。金葡菌脑膜炎 35％发生于颅脑外伤或术后,20％见于感染性心内膜炎及脊髓旁感染;新生儿多发生于脐带或皮肤感染后。表葡菌脑膜炎多发生于脑脊液分流术后。临床表现与其他化脓性脑膜炎相似。

(7) 尿路感染:多由腐生葡萄球菌和表葡菌所致,腐生葡萄球菌尿路感染多见于青年女性,90％患者有尿路刺激症状;表葡菌感染常见于老年或住院患者,多有留置导尿管史,大多无症状。

(8) 骨及关节感染:金葡菌骨髓炎多见于男性儿童,通常继发于外伤后,也可为血源性感染,以小腿部最为多见。椎骨骨髓炎大多发生于成人,局部疼痛可为唯一症状,或伴有低热。金葡菌关节炎各年龄段均可见,关节局部红、肿、热、痛明显。20％～40％的人工关节感染由 CNS 导致。

(9) 其他:葡萄球菌尚可引起肝脓肿、脑脓肿、肾周围脓肿等,多继发于血源性感染,但均较少见。

【实验室检查】

1. 常规检查　葡萄球菌感染者血常规白细胞计数及中性粒细胞比例通常升高;部分轻症金葡菌食物中毒及局灶感染者可正常;产杀白细胞素细菌感染白细胞可不增多或减少。葡萄球菌所致尿路感染者,尿常规白细胞计数升高。金葡菌食物中毒患者粪常规与一般急性胃肠炎相似,偶见白细胞。神经系统感染者,脑脊液常规白细胞计数升高,分类以中性粒细胞为主;蛋白定量升高,潘氏试验阳性,糖及氯化物含量降低。

2. 病原学检查　感染病灶或食物采集标本所含葡萄球菌涂片镜检呈葡萄串状革兰阳性球菌。标本接种血琼脂平板,37℃培养 18～24 h 后挑取可疑菌落进行鉴定,可明确病原;血标本需经肉汤培养增菌后再接种血琼脂平板。分离菌株均应行药敏测定。

【诊断与鉴别诊断】

1. 诊断　葡萄球菌所致疖、痈、脓疱疮、毛囊炎、甲沟炎等皮肤软组织感染易于辨认；血流感染、心内膜炎、肺炎、脑膜炎及金葡菌食物中毒等的临床表现虽也有一定的特征，但难以与其他病原菌所致者鉴别。葡萄球菌感染的诊断主要依有关标本（血、脓液、脑脊液、可疑食物等）的涂片或培养找到病原菌。因 CNS 易污染血标本导致假阳性，需在不同部位采集双份或多份血标本检出 CNS，方有诊断意义。

2. 鉴别诊断　葡萄球菌感染病变常累及多系统，临床表现可不典型，疾病鉴别主要依据病原学结果。

【治疗】

1. 一般治疗　及时诊断并给予恰当的抗菌药为成功治疗严重葡萄球菌感染的关键。除抗菌药外，还应积极给予外科处理及对症、支持等措施。

2. 外科处理　充分引流常是处理葡萄球菌所致脓肿的先决条件。疖、甲沟炎、麦粒肿等表浅感染，在自行穿破或切开排脓后即可痊愈，一般无需抗菌药。皮下深部脓肿或骨髓炎有脓肿形成时则须切开引流，肺脓肿可采用体位引流，这些感染均需加用抗菌药。人工心脏瓣膜或静脉插管伴有葡萄球菌感染时，常需更换瓣膜或拔除插管。急性金葡菌心内膜炎的内科治疗效果不佳，反复出现栓塞或发生急性心力衰竭者均为手术指征。

3. 抗菌治疗　金葡菌和 CNS 的治疗原则相同，分经验治疗和病原治疗，两者选用的抗菌药也相似。

（1）经验治疗：应根据所在地区各感染部位分离菌中葡萄球菌所占的比例，结合临床表现判断葡萄球菌感染的可能性，根据近期分离葡萄球菌的药敏情况选用抗菌药。对于社区感染考虑可能为葡萄球菌所致时，应选用苯唑西林等耐酶青霉素类抗生素或头孢唑林等第 1 代头孢菌素类抗生素；若患者对 β-内酰胺类抗生素过敏或为 MRSA 感染高危者，可选用糖肽类、利奈唑胺或达托霉素，但达托霉素不可用于肺部感染。经验治疗前应先完成病原学标本采集、送检。

（2）病原治疗：确认病原菌为葡萄球菌时，应根据其药敏试验结果选药。对于严重葡萄球菌感染患者，若为非产酶菌株引起者可选用青霉素；若治疗甲氧西林敏感菌株感染，苯唑西林等耐酶青霉素类抗生素，第 1、第 2 代头孢菌素类抗生素的疗效及安全性均优于万古霉素；若分离菌对甲氧西林耐药，治疗可选用糖肽类、达托霉素、利奈唑胺、头孢匹罗，必要时与磷霉素、利福平或复方磺胺甲噁唑联合应用。万古霉素耐药金葡菌感染可根据药敏结果选用利奈唑胺或达托霉素等。

（3）疗程：根据葡萄球菌感染类型及治疗反应而定。皮肤及软组织感染疗程为 7～14 d。肺炎疗程通常为 14～21 d。无心内膜炎、无人工装置、无迁移性感染灶，经有效治疗后 72 h 内退热，且血培养于治疗后 2～4 d 内转阴的非复杂性血流感染疗程至少 2 周。自身心瓣心内膜炎疗程 4～6 周；人工心瓣心内膜炎至少 6 周，初始 2 周加用庆大霉素。骨髓炎疗程至少 8 周；化脓性关节炎通常疗程 3～4 周。脑膜炎的疗程通常为 2 周，脑脓肿需 4～6 周。

4. 毒素所致疾病的治疗　对症支持治疗为此类疾病主要方法。金葡菌食物中毒通常不需抗菌治疗。抗菌治疗或手术清除原发感染灶，减少毒素产生，有助于 SSSS 和 TSS 患者恢复。

【预后】

葡萄球菌所致皮肤及软组织感染、骨髓炎、尿路感染及毒素所致疾病,若无并发症预后良好;肺炎患者病死率为15%～20%;血流感染和心内膜炎患者病死率约为30%;脑膜炎等中枢神经系统感染预后最差,病死率为37%～51.9%。通常各类感染中幼儿和老年患者较其他患者预后差;MRSA感染较MSSA感染预后差。毒素所致的TSS患者病死率约为10%。

【预防】

积极治疗葡萄球菌感染患者,合理管理带菌者,以减少感染源。严格执行手卫生等消毒、隔离措施,切断传播途径。加强劳动保护,避免发生创伤;积极治疗或控制慢性疾病如糖尿病,保护易感人群。

(徐晓刚)

第十五节　肠杆菌科细菌感染

肠杆菌科(Enterobacteriaceae)细菌包括一大群生物性状相似的革兰阴性杆菌,为最常见的临床分离菌。肠杆菌科细菌种类繁多,临床常见的菌种见表7-3。根据细菌DNA的同源性,近年来有些菌种被重新划分菌属,如产气肠杆菌被划分到克雷伯菌属,阪崎肠杆菌新立一个菌属——克罗诺菌属。肠杆菌科细菌中的某些致病菌引起特殊的传染病,如沙门菌属、志贺菌属分别是伤寒、细菌性痢疾的致病菌,另列章节叙述(见本章第四节"细菌性食物中毒"和第六节"霍乱")。

表7-3　肠杆菌科细菌的常见菌属及菌种

常见菌属	常见菌种
埃希菌属(*Escherichia* spp.)	大肠埃希菌
克雷伯菌属(*Klebsiella* spp.)	肺炎克雷伯菌、臭鼻克雷伯菌、催产克雷伯菌、产气克雷伯菌
肠杆菌属(*Enterobacter* spp.)	阴沟肠杆菌、聚团肠杆菌、阿氏肠杆菌
变形杆菌属(*Proteus* spp.)	普通变形杆菌、奇异变形杆菌
柠檬酸杆菌属(*Citrobacter* spp.)	异型柠檬酸菌、弗劳地柠檬酸菌
沙雷菌属(*Serratia* spp.)	粘质沙雷菌、液化沙雷菌
沙门菌属(*Salmonella* spp.)	伤寒沙门菌、副伤寒沙门菌
志贺菌属(*Shigella* spp.)	痢疾志贺菌、福氏志贺菌、鲍氏志贺菌、宋内氏志贺菌
哈夫尼菌属(*Hafnia* spp.)	蜂房哈夫尼菌

续 表

常见菌属	常见菌种
摩根菌属(*Morganella* spp.)	摩氏摩根菌
普罗威登斯菌属(*Providencia* spp.)	产碱普罗威登斯菌、斯氏普罗威登斯菌
耶尔森菌属(*Yersinia* spp.)	鼠疫耶尔森菌、小肠结肠炎耶尔森菌

【病原学】

肠杆菌科细菌为革兰阴性杆菌,多数细菌有周身鞭毛,能运动,多数细菌有菌毛,个别细菌有荚膜。为兼性厌氧菌,营养要求不高,在普通培养基上生长良好。各种肠杆菌科细菌的生化反应如发酵葡萄糖等表现多样,可作为肠杆菌科细菌鉴定的依据之一。

肠杆菌科细菌菌体表面有多种抗原,主要有菌体 O 抗原、鞭毛 H 抗原和荚膜 K 抗原 3 种。O 抗原为细胞壁成分,由蛋白脂多糖组成,可引起与内毒素血症相同的发热、炎症和血流动力学改变的各种临床表现。H 抗原由鞭毛蛋白组成,可能与细菌在尿路中的播散有关。K 抗原能与种特异性 O 抗血清凝集,可促使细菌易于黏附于黏膜表面,与细菌的侵袭力有关,如大肠埃希菌的 Ki 抗原。

【流行病学】

大肠埃希菌是人类及动物肠道的正常菌群,每克大便中含 10^9 个大肠埃希菌,该菌可以污染水源、食品,故在卫生学上被作为食品卫生监督的指示菌。当人体抵抗力降低时,肠道的大肠埃希菌可侵入肠道外组织或器官引起感染,称为内源性感染。大肠埃希菌可污染尿道口,引起上行性感染而发生膀胱炎,由膀胱上行至输尿管、肾脏,引起肾盂肾炎。此外,经由血行及淋巴系统也可导致肾脏及肾周感染。大肠埃希菌是革兰阴性杆菌血流感染的最常见的病原菌,50%的大肠埃希菌血流感染来源于尿路感染,亦可由腹部外伤、腹腔手术后感染等引起。

根据全国细菌耐药监测网 CHINET 报告,革兰阴性菌占所有临床分离菌约 70%,在前 10 位临床分离菌中,大肠埃希菌及肺炎克雷伯菌列第 1 及第 2 位,占所有分离菌的 19%及 15%,可见肠杆菌科细菌的临床重要性。肠杆菌科细菌可引起血流感染、肺炎、尿路感染和腹腔感染等,为某些感染的第 1 位致病菌,如大肠埃希菌为尿路感染、血流感染及腹腔感染的最常见分离菌,肺炎克雷伯菌为医院获得性肺炎的第 1 位分离菌。

肺炎克雷伯菌是重要的医院获得性感染病原菌,占医院获得性感染的 10%,常见于呼吸道感染、尿路感染、胆道感染等。肠杆菌属及沙雷菌属也可引起医院获得性感染,如尿路感染及伤口感染等。长期住院、手术、留置导尿管以及原发疾患等造成免疫功能减退是这类细菌感染的重要诱因。

变形菌属、摩根菌属和普罗威登菌属细菌广泛分布于自然界、土壤及污水中,亦为肠道正常菌群的一部分,可引起伤口感染、肺炎、血流感染等医院获得性感染;变形菌属不仅可引起社区获得性尿路感染,还可引起腹泻和皮肤、耳、乳突等部位的感染。

肠杆菌科细菌不同菌种对抗菌药物的敏感谱相仿,差别主要在于敏感率高低的不同,所以其感染治疗选用的抗菌药相仿。由于抗菌药物的广泛应用,肠杆菌科细菌对抗菌药的耐药性上升迅速。在中国耐药性最为严峻的问题是:①大肠埃希菌、肺炎克雷伯菌等细菌产生 β-内酰胺酶特别是超广谱 β-内酰胺酶(extended-beta-lactamases, ESBLs)及 AmpC 酶,其检出率高,此类细菌几乎对所有头孢菌素类抗生素耐药,对常用抗菌药呈现多重耐药;②近年来出现碳青霉烯类耐药肠杆菌科细菌(carbapenem resistant enterobacteriaceae,CRE),特别是肺炎克雷伯菌的耐药率呈快速上升趋势;③大肠埃希菌对喹诺酮类耐药性高,目前我国大肠埃希菌的耐药率达 50% 以上。这些耐药性的出现及迅速上升,严重影响了肠杆菌科细菌所致临床感染的治疗。

根据近 15 年 CHINET 细菌耐药监测结果,大肠埃希菌对第 3 代头孢菌素类抗生素头孢噻肟的耐药率稳定于较高水平,达 51%～62%,对环丙沙星的耐药率波动在 56%～59%。大肠埃希菌对阿米卡星的耐药率从 2005 年的 11.9% 下降到 2018 年的 2.7%,对亚胺培南的耐药率低于 2%。

肺炎克雷伯菌对第 3 代头孢菌素类抗生素头孢噻肟的耐药率波动于 40%～53%,对环丙沙星、哌拉西林-他唑巴坦、亚胺培南和阿米卡星的耐药率都呈上升趋势,特别是对亚胺培南等碳青霉烯类的耐药率,从 2005 年的 3% 上升到 2018 年的 25%。CRE 的出现及快速上升对细菌感染的治疗带来了严重的挑战,由 CRE 引起的感染可选用的抗菌药物少、病死率高。

【发病机制与病理】

大肠埃希菌是条件致病菌,不同菌株的侵袭力,与细胞壁的结构,尤其是类脂 A(内毒素的核心结构)和细菌产生的酶、毒素或代谢物等有关。通常由多种毒力因子共同作用造成疾病。具有黏附于黏膜表面能力、能对抗血清的杀菌活性、有荚膜并能产生细胞外蛋白分解酶的菌株,其毒力和致病能力亦较强。大肠埃希菌内毒素可引起一系列临床症状,作用于白细胞导致内源性致热原的释放,使体温上升;可激活激肽系统,释放缓激肽而引起中毒性休克;激活补体旁路,出现过度的各种补体介导反应,造成机体损害;激活 XII 因子和启动内凝系统和纤溶系统,引起 DIC。

引起腹泻的大肠埃希菌有:①肠产毒素大肠埃希菌(enterotoxigenic *E. coli*, ETEC),有 20 余个血清型,是发展中国家儿童和旅游者腹泻的重要病原。②肠致病性大肠埃希菌(enteropathogenic *E. coli*, EPEC),通过破坏肠黏膜上皮细胞结构和刺激分泌等机制引起急性水样腹泻,是发展中国家婴儿腹泻的重要病原菌。③肠侵袭性大肠埃希菌(enteroinvasive *E. coli*, EIEC),不产生肠毒素,但能侵入结肠黏膜上皮细胞,产生水泻或出现痢疾样症状。④肠出血性大肠埃希菌(enterohemorrhagic *E. coli*, EHEC)和产志贺样毒素大肠埃希菌(Shiga toxin-producing *E. coli*, STEC),EHEC 可引起出血性结肠炎,部分菌株可产生志贺样毒素,导致溶血尿毒综合征。⑤肠集聚性大肠埃希菌(enteroaggregative *E. coli*, EAEC),可产生肠毒素,引起儿童或 HIV 感染者持久性腹泻。

引起尿路感染等肠道外感染的大肠埃希菌具有 K1 荚膜抗原和黏附因子(P 菌毛、1

型菌毛),分泌溶血素、细胞坏死因子等毒素,称为肠道外致病性大肠埃希菌或尿道致病性大肠埃希菌(uropathogenic *E. coli*,UPEC)。UPEC 的 1 型菌毛可与尿路上皮细胞的 P 抗原糖脂受体结合,是大肠埃希菌在膀胱定植并导致尿路感染的重要环节;P 菌毛则可能与细菌在肾脏的定植有关。

肺炎克雷伯菌可引起原发性大叶性肺炎,肺泡壁常坏死、液化,形成单个或多个脓腔,肺泡内含大量血性黏稠痰。肺炎克雷伯菌在各脏器可形成单个或多发性脓肿,细菌的多糖荚膜可抑制吞噬细胞的吞噬作用。血流感染病例中肝、肾、脑等均可出现多发性化脓病灶,胸腔及心包腔积脓等。

【临床表现】

1. 尿路感染　大肠埃希菌是尿路感染的最常见病原菌,克雷伯菌属、变形菌属、摩根菌属和普罗威登斯菌属也是常见致病菌之一。可表现为膀胱炎、急性上尿路感染、反复发作性及复杂性尿路感染。复杂性尿路感染的常见因素为:①泌尿系结石、肿瘤等引起的尿路梗阻;②糖尿病等全身性因素。膀胱炎有尿频、尿急、尿痛等膀胱刺激征,肾盂肾炎尚有发热、腰痛等全身症状。反复发作及复杂性尿路感染患者由于反复使用抗菌药物,细菌耐药性高。

2. 肺部感染　肺炎克雷伯菌是医院获得性肺炎的最常见病原菌之一,引起的肺炎起病急,常有寒战、高热、胸痛、痰液黏稠而不易咳出,典型痰呈砖红色或深棕色,部分患者有呼吸困难及发绀,16%~50%的患者有肺脓肿形成,可有空洞形成、脓胸等。大肠埃希菌、产气克雷伯菌、阴沟肠杆菌也可引起下呼吸道感染,长期住院、应用抗菌药物等使患者咽部肺炎克雷伯菌、产气克雷伯菌等肠杆菌科细菌检出率增高。

3. 血流感染　大肠埃希菌为血流感染的第 1 位致病菌,也是新生儿菌血症的主要病原,原发灶为尿路感染、腹腔感染、肠道感染和盆腔感染。起病多急骤,高热,主要特点为细菌内毒素引起的全身毒血症症状、神志淡漠和反应迟钝,部分患者可出现中毒性休克和 DIC 等。

肺炎克雷伯菌也是血流感染的常见病原菌,有报道认为该菌占革兰阴性杆菌血流感染中的第 2 位,仅次于大肠埃希菌。绝大多数患者均有原发疾病和(或)使用过广谱抗菌药物、免疫抑制剂或抗代谢药物等。最常见的诱因是手术,入侵途径有呼吸道、尿路、肠道、腹腔、静脉注射及新生儿脐带等。病情凶险,除发热、畏寒外,有时可伴发休克。迁徙性病灶多见,可见于肝、肾、肺、脑膜及脑实质等。肠杆菌属、变形杆菌属等其他肠杆菌科细菌也可以引起血流感染,多继发于尿路感染。

4. 腹腔胆道感染　大肠埃希菌是腹腔、胆道感染的最常见病原菌,肺炎克雷伯菌和大肠埃希菌是肝脓肿的最常见病原菌。阑尾穿孔、胃及十二指肠溃疡穿孔、小肠憩室炎症穿孔以及全身感染等,均可引起腹腔感染和(或)脓肿。大肠埃希菌所致的脓肿常合并有厌氧菌,如厌氧链球菌、梭状芽胞杆菌、拟杆菌属等感染,故脓液多有臭味。胆道感染多发生于有胆石症的患者,临床表现为发热、右上腹痛或绞痛,向右肩放射,局部有压痛、肌卫等,伴有其他毒血症症状,部分病例可伴发中毒性休克、黄疸等,或引起胆管炎、肝脓肿及门静脉血栓性静脉炎等。

5. **肠道感染** EPEC 常引起婴儿腹泻,有时可在病房或婴儿室引起暴发流行。ETEC 常引起旅游者腹泻,偶可引起小儿腹泻,大多症状较轻,有水泻、腹痛等,发热不显著,3~4 d 自愈;但少数病例可发生高热、恶心、呕吐、肠痉挛。EIEC 引起的腹泻常有黏液血便,与菌痢难区别。EAEC 常引起旅游者腹泻,或在儿童中引起持久腹泻。EHEC 可引起出血性结肠炎的暴发流行。有的菌株可产生志贺菌样毒素,引起溶血尿毒综合征。

6. **细菌性脑膜炎** 肺炎克雷伯菌、产气克雷伯菌、阴沟肠杆菌等均可引起,肺炎克雷伯菌为医院获得性脑膜炎最常见的革兰阴性菌,多见于脑外伤或脑手术后。患者可出现颅高压症状、脑膜刺激征及脑脊液中白细胞计数及中性粒细胞比例升高等。老年患者常合并血流感染,病死率高。

7. **中耳和乳突小房的感染** 变形菌属细菌可引起中耳炎和乳突炎,造成局部组织破坏,间歇或持续排出带恶臭的脓性分泌物,出现传导性耳聋。胆脂瘤性中耳炎患者合并感染时,如胆脂瘤破坏周围骨壁,感染可向上侵入颅中窝、向后侵入颅后窝和横窦,引起脑膜炎、脑脓肿和横窦血栓形成等。

8. **其他** 肠杆菌科细菌可以引起手术伤口感染或其他创面感染、皮肤软组织感染、心内膜炎、骨髓炎、关节炎等。新生儿常可发生大肠埃希菌血流感染及脑膜炎,尤其多见于早产儿。新生儿脑膜炎大多由具有 K1 荚膜抗原的大肠埃希菌引起。变形菌属等亦可引起角膜溃疡,常继发于眼部创伤,偶可造成全眼炎和眼球破坏。

近年来出现高毒力肺炎克雷伯菌感染,可导致肝脓肿、脾脓肿、腹膜炎、肺炎、胸膜炎、眼内炎及中枢感染等,病情进展迅速,病死率为 3%~42%,肺炎合并菌血症者更达 55%。

【实验室检查与诊断】

肠杆菌科细菌引起的血流感染等全身感染患者,外周血白细胞总数及嗜中性粒细胞多增高。CRP、PCT 等炎性指标升高。尿路感染及脑膜炎患者的尿液及脑脊液异常,肺部感染患者胸部 X 线检查提示炎症表现。对于可能存在基础疾病患者,尚需要做相应的检查如空腹血糖、糖化血红蛋白、腹部 B 超等。

肠杆菌科细菌感染确诊需要进行细菌培养,在使用抗菌药物前留取血、尿、粪便、脓液、脑脊液、痰等标本,送细菌培养及药敏试验。腹泻流行时可从多数患者中分离出同一血清型的大肠埃希菌,且和可疑食物中分离者一致。

【治疗】

1. *治疗原则*

(1) 肠杆菌科细菌对各种抗菌药物的敏感性差异大,应尽可能在用抗菌药物前送细菌培养,根据药物敏感试验结果使用抗菌药物。

(2) 对于严重感染患者,应在送检微生物标本后立即开始经验治疗,获知微生物检查结果后,根据细菌鉴定和药敏试验结果,结合患者对治疗的反应加以调整给药方案。

(3) 对有基础疾病的感染患者,应积极治疗基础疾病,如控制血糖、解除梗阻等。

2. *经验治疗* 对于肠杆菌科细菌为常见病原菌的感染如尿路感染、腹腔感染、血流感染,经验治疗应覆盖肠杆菌科细菌。应在根据患者感染部位、获得场所(社区或医院)、易患因素和当地细菌耐药监测结果等推测可能的细菌种类和对抗菌药物的敏感性,作为抗菌药物选用的依据:①社区获得性感染:可用哌拉西林或头孢菌素类抗生素或氟喹诺酮类。②医院获得性感染:第 3 或第 4 代头孢菌素类抗生素或哌拉西林联合氨基糖苷类或氟喹诺酮类。③合并免疫缺陷或耐药高发病地区的医院获得性感染:可用第 3 或第 4 代头孢菌素类抗生素联合氨基糖苷类,或氟喹诺酮类,或哌拉西林/他唑巴坦、头孢哌酮舒巴坦复方制剂,或碳青霉烯类。

3. 病原治疗

(1) 非产 ESBLs 肠杆菌细菌感染:根据药敏结果,可选用哌拉西林,第 2 代头孢菌素类抗生素如头孢呋辛、第 3 代头孢菌素类抗生素如头孢噻肟、头孢曲松、头孢他啶,氟喹诺酮类如左氧氟沙星、环丙沙星。

(2) 产 ESBLs 肠杆菌科细菌感染:对严重感染和(或)有严重基础疾病患者,宜选用碳青霉烯类如亚胺培南、美罗培南、厄他培南等;轻、中度感染可选用 β-内酰胺酶抑制剂合剂,如哌拉西林纳他唑巴坦、头孢哌酮舒巴坦、阿莫西林克拉维酸。氨基糖苷类如阿米卡星常用于联合治疗;产 ESBLs 菌株对喹诺酮类的敏感性低,如药敏结果显示敏感,也可以选用;其他抗菌药如拉氧头孢、法罗培南等也可以应用。产 ESBLs 的肠杆菌科细菌所致尿路感染尚可选择磷霉素、呋喃妥因。

(3) 碳青霉烯类耐药肠杆菌科细菌感染:可选择的药物少,多需要联合用药。宜选用多粘菌素联合碳青霉烯类抗生素、替加环素联合碳青霉烯类抗生素、磷霉素联合阿米卡星等。对于耐碳青霉烯肺炎克雷伯菌感染,可选用头孢他啶和阿维巴坦单用或联合使用。碳青霉烯类抗生素用于 CRE 治疗需要注意以下几点:①细菌对碳青霉烯类的 MIC≤8 mg/L;②需要与其他抗菌药物联合使用;③加大剂量缓慢滴注。

(王明贵)

第十六节　非发酵糖细菌感染

根据细菌利用葡萄糖的类型可将细菌分为发酵糖型和非发酵糖型,所谓非发酵糖菌群是指一群不能利用葡萄糖或仅能以氧化形式利用葡萄糖的细菌,包含需氧或兼性厌氧的无芽胞革兰阴性菌。非发酵糖菌群包含一组生物学特性差异很大的细菌,在环境,包括医院环境中广泛存在,致病力普遍不强,多为机会致病菌,但非发酵糖菌医院感染,因其多为多重耐药菌,选择用药各不相同,治疗困难,临床上必须有所了解。临床常见的非发酵糖菌有铜绿假单胞菌(*Pseudomonas aeruginosa*)、鲍曼不动杆菌(*Acinetobacter baumannii*)、嗜麦芽窄食单胞菌(*Stenotrophomonas maltophilia*)、洋葱伯克霍尔德菌、产碱杆菌等。目前,CHINET 耐药性监测显示,临床上非发酵糖菌的分离率已接近革兰阴性杆菌的 40%。本节简要介绍 3 种临床常见非发酵糖细菌。

一、铜绿假单胞菌感染

铜绿假单胞菌感染是社区和医院获得性感染的常见病原体,尤其多见于医院获得性感染。

【病原学】

铜绿假单胞菌是假单胞菌属的代表菌种,在琼脂平板上能产生蓝绿色绿脓素,感染伤口时形成绿色脓液。本菌为专性需氧菌,可分泌胞外多糖藻朊酸盐,分离自肺囊性纤维化患者和其他慢性感染者的菌株可形成黏液型菌落。

【流行病学】

铜绿假单胞菌感染是社区和医院获得性感染的常见病原体,尤其是多见于医院获得性感染。铜绿假单胞菌感染的危险因素包括:①入住 ICU;②烧伤;③粒细胞缺乏;④肺囊性纤维化和支扩;⑤侵袭性操作;⑥留置导管或植入物;⑦抗菌药物使用史;等等。感染源主要为铜绿假单胞菌感染患者、污染环境和物品等外源途径,但亦可来自寄殖菌。

【临床表现】

1. 血流感染 多继发于大面积烧伤、白血病、淋巴瘤、恶性肿瘤、气管切开、静脉导管、心瓣膜置换术及各种严重慢性疾病的过程中。约占革兰阴性杆菌血流感染的第 3 或第 4 位,病死率则居首位。最常见的入侵途径为呼吸道与泌尿道,其临床表现与其他革兰阴性杆菌血流感染相似,患者可有弛张热或稽留热,常伴有休克、呼吸窘迫综合征(acute respiratory distress syndrome,ARDS)或 DIC 等。皮肤出现坏疽性深脓疱为其特征性表现,周围环以红色斑丘疹,皮疹出现后 48~72 h,中心呈灰黑色坏疽或有溃疡,小血管内有菌栓,渗液涂片,革兰染色或培养易找到细菌。多数发生在中性粒细胞减少的患者。皮疹可发生于躯体任何部位,但多发于会阴、臀部或腋下,偶见于口腔黏膜,疾病晚期可出现肢端迁徙性脓肿。

2. 肺炎 社区获得性铜绿假单胞菌肺炎常继发于宿主免疫功能受损后,尤易发生于慢性支气管炎、支气管扩张、肺囊性纤维化等原有肺部慢性病变患者。铜绿假单胞菌是呼吸机相关肺炎的第 2 位病原体,也是不使用机械通气患者医院获得性肺炎的常见病原体,常发生于住院时间 5 d 后。

3. 心内膜炎 常发生于心脏手术或瓣膜置换术后,也可发生在烧伤或有药物依赖患者的正常心脏瓣膜上。炎症可发生在各个瓣膜,但以三尖瓣为多见。如应用抗生素延误、有赘生物生长、左心瓣膜病变则预后较严重,药物治愈率低,应及早进行手术切除赘生物和异物。

4. 尿路感染 铜绿假单胞菌是医院内泌尿道感染的常见菌,占医院获得性尿路感染分离菌的第 2 位,留置导尿管是截瘫患者获得感染的诱因。其他如尿路梗阻,慢性尿路感染长期应用抗菌治疗亦易罹患铜绿假单胞菌感染。

5. 中枢神经系统感染 铜绿假单胞菌脑膜炎或脑脓肿常继发于颅脑外伤、头和颈部肿瘤手术后,或耳、乳突、鼻窦感染扩散蔓延,或腰穿术、脑室引流后。中性粒细胞缺乏、严重烧伤则为铜绿假单胞菌血流感染过程中迁徙至脑部的危险因素。临床表现与其他细菌性中枢感染相同,但预后较差,病死率在60%以上。

6. 骨、关节感染　主要由于血流感染的血行迁徙或邻近组织感染病灶,见于老年人复杂性尿路感染及泌尿生殖系手术或器械操作,或钉子刺伤后,表现为椎体骨髓炎、胸锁关节炎、耻骨联合关节炎等。

7. 眼科感染　本菌是角膜溃疡或角膜炎的常见病原菌之一,常继发于眼外伤、农村稻谷脱粒时角膜擦伤后,或铜绿假单胞菌污染隐形眼镜、镜片液。眼内炎则多见于穿刺伤或眼科手术,感染发展迅速,应予紧急处理,否则易造成失明。

8. 耳、乳突及鼻窦感染　游泳后因水进入外耳道造成外耳道炎。糖尿病伴有血管病变者及艾滋病患者,偶可发生铜绿假单胞菌所致慢性无痛恶性外耳道炎,并可继发中耳炎及乳突炎,若不及时治疗,预后较差。有糖尿病或其他疾病时,铜绿假单胞菌可通过血管鞘而引起颅内感染。

9. 皮肤软组织感染　血流感染患者可继发红斑坏疽性皮疹、皮下结节、深部脓肿、蜂窝织炎等。烧伤创面、压疮、外伤创口及静脉曲张溃疡面上,常可培养出铜绿假单胞菌。

10. 消化道感染　铜绿假单胞菌可在消化道任何部位产生病变,常见于婴幼儿以及肿瘤化疗后中性粒细胞低下的免疫缺损者,引起婴儿腹泻及成人盲肠炎或直肠脓肿。

【实验室检查与诊断】

取感染部位标本,如血、脑脊液、痰液、尿、脓液或渗出液等进行细菌培养,根据微生物特性进行鉴定,可确立诊断。

【治疗】

对铜绿假单胞菌作用较强的抗菌药物:①抗假单胞菌青霉素:哌拉西林、替卡西林等;②头孢菌素类抗生素:头孢他啶、头孢吡肟等;③单环β-内酰胺类药物:氨曲南;④β-内酰胺酶抑制剂复方制剂:哌拉西林/他唑巴坦、头孢哌酮/舒巴坦和头孢洛扎/他唑巴坦等;⑤碳青霉烯类药物:亚胺培南或美罗培南等;⑥氨基糖苷类药物:庆大霉素、妥布霉素、阿米卡星和异帕米星等;⑦氟喹诺酮类药物:环丙沙星、左氧氟沙星等;⑧磷霉素;⑨多黏菌素B或E。另外,医疗装置感染应首先拔除已有感染的导管等人工医疗装置。

由于存在铜绿假单胞菌耐药株,故一旦细菌培养阳性,应即进行药敏试验,以供选药时参考。对于血流感染、心内膜炎、脑膜炎、肺炎等严重感染,一旦确诊应立即给予抗菌药物经验治疗。对于治疗铜绿假单胞菌重度感染,通常采用抗菌药物联合应用,如感染性心内膜炎或耐药菌感染,抗铜绿假单胞菌β-内酰胺类与氨基糖苷类药物联合是最为常用,与喹诺酮类、磷霉素联合亦可采用。但对轻中度感染的治疗,联合治疗是否优于单药治疗尚存在争议,目前认为及时抗菌治疗、优化给药方案(如β-内酰胺类药物增大剂量,增加给药次数,延长滴注时间)更为重要。多黏菌素由于有异质性耐药现象,单用易发生诱导耐药,即使治疗敏感铜绿假单胞菌感染,亦应联合β-内酰胺类等其他抗铜绿假单胞菌药物。

二、不动杆菌属感染

不动杆菌属属于奈瑟菌科,该菌属分为 21 个种,其中 7 个种和 2 个同型种被分别命名。临床上以鲍曼不动杆菌、乙酸钙不动杆菌、洛菲不动杆菌和溶血不动杆菌的致病性较强,并对多种抗菌药物耐药,是条件致病菌,广泛存在于自然界、医院环境及人体皮肤。其中鲍曼不动杆菌最为多见。

【病原学】

本菌属为革兰阴性球状或球杆菌,呈多形性,成对排列或呈短链,极易与脑膜炎球菌混淆。涂片时因革兰染色不易脱色而呈假阳性,尤其是血培养阳性标本直接涂片染色,易染成革兰阳性球菌。鲍曼不动杆菌的耐药性高,CHINET 耐药监测数据显示,目前对亚胺培南和美罗培南的耐药率已上升至 60% 以上。

【流行病学】

本菌属为条件致病菌,是医院感染常见病原菌之一,广泛分布于外界环境中,主要在水和土壤中,营养要求不高,适宜在潮湿环境中生长,如自来水、各种导管、液体去污剂、牛奶及冷冻食物中均有检出的可能。健康人群的皮肤、咽喉、结膜、尿、粪、阴道分泌物中亦能分离到不动杆菌,25% 的正常人皮肤带菌,7% 的健康人咽部带有该菌。而在潮湿条件下的医疗器械如空调机、机械通气装置、氧气湿化瓶及其管道、面罩、腹膜透析装置、保留导尿管等易被其污染。鲍曼不动杆菌可在干燥无生命物体上生存数天。

不动杆菌属在防御机制正常的宿主中不易致病,感染易发生于外科手术后,有严重基础疾病及免疫功能低下者,老年和早产儿、新生儿,气管切开插管、静脉导管、空气湿化、广谱抗生素的应用及长期入住重症监护病房等。本菌属已成为医院感染的重要致病菌之一,主要通过下列途径引起院内感染:①医务人员的手:医务人员手带菌在治疗操作和护理中造成病人间的传播。②污染的医疗器械:因为医疗器械的污染和消毒不严可引起院内感染。③空气:本菌在干燥条件下如皮肤、钢板上存活时间长,易以气溶胶形式在空气中传播。医院中各科室不动杆菌属感染发生率依次为 ICU、外科、内科、妇科、新生儿室、小儿科和产科,教学医院的发病率高于一般综合性医院。

【临床表现】

1. 呼吸道感染 由于不动杆菌在口咽部的一过性定植和气管切开后的高定植率,因此最易引起呼吸道感染。不动杆菌属引起社区获得性肺炎少见,偶可在正常小儿中引起社区获得性气管支气管炎或细支气管炎,亦可在免疫缺陷成人引起社区获得性气管支气管炎。成人社区获得性不动杆菌肺炎通常发生于免疫功能减退者。不动杆菌属是医院获得性肺炎,尤其是呼吸机相关性肺炎的常见病原菌。医院肺炎的易感因素有气管插管、气管切开、应用广谱抗菌药物、入住 ICU、新近外科手术、APACHE Ⅱ 高评分和严重肺部基础疾病。肺部 X 线检查可表现为多叶性气管支气管肺炎,偶有脓肿形成及渗出性胸膜炎,继发血流感染和脓毒性休克者预后差。

2. 血流感染 在革兰阴性杆菌血流感染中,由不动杆菌属引起者,国内外分别为 4.6% 和 16%,多有原发病。大多继发于肺部感染或留置静脉导管,继发于尿路感染、伤口感染者、皮肤软组织感染和腹腔感染者较少。病情轻重不一,轻者可呈一过性表现,重者伴有休克。并发症有心内膜炎、腹腔脓肿及血栓性静脉炎等。

3. 尿路感染　不动杆菌属为下尿道定植菌,极少引起侵袭性感染。其发病高危因素包括:医疗相关因素,如手术治疗、留置尿管、局部用药;尿路梗阻性疾病,如前列腺增生、尿路结石、尿道狭窄;长期全身使用抗菌药物;放疗与化疗;机体免疫功能受损;长期卧床等。

4. 颅内感染　不动杆菌脑膜炎通常发生于颅脑外伤或神经外科手术后,但亦有健康宿主发生不动杆菌脑膜炎的报道。脑膜炎可表现为突发或反复发作。高危因素为外伤或手术导致血脑屏障破坏及术后留置引流管,其他还有手术后大剂量糖皮质激素应用、术后脑脊液漏、广谱抗菌药物使用等。可表现为脑膜炎、脑脓肿等,约30%的患者可有淤斑样皮疹。脑脊液涂片革兰染色易与脑膜炎奈瑟菌混淆。

5. 皮肤软组织感染　不动杆菌属为创口(如战伤)、手术切口和烧伤感染的病原菌。皮肤屏障破坏及鲍曼不动杆菌皮肤定植是重要诱因,多发生于免疫功能低下的患者,如糖尿病患者、中性粒细胞减少者、药瘾者、艾滋病患者和长期住院的重症患者。鲍曼不动杆菌皮肤软组织感染多为继发性混合感染,已有报道与化脓性链球菌混合感染导致坏死性筋膜炎。静脉导管污染本菌可引起严重的皮肤蜂窝织炎。严重的创口感染常合并血流感染。

【实验室检查与诊断】

诊断有赖于细菌培养,分离出细菌后,应根据临床情况判断其为定植菌、污染菌或病原菌,并应反复进行培养和密切观察病情。鲍曼不动杆菌广泛分布于医院环境,易在住院患者皮肤、结膜、口腔、呼吸道、胃肠道及泌尿生殖道等部位定植。解释培养结果必须考虑定植或污染的可能,对于定植或污染的情况不需进行抗感染治疗。临床采集各类标本时应当尽可能避免污染。

【治疗】

对不动杆菌属感染的抗菌治疗应综合考虑感染病原菌对抗菌药物的敏感性、感染部位及病情严重程度、患者病理生理状况和抗菌药物的抗菌作用和药代动力学/药效学(PK/PD)特点进行抗菌治疗并优化给药方案。主要原则有:①根据药敏试验结果选用抗菌药物;②联合用药,特别是对于多重耐药菌感染常需联合用药;③常需用较大剂量;④常需较长疗程;⑤根据不同感染部位选择组织浓度高的药物,并根据 PK/PD 理论制订合适的给药方案;⑥对于肝、肾功能异常者和老年人,抗菌药物的剂量应根据血清肌酐清除率及肝、肾功能情况进行适当调整;⑦混合感染比例高,常需结合临床覆盖其他感染菌;⑧常需结合临床给予支持治疗和良好的护理。治疗成功与否的关键是及早选用有效抗菌药物并及时处理本病的诱发因素,如尽早减量或停用皮质激素,拔除静脉导管等。

治疗鲍曼不动杆菌感染的常用抗菌药物:①舒巴坦及含舒巴坦制剂:因舒巴坦对不动杆菌属细菌具抗菌作用,故舒巴坦制剂对不动杆菌具良好的抗菌活性,临床使用氨苄西林/舒巴坦或头孢哌酮/舒巴坦。舒巴坦单剂可与其他类别药物联合用于治疗广泛耐药鲍曼不动杆菌(extensivelydrug resistant *A. baumannii*，XDRAB)、全耐药鲍曼不动杆菌(pandrug resistant *A. baumannii*，PDRAB)引起的感染。②碳青霉烯类药物：可用于敏感菌所致的各类感染。③多黏菌素类药物：多黏菌素 B、E。主要用于 XDRAB 感染的治疗。该类药物的肾毒性及神经系统不良反应发生率高，对于老年人、肾功能不全患者特别需要注意肾功能的监测，并常需联合应用其他抗菌药物。④替加环素：属甘氨酰环素类，系米诺环素的衍生物。对多重耐药鲍曼不动杆菌(multidrug resistant *A. baumannii*，MDRAB)、XDRAB 有一定抗菌活性，由于其组织分布广泛，血药浓度、脑脊液浓度低，常需与其他抗菌药物联合应用。主要不良反应为胃肠道反应。⑤四环素类药物：多西环素、米诺环素用于敏感鲍曼不动杆菌感染的治疗，但临床资料有限。⑥氨基糖苷类药物：这类药物多与其他抗菌药物联合治疗敏感鲍曼不动杆菌感染。用药期间需监测肾功能及尿常规，最好作监测血药浓度。

对极度耐药菌(XDR)感染，常采用两药联合方案，甚至三药联合方案。两药联合用药方案有：①以舒巴坦或含舒巴坦的复合制剂为基础的联合，联合以下 1 种：米诺环素或多西环素、多黏菌素、氨基糖苷类药物、碳青霉烯类药物；②以多黏菌素为基础的联合，联合以下 1 种：舒巴坦制剂(或舒巴坦)、碳青霉烯类药物；③以替加环素为基础的联合，联合以下 1 种：舒巴坦制剂(或舒巴坦)、碳青霉烯类药物、多黏菌素类药物、喹诺酮类药物、氨基糖苷类药物。

三、嗜麦芽窄食单胞菌感染

嗜麦芽窄食单胞菌为窄食单胞菌属中的唯一菌种，分离率仅次于铜绿假单胞菌及不动杆菌属，位居第 3 位，为医院感染的重要病原菌之一。

【病原学】

嗜麦芽窄食单胞菌在自然界中广泛分布，人的咽部、痰液及粪便中可分离出此菌，医院内透析装置、雾化吸入器及机械呼吸装置等也可分离到此菌。该菌的毒力低，为条件致病菌，大多引起医院感染。

【流行病学】

嗜麦芽窄食单胞菌在自然界中广泛分布，可存在于土壤、水、植物、农副产品中。人的咽部、痰液及粪便中可分离出此菌，医院内透析装置、雾化吸入器及机械呼吸装置等也可分离到此菌。该菌的毒力低，为条件致病菌，大多引起医院感染，也可为该菌与其他病原菌的混合感染。CHINET 细菌耐药性监测显示，嗜麦芽窄食单胞菌临床分离株在非发酵糖细菌中所占比例在近年来波动于 $10\%\sim12\%$。

【临床表现】

1. 下呼吸道感染　嗜麦芽窄食单胞菌引起的下呼吸道感染多发生于使用碳青霉烯类等广谱抗菌药、机械通气、入住监护病房及肿瘤等患者，可有发热、咳嗽、咳痰等临床表现。

2. 血流感染　多为中心静脉导管相关的血流感染，或伴有其他严重的基础疾病，肿瘤患者和免疫缺陷患者以抗菌药预防用药者发生率高。

3. 其他感染 本菌尚可引起自身或人工瓣膜的心内膜炎、肝脓肿、脑膜炎、眼内炎、胆管感染、鼻窦炎及创面感染等。

【实验室检查与诊断】

诊断有赖于细菌培养,细菌培养特别是痰培养阳性者需结合临床表现区分寄殖或感染。

【治疗】

嗜麦芽窄食单胞菌对多种抗菌药呈现天然耐药,几乎所有菌株对亚胺培南等碳青霉烯类耐药。可根据体外药敏结果选用复方磺胺甲噁唑、替卡西林-克拉维酸、头孢哌酮/舒巴坦、喹诺酮类药物(环丙沙星、左氧氟沙星、莫西沙星)、米诺环素、头孢他啶及氨曲南,这些药物可联合或单独使用。如考虑为留置导管相关感染,在抗菌治疗的同时必须拔除导管。

(林东昉)

第十七节　厌氧菌感染

厌氧菌(anaerobic bacteria)是一类只能在低氧分压的条件下生长细菌,是正常菌群的主要组成部分,可引起人体任何组织和器官的感染。

【病原学】

厌氧菌按其对氧的耐受程度不同,可分为专性厌氧菌、微需氧厌氧菌和兼性厌氧菌。按革兰染色可分为革兰阴性球菌(碱性和极小韦永球菌)、革兰阳性球菌(如消化球菌、消化链球菌等)、革兰阴性杆菌(如脆弱类杆菌、产黑色素类杆菌等)、革兰阳性杆菌(如破伤风杆菌、产气荚膜杆菌和艰难梭菌等)。

厌氧菌常作为正常菌群广泛存在于人体皮肤和腔道的深部黏膜表面。在不同的部位其分布量及菌种相差甚大。在上呼吸道中较重要的致病厌氧菌为消化链球菌、梭杆菌和拟杆菌等;末端回肠及结肠细菌含量高达 $1\,012/g$,且 99.9% 为厌氧菌,最常见的厌氧菌是拟杆菌。

【发病机制】

厌氧菌感染常为内源性(肉毒中毒、产气荚膜梭菌的食物中毒以及一些外源性细菌感染所致的气性坏疽等例外)。皮肤黏膜屏障功能的减退和正常菌群定植位置的变化是造成绝大多数厌氧菌感染简单而又重要的发病机制,局部组织坏死、冷冻、休克、水肿、外伤(特别是腹部、盆腔和牙齿的外伤)、外科操作(如拔牙等)和异物等均有利于厌氧菌感染的发生。

厌氧菌可借助其侵袭力和毒素致病,混合感染时需氧菌因消耗氧产生的低氧还原电位则有利于厌氧菌的生长、繁殖。

【临床表现】

厌氧菌可引起任何部位和脏器的感染,但以胸腔、腹腔和盆腔感染为多见,占总感染部位的 70％～93％,但 33％～66％为混合感染。

1. 中枢神经系统感染　厌氧菌是脑脓肿的主要致病菌,临床表现主要为占位性病变症状,有头痛、精神障碍、颅神经麻痹、视乳头水肿等,偶尔可有偏瘫。毒血症状可以不明显,亦不一定有发热症状。脑 CT、脑核磁共振成像、脑血管造影等检查有助于诊断与定位。脑脊液检查可见蛋白质增加、糖正常,白细胞计数可轻度增多。如脓肿溃破入脑室则可迅速出现化脓性脑膜炎和颅内压增高症状。

2. 口腔与呼吸系统感染

(1) 口腔与上呼吸道感染:牙髓炎、根尖周或牙龈脓肿、下颌周腔隙感染常见;此外,扁桃体炎、扁桃体周脓肿、咽峡炎、颈静脉血栓性静脉炎、樊尚咽峡炎、慢性鼻窦炎、慢性中耳炎、乳突炎等也均与厌氧菌有关。常见的致病菌为梭形杆菌和消化链球菌,其次为拟杆菌。

(2) 胸腔内感染:厌氧菌肺和胸膜感染相当常见,可表现为吸入性肺炎、肺脓肿、脓胸以及所引起的支气管胸膜瘘等化脓性并发症。一旦有脓肿形成和多发性肺坏死,常有高热、腐臭脓痰、大量腐肉组织的脱落随痰咳出。半数患者可伴有脓胸。常见厌氧菌为梭形杆菌、拟杆菌、消化链球菌等。

纵隔炎常由食管穿透感染,咽后脓肿,化脓性腮腺炎,牙源脓肿引起。主要的致病厌氧菌包括拟杆菌属、消化链球菌属、紫单胞菌属、梭杆菌属。纵隔炎常为继发感染,大多数为心血管外科手术后,其次是食管穿孔。治疗包括外科手术、抗感染治疗、支持治疗。

3. 腹腔内感染

(1) 肝脓肿:40％～60％肝脓肿者脓液培养可有细菌生长,有关细菌学证实其中大多数为厌氧菌,其常见的致病菌为拟杆菌、梭形杆菌和厌氧链球菌、梭状芽胞杆菌等。临床表现和需氧菌肝脓肿相同,基础疾病有胃肠道手术、炎症或穿孔、胆道感染和糖尿病等。脓液具臭味,脓腔内有气体,脓液涂片有细菌而一般培养阴性。

(2) 腹膜炎:常伴有肠内容物的污染,多为脆弱和其他拟杆菌、梭形杆菌、梭状芽胞杆菌、消化链球菌和消化球菌、真杆菌等。诱发因素包括腹部外伤、结肠癌、胰腺癌和肾癌、肠道手术、阑尾穿孔、肝硬化伴原发性腹膜炎、腹膜透析术后感染、肠道血管性病变或肠梗阻、慢性溃疡性结肠炎、术前以氨基糖苷类抗生素作肠道消毒准备等。

(3) 阑尾炎:正常阑尾中可培养到大肠杆菌、需氧链球菌、双歧杆菌、拟杆菌和梭形杆菌等。阑尾炎的致病菌以脆弱拟杆菌为多见,占 25％～90％。

(4) 肠道感染:主要由产气荚膜杆菌引起急性食物中毒性感染及艰难梭菌引起的假膜性肠炎。

4. 女性生殖道和盆腔感染　几乎所有非性传播造成的女性生殖道感染均包括厌氧菌感染,主要是脆弱拟杆菌和大肠杆菌。有利于上述细菌入侵引起感染的诱发因素为:①局部供血不足;②存在损伤或坏死组织;③存在异物,如子宫内避孕器。

厌氧菌引起的多种女性生殖道感染包括子宫内膜炎、子宫肌炎、子宫旁结缔组织炎、盆腔蜂窝组织炎和脓肿、盆腔血栓性静脉炎等。多数为混合感染,厌氧菌和需氧菌掺杂。

5. 皮肤和软组织感染　厌氧菌性皮肤和软组织感染的病原大多为混合性,常见于手术、创伤和缺血的部位,致病菌常为内源性者,在身体易受污染的解剖部位,如肠道或盆腔手术伤口、会阴、压疮等处感染机会较大。其特征为常有腐臭分泌物、产气、广泛组织坏死,并有延伸至皮下组织和筋膜面形成窦道的倾向。多数由需氧和厌氧菌混合感染,严重者可导致感染性坏疽、坏死性蜂窝织炎、坏死性筋膜炎等。

6. 血流感染 血流感染的病原中,厌氧菌占1%~17%,新生儿厌氧菌败血症的发病率尤高。入侵途径以胃肠道及女性生殖道为主,次之为褥疮溃疡或坏疽。致病菌以拟杆菌,尤以脆弱拟杆菌为多见。

临床表现同需氧菌败血症,易并发迁徙性化脓性病灶(10%~28%)和脓毒性血栓性静脉炎(5%~12%)。

【实验室检查】

1. 标本的采集与运送 由于无芽胞厌氧菌为人体正常菌群,且在一定范围内为优势菌远多于需氧菌。因此一切可能污染正常菌群的标本都不宜做厌氧菌检测,无菌的体液、血液和无菌位置的吸出物或活检材料是较好的标本。

2. 培养和鉴定 厌氧菌接种后应放入厌氧培养装置和仪器中以维持厌氧环境。培养一般需1周以上才能做出结论。此外,抗原、毒素以及 PCR 技术也已运用于临床,敏感性与特异性均较高。

【诊断】

厌氧菌感染诊断的确立有赖于特征性临床表现及可靠的细菌学检查结果。在临床上提示厌氧菌感染的线索如下。

(1)脓液或渗出液有腐败性臭味或甜味,此为最重要的临床线索。但必须提到的是某些厌氧菌如革兰阳性厌氧菌可不产生臭味,厌氧菌感染灶不与体外相通时也可以不具有臭味。

(2)某些特殊部位的感染如拔牙后颌下蜂窝织炎、牙感染、吸入性肺炎、肺脓肿、脑脓肿、腹膜炎、腹腔内脓肿、肠道或产道手术或创伤后伤口感染、宫颈炎、输卵管卵巢脓肿、产后感染、感染性流产、肛周脓肿、人或动物咬伤后感染,以及接近黏膜面的感染,均应高度怀疑为厌氧菌或混合感染。

(3)感染时有组织坏死、坏疽、气体形成、假膜形成或在恶性肿瘤坏死的基础上发生感染,或在渗出物中有硫磺样颗粒(含放线菌),或血性渗出物呈黑色(产黑色素普雷沃菌可产生黑色素),在紫外光下显示荧光。

【治疗】

厌氧菌感染的治疗应根据其临床表现、感染的部位、细菌种类决定其治疗方案,然其共同的原则为建立不利于厌氧菌生长繁殖的环境(包括外科治疗)和选择有针对性的抗菌药物。对少数产外毒素的厌氧菌感染如破伤风、肉毒杆菌食物中毒,宜同时应用抗毒素,详见本章第五节。对严重感染患者应加强支持疗法、酌情输血浆或全血,积极治疗原发疾病。

1. 破坏厌氧环境 包括局部病灶的切开引流、坏死组织的清除、明显肿胀伴气体形成病变组织的减压,以及并存的恶性肿瘤、异物、梗阻、血栓的去除等。为控制感染扩散和减轻毒血症,必要时施行截肢、子宫切除等手术。浅表厌氧菌感染局部可用过氧化氢溶液冲洗。高压氧治疗适用于骨及软组织厌氧菌感染患者。

2. 抗菌治疗　抗菌药物的选用应根据细菌培养和药物敏感试验的结果而定,但由于厌氧菌培养需要一定的时间和条件,临床上常在获得实验室结果以前医师已做出厌氧菌治疗的重要决定,故美国临床与实验室标准化协会认为厌氧菌的药物敏感试验不应被列为常规项目,只有在以下几种情况下例外:①确定新抗菌药物的抗菌活性;②监测不同地区厌氧菌对常用抗菌药物敏感性的差异;③在某些特殊感染,如厌氧菌脑脓肿、心内膜炎、骨关节感染和难治性复发性菌血症等中作为治疗药物选择的指导。

厌氧菌感染抗菌药物的选择可根据感染部位的不同做出初步的推断,一般横膈上下的致病菌有较大差别:①横膈以上(包括中枢神经系统,头颈部、胸膜和肺)的致病菌大多对青霉素敏感;②横膈以下的感染如腹腔内和女性生殖道感染,脆弱拟杆菌为常见致病菌。现将常用的抗厌氧菌药物分别进行介绍如下。

(1) 甲硝唑:本品属咪唑类化学合成药为杀菌剂,对大多数厌氧菌均有杀菌作用,对微需氧菌的作用不稳定,对兼性菌和需氧菌则无效。临床上,甲硝唑对腹腔内感染、女性盆腔感染、脑脓肿和厌氧菌骨髓炎等常有良好疗效。

替硝唑与奥硝唑的抗厌氧菌谱与甲硝唑基本相同。但口服相同剂量后的血药浓度略高,半衰期稍长,不良反应较少。

(2) 克林霉素和林可霉素:克林霉素对大多数厌氧菌包括消化球菌、消化链球菌、拟杆菌、梭形杆菌、真杆菌、丙酸杆菌以及大多数放线菌属均有良好的抗菌活性。已报告20%～30%脆弱拟杆菌对本品耐药,某些梭形杆菌,特别是产气荚膜杆菌亦对本品耐药。本组药物难以透过血脑屏障;长期应用易引起腹泻和艰难梭菌所致的假膜性肠炎。

(3) 氯霉素:除少数产气荚膜梭菌外,对拟杆菌和大多数其他厌氧菌均有良好的抗菌活性,且易透入各种体液、组织中,包括脑脊液。本品由于其血液系统不良反应临床使用减少。

(4) β-内酰胺类抗生素:消化球菌、产气荚膜梭菌、梭形杆菌和放线菌等对青霉素和头孢菌素类抗生素较敏感,而脆弱拟杆菌天然耐药。使用 β-内酰胺酶抑制剂(如克拉维酸和舒巴坦)联合制剂可使其抗菌作用显著增强,可用于脆弱拟杆菌等感染。

(5) 红霉素:本品的抗菌作用逊于克林霉素,两者有交叉耐药性。主要作用于厌氧球菌,仅用于口咽部感染。

(6) 万古霉素和去甲万古霉素:对各种革兰阳性菌,包括球菌与杆菌均有强大抗菌作用,最低抑菌浓度(minimum inhibitory concentration,MIC)大多为 0.06～5 mg/L,为快效杀菌剂。口服对艰难梭菌所致的假膜性肠炎具有极好的疗效。成人剂量每天0.5～2 g,分次口服,疗程 7～10 d。

3. 其他支持与对症治疗　包括维持水、电解质平衡,输血,纠正休克,患肢的固定等。并发血栓性静脉炎或 DIC 时有应用肝素等抗凝剂的指征。局部可用 3%过氧化氢溶液冲洗和全身给氧,对重症患者可考虑高压氧舱治疗。

【预防】
应防止体内正常厌氧菌群或体外厌氧菌带入伤口、闭合空腔或其他可能招引感染的部位。对外伤伤口,最有效的预防感染措施是尽快、彻底清创,去除异物与死腔,重建良好的血供。

（陈　澍）

主要参考文献

1. 王明贵.耐药革兰阴性菌诊疗手册[M].北京：人民卫生出版社,2015.

2. 王贵强.布鲁菌病[M]//马亦林,李兰娟.传染病学.5版.上海：上海科学技术出版社,2011：509-514.

3. 王铜,陶晓霞,孟凡亮等,金黄色葡萄球菌肠毒素检测方法新进展[J].中国病原生物学杂志,2019,14(12)：1475-1480.

4. 《中华传染病杂志》编辑委员会.布鲁菌病诊疗专家共识[J].中华传染病杂志,2017,35(12)：705-710.

5. 中华医学会儿科学分会感染学组,《中华儿科杂志》编辑委员会.中国儿童百日咳诊断及治疗建议[J].中华儿科杂志,2017,55(8)：568-572.

6. 中华医学会结核病学分会,《中华结核和呼吸杂志》编辑委员会.非结核分枝杆菌病诊断与治疗专家共识[J].中华结核和呼吸杂志,2012,35(8)：572-580.

7. 中国创伤救治联盟,北京大学创伤医学中心.中国破伤风免疫预防专家共识[J].中华外科杂志,2018,56(3)：161-167.

8. 李用国.布鲁菌病[M]//李兰娟,任红.传染病学.9版.北京：人民卫生出版社,2018：187-190.

9. 李兰娟,任红.传染病学[M].9版.北京：人民卫生出版社,2018。

10. 李兰娟,任红.传染病学[M].9版.北京：人民卫生出版社,2018.

11. 何礼贤.非结核性分枝杆菌病[M]//陈灏珠.实用内科学.15版.北京：人民卫生出版社,2017：547-550.

12. 沈叙庄.链球菌感染[M]//江载芳,申昆玲,沈颖.诸福棠实用儿科学.8版.北京：人民卫生出版社,2015：1018-1024.

13. 张文宏.化脓性脑膜炎[M]//陈灏珠.实用内科学.15版.北京：人民卫生出版社,2017：467-475.

14. 张文宏.结核分枝杆菌病[M]//陈灏珠.实用内科学.15版.北京：人民卫生出版社,2017：524-529.

15. 陈灏珠.实用内科学[M].15版.北京：人民卫生出版社,2017：555.

16. 林果为,王吉耀,葛军波.实用内科学[M].15版.北京：人民卫生出版社,2017：1108.

17. 国家卫生健康委员会.中华人民共和国卫生行业标准：布鲁氏菌病诊断(WS 269—2019)[S].国家卫生健康委员会,2019.

18. 秦淑文,凌锋,缪梓萍,等.浙江省1953—2013年伤寒副伤寒暴发疫情分析[J].中国预防医学杂志,2015,16(4)：257-261.

19. 袁强,田辉.肠炎沙门菌食物中毒34例临床分析[J].中华传染病杂志,2018,36(8)：

496 – 498.

20. 夏雯. 猩红热[M]//方峰,俞蕙. 小儿传染病学 . 4 版. 北京：人民卫生出版社,2014：119 – 122.

21. 鼠疫诊疗方案. 中国疾病预防控制中心 . 2011

22. American Academy of Pediatrics. Group A Streptococcal Infections. ［M］//Red book：2018 report of the committee on infectious diseases. 31st ed. Itasca, IL：American Academy of Pediatrics，2018：748 – 762.

23. Bartlett JG. Anaerobic bacterial infection of the lung ［J］. Anaerobe, 2012, 18：235.

24. Brook I. The role of anaerobic bacteria in bacteremia ［J］. Anaerobe，2010,16(3)：183 – 189.

25. Centor RM, Atkinson TP, Ratliff AE, et al. The clinical presentation of Fusobacterium-positive and streptococcal-positive pharyngitis in a university health clinic：a cross-sectional study ［J］. Ann Intern Med 2015,162：241.

26. Chinese XDR Consensus Working Group. Laboratory diagnosis, clinical management and infection control of the infections caused by extensively drug-resistant Gram-negative bacilli：a Chinese consensus statement ［J］. Clin Microbiol Infect，2016,22：S15 – 25.

27. Chipolombwe J, Török ME, Mbelle N, et al. Methicillin-resistant *Staphylococcus aureus* multiple sites surveillance：a systemic review of the literature ［J］. Infect Drug Resist，2016,9：35 – 42.

28. Crump JA, Sjolund-Karlsson M, Gordon MA, et al. Epidemiology, clinical presentation, laboratory diagnosis, antimicrobial resistance, and antimicrobial management of invasive Salmonella infections ［J］. Clin Microbiol Rev，2015,28 (4)：901 – 937.

29. Dennis L. Kasper, Anthony S. Fauci. Harrison's Infectious Diseases. Third Ed. New York, McGraw-Hill，2017.

30. Donnenberg MS. *Enterobacteriaceae* ［M］//Bennett JE, Dolin R, Blaser MJ. Mandell, Douglas, and Bennett's principles and practice of infectious diseases. 8th ed. Philadephia：Churchill Livingstone，2015：2503 – 2516.

31. Dougan G, Baker S. Salmonella enteric serovar typhi and the pathogenesis of typhoid fever ［J］. Annu Rev Microbiol，2014,68：317 – 336.

32. Gibert DN, Chambers HF, Eliopoulos GM, et al. The Sanford guide to antimicrobial therapy 2019[M]. Sperryville：Antimicrobial Therapy Inc. , 2019.

33. Global tuberculosis report 2019. WHO 2019. ISBN 978 – 92 – 4 – 156571 – 4.

34. Goldman L, Schafer AI. Goldman-cecil medicine ［M］. 25th ed. Philadelphia, PA：Elsevier Saunders，2016.

35. Hu F, Guo Y, Yang Y, et al. Resistance reported from China antimicrobial surveillance network (CHINET) in 2018[J]. Eur J Clin Microbiol Infect Dis, 2019,38(12):2275 - 2281.

36. Hu F, Zhu D, Wang F, et al. Current status and trends of antibacterial resistance in China [J]. Clin Infect Dis 2018,67(suppl 2): S128 - S134.

37. Jung N, Rieg S. Essentials in the management of *S. aureus* bloodstream infection [J]. Infection, 2018,46(4): 441 - 442.

38. Kasper DL, Fauci AS. Harrison's infectious diseases [M]. 3rd ed. 2018.

39. Kotloff KL, Riddle MS, Platts-Mills JA, et al. Shigellosis [J]. Lancet, 2018,391 (10122): 801 - 812.

40. Latent TB infection: updated and consolidated guidelines for programmatic management. WHO 2018. ISBN 978 - 92 - 4 - 155023 - 9.

41. Lofmark S, Edlund C, Nord CE. Metronidazole is still the drug of choice for treatment of anaerobic infections [J]. Clin Infect Dis, 2010, 50 (Suppl 1): S16 - S23.

42. Mandell GL, Bennett JE, Dolin R. Mandell, Douglas, and Bennett's principles and practice of infectious diseases [M]. 8th Edition. Philadephia: Churchill Livingstone, 2015: 2310 - 2327.

43. Parry CM, Basnyat B, Crump JA. The management of antimicrobial-resistant enteric fever [J]. Expert Rev Anti Infect Ther, 2013,11(12): 1259 - 1261.

44. Rabbani GH, Sack DA, Ahmed S, et al. Antidiarrheal effects of L-histidine supplemented rice-based oral rehydration solution in the treatment of male adults with severe cholera in Bangladesh: a double-blind, randomized trial [J]. J Infect Dis, 2005,191: 1507 - 1514.

45. Salvana EMT, Salata RA. Brucellosis [M]//Goldman L, Schafer AI. Goldman-cecil medicine. 25th ed. Philadelphia, PA: Elsevier Saunders, 2016: 1979 - 1982.

46. VanEperen AS, Segreti J. Empirical therapy in methicillin-resistant *Staphylococcus aureus* infections: An Up-To-Date approach [J]. J Infect Chemother, 2016,22(6): 351 - 359.

47. Vieira AR Salzer JS, Traxler RM, et al. Enhancing surveillance and diagnostics in anthrax-endemic countries [J]. Emerg Infect Dis, 2017,23(13): S147 - S153

48. Wain J, Hendriksen RS, Mikoleit ML, et al. Typhoid fever [J]. Lancet, 2015, 385(9973): 1136 - 1145.

49. WHO. Brucellosis in humans and animals. 2006.

50. Zhu F, Hu Y, Liang Q, et al. Safety and tolerability of 13 - valent pneumococcal conjugate vaccine in healthy Chinese adults, children and infants [J]. Ther Adv Drug Saf, 2015,6(6): 206 - 211.

第八章　螺旋体病

第一节　钩端螺旋体病

钩端螺旋体病(leptospirosis)简称钩体病,是致病性钩端螺旋体属(*Leptospira*,简称钩体)引起的急性传染病。本病几乎遍及全世界,我国大部分地区有散发或流行。早期表现为钩体血症,中期为器官损害表现,晚期可有后发症。

【病原学】

钩体有以双曲钩体为代表的非致病性钩体和以问号状钩体为代表的致病性钩体 2 类。致病性钩体纤细,有 12~18 个螺旋,长 4~20 μm,菌体一端或两端常弯曲成钩状。革兰染色阴性。暗视野显微镜可见其沿长轴旋转运动。电镜下可见其由圆柱形菌体、细长轴丝与外膜 3 个部分组成。外膜有抗原性,能与相应抗体产生凝集现象;有免疫原性,外膜免疫动物可获保护。

钩体需氧,柯氏(Korthof)培养基,28~30℃培养,pH 7.0~7.5 最宜生长,至少需 1 周。可幼龄豚鼠腹腔内接种分离。对酸与碱性环境较敏感。对外界抵抗力较弱,在潮湿土壤中可生存 3 个月。对常用消毒剂均敏感。

已知钩体有 24 个血清群,223 个血清型。我国有 19 群 74 型,其中重要的有黄疸出血群(*L. icterhemorrhagie*)、波摩那群(*L. pomona*)等。波摩那群分布最广,是洪水型和雨水型钩体病的主要菌群。黄疸出血群毒力最强,是稻田型钩体病的主要菌群。不同型别钩体的毒力和致病性不同。根据 DNA 序列相似度,可将钩体分为 17 个基因型。

【流行病学】

1. 传染源　宿主动物超过 200 种,我国有 80 多种动物检出钩体。鼠类和猪是主要储存宿主与传染源。宿主尿粪可污染水、土壤、食物等。黑线姬鼠等为我国南方钩体病的主要传染源,鼠主要携带黄疸出血群钩体。猪是我国北方钩体病的主要传染源,猪主要携带波摩那群钩体。犬是雨水型钩体病的重要传染源。牛、羊、马也可长期携带钩体。

2. 传播途径　生产(如收割水稻)、生活中与疫水接触即可受染。在病鼠污染的环境施工的工作人员,病畜宰杀人员,处理感染动物的实验室人员等,均可感染本病。也可经胎盘感染胎儿。

3. 易感人群　人群普遍易感。感染后可获较强免疫力。感染后免疫力有型特异性,故有第 2 次感染钩体的报道。

4. 流行特征　全年散发,常流行于夏、秋季。以青壮年为主,常为农民患病。根据我国钩体病的流行特点,大致可分为 4 种主要流行形式:雨水型、稻田型、洪水型和散发型。我国南方,尤其是西南各省以稻田型流行为主。北方可有洪水型或雨水型流行或散发。

【发病机制与病理】

钩体经皮肤或黏膜进入血流达全身。早期引起钩体血症(leptospiremia)。中期进入内脏器官导致不同程度损害。恢复期引发免疫反应,可出现后发症。病情轻重与钩体类型及人体免疫力有关。

基础病变是全身毛细血管感染中毒性损伤。重者有以下病变:①肝细胞浊肿,脂肪变性坏死;②以中性粒细胞为主的炎症细胞浸润;③胆小管内胆汁淤积;④肺弥漫性点状出血,支气管腔及肺泡内充满红细胞。电镜下仅见微血管内皮细胞间隙增宽,红细胞从间隙渗入肺泡,出血可融合蔓延至全肺;⑤间质性肾炎;⑥可有脑膜、心肌及肌肉炎症等改变。

【临床表现】

潜伏期 2～28 d,常约为 10 d。病程可分为早期、中期和后期。

1. 早期(钩体血症期)　起病后 3 d 内。急起寒战,高热,热程约 7 d;全身肌肉酸痛,腿软;结膜充血或出血;腓肠肌痛剧烈;腹股沟或腋窝淋巴结肿大;可有咽痛等。

2. 中期(器官损伤期)　起病后 3～10 d,表现因临床类型而异。

(1) 钩体血症型:为早期表现的继续,多无明显器官损伤,是钩体病的轻型。此型最多见。

(2) 肺出血型:在钩体血症基础上,于病程 3～4 d 起出现不同程度肺出血。①普通肺出血型者血痰或咯血,胸部体征不明显,胸部影像学可见点状阴影。②肺弥漫性出血型是病情渐进性基础上的突然恶化,肺出血缺氧、窒息是本型的特点。发生因素有钩体毒力强、缺乏免疫力、未及时治疗、治疗后发生赫氏反应(Herxheimer reaction)等。可分为 3 个时期:a. 先兆期:面色苍白,咯血,呼吸心率增快,肺部啰音,影像学检查可见肺散在点片状阴影或小片融合;b. 出血期:唇发绀,显著咯血,心慌烦躁,呼吸显著增快,双肺满布湿啰音,影像学可见双肺广泛阴影;c. 垂危期:极度烦躁,神志模糊,呼吸不规则,高度发绀,常口鼻涌血而死亡。3 个时期演变为 3～24 h,有时难以截然划分。

(3) 黄疸出血型:表现为黄疸、出血和肾损害。严重者肝衰竭、肝性脑病、呕血或肾功不全等。

(4) 肾衰竭型:少尿、无尿期可因高钾血症或昏迷而致患者死亡。明显的肾功能不全多出现在严重的黄疸出血型病例。

(5) 脑膜脑炎型:有脑膜炎与脑炎表现。重症可有脑疝等。

3. 后期(恢复期或后发症期)　退热后数日至 3 个月又出现症状称后发症。后发热为热退后 1～5 d 再次中度发热,1～3 d 自行退热;后发热同时可有反应性脑膜炎表现;眼后发症多于退热后 1～4 周出现葡萄膜炎等;闭塞性脑动脉炎出现于病后 2～20 周,可有偏瘫、失语等。

【实验室检查】

1. 血常规检查 血白细胞数及中性粒细胞稍增高或正常,半数有轻度蛋白尿,或镜下血尿、白细胞与管型。重症可有外周血中性粒细胞核左移。

2. 病原检查 体液或组织以镀银法染色,暗视野显微镜可查见钩体;发病1周内采血接种于柯氏培养基,1~8周阳性率为20%~70%。PCR技术可检出血清及体液中钩体DNA。

3. 血清学检查 显微凝集试验(microscopic agglutination test,MAT)常于病后1周呈阳性;一次凝集效价≥1∶400,或晚期与早期双份血清比较,凝集效价增加4倍有诊断意义。ELISA检测血清钩体IgM抗体的敏感性与特异性均高于MAT。流式细胞术(flow cytometry,FCM)比MAT具有更高的特异性与敏感性。

【诊断与鉴别诊断】

1. 诊断 流行地区、流行季节、易感人群接触疫水;急起钩体血症表现,或合并器官损伤等可做出临床诊断;特异性血清学或病原学阳性可明确诊断。

2. 鉴别诊断 酌情与流感、伤寒、败血症、肺结核、溶血、急性黄疸型肝炎、急性肾炎、肾综合征出血热和病毒性脑膜脑炎等相鉴别。

【治疗】

强调早发现、早诊断、早治疗、就地或就近治疗。

1. 一般治疗 早期卧床休息。给予易消化、高热量饮食。高热时物理降温。加强病情观察。对较重患者可给予镇静剂。

2. 病原治疗 钩体对青霉素、庆大霉素、四环素、第3代头孢菌素类抗生素及喹诺酮类药物等均敏感。

首选青霉素,常为肌内注射40万U,以后每6~8h重复用同等剂量,疗程7d。为了预防赫氏反应,首剂青霉素宜5万U,再过渡至治疗剂量。赫氏反应常于首剂青霉素后0.5~4h发生,是大量钩体杀灭释放毒素所致。表现为原有症状加重或体温骤降等。反应虽可于0.5~1h消失,但可诱发肺出血,故应及时处理。

青霉素过敏者可肌内注射庆大霉素8万U,每8小时1次;或口服四环素0.5g,每天4次,连用5~7d。

3. 对症治疗 对于有赫氏反应的患者需尽快用镇静剂如地西泮等,并静脉滴注氢化可的松200~300mg。对于肺出血型患者,除抗钩体外,应保持其呼吸道通畅,加强镇静,肺弥漫性出血型先兆期肌内注射异丙嗪、氯丙嗪各25mg,2~4h可重复1次,对于垂危期极度烦躁者可肌内注射异丙嗪50mg或10%水合氯醛20~30ml灌肠等;静脉滴注氢化可的松每天400~600mg,严重者每天可达1000~2000mg,分次静脉缓慢滴注,病情好转后减量静脉滴注。对于脑水肿者可加用地塞米松。对于第一心音减弱者,可用强心药毛花苷丙(0.4~0.6mg)等。对于黄疸出血型患者应加强护肝、解毒等。对于肾衰竭患者可行透析治疗等。

4. 后发症治疗 后发热及反应性脑膜炎常对症治疗。葡萄膜炎可用1%阿托品等滴眼。闭塞性脑动脉炎用青霉素联合激素治疗,可用血管扩张剂等。

【预后】

轻症、早期治疗预后好;重症预后不良;葡萄膜炎与脑动脉栓塞可有眼与神经系统后遗症。

【预防】

1. 控制传染源　尽可能消灭田间与宿舍鼠类。避免动物尿粪污染稻田等;防止雨水冲刷;加强检疫等。

2. 切断传播途径　①消除疫区死水。②收水稻前1周尽可能放干田中积水。③兴修水利防止洪水泛滥。④搞好牲畜饲养、屠宰场卫生与消毒。⑤避免在池沼及水沟捕鱼、游泳等,工作需要时应穿橡皮靴、戴橡皮手套等。

3. 护易感人群　疫区除有禁忌证外,均应在流行季节前4周注射疫苗。常每2年皮下注射1次共2针,根据《中华人民共和国药典》(2005年版三部),第1针0.5 ml,第2针(间隔7~10 d)1 ml;儿童剂量减半。接种后约4周产生免疫力,对同型钩体免疫力可保持1年。进入疫区短期工作的高危人群可口服多西环素预防。

(唐　红)

▌第二节　梅　毒

梅毒(syphilis)是由梅毒螺旋体(*Treponema pallidum*,TP)引起的一种慢性传染病,属于性传播感染(sexually transmitted infections,STI)的一种。梅毒可通过性、血液和母婴途径传播,分为后天获得性梅毒和先天梅毒(胎传梅毒)。本病危害性极大,可侵犯全身各组织器官或通过胎盘传播引起死产、流产、早产和胎传梅毒。

【病原学】

苍白密螺旋体苍白亚种(梅毒螺旋体)是其病原体,一般长5~15 μm,直径约0.2 μm,平均有8~14个规则的螺旋。因其透明而不易被染色,只有暗视野显微镜、免疫荧光或Fontana镀银染色等特殊染色才能观察到。以旋转、蛇行、伸缩3种方式运动,缓慢有规律。其自然宿主包括人、某些猴类及类人猿。梅毒螺旋体虽可在家兔睾丸中生长繁殖,但不能在体外长时间培养。生长缓慢,繁殖方式主要为横断分裂。梅毒螺旋体系厌氧微生物,离开人体不易生存。煮沸、干燥、肥皂水以及一般消毒剂等很容易将其杀死。不耐热,但其耐寒力强,置于−78℃数年仍具有传染性。

【流行病学】

1. 传染源　梅毒患者是梅毒的唯一传染源,其皮损、血液、精液、乳汁和唾液中均有梅毒螺旋体。

2. 传播途径

(1) 性接触传染:约95%患者通过性接触由皮肤黏膜微小破损传染。

(2) 垂直传播:妊娠4个月后,梅毒螺旋体可通过胎盘及脐静脉由母体传染给胎儿。

分娩过程中新生儿通过产道时也可于头部、肩部擦伤处发生接触性感染。

（3）其他途径：冷藏72 h以内的梅毒患者血液仍具有传染性,输入此种血液可发生感染;少数患者可经医源性途径,接吻,握手,哺乳或接触污染衣物、用具而感染。

3. 易感人群　一般人群对梅毒螺旋体普遍易感,性活跃人群和性乱人群是主要的靶人群。

4. 流行特征　梅毒真正的起源尚不明确,大多数人认为是由哥伦布和他的船员带到欧洲。20世纪初,梅毒袭击了整个欧美;30—40年代,中国梅毒猖獗;40年代,青霉素的发现对梅毒的治疗产生了划时代的影响;1964年中国宣布成为世界上基本消灭梅毒的唯一国家,这一壮举为新中国的公共卫生事业添上了极其浓重的一笔;然而80年代,梅毒在我国重新出现;90年代,梅毒再次流行。进入21世纪,我国梅毒发病率由2000年的6.43/10万增至2018年的36.62/10万,年均增长10.15%。男女患者比例约为0.92：1。20～39岁为高发年龄段,但60岁以上年龄组增幅明显。

【病理】

梅毒的组织病理改变是血管内膜炎和血管周围炎,表现为血管内皮细胞肿胀增生,血管周围大量淋巴细胞、浆细胞浸润;三期梅毒主要为肉芽肿性损害,中央坏死,周围大量浆细胞、淋巴细胞浸润,伴有较多上皮样细胞和巨细胞浸润。

【临床表现】

1. 获得性梅毒

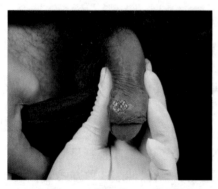

图8-1　一期梅毒——硬下疳

（1）一期梅毒（primary syphilis）：临床症状主要为硬下疳（图8-1）,在感染后3周左右发生。患处初起时微红,渐变为1 cm大小的硬结,多为单个,偶有2～3个,圆形或椭圆形,呈红铜色,表面糜烂,结痂,边缘整齐。通常发生于外阴生殖器,也可见于唇、舌、肛门、女性乳头及医务工作者的手指等处。病程一般为5～7周。硬下疳可"不医自愈"。

（2）二期梅毒（secondary syphilis）：一期梅毒未经治疗或治疗不彻底,病原体由淋巴系统进入血液循环形成菌血症播散全身,引起皮肤黏膜及系统性损害,称二期梅毒。常发生于硬下疳消退3～4周后（感染9～12周后）,少数可与硬下疳同时出现。

1）皮肤黏膜损害包括：①梅毒疹：可表现为红斑、丘疹、斑丘疹、斑块、结节、脓疱或溃疡等,常以一种类型皮损为主,大多数泛发,不痒或轻微瘙痒。掌跖部位梅毒疹表现为绿豆至黄豆大小、铜红色、浸润性斑疹或斑丘疹,常有领圈样脱屑,互不融合,具有一定特征性（图8-2）。②扁平湿疣（condyloma latum）：好发于肛周、外生殖器、会阴、腹股沟及股内侧等部位。损害表现为肉红色或粉红色扁平丘疹或斑块,表面糜烂湿润或轻度结痂（图8-3）,单个或多个,内含大量病原体,传染性强。③梅毒性秃发（syphilitic

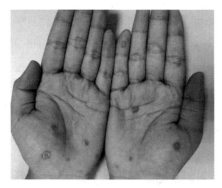
图8-2　二期梅毒——手掌部位梅毒疹

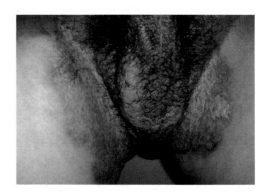
图8-3　二期梅毒——外阴扁平湿疣

alopecia)：表现为局限性或弥漫性脱发，呈虫蚀状，头发稀疏，长短不齐，可累及长毛和短毛；秃发非永久性，及时治疗后毛发可以再生。④黏膜损害：多见于口腔、舌、咽、喉或生殖器黏膜，表现为一处或多处边界清楚的红斑、水肿、糜烂，表面可覆有灰白色膜状物。

2）骨关节损害：包括骨膜炎、关节炎、骨炎、骨髓炎、腱鞘炎和滑囊炎。

3）眼损害：包括虹膜炎、虹膜睫状体炎、脉络膜炎、视网膜炎、视神经炎、角膜炎、基质性角膜炎和葡萄膜炎，均可引起视力损害。

4）神经损害：主要有无症状神经梅毒、梅毒性脑膜炎、脑血管梅毒。无症状神经梅毒仅有脑脊液异常；梅毒性脑膜炎可引起高颅压症状、脑神经麻痹等；脑血管梅毒常与梅毒性脑膜炎并存，主要侵犯脑动脉造成管壁增厚、狭窄，导致血供不足。

5）内脏梅毒：此病变少见，可引起肝炎、胆管周围炎、肾病和胃肠道病变等。

二期早发梅毒未经治疗或治疗不当，经2~3个月可自行消退。患者免疫力降低可导致二期复发梅毒，皮损通常数目少，形态奇特。

(3) 三期梅毒(tertiary syphilis)：早期梅毒未经治疗或治疗不充分，经过3~4年，约40%患者出现三期梅毒。

1）皮肤黏膜损害包括：①结节性梅毒疹(nodular syphilid)：常见于头、面、肩、背和四肢伸侧。皮损多为簇集排列的铜红色浸润性结节，直径0.2~1 cm，表面可脱屑或坏死溃疡，新旧皮损此起彼伏，迁延数年。部分呈环状、匐行奇异状分布或融合，无自觉症状。②梅毒性树胶肿(syphilitic gumma)：又称为梅毒瘤，是三期梅毒的标志。好发于小腿，皮损初起常为单发的无痛性皮下结节，逐渐增大和发生溃疡，形成直径2~10 cm的穿凿状溃疡，呈肾形或马蹄形，边界清楚，边缘锐利，溃疡面有黏稠树胶状分泌物，愈后形成萎缩性瘢痕。黏膜损害也表现为坏死、溃疡，并在不同部位出现相应临床表现(如口腔黏膜损害导致发音及进食困难，眼部黏膜损害导致眼痛、视力障碍、阿-罗瞳孔甚至失明等)。

2）骨梅毒(syphilis of bone)：最常见的是长骨骨膜炎，胫骨受累后形成佩刀胫；骨髓炎、骨炎及关节炎可导致病理性骨折、骨穿孔、关节畸形等。

3）眼梅毒(ocular syphilis)：表现类似于二期梅毒眼损害。

4）心血管梅毒（cardiovascular syphilis）：可表现为单纯性主动脉炎、主动脉瓣关闭不全、冠状动脉狭窄或阻塞、主动脉瘤及心肌树胶肿等。

5）神经梅毒（neurosyphilis）：主要类型有无症状神经梅毒、脑膜梅毒、实质型神经梅毒（脊髓痨、麻痹性痴呆）、脑（脊髓）膜血管型神经梅毒和树胶肿性神经梅毒等。

一期和二期梅毒又合称为早期梅毒，自初次感染算起，一般不超过 2 年。在感染 2 年后，如有复发，病变不局限于皮肤和黏膜，可见于任何器官和组织。皮肤黏膜梅毒可在 2 年后的任何时期发生，神经及心血管系统梅毒则常发生于感染后 10～20 年或更久。皮肤、黏膜损害或神经及心血管病变，统称为三期梅毒或晚期梅毒。

2. 胎传梅毒　胎传梅毒是梅毒螺旋体由母体经过胎盘而进入胎儿循环中所致的梅毒，感染时间一般在妊娠 4 个月以后，可导致流产、早产和死胎，或产出活的梅毒儿，亦可出生时外观正常，以后出现症状。

临床上胎传梅毒可分为早期（2 岁以内）和晚期（2 岁以上）2 种。

（1）早期胎传梅毒：一般于出生后 3 周至 3 个月之间发生，常见的症状如下。

1）营养障碍：发育营养均差，消瘦，皮肤萎缩，貌似老年人。

2）皮疹：常于出生后 3 周出现，主要发生于口腔外围及臀部，常累及掌跖，重者可广布全身。损害为深红或紫铜色浸润性斑块，其外围有丘疹。掌跖损害多表现为大疱或大片脱屑，口周损害愈合后遗留放射状瘢痕。

3）黏膜损害：常见者为梅毒性鼻炎，侵及喉部发生喉炎。在 1～2 岁时也可发生与获得性二期梅毒相似的扁平湿疣。

4）骨损害：以骨、软骨炎最常见，可导致假瘫痪，亦可发生骨膜炎。

5）肝、脾和全身淋巴结均可肿大。

（2）晚期胎传梅毒：可发生结节性梅毒疹和梅毒树胶肿，与获得性晚期梅毒相似。晚期胎传梅毒的 3 个特殊临床表现为：①实质性角膜炎；②神经性耳聋；③楔状齿（Hutchinson 齿），恒齿的上门齿上宽下窄，切面正中有半月状缺损。此外，也可发生马鞍鼻、马刀胫、上腭弓狭窄及锁骨病征。偶见中枢神经和心血管梅毒。

3. 潜伏梅毒　凡有梅毒感染史，无临床症状或临床症状已消失，除梅毒血清学阳性外无任何阳性体征，并且脑脊液检查正常者称为潜伏梅毒（latent syphilis），病程在 2 年以内的为早期潜伏梅毒，病程＞2 年的为晚期潜伏梅毒。

【实验室检查】

1. 血清学检查

（1）性病研究实验室（venereal disease research laboratory，VDRL）试验：以心磷脂及磷脂酰胆碱为抗原，与梅毒患者血清中反应素结合，凝结成絮状物，阳性者可将血清稀释作定量试验。

（2）不加热的血清反应素（unheated serum regain，USR）试验：采用改良的 VDRL 抗原。

（3）快速血浆反应素环状卡片（rapid plasma reagin，RPR）试验：原理与 USR 相同，在 USR 卡片抗原中加入胶体碳，当患者血清中反应素与抗原结合，可与碳颗粒发生絮状颗粒,在白色卡片上出现肉眼可见的黑色凝集块。

以上 3 种方法可用作常规试验,亦适用于人群中的初筛检查。可做定量试验,用于观察疗效、复发及再感染。

(4) 荧光螺旋体抗体吸收(fluorescent treponemal antibody-absorption,FTA-ABS)试验:以梅毒螺旋体作为抗原,采用间接荧光技术检测抗螺旋体抗体,特异性与敏感性均较高,一般用作证实试验。

(5) 梅毒螺旋体血凝试验(treponema pallidum hemagglutination assay,TPHA):系用梅毒螺旋体提取致敏的红细胞微量血凝分析技术,特异性与敏感性均较高,用作证实试验。

FTA-ABS 试验和 TPHA 所检测的是抗梅毒螺旋体 IgG 抗体,即使经过正规的驱梅治疗,血清反应仍保持阳性,因此不能用于疗效及随访结果评估。

2. 梅毒螺旋体检查　采用暗视野显微镜检查下疳、扁平湿疣或黏膜损害内的病原体。

3. 脑脊液检查　该检查是确定神经系统是否累及的检查方法,其检查内容为细胞计数,蛋白质测定、VDRL 或 RPR 及胶质金试验。

4. 心肺 X 线检查　对诊断梅毒性主动脉炎、主动脉瘤及梅毒性心脏病有一定意义。

5. 组织病理检查　适用于皮肤、黏膜损害性质不能确定时,有辅助诊断价值。

【诊断与鉴别诊断】

1. 诊断　主要依据病史、临床表现、实验室检查及其他相关检查等进行分析判断。病史尽量详尽,包括不洁性接触史、现病史、婚姻史、分娩史等,如为胎传梅毒,还应询问双亲的性病史及家庭其他成员受染情况。临床检查应系统、全面,必要时需请有关专科协助检查。

2. 鉴别诊断　一期梅毒(硬下疳)应与生殖器疱疹、软下疳、固定性药疹、贝赫切特综合征(白塞病)、急性女阴溃疡、下疳样脓皮病和生殖器部位肿瘤进行鉴别。

二期梅毒应与玫瑰糠疹、寻常型银屑病、病毒疹、药疹、扁平苔藓、股癣和皮肤淋巴瘤等进行鉴别。

晚期梅毒应与皮肤结核、麻风和皮肤肿瘤等进行鉴别。神经梅毒应与其他中枢神经系统疾病或精神性疾病进行鉴别。心血管梅毒应与其他心血管疾病进行鉴别。

【治疗】

青霉素仍是各期梅毒的首选治疗。对于早期梅毒(一期、二期和 1 年内的潜伏期梅毒),单剂量肌内注射苄星青霉素是推荐疗法。然而,有些专家建议,间隔 1 周再予 2～3 次治疗,特别是对于免疫缺陷的患者。对于青霉素过敏的患者,可用四环素类抗生素。对于不可用四环素类抗生素的患者可用红霉素或肌内注射头孢曲松。孕妇禁用四环素类抗生素。

治疗后要经过足够时间的随访,第 1 年每 3 个月检查 1 次,第 2 年每 6 个月检查 1 次,以后每年检查 1 次,早期梅毒一般应随访 2～3 年,晚期梅毒应随访 3～5 年。

【预后】

早期梅毒患者得到及早、足量、规则治疗,大部分预后良好。

【预防】

避免高危性行为,成人有活动性梅毒时治疗前避免与婴幼儿密切接触。提倡使用安全套。应通知梅毒患者的所有性伴侣,进行相应的检查和治疗。

（梁　俊）

第三节　莱　姆　病

莱姆病(Lyme disease)也称莱姆包柔体病(Lyme borreliosis),是由伯氏疏螺旋体复合群(*Borrelia burgdorferi* sensu lato complex)引起的一种人兽共患自然疫源性疾病,是最常见的蜱媒感染病之一。本病可导致全身多系统多脏器损伤,通常以具有特征性的扩展性皮损伴流感样或脑膜炎样症状起病,继而可出现脑膜炎、脑神经或周围神经炎、心肌炎、游走性骨骼肌疼痛或慢性关节炎、慢性神经系统或皮肤异常。

【病原学】

莱姆病病原体存在异质性,目前仍以伯氏疏螺旋体作为莱姆病病原体的统称。伯氏疏螺旋体,革兰染色阴性,但不易着色,镀银染色、吉姆萨染色或瑞氏染色良好。伯氏疏螺旋体目前有不同的基因型,在北美以狭义伯氏疏螺旋体(*B. burgdorferi* sensu stricto)感染为主,在欧洲和亚洲以伽氏疏螺旋体(*B. garinii*)和阿弗西尼疏螺旋体(*B. afzelii*)感染为主。

【流行病学】

1. 传染源　本病是一种自然疫源性疾病,主要传染源为哺乳动物。我国以黑线姬鼠、大林姬鼠、黄鼠、褐家鼠等为主,此外鹿、兔等哺乳动物和多种鸟类为本病的储存宿主,是硬蜱最主要的宿主。

2. 传播途径　硬蜱为主要传播媒介,蜱叮咬宿主时可通过带菌的肠内容物反流、唾液或粪便传播病原体。本病也可能由其他节肢动物或昆虫传播。

3. 易感人群　人群普遍易感,居住于森林地带和乡村者更易发病。发病常与旅行、野营、狩猎有关。

4. 流行特征　莱姆病在全世界广泛分布,但主要集中在北半球。我国感染率较高的地区主要集中在东北地区、内蒙古地区、新疆中部和甘肃等地,其他地区如云贵高原、浙江和福建等地也有莱姆病病例报道。虽全年3—12月份均可发病,但发病率主要与蜱的季节性活动有关。

【发病机制与病理】

1. 发病机制　目前尚不清楚,但已知细胞因子在发病机制中起到重要作用,伯氏疏螺旋体的脂多糖刺激巨噬细胞产生多种细胞因子,包括白细胞介素-1、白细胞介素-6和肿瘤坏死因子-α等,启动炎症过程,导致莱姆病及其并发症,引起如关节、心脏、神经和皮肤损伤。

2. 病理改变　莱姆病皮肤的红斑组织病理学显示,周围皮肤有浅表和深部血管周围淋巴细胞浸润。莱姆病关节型患者的关节液中出现细胞增多、免疫复合物阳性,滑膜可见化脓性炎症现象。莱姆病神经根炎患者脑脊液中单核细胞数增多,主要是 T 淋巴细胞、浆细胞和 IgM-B 细胞。心脏受累的患者心内膜活检显示,心肌血管周围有大量淋巴细胞浸润。

【临床表现】

潜伏期 3～32 d,平均为 7～9 d。莱姆病临床表现复杂,主要特征为游走性红斑(erythema migrans,EM),通常将游走性红斑及相关症状,称为第 1 期(局部皮肤损害期);数周至数月后出现的神经、心脏异常,骨骼肌肉症状或周期性关节损害,称为第 2 期(早期播散性感染);数月至数年后表现为慢性的皮肤、神经系统、关节受累,称为第 3 期(晚期持续性感染)。

1. 典型的皮肤损害　游走性红斑最为常见,具有重要的诊断价值。开始时是一个红色斑疹或丘疹;后逐渐扩大形成一片大的圆形皮损,外缘有鲜红边界,中央呈退行性病变,红环皮损内又形成几圈新的环状红圈,呈靶形。其他皮肤表现还包括莱姆淋巴细胞瘤和慢性萎缩性肢端皮炎。

2. 神经系统表现　主要指神经系统的实质性损害,以脑膜炎、脑炎、颅神经炎及神经根神经炎最常见。莱姆病的周围神经系统病变主要包括颅神经病变、神经根神经炎等,中枢神经系统受累包括脑膜炎、脑炎、脊髓炎等。

3. 心脏表现　早期播散性莱姆病可出现心脏受累,包括房室传导异常、心肌炎、心包炎等,临床可无症状或表现为心悸、呼吸急促、胸痛、晕厥等。

4. 关节表现　莱姆病关节炎通常为莱姆病的晚期表现,以膝关节受累最多,次为肩、肘、踝、髋及颞下颌关节,偶见指、趾关节受累,表现为反复发作的单关节炎,出现关节和肌肉僵硬、疼痛、活动受限等。

5. 其他　部分患者早期有肝炎样症状与体征,少数患者有弥漫性腹痛、腹泻、脾大、眶周水肿、虹膜炎、角膜炎及睾丸肿痛等表现。莱姆病可通过母婴传播引起先天性感染,导致婴儿出现并指(趾)畸形、中枢性失明、先天性心脏病、死胎、早产等不良结局。

【实验室检查】

外周血常规白细胞计数基本正常,血沉轻度增快。神经系统累及的患者中,脑脊液可见细胞数、蛋白正常,糖正常或稍低。ELISA 检测血清或脑脊液中的特异性抗体,该方法特异性不高,主要用于筛查。病原体直接检测可将疑似莱姆病患者受损组织切片或体液标本镜下暗视野观察有时可见典型螺旋体;或用特殊培养基可分离伯氏疏螺旋体,可以作为确诊莱姆病的直接依据。但伯氏疏螺旋体生长缓慢,操作周期长,培养阳性率低,目前未应用于常规的临床诊断。PCR 技术是莱姆病的分子水平检测技术,可取患者感染的皮肤组织、体液标本、关节组织等标本进行检测。

【诊断与鉴别诊断】

1. 诊断　莱姆病主要靠流行病学资料、临床表现、实验室检查进行诊断:①流行病学资料:生活在流行区或数月内曾到过流行区,或有蜱虫叮咬史。②临床表现:疾病早期出现游走性红斑具有非常重要的诊断价值。在游走性红斑后出现神经系统、心脏的病变以及关节炎等症状。③实验室检查：血液或体液标本直接检测到伯氏疏螺旋体或检测出特异性抗体可以确诊。

2. 鉴别诊断　本病临床表现复杂，病变常累及多系统，需与下列疾病鉴别。

(1) 鼠咬热：发热、斑疹、多发性关节炎、心脏受累等临床表现与本病相似，但都有鼠或其他动物咬伤史，血培养小螺菌或念珠状链杆菌阳性，并可检出特异性抗体可以与本病鉴别。

(2) 恙虫病：发热、淋巴结肿大等临床表现与本病相似，但可见恙螨叮咬处皮肤焦痂、溃疡、周围有红晕等特征性表现；进行血清学检测可帮助鉴别。

(3) 风湿病：发热、环形红斑、关节炎及心脏受累等与本病相似，但抗溶血性链球菌O抗体、自身免疫性抗体等可帮助鉴别。

此外，本病还应与病毒性脑炎、脑膜炎、神经炎及皮肤真菌感染等疾病鉴别。同时，也要注意排除下列疾病可引起伯氏疏螺旋体血清抗体检测出现假阳性的情况，如水痘-带状疱疹病毒、EB病毒、巨细胞病毒、单纯疱疹病毒Ⅱ型、梅毒螺旋体等感染及其他自身免疫性疾病。

【治疗】

(1) 病原治疗：尽早使用抗生素治疗是最主要的措施，蜱叮咬后可以用多西环素单剂预防性治疗。处于疾病不同时期抗菌药物的选择与疗程略有不同。早期出现游走性红斑、关节炎或者单纯性面神经瘫痪患者可以口服多西环素、阿莫西林或者第2代头孢菌素类抗生素2~4周。出现心脏、中枢神经系统累及或者复治的关节炎患者可采用头孢曲松或者头孢噻肟等第3代头孢菌素类抗生素静脉给药，疗程2~4周。

(2) 对症治疗：患者应卧床休息，维持热量及水电解质平衡。发热、皮损部位疼痛者，给予解热止痛剂治疗。

【预后】

大部分莱姆病患者经治疗后预后良好。

【预防】

莱姆病的预防应采用环境防护、个体防护和预防治疗相结合的综合措施。应加强卫生宣传教育，搞好环境卫生，防止蜱类滋生。进入森林、草地等疫区的人员要做好个人防护，裸露部位可涂防蚊液或全身喷洒驱蜱剂，防止蜱虫叮咬。

（张文宏）

主要参考文献

1. 王侠生，廖康煌. 杨国亮皮肤病学[M]. 上海：上海科技文献出版社，2005.

2. 中国疾病预防控制中心性病控制中心，中华医学会皮肤性病学会分会性病学组，中国医师协会皮肤科医师分会性病亚专业委员会. 梅毒、淋病、生殖器疱疹、生殖道沙眼衣原体感染诊疗指南(2014)[J]. 中华皮肤科杂志. 2014,47(5)：365-367.

3. 龚向东，岳晓丽，滕菲，等. 2000—2013年中国梅毒流行特征与趋势分析[J]. 中华皮肤杂志,2014,47(5)：310-315.

4. 雷秉钧. 钩端螺旋体病[M]//翁心华,张婴元. 传染病学. 4 版. 上海：复旦大学出版社,2009,226-231.

5. Andreas Schönfeld，B. Jensen，H. M. Orth，et al. Severe pulmonary haemorrhage syndrome in leptospirosis in a returning traveller [J]. Infection，2019,47(1)：125-128.

6. Fang LQ，Liu K，Li XL，et al. Emerging tick-borne infections in mainland China：an increasing public health threat [J]. Lancet Infect Dis，2015，15(12)：1467-1479.

7. Ghanem KG. Management of Adult Syphilis：Key Questions to Inform the 2015 Centers for Disease Control and Prevention Sexually Transmitted Diseases Treatment Guidelines [J]. Clin Infect Dis，2015 Dec 15;61 Suppl 8；S818-836.

8. Nurul Munirah Abdullah，Wan Mohd Zahiruddin Wan Mohammad，et al. Leptospirosis and its prevention：knowledge，attitudeand practice of urban community in Selangor，Malaysia [J]. BMC Public Health，2019(19)：628.

9. Stanek G，Wormser GP，Gray J，et al. Lyme borreliosis [J]. Lancet，2012,379(9814)：461-473.

10. Workowski KA，Bolan GA. Centers for Disease Control and Prevention. Sexually transmitted diseases treatment guidelines，2015[J]. MMWR Recomm Rep，2015，64(RR-03)：1-137.

第九章 真菌性疾病

第一节 念珠菌病

念珠菌病(candidiasis)是念珠菌属所引起的感染,通常累及皮肤、黏膜,亦可累及内脏等各个系统和器官。

【病原学】

念珠菌广泛存在于自然界,为条件致病真菌。临床上以白念珠菌(*Candida albicans*)最为常见,而非白念珠菌致病菌种多达 16 种以上,其中以热带念珠菌(*C. tropicalis*)、光滑念珠菌(*C. glabrata*)、近平滑念珠菌(*C. parapsilosis*)和克柔念珠菌(*C. krusei*)较为常见。念珠菌在血琼脂及沙氏琼脂上生长良好,最适温度为 25~37℃。白念珠菌以出芽方式繁殖,产生芽生孢子,多数芽生孢子延伸后,不与母细胞脱离,形成假菌丝,也可见真菌丝,但光滑念珠菌不形成假菌丝和菌丝。近年临床分离的念珠菌属中白念珠菌所占比例呈下降趋势。在中国真菌病监测网 2009—2014 年数据显示,自血培养标本分离的念珠菌中白念珠菌、近平滑念珠菌、热带念珠菌和光滑念珠菌分别占32.3%、28.9%、17.5% 和 11.5%。

【流行病学】

1. 传染源　感染患者和带菌者均为传染源。

2. 传播途径　主要为内源性,如定植于消化道的念珠菌可播散至全身各部位而导致感染;其次也可在人与人之间传播,如新生儿鹅口疮经由母亲阴道获得;尚可自医院环境获得,如通过静脉导管等传播。

3. 易感人群　侵袭性念珠菌病的主要危险因素包括念珠菌定植、接受广谱抗菌药物治疗、使用中央静脉导管、全胃肠外营养、胃肠道手术、中性粒细胞减少、糖皮质激素应用和 HIV 感染等。

【发病机制与病理】

感染的发生取决于病原体、宿主及环境多种因素相互作用的结果。念珠菌菌体黏附在宿主上皮细胞上,随后产生芽管进入细胞内,芽管延长形成菌丝,同时释放多种因子、念珠菌毒素和蛋白酶等引起组织损伤。宿主因素包括皮肤黏膜屏障是否完整有效。烧伤、大面积创伤、皮肤黏膜局部环境的改变特别是 pH 的变化、外界各种理化因子的刺激都可破坏皮肤黏膜的屏障作用。使用糖皮质激素、广谱抗菌药物引起的菌群失调,应用免疫抑制剂、放化疗、恶性肿瘤等所引起的机体免疫功能损伤增加了患者对念珠菌的易感性。

组织病理改变可呈炎症性、化脓性或肉芽肿性。食管和小肠可有溃疡形成,心瓣膜可表现为增殖性改变,急性播散性病例常形成微脓肿和小脓肿,脓肿内可见芽胞和菌丝,其外有中性粒细胞和组织细胞浸润。

【临床表现】

念珠菌感染可侵犯人体几乎所有的组织和器官。现主要介绍黏膜和系统性念珠菌病。

1. 黏膜念珠菌病

(1)口咽部念珠菌病:患者可自觉疼痛和吞咽困难。常见于舌、软腭、颊、咽等部位黏膜表面,可见灰白色假膜覆盖,边缘清楚有红晕,严重者可产生局部溃疡或坏死。

(2)食管念珠菌病:表现为吞咽困难、胸骨后灼痛感。镜检可见黏膜上白色斑块及广泛炎症。

(3)生殖道念珠菌病:外阴部红肿、烧灼感和剧烈瘙痒。阴道分泌物增多,典型者伴有豆渣样白色小块。体检可见为阴道壁充血水肿,阴道黏膜表面覆盖有灰白色假膜。累及外阴时可见红斑、糜烂、溃疡和皲裂。

(4)泌尿道念珠菌病:念珠菌性膀胱炎症状与细菌性膀胱炎相似,可出现尿频、尿痛、尿急及血尿等。尿常规检查可见白细胞增多。膀胱镜检可见膀胱壁上白色假膜,除去后易出血。累及肾脏时可出现发热、寒战、腰痛和腹痛,常导致肾脓肿形成或因菌块阻塞导致肾盂积水。

2. 系统性念珠菌病

(1)念珠菌血症:血培养一次或数次念珠菌阳性,早期全身毒血症症状较轻,临床症状、体征无特异性,易被原发基础疾病及伴发的其他感染表现所掩盖,严重者可发生多器官功能障碍或衰竭,甚至感染性休克。本菌感染高危患者后易播散至患者全身各器官,导致多种病变,如感染性心内膜炎、内源性眼内炎、骨髓炎、肝脾脓肿等。

(2)慢性播散性念珠菌病:又称肝脾念珠菌病。患者肝脾肿大,自觉腹痛。血碱性磷酸酶可明显升高,其余肝功能指标正常或轻度异常。CT、MRI或超声检查可见肝脏和(或)脾脏中有小的、周边分布的、靶状脓肿(又称"牛眼征")。

(3)下呼吸道念珠菌病:原发性支气管和肺念珠菌病罕见。肺念珠菌病多为血行播散性念珠菌病累及肺部的表现。

(4)念珠菌关节炎或骨髓炎:念珠菌骨髓炎好发于腰椎和肋骨,临床表现与细菌性骨髓炎相似,表现为局部疼痛,可形成瘘管,有溶骨现象,但常无发热。念珠菌关节炎可见于关节治疗术后如关节内注射或人工关节植入手术等,但多为播散性念珠菌病的血行播散,临床表现同急性细菌性关节炎。

(5)腹腔念珠菌感染:本病临床表现无特异性,常有弥漫性(局灶性)腹膜炎的症状或体征,常与细菌混合感染,可伴有全身毒血症症状。一般见于胃肠道手术和腹腔脏器穿孔患者,感染多局限于腹腔。慢性腹膜透析患者播散者极少。

(6)念珠菌心内膜炎:起病突然或隐匿。有发热、食欲减退、乏力和体重下降、贫血等临床表现。50%～90%的患者出现心脏病理性杂音,30%～50%的患者脾脏肿大。

(7) 念珠菌脑膜炎:临床表现与细菌性脑膜炎相似,有脑膜刺激征,但视乳头水肿及颅压增高症状略轻。

(8) 念珠菌性眼内炎:可通过血行播散或手术时直接接种感染。表现为视力模糊、漂浮盲点和眼痛。视网膜检查见源于脉络膜视网膜的眼内白色棉花球样损害,且进展迅速,可累及玻璃体。

【实验室检查】

1. 直接镜检　可直接镜检标本包括无菌体液、痰、尿、分泌物等标本。查见卵圆形芽胞或孢子、假菌丝或菌丝往往提示念珠菌,而真菌荧光染色可以提高检测阳性率。标本直接镜检阳性对于无菌体液及组织标本具有诊断意义,直接镜检阴性不能完全除外念珠菌病。

2. 真菌培养　无菌部位所取标本如血液、脑脊液、活检组织等培养阳性有诊断意义。开放部位所取标本如痰,支气管、肺泡灌洗液等培养阳性应结合直接镜检结果判断。若两者皆阳性,提示念珠菌可能为致病菌。

3. 组织病理检查　深部念珠菌病的组织反应不具特征性。正常无菌部位组织病理显微镜检有典型念珠菌假菌丝及芽胞,培养呈阳性者可确诊为侵袭性念珠菌病。

4. $1,3-\beta-D-$葡聚糖试验　血清 $1,3-\beta-D-$葡聚糖检测(G试验)为诊断念珠菌病的辅助指标之一,阴性预测值高(约90%)。假阳性见于输注白蛋白或球蛋白、血液透析、输注多糖类药物等。

5. 其他方法　二代测序技术可以直接检测临床标本,但其结果解释及诊断价值评估需结合临床谨慎进行。T2 Candida Panel 可快速(4.4±1 h)直接检测血液标本中的常见念珠菌。

【诊断】

根据患者有否宿主高危因素、临床表现和真菌学依据,进行分层诊断:①拟诊(possible):同时具有宿主危险因素和临床特征者;②临床诊断(probable):拟诊基础上兼有微生物学非确诊检查结果阳性;③确诊(proven):临床诊断基础上无菌体液或组织标本真菌培养为念珠菌和(或)组织病理见侵袭性念珠菌病特征性改变。

【治疗】

对病原菌已明确的确诊和临床诊断病例,可进行针对病原菌的抗真菌治疗;对拟诊侵袭性念珠菌病病例可予以经验治疗;对具有侵袭性真菌病(invasive fungal infection,IFD)高危因素的患者,若有迹象提示 IFD 存在时,可予先发治疗。

1. 黏膜念珠菌病

(1) 口咽部念珠菌病:对于轻症患者予以克霉唑锭剂或咪康唑口腔黏膜黏附片,备选方案为制霉菌素混悬液或制霉菌素锭剂,疗程均为 7～14 d。中重度感染患者,应口服氟康唑,疗程 7～14 d。对氟康唑治疗后复发病例,可予伊曲康唑口服液或泊沙康唑混悬液,疗程 28 d;次选口服伏立康唑或两性霉素 B 脱氧胆酸盐口服混悬液,亦可选用静脉滴注棘白菌素类或两性霉素 B 脱氧胆酸盐注射剂。

（2）食管念珠菌病：首选口服氟康唑，无法耐受口服治疗者，静脉滴注氟康唑或棘白菌素类注射剂，次选方案是两性霉素 B 脱氧胆酸盐。氟康唑治疗后复发的病例，可予伊曲康唑口服液，或予伏立康唑口服制剂或注射剂；次选棘白菌素类或两性霉素 B 脱氧胆酸盐。疗程均为 14～21 d，亦可用泊沙康唑混悬液或泊沙康唑缓释片剂。必要时，对于复发性感染病例应予以氟康唑长期抑制治疗。

（3）阴道念珠菌病：单纯性念珠菌阴道炎的治疗，局部抗真菌药物是最佳选择，次选单剂氟康唑口服。对于严重的急性外阴阴道炎，推荐氟康唑口服。对光滑念珠菌外阴阴道炎，选用硼酸明胶胶囊经阴道局部给药或制霉菌素阴道栓剂，疗程 14 d。复发性念珠菌阴道炎，先局部或口服氟康唑治疗 10～14 d，然后氟康唑每周 1 次，治疗 6个月。

（4）泌尿系统念珠菌病：无症状念珠菌菌尿患者一般不需治疗，治疗指征：有症状者、粒细胞缺乏者、低出生体重患儿、肾移植受者、进行泌尿系统操作者等。膀胱炎和肾盂肾炎的治疗可选用（氟康唑或两性霉素 B）±氟胞嘧啶。

2. 系统性念珠菌病

（1）念珠菌血症：①非粒细胞缺乏患者：首选棘白菌素类药物，次选两性霉素 B 脂制剂。氟康唑可作为备选方案，但限于非危重患者和氟康唑敏感念珠菌感染患者或降阶梯治疗。对于无明显迁徙病灶者建议疗程为用药至念珠菌从血液清除并且念珠菌血症临床症状缓解后 2 周。②粒细胞缺乏患者：首选棘白菌素类药物，次选两性霉素 B 脂制剂。氟康唑可作为非危重症和无唑类暴露患者的备选方案，或用于降阶梯治疗。对于无明显迁徙病灶者建议疗程为用药至念珠菌从血液清除并且念珠菌血症临床症状缓解后最短 2 周。③新生儿：首选两性霉素 B 脱氧胆酸盐。对未接受过氟康唑预防的患者，氟康唑为备选方案。④对于确诊的导管相关性念珠菌血症，一定要拔除或置换深静脉导管。对于非粒细胞缺乏患者，当疑及导管所致念珠菌血症时，也应尽早拔除导管；而对于粒细胞缺乏且未确定导管相关性感染的恶性血液病患者，也可考虑拔除导管。当导管不能拔除或置换时，建议首选棘白菌素类药物或两性霉素 B 脂质体，因两者均对生物膜有较强抗真菌活性。

（2）慢性播散性（肝脾）念珠菌病：初始治疗选用两性霉素 B 含脂制剂或棘白菌素类药物数周后改口服氟康唑，主要用于对氟康唑敏感的念珠菌感染患者。治疗应持续到影像学病变吸收，通常需要数月。

（3）念珠菌关节炎：氟康唑 6 周或棘白菌素类药物 2 周，继以氟康唑至少 4 周。备选方案为两性霉素 B 含脂制剂，治疗 2 周后改氟康唑，治疗至少 4 周。对所有化脓性念珠菌关节炎病例建议进行外科处理。

（4）腹腔内念珠菌感染：对胃肠道手术时放置的腹腔引流管内念珠菌阳性者并不宜予抗真菌治疗，但对有腹腔内感染临床证据及有念珠菌感染高危因素的患者，包括最近腹部手术、吻合口漏或坏死性胰腺炎的患者，应考虑经验性抗真菌治疗。抗真菌治疗的选择同念珠菌血症或 ICU 非粒细胞缺乏患者的经验性治疗。

（5）念珠菌心内膜炎：自身瓣膜心内膜炎的初始治疗：建议两性霉素 B 含脂制剂±

氟胞嘧啶,或大剂量棘白菌素类药物。降阶梯治疗可根据药敏选用氟康唑或伏立康唑或泊沙康唑片剂。推荐行瓣膜置换术;术后抗真菌治疗至少 6 周以上,对于存在瓣周脓肿或其他并发症的患者抗真菌治疗时间需更长。人工瓣膜心内膜炎治疗同自身瓣膜心内膜炎,可用氟康唑长期治疗预防复发。

(6)念珠菌脑膜炎:推荐两性霉素 B 含脂制剂±氟胞嘧啶。降阶梯治疗推荐氟康唑。治疗应持续到所有的症状、体征、脑脊液异常和影像学异常恢复。若可行,建议取出感染的中枢神经系统内置物。

(7)念珠菌眼内炎:所有念珠菌血症患者均应由眼科医生做视网膜检查,需要确定非粒细胞缺乏患者在治疗的第 1 周是否发生眼内炎;对于粒细胞缺乏的患者,建议推迟到粒细胞恢复后再进行眼底检查。由眼科和感染科医师联合做出抗真菌治疗和外科干预决策。若敏感,可选用氟康唑或伏立康唑;若耐药,可选用两性霉素 B 含脂制剂静脉滴注±氟胞嘧啶,可考虑玻璃体内注射两性霉素 B 脱氧胆酸盐或伏立康唑。

【预后】

侵袭性念珠菌病对患者的预后影响显著,美国报道侵袭性念珠菌病的病死率为每年0.4/10 万,其归因病死率成人为 15%～25%,新生儿和儿童为 10%～15%。

【预防】

大多数医疗机构对于异基因造血干细胞移植受者、高危实体器官移植受者采取氟康唑预防治疗。对于中性粒细胞减少症患者的预防措施,不同医疗机构则有很大差异,应用的药物包括氟康唑、两性霉素 B、卡泊芬净或泊沙康唑等。

(黄海辉)

第二节　曲　霉　病

曲霉病(aspergillosis)是由各种曲霉所致,可侵犯皮肤、黏膜、肺、脑、眼等全身各部位,但以肺和鼻窦最为常见。其中,侵袭性曲霉病好发于免疫功能低下患者,病情严重,病死率高,而早期诊断和积极治疗可显著降低病死率。

【病原学】

曲霉属($Aspergillus$ spp.)是一类腐生丝状真菌,广泛存在于自然环境中,易在土壤、水、食物、植物和空气中生存。属于半知菌亚门-丝孢菌纲-丝孢菌目-丛梗孢科中的曲霉属菌种仅有无性期;属于子囊菌亚门-不整子囊菌纲-散囊菌目-散囊菌科中的曲霉属菌种存在有性期。目前已知曲霉属有近 200 种菌种,其中致病性曲霉至少有 30 余种,常见的临床菌株主要为烟曲霉、土曲霉、黄曲霉和黑曲霉等。曲霉特征性结构为分生孢子头和足细胞,前者包括分生孢梗茎、顶囊、瓶梗、梗基和分生孢子,后者为转化的厚壁、膨化菌丝细胞。分生孢子可大量释放到空气中,孢子直径为 2～10 μm,容易悬浮在空气中并存活很长时间。

曲霉最适生长温度为 25～30℃,而致病性曲霉能在 35～37℃生长,烟曲霉耐热性更高,在 40～50℃也能生长,多数致病性曲霉繁殖力强,培养仅需 36～48 h,少数菌种则需数日或数周。在培养基中均形成丝状菌落,菌落和分生孢子的形态、颜色以及有性孢子的形态各不相同,常以此进行菌种鉴定。

【流行病学】

人群普遍易感,可发生于任何年龄,尤以农民、建筑工人、园艺工人及免疫功能低下患者多见。随着干细胞移植、实体器官移植、肿瘤化疗、大剂量广谱抗菌药物的长期应用,以及糖皮质激素、免疫抑制剂的广泛应用等因素的增加,侵袭性曲霉病的发病率和病死率均显著上升。近年来慢性肺曲霉病也有明显增多,尤其是在亚洲地区。

【发病机制与病理】

曲霉为条件致病菌,其分生孢子进入呼吸道后,可引起局部致病,并侵入肺泡,形成各型呼吸系统曲霉病。曲霉主要有 2 种致病方式:①变应性疾病如变应性支气管肺曲霉病、变应性鼻-鼻窦曲霉病等,当具有特异性变应性体质的个体,暴露于存在曲霉的外部环境中,曲霉抗原刺激机体产生 IgE 介导的 Ⅰ 型和 IgG 介导的 Ⅲ 型变态反应,引起大量嗜酸性粒细胞聚集并释放炎症介质,鼻窦和气道黏膜水肿,窦腔内变应性黏蛋白逐渐增多、扩张,可压迫、破坏骨质;气道黏膜受损,黏液产生过多,导致黏液嵌塞,中心性支气管扩张等。②侵袭性疾病如侵袭性肺曲霉病、侵袭性鼻-鼻窦曲霉病等,由于皮肤、黏膜等完整的防御屏障受损,和(或)机体免疫功能低下,尤其是中性粒细胞缺乏和吞噬细胞功能减退,导致吸入的曲霉孢子和菌丝不能被杀灭而发生侵袭性病变。曲霉及其在体内外生长繁殖过程中产生的多种代谢产物,如黏帚霉毒素、烟曲霉素和烟曲霉酸等均具致病性,能增强曲霉的识别、黏附和穿透组织功能,降低呼吸道黏膜纤毛运动,并损害其上皮细胞;还通过非特异性抑制单核-吞噬细胞的吞噬、杀菌功能,降低调理作用来逃避宿主的防御系统,有利于曲霉的繁殖和侵袭。侵入组织的菌丝具有嗜血管特性,导致血管栓塞和组织梗死,进一步通过血行播散至全身各器官,如脑、心脏、肾脏和骨骼等。

组织病理特点:急性侵袭性病变以凝固性坏死和血管炎性改变为主,慢性侵袭性病变则以慢性化脓性炎症及肉芽肿反应为主,可见菌丝,肉芽肿无干酪样坏死,多核巨细胞中见变性菌丝。变应性病变以变应性黏蛋白为其特征,并见大量嗜酸性粒细胞和Charcot-Leyden 结晶,菌丝散布于黏蛋白周围。

【临床表现】

1. 肺曲霉病

(1) 侵袭性肺曲霉病:好发于免疫功能严重低下患者,常急性或亚急性起病,有发热、咳嗽、咳黏白痰或黄脓痰、胸痛、呼吸困难、咯血,控制不佳可迅速发生呼吸衰竭,亦可播散至肺外各组织器官,病死率极高。

(2) 慢性肺曲霉病:患者常有肺结核等慢性肺部基础疾病,免疫功能正常或轻度低下,病程进展缓慢,通常 3 个月以上。临床类型主要包括以下 4 种类型,并可多种类型并存。

1) 肺曲霉球:发生于已有肺空腔病变内,如肺结核或癌性空腔等。多为单个曲霉球,寄殖空腔内数月或数年无明显症状,偶有咯血,严重者会大咯血。

2）慢性空腔性肺曲霉病：临床表现无特异性,轻重不一,可伴有发热、体重下降、乏力、慢性咳嗽、咯血、气促。早期肺内并无空腔性病变,以后可逐渐形成单个或多发空腔,约半数患者可有曲霉球。未经治疗空腔会逐渐增大或形成新的空腔。

3）慢性纤维化性肺曲霉病：常发生在慢性空腔性肺曲霉病基础上,肺组织广泛纤维化,影像学显示单侧或双侧毛玻璃样改变。肺功能显著下降,多数患者在休息时仍有低氧血症,需长期供氧。

4）曲霉结节：少见,单个或多个结节,直径<3 cm,可有空洞,但无侵袭性。

（3）变应性支气管肺曲霉病：临床表现缺乏特异性,常有咳嗽、咳棕褐色黏冻样痰、哮喘,偶有咯血,肺部可闻及湿性啰音或哮鸣音,晚期可见口唇发绀和杵状指。胸部 CT 常见反复出现的肺部阴影,伴指套样支气管扩张。

2. 鼻-鼻窦曲霉病

（1）急性侵袭性鼻-鼻窦曲霉病：主要见于异基因造血干细胞移植等极度免疫功能低下患者。急性起病,常有发热、流涕、头面部肿痛,30%～50%患者出现硬腭和鼻甲坏死性损害,向上蔓延至眼眶,累及眼球,导致突眼、视力丧失,并可进入脑内,迅速昏迷。向外可造成面组织的毁形性破坏,临床酷似鼻毛霉病。

（2）慢性侵袭性鼻-鼻窦曲霉病：多见于免疫功能正常或轻度低下患者,病变进展缓慢。早期症状类似于慢性鼻-鼻窦炎,常伴有单侧面部不适、头痛等,数月或数年后才出现严重侵袭性病变,并可侵犯眼眶和颅脑。

（3）肉芽肿型侵袭性鼻-鼻窦曲霉病：与慢性侵袭性鼻-鼻窦曲霉临床表现非常相似,主要差别在于组织病理可见肉芽肿性慢性炎症改变。

（4）变应性鼻-鼻窦曲霉病：好发于具有特异性变应性体质的青壮年,常有反复发作的鼻窦炎、鼻息肉或哮喘史。通常间歇性单侧或双侧鼻塞、头痛;鼻腔、鼻窦内见黄绿色、极其黏稠的分泌物,真菌涂片或培养阳性。CT 检查示鼻窦中央密度增高影。病变累及眼眶出现突眼症状,累及颅脑引起相应定位体征。

3. 其他

（1）脑曲霉病：主要经鼻-鼻窦曲霉病直接蔓延、肺曲霉病血行播散所致,少数患者由颅脑外伤或手术直接侵入所致,形成脑膜炎、脑炎、脑脓肿等临床类型,主要有头痛、癫痫发作、偏瘫或意识障碍等表现,约 1/4 患者可迅速深昏迷。

（2）曲霉感染性心内膜炎：病死率极高。常以发热为首发症状,由于曲霉多累及主动脉瓣和二尖瓣,赘生物通常大而质脆,故大多数患者会出现大动脉栓塞,包括肺、脑、肾等脏器的血管栓塞。心脏超声检查有助于早期发现。

（3）皮肤、外耳道、眼、肝、骨骼等曲霉病：既可原发,也可为全身播散性感染的一部分,可有局部感染症状、体征,但无特异性,确诊有赖于组织病理学或组织培养。

【实验室检查】

1. 一般检查　外周血白细胞总数和中性分类可轻度或明显增多,嗜酸性粒细胞数增多和血清总 IgE 水平升高是诊断变应性支气管肺曲霉病的重要依据。

2. 真菌学检查

(1) 直接镜检：取痰、脓液、支气管肺泡灌洗液、病灶穿刺或活体检测组织病理切片镜检，可见曲霉45°分枝的无色分隔菌丝。

(2) 真菌培养：室温沙氏培养基上菌落生长快，毛状，有黄绿色、黑色、棕色等。镜下可见分生孢子头和足细胞等曲霉特征性结构。支气管肺泡灌洗液真菌培养有助于诊断，病灶组织或无菌体液培养阳性有助于确诊。

(3) 血清学检测：

1) 曲霉特异性抗原检测：曲霉特异性半乳甘露聚糖(galactomannan，GM)检测，简称GM试验，已成为侵袭性曲霉病临床诊断的重要依据，每周2次动态监测还可作为疗效和预后评估的重要参数，可检测血清、支气管肺泡灌洗液、脑脊液等临床标本，但应注意抗真菌药物的使用可降低其敏感性。

2) 曲霉特异性抗体检测：曲霉特异性IgE抗体检测主要用于变应性支气管肺曲霉病的诊断；曲霉特异性IgG抗体阳性是慢性肺曲霉病的重要诊断依据。

(4) 分子生物学检测：目前已在临床开展的病原体宏基因组学检测技术，可以直接检测临床标本，尤其是对一些病因不明的感染或已使用抗感染治疗后的患者。

【影像学检查】

1. 侵袭性肺曲霉病 晕征(halo sign)和空气新月征(air crescent sign)是胸部高分辨CT早期特征性改变。晕征在CT上表现为结节样改变，其周边见密度略低于结节，又高于肺实质的磨玻璃样改变。空气新月征是病程中病灶组织出血、梗死、液化、坏死组织经呼吸道排出体外，而形成的新月形空腔。由于接合菌、军团菌、巨细胞病毒感染，以及卡波西肉瘤等也有类似特征性改变，故进一步支气管镜或穿刺活检等检查有助于确诊。

2. 慢性肺曲霉病 肺曲霉球可见肺内空腔含致密团块状阴影，可随体位的改变而变动；慢性空腔性肺曲霉病肺内可见多个空腔，空腔周围组织炎性浸润和局部胸膜增厚常见。

3. 变应性支气管肺曲霉病 影像学可见一过性、反复游走性、指套样黏液嵌塞、支气管扩张、小叶中心性结节等表现。

【诊断与鉴别诊断】

1. 侵袭性肺曲霉病 根据宿主高危因素(如持续粒细胞缺乏、实体器官移植等)、临床症状、体征，结合痰、支气管肺泡灌洗液等标本真菌涂片、培养，血清或支气管肺泡灌洗液曲霉特异性抗原检测结果，以及影像学特征性改变(晕征、空气新月征)进行综合判断，还需与肺部细菌、结核或其他真菌感染，以及恶性肿瘤等相鉴别，条件许可尽可能行病灶组织病理和培养来确诊。

2. 慢性肺曲霉病 慢性肺曲霉病的进展缓慢，病程至少3个月以上，影像学具有一定特征性，痰培养可分离到曲霉，或血清曲霉特异性IgG抗体阳性有助于诊断。

3. 变应性支气管肺曲霉病 有哮喘、支气管扩张、慢性阻塞性肺气肿等相关疾病，同时血清总IgE水平高于$1\,kU/ml$，烟曲霉特异性IgE水平高于$0.35\,kU/L$，以及血嗜酸性粒细胞含量>$0.5×10^9$/L,或影像学有其特征性肺部阴影,或血清烟曲霉特异 IgG 抗体阳性。

【并发症】

侵袭性肺曲霉病可并发大咯血、呼吸衰竭,还可播散至全身各脏器,尤其是中枢神经系统,病死率极高。慢性肺曲霉病进展缓慢,但最终可发生大咯血、肺纤维化、肺功能显著降低,导致呼吸衰竭。

【治疗】

1. 侵袭性肺曲霉病

(1)预防治疗:主要适用于极其高危患者,由于一旦发生感染,病死率极高,而早期诊断又非常困难,预防用药能大大降低患病率和病死率,泊沙康唑首选。

(2)经验性治疗:对持续粒细胞缺乏、严重免疫缺陷等高危患者,出现不明原因发热,广谱抗菌药物治疗无效者,应高度怀疑真菌感染,在积极寻找病因的同时,采取经验性抗真菌药物治疗。

(3)诊断驱动治疗:是指高危患者分泌物或体液曲霉涂片、培养阳性,或血、支气管肺泡灌洗液 GM 试验阳性,但尚无无菌体液或组织病理学确诊证据时所采取的治疗策略。

(4)确诊治疗:根据患者的机体免疫力、病情轻重、感染病原菌及其药物敏感性等因素来确立具体治疗方案,首选伏立康唑治疗。

2. 慢性肺曲霉病

(1)肺曲霉球:有症状者可抗真菌药物治疗,对于诊断不明确或治疗效果不佳者,可考虑手术治疗。

(2)慢性空腔性肺曲霉病:可选用伏立康唑、伊曲康唑、泊沙康唑长期治疗,效果不佳者给予卡泊芬净、米卡芬净、两性霉素 B 治疗。外科手术治疗因易引起严重并发症,不常规推荐,但对危及生命或严重咯血者主张支气管动脉栓塞术或其他手术治疗,术前、术后给予抗真菌治疗,以防胸膜曲霉病或支气管胸膜瘘等并发症发生。

(3)慢性纤维化性肺曲霉病治疗与慢性空腔性肺曲霉病治疗相似。

3. 变应性支气管肺曲霉病　伊曲康唑或伏立康唑口服抗真菌治疗 4~6 个月,同时可联合口服泼尼松 6 个月以上,抑制过度免疫反应,减轻肺损伤。

4. 鼻-鼻窦曲霉病　急性侵袭性鼻-鼻窦曲霉病应积极抗真菌治疗,条件许可时联合手术治疗。慢性侵袭性鼻-鼻窦曲霉病抗真菌治疗应 6 个月以上,并应用鼻内镜手术彻底清除所有坏死和肉芽组织。变应性鼻-鼻窦曲霉病应用鼻内镜术切除鼻息肉,彻底清除变应性黏蛋白和病变鼻窦黏膜,可联合抗真菌药物治疗。

5. 其他曲霉病　原则上需积极抗真菌药物治疗,如脑曲霉病首选伏立康唑药物治疗,并联合手术切除病灶或清除鼻窦等邻近部位的感染灶。曲霉感染性心内膜炎在积极抗真菌药物治疗的基础上,行心脏瓣膜置换术。肝曲霉病首选抗真菌药物内科保守治疗,手术治疗适合于肝内外胆管阻塞或内科保守治疗失败者。骨关节曲霉病抗真菌药物联合外科手术去除病灶疗效更佳。

【预防】

1. 控制传染源　加强医院感染管理,严格执行消毒隔离制度,以及规范无菌操作规程。尽可能减少灰尘飞扬,尤其是医院在装修和重建期间,应尽可能地减少施工对周围环境的污染。

2. 切断传播途径　保持室内清洁、干燥,定期更换枕头、被褥、衣裤,避免接触花卉、腐败的植物。

3. 保护易感人群　对于高危人群应减少空气中曲霉孢子的吸入,若不可避免,应戴好标准口罩。此外,对于免疫功能极度低下患者原发病的积极治疗,以及抗真菌药物的预防性应用也非常重要。

（朱利平）

第三节　隐球菌病

隐球菌病(cryptococcosis)是由隐球菌所致全身感染性疾病,好发于细胞免疫功能低下患者,主要侵犯中枢神经系统和肺脏,亦可侵犯皮肤、黏膜、骨骼及肝脏等组织、器官。多见于成年人,临床感染常呈亚急性或慢性过程。随着艾滋病的流行、免疫功能低下患者的显著增多,隐球菌病的发病率呈明显上升趋势,而早期诊断和积极治疗是关键。

【病原学】

隐球菌属($Cryptococcus$)至少有 30 多个种,其中具有致病性的绝大多数为新生隐球菌($C.neoformans$)和格特隐球菌($C.gattii$),其他种类隐球菌如罗伦特隐球菌、浅白隐球菌等偶有引起人类感染的报道,而我们通常所指隐球菌主要是新生隐球菌。隐球菌呈圆形或椭圆形,直径一般为 4~6 μm,个别可达 20 μm。能保留革兰染色,PAS 染色菌体呈红色,菌体被宽厚透明的荚膜所包裹,荚膜可比菌体大 1~3 倍,不形成菌丝和孢子,出芽繁殖。隐球菌在普通培养基生长良好,生长最适宜温度为 30℃左右,且能在37℃生长,而非致病性隐球菌在 37℃不能生长。能同化 D-葡萄糖、D-半乳糖等,而不能同化乳糖、蜜二糖。其氮源主要为含氮有机化合物,但不利用缬氨酸,也不能还原硝酸盐。隐球菌产生尿素酶,在隐球菌胞内有酚氧化酶,能作用于多巴、单酚或双酚化合物,产生黑色素,保护自身在宿主体内存活,并有致病性。

隐球菌荚膜的主要成分荚膜多糖是确定血清型特异性的抗原基础,并与其毒力、致病性以及免疫原性密切相关。根据隐球菌荚膜多糖的生化特性将其分为 2 个种和 4 个血清型:①新生隐球菌,包括 A、D 血清型;②格特隐球菌,包括 B、C 血清型。此外,隐球菌的基因型主要分为新生隐球菌Ⅰ、Ⅱ型、Ⅳ型、B 型和格特隐球菌Ⅰ、Ⅱ、Ⅲ、Ⅳ型。

【流行病学】

1. 传染源　鸽粪是新生隐球菌的重要传染源,鸽子是其携带者。其他禽类排泄物如鸡、鹦鹉、云雀等排泄物中亦可分离出隐球菌。桉树是格特隐球菌的主要传染源,树袋熊是其携带者。

2. 传播途径　隐球菌病主要是由呼吸道吸入,导致肺部感染,进而播散至全身。消化道、皮肤是引起感染的潜在入侵途径。一般认为人与人、人与动物之间并不直接传播。

3. 易感人群　人群普遍易感,但有一定自然免疫能力。而细胞免疫功能低下患者明显易感。

4. 流行特征　世界各地均有发生,在非洲和东南亚地区,隐球菌病仍然是艾滋病患者最常见的机会性感染。我国大部分省、市、自治区均有报道,南方多于北方,且呈逐年增多的趋势。本病男性患者居多,儿童相对少见。新生隐球菌呈全球性分布,以 A 型最为多见,艾滋病患者中的分离株绝大多数也为 A 型;格特隐球菌则相对少见,B 型主要分布在澳洲等热带、亚热带地区,C 型主要在北美国家。我国则以新生隐球菌 A 型为主。

【发病机制与病理】

隐球菌病的发病机制是多因素的,与病原菌的菌量、毒力以及机体免疫状态等因素密切相关。

1. 病原菌的致病性　隐球菌荚膜多糖是其最主要的致病因子,能抑制补体参与粒细胞的吞噬过程,削弱 T 细胞特异性抗隐球菌的免疫应答,从而使其能在体内存活,并具致病性。隐球菌可通过隐球菌酚氧化酶将人体内 L -多巴、多巴胺等酚化合物转化成黑色素,进一步通过其抗氧化作用来清除宿主效应细胞产生的毒性自由基,如超氧化物和其他氧化物,以保护隐球菌细胞免受攻击。研究表明黑色素缺乏株致病性明显低下,且易被宿主效应细胞所吞噬。新生隐球菌和格特隐球菌能在 37℃ 生长,而其他非致病性隐球菌在此温度下不能生长,亦被认为是其致病因素之一,但其具体致病机制研究尚少。而活性细胞外磷脂的致病性也很重要,实验表明大多数临床分离株均分泌具生物活性的细胞外磷脂,且认为它可破坏细胞膜及肺泡结构,使病原菌易于进入肺泡及脑组织中。由此可见,病原菌在发病机制中起着重要的致病作用。

2. 机体的免疫性　宿主特异性细胞免疫和体液免疫均可发挥抗隐球菌作用,当隐球菌侵入人体呼吸道后,在补体系统的调理,以及肿瘤坏死因子、白介素、干扰素等细胞因子的协同作用下,活化的吞噬细胞、中性粒细胞易于使隐球菌局限于肺部,并最终被吞噬和清除。人体中枢神经系统的星形胶质细胞是构成血脑屏障、脑-脑脊液屏障的重要组成部分。它在阻止隐球菌进入脑实质过程中起着关键作用,并能产生大量细胞因子和一氧化氮,抑制隐球菌的生长。同时,脑血管周围的小神经胶质细胞、吞噬细胞在防御中也起着重要作用,能阻止隐球菌播散至脑实质。

隐球菌具有嗜中枢神经系统特性,通过血行播散最易侵犯中枢神经系统,往往首先累及脑底池引起脑膜炎,然后经血管周围间隙扩散至脑实质引起脑膜脑炎;还可产生多发性小囊,内含大量酵母菌,称为假性囊肿,并进一步形成隐球菌肉芽肿。隐球菌易侵犯中枢神经系统的原因并不十分清楚,可能通过以下 3 种机制通过血脑屏障:①跨细胞膜转运机制:隐球菌黏附于脑微血管内皮细胞表面,通过诱导内皮细胞骨架重组,被内皮细胞内化并从内皮细胞对侧释放;②细胞旁扩散转运机制:隐球菌通过改变脑微血管内皮细胞之间的紧密连接,直接跨越血脑屏障进入中枢神经系统引起感染;③"特洛伊"木马机制:隐球菌被吞噬细胞吞噬后仍可存活,并以此为载体通过血脑屏障。

病变主要侵犯脑和脑(脊)膜,可见脑组织充血、水肿、脑梗塞,以及颅内肉芽肿、脑积水。肺部病变可见多数黄白色或灰白色结节,切面呈黏液胶冻状,可见肺泡扩张,中间充满了大量隐球菌。其他如肾脏病变在肾实质的表面可见散在的泡状突起,肾小球可见隐球菌。皮肤隐球菌病可出现胶质性和肉芽肿性皮损。

【临床表现】

1. 隐球菌脑膜炎　多见于成年人,起病隐匿,呈慢性或亚急性过程,少数免疫功能低下患者可急性起病,病死率高。绝大多数患者有头痛,甚至是最早或唯一症状,在确诊前1~20周(平均6周)出现。初起为间歇性,以后持续并进行性加重,后期头痛剧烈,难以忍受。常伴有发热,为艾滋病患者合并隐脑的早期表现。病程中部分患者可出现视物模糊、畏光、视力下降,甚至完全失明,可能与隐球菌导致视神经通道受损、视神经炎、视神经萎缩、脉络膜视网膜炎及颅内高压有关。除视神经外,其他颅神经也会受累,表现为复视、听力下降、偏瘫、共济失调、腱反射亢进或减弱,以及局灶性神经系统的定位体征等。此外,在治疗过程中部分患者会出现不同程度的免疫重建炎症综合征,即经抗真菌治疗病情缓解后再次出现临床症状、体征加重或恶化,但病原菌培养阴性,提示与免疫恢复过程中局部出现显著炎症反应而引起的免疫损伤有关,在艾滋病相关隐球菌脑膜炎患者中更为常见。隐球菌脑膜炎根据累及部位可分为3种临床类型:①脑膜炎型:临床最为常见,病变主要侵犯脑膜,脑脊液压力高,常规、生化检查异常,但脑膜刺激征不明显;②脑膜脑炎型:AIDS患者最为多见,除脑膜病变外,还有脑实质的损害,可出现相应部位受累的症状和体征;③肉芽肿型:相对少见,可因颅内肉芽肿压迫脑神经造成相应的神经系统受累症状和体征。

2. 肺隐球菌病　大多数患者临床表现轻微,且无特异性,如咳嗽、痰少,偶有咯血,可伴有低热、胸痛,无盗汗。个别严重者急性起病,呼吸困难,进展迅速,预后不佳。一些无症状者往往经肺部影像学检查发现,无特异性,可表现为单个、多发结节,团块影或空洞形成。部分患者表现为肺炎或支气管周围炎改变,少数患者表现为粟粒样改变。支气管炎或肺炎患者叩诊呈浊音,呼吸音低下。粟粒样改变者肺尖或肺底部可闻及湿性啰音、胸膜摩擦音。

3. 隐球菌血症　好发于免疫功能低下患者,常伴发隐球菌脑膜炎、肺隐球菌病或其他部位脓肿等,临床症状无特征性,体温可以正常,但病情较重,治疗疗程较长,确诊有赖于血培养阳性。故对于肺隐球菌病、隐球菌脑膜炎患者,无论有无发热,在治疗前均应行血培养;培养阳性患者要查找潜在免疫功能低下病因、局部感染灶及可能累及的器官。

4. 其他部位感染　皮肤、骨关节等全身各系统均可累及,但无临床特异性,主要依赖局部感染灶的组织病理、培养明确诊断。

【实验室检查】

1. 血常规检查　外周血白细胞数多数正常或轻度增多,隐球菌脑膜炎患者脑脊液压力明显增高,外观清澈、透明或微混,细胞数轻至中度增多,以单个核细胞增多为主。蛋白含量轻或中度升高,少数患者可以明显升高。糖含量显著下降,甚至为零。然而,艾滋病或严重免疫功能低下患者脑脊液常规、生化检查可以正常或仅轻度异常。

2. 真菌学检查

(1)直接镜检：脑脊液墨汁涂片镜检是隐球菌脑膜炎诊断最简便而又迅速的诊断方法，对于一些急性重症感染患者，外周血涂片、支气管肺泡灌洗液及骨髓涂片也可发现隐球菌。但由于技术原因，人工读片时易误诊，因此，该方法不能直接作为病原菌的确诊依据，应进一步鉴定。此外，活检组织病理切片镜检可获阳性结果。

(2)分离培养：培养仍然是确诊的"金标准"，需用时 2~5 d，由于脑脊液中隐球菌含量较少，因此，需多次培养以提高阳性率。由于隐球菌可以全身播散感染，因此，对疑诊或确诊隐球菌病患者，血液、支气管肺泡灌洗液、尿液和活体检测组织等可疑病灶标本分离培养具有重要的临床意义。

(3)免疫学检测方法：主要是检测隐球菌特异性荚膜多糖抗原。作为临床的常规诊断方法，免疫学检测包括乳胶凝集试验法、ELISA 和侧流免疫层析法，不仅能检测血清和脑脊液标本，还能检测支气管肺泡灌洗液、肺穿刺吸出物、以及尿液中的隐球菌抗原。其中侧流免疫层析法最简便、特异、快速，且在感染早期就能检测到抗原，尤其是检测脑脊液的敏感性、特异性极高。但血、脑脊液低滴度时也存在一定的假阳性和假阴性，特别是对肺隐球菌病患者，结果阴性时不能完全除外感染。

(4)分子生物学检测：近年来不断发展的分子生物学方法为隐球菌检测提供了新的诊断依据，可以特异地检出隐球菌，同时还可区别是新生隐球菌还是格特隐球菌，同时也有较好的敏感性，可检测脑脊液、痰液、支气管肺泡灌洗液及活检组织，具有较好的应用前景。

【诊断与鉴别诊断】

隐球菌病的诊断需要结合患者临床表现和实验室的特异性检查，包括脑脊液墨汁涂片、真菌培养及隐球菌特异性荚膜多糖抗原检测。此外，病灶活检组织病理和培养也有助于确诊。临床上肺隐球菌病与原发或转移性肺癌、结节病、肺结核、肺脓肿等在影像学上难以鉴别时，可通过经皮肺穿刺或支气管镜活检以及支气管肺泡灌洗液涂片、培养等方法加以明确。常规脑脊液真菌涂片、培养，以及隐球菌特异性荚膜多糖抗原检测有助于隐球菌脑膜炎的鉴别诊断。皮肤隐球菌病、骨关节隐球菌病等常需通过病灶活检或穿刺吸出物的墨汁涂片、培养及组织病理来确诊。

【治疗】

1. 抗真菌药物治疗

(1)隐球菌脑膜炎：分为以下 3 个阶段：①急性期的诱导治疗：艾滋病患者首选两性霉素 B，剂量为 0.7~1 mg/(kg·d)，联合氟胞嘧啶 100 mg/(kg·d)治疗 2 周；非艾滋病患者疗程至少 4 周以上；②稳定期的巩固治疗：待病情稳定后改用氟康唑 400~800 mg/d 巩固治疗 10 周以上；如果患者不能耐受两性霉素 B 或疗效不佳时，可给予氟康唑 600~800 mg/d 静脉滴注，单药或联合氟胞嘧啶治疗。③慢性期的维持治疗：氟康唑 200~400 mg/d 长期维持治疗，主要适用于艾滋病或器官移植等严重免疫低下患者。鉴于两性霉素 B 治疗中会出现严重不良反应，国内专家推荐低剂量两性霉素 B0.5~

0.7 mg/(kg·d)联合氟胞嘧啶 100 mg/(kg·d)全程治疗 6～10 周。此外,为避免治疗过程中发生免疫重建炎症综合征,对艾滋病患者建议抗真菌治疗 4～6 周后开始有效抗病毒(ART)治疗。新近,世界卫生组织治疗指南建议艾滋病患者急性期的诱导治疗采用两性霉素 B 治疗 1 周后,改用高剂量氟康唑(1 200 mg/d)治疗 1 周,然后改用氟康唑 800 mg/d 巩固治疗。

(2)肺隐球菌病:首选氟康唑 400 mg/d 治疗 6～12 个月,或伊曲康唑 200～400 mg/d 治疗 6～12 个月;对重症患者宜选两性霉素 B[0.5 mg/(kg·d)]联合氟胞嘧啶[100 mg/(kg·d)],患者病情稳定后改用氟康唑(400 mg/d)单药或联合氟胞嘧啶治疗,总疗程至少 6 个月以上。若为 HIV 阳性者,长期治疗。对于药物治疗无效者,还可考虑手术治疗,术后主张继续抗真菌药物治疗。

(3)其他:血培养阳性往往提示为播散性感染,建议参照隐球菌脑膜炎治疗方案。如皮肤、骨骼感染的治疗,建议全身用药联合局部手术治疗。

2. 对症支持治疗

(1)降颅内高压:降低颅内高压是降低早期病死率的关键。常用的降颅内高压药物是 20%甘露醇或甘油果糖快速静脉滴注。对于顽固性颅内高压者,可每天或隔日行腰穿放脑脊液。恶性颅内高压患者可考虑腰大池置管持续脑脊液外引流,或安装头皮下储液囊(Ommaya 囊)脑脊液脑室外引流术,或行脑室-腹腔内引流术。

(2)纠正电解质紊乱:在两性霉素 B 治疗过程中,低钾血症发生率较高,由于患者食欲不振,钾盐摄入减少,同时由于两性霉素 B 可引起钾的排泄增多,最终引起顽固性低钾血症。因此,在病程中应密切监测血钾,及时补充钾离子。

(3)其他:应注意输注两性霉素 B 时即刻反应如寒战、发热、头痛等症状的处理,发生静脉炎的局部处理等,以及动态监测药物引起的骨髓、肝、肾、心脏等器官的功能损害。同时应注意加强饮食营养,原发基础疾病的治疗,对于免疫功能低下患者可考虑适当地给予免疫增强剂治疗。

【预后】

病死率高达 10%～40%,临床经验表明,急性起病、出现意识障碍、有严重基础疾病患者病死率高。部分患者治愈后留有严重的后遗症,包括视力丧失、脑积水、智能减退等。

【预防】

(1)注意个人和环境卫生,忌食腐烂水果,做好卫生宣教工作,加强家鸽和广场鸽子饲养的卫生管理,及时处理鸽粪,防止鸽粪污染空气。

(2)对于高危人群如恶性肿瘤、长期大剂量应用糖皮质激素、自身免疫性疾病、器官移植、艾滋病及特发性 CD4[+] T 淋巴细胞减少症等患者,应避免高危环境接触,如流行区域的鸟排泄物或某些树木的接触,同时应高度警惕隐球菌病发生的可能。

(3)艾滋病的防治也极为关键,艾滋病的控制将大大降低隐球菌病的发生。

(朱利平)

第四节　肺孢子菌病

肺孢子菌病(pneumocystosis)是由耶氏肺孢子菌(*Pneumocystis jirovecii*)引起的呼吸系统真菌感染。肺孢子菌长期以来被认为属原虫孢子虫纲,但新近基于种系发生学的研究,将其归为真菌。肺孢子菌是一种机会病原体,通常寄生在肺泡内,在健康宿主体内并不引起症状,而在免疫缺陷者、虚弱的早产儿或营养不良等免疫功能低下者则可引起间质性肺炎。自出现艾滋病以来,耶氏肺胞子菌肺炎(*Pneumocystis jirovecii* pneumonia,PCP)是艾滋病患者最重要的机会性感染,也是艾滋病患者重要的致死原因。

【病原学】

肺孢子菌是真核微生物,主要有包囊与滋养体 2 种形态,包囊前期为两者之间的中间型。包囊呈圆形或卵圆形,直径 $4\sim6\ \mu m$,囊壁厚 $100\sim160\ nm$,银染色时呈棕黑色,甲苯胺蓝染色呈紫蓝色。成熟后囊内胞质被吸收,内含 8 个囊内小体,多形性、膜薄、单核。包囊破裂后,囊内小体释出,发育为滋养体,滋养体不着色,以二分裂法繁殖。在严重感染者肺内常有大量滋养体,而包囊较少。包囊是重要的确诊依据。

【流行病学】

1. 传染源　患者及隐性感染者为传染源。

2. 传播途径　主要通过空气飞沫传播。

3. 易感人群　①早产儿或营养不良的婴幼儿,多在出生后 $10\sim24$ 周内发病;②先天性免疫缺陷,包括体液免疫、细胞免疫或两者兼有缺陷患者;③获得性免疫缺陷患者,多见于艾滋病、白血病、淋巴瘤和其他恶性肿瘤患者。结缔组织病或器官移植长期大量应用肾上腺皮质激素、细胞毒药物或放射治疗,均可造成机体免疫功能损害,为诱发 PCP 的重要原因。

【发病机制与病理】

1. 发病机制　传统认为肺孢子菌是由潜在感染的病原体再活化发展而来,但也存在来自环境和人之间传播的感染。细胞或者体液免疫缺陷易导致肺孢子菌感染,其中 $CD4^+T$ 淋巴细胞在宿主防御肺孢子菌方面起着关键作用。

肺孢子菌致病力低、生长繁殖缓慢,在人体肺泡 I 型上皮细胞表面黏附寄生,以肺泡内渗出液为营养,呈潜在性感染。当宿主免疫功能低下时,处于潜伏状态的肺孢子菌开始大量繁殖,引起单核细胞反应,对上皮细胞造成直接损害,肺泡充满蛋白样物质,导致肺泡损伤、肺泡毛细血管损伤和表面活性物质异常。从而使患者出现低氧血症、肺泡动脉氧分压差增加、呼吸性碱中毒;弥散力减损,提示肺泡毛细血管阻滞;肺顺应性减低,肺活量降低。以上变化均可能与肺表面活性物质系统的异常有关。支气管肺泡灌洗液分析显示表面活性物质磷脂组分含量降低而蛋白质含量升高。

2. 病理改变　染色的肺组织切片通常表现为泡沫样或空泡状的肺泡内渗出。可发生间质性水肿和纤维化。肺泡内可见被银或者其他物质染色的病原体,还可通过组织进行免疫荧光染色观察到肺孢子菌。

【临床表现】

通常表现为急性或亚急性肺炎,最初可能仅表现为呼吸困难,但随后可出现发热、干咳,伴呼吸急促,最终呼吸衰竭。体格检查非特异性,在静止或者运动时可出现氧饱和度降低。最初肺部检查可无异常,但如果不治疗后期可产生弥漫性的啰音。

肺外肺孢子菌病主要见于艾滋病患者未预防用药或仅吸入喷他脒者,通常累及淋巴结、脾、肝、骨髓、胃肠道、眼、甲状腺、肾上腺和肾脏等。

【实验室检查】

1. 病原体检查 通常以肺组织或下呼吸道分泌物标本发现耶氏肺孢子菌的包囊和滋养体为金标准。为获取足够的标本,传统方法多采用创伤性手段取材,如支气管穿刺肺活体检测、支气管肺泡灌洗、纤维支气管镜经支气管穿刺活体检测、支气管刷检等。检测方法主要采用组织涂片、染色镜检。灵敏度较低,在临床应用中受到明显限制。

2. 免疫学方法 因人群中大多数曾有过感染,血清中有特异性抗体存在,阳性预测值较低。在健康人群中用免疫荧光法检测,滴度≥1∶40者占90%,除非检测抗体滴度有4倍以上增加才有诊断意义,否则诊断价值不大。

目前多采用荧光素标记单克隆抗体进行直接免疫荧光法或酶标记单克隆抗体进行免疫组织化学染色法检测痰液、支气管肺泡灌洗液、肺活体检测组织中的耶氏肺孢子菌滋养体或包囊,阳性率高,特异性强。

3. 基因诊断 以 PCR 为核心的基因诊断技术,可有效检测标本中病原体的 DNA,且不受其形态及生活时期的限制,诊断的敏感性和特异性相对较高。已有的研究是采用支气管肺泡灌洗液、咳痰、诱导咳痰、口咽部冲洗液、鼻咽吸引液、血清或血液等标本,检测病原体的 DNA。但该方法亦有待标准化。

【诊断与鉴别诊断】

凡免疫功能低下或缺陷的患者以及长期接受免疫抑制药物治疗的患者,如病程中出现原发疾病无法解释的发热、干咳、进行性呼吸困难而肺部 X 线检查符合间质性肺炎改变时,应高度怀疑本病,确诊依靠病原学检查如痰液、支气管肺泡灌洗液、肺组织活体检测等发现肺孢子菌的包囊或滋养体。对于临床高度怀疑本病而未找到病原学证据时可以进行试验性治疗。

本病应与细菌性支气管肺炎、巨细胞病毒肺炎、衣原体肺炎、肺部真菌病、粟粒型肺结核等相鉴别,鉴别主要依靠病原学检测。

【治疗】

1. 一般治疗 PCP 患者多有免疫功能低下,一般情况差,因此,应加强支持治疗和恢复患者的免疫功能。嘱患者卧床休息,给予吸氧,改善通气功能,注意水和电解质平衡。若患者呼吸困难进行性加重,可人工辅助呼吸,减少或停用免疫抑制剂,对合并细菌感染者应选用合适的抗菌药物。对于并发 PCP 的艾滋病患者,在针对病原治疗的同时可加用肾上腺皮质激素类药物延缓呼吸衰竭的发生,提高生存率。

2. 病原治疗

(1) 非急性病变可口服用药者、PaO$_2$>70 mmHg 者：选用复方磺胺甲噁唑(含 SMZ 400 mg 及 TMP 80 mg)4 片每 8 小时 1 次口服×21 d；或氨苯砜 100 mg 每天 1 次口服联合甲氧苄啶 5 mg/(kg·d)，每天 3 次口服×21 d。亦可选用克林霉素 300~450 mg，每 6 小时 1 次口服联合伯氨喹基质 15 mg/d，每天 1 次口服×21 d；或阿托伐醌混悬剂 750 mg/d，每天 2 次口服与食物同服)×21 d。氨苯砜联合甲氧苄啶与克林霉素联合伯氨喹的疗效相仿。艾滋病患者疗程结束后予以长期抑制治疗。

(2) 急性病变不能口服药物者、PaO$_2$<70 mmHg 者：选用复方磺胺甲噁唑(按照 TMP 15 mg/(kg·d)，每天 3~4 次)静脉滴注×21 d；静脉滴注复方磺胺甲噁唑前 15~30 min 口服强的松 40 mg 每天 2 次×5 d，继以 40 mg，每天 1 次×5 d，然后 20 mg，每天 1 次×11 d。亦可选用克林霉素 600 mg，每 8 小时 1 次静脉滴注联合伯氨喹基质 30 mg，每天 1 次口服×21 d；或喷他脒 4 mg/(kg·d)静脉滴注×21 d；静脉滴注前强的松用法同上。

3. 肾上腺皮质激素　与抗肺孢子菌药物联合用药是治疗 PCP 的重要进展之一。用药指征为中重度 PCP 患者 PaO$_2$<70 mmHg 或肺泡动脉血氧分压差>35 mmHg。使用时机为抗 PCP 治疗开始的同时，疗程至抗 PCP 结束。

【预后】

未经治疗的肺孢子菌肺炎通常是致命的。影响死亡的因素通常包括年龄、免疫抑制程度、基础疾病以及合并症。

【预防】

HIV 感染者预防及治疗后控制：复方磺胺甲噁唑或氨苯砜口服，直至 CD4$^+$T 淋巴细胞绝对计数>200×10^6/L 达 3 个月。亦可选用喷他脒雾化吸入；或氨苯砜联合伯氨喹联合叶酸，或阿托伐琨与食物同服。实体器官移植者也通常选用复方磺胺甲噁唑口服预防。

（黄海辉）

主要参考文献

1. 中国成人念珠菌病诊断与治疗专家共识组. 中国成人念珠菌病诊断与治疗专家共识[J]. 中华内科杂志，2020,59(1)：5 - 17.

2. 刘正印，朱利平，吕晓菊，等. 隐球菌性脑膜炎诊治专家共识[J]. 中华传染病杂志，2018,36(04)：193 - 199.

3. Chakrabarti A，Denning DW，Ferguson BJ，et al. Fungal rhinosinusitis：a categorization and definitional schema addressing current controversies[J]. Laryngoscope，2009,119(9)：1809 - 1818.

4. Denning DW，Cadranel J，Beigelman-Aubry C，et al. Chronic pulmonary aspergillosis：rationale and clinical guidelines for diagnosis and management[J]. Eur Respir J, 2016,47(1)：45 - 68.

5. Gilbert DN，Moellering RC，Jr Eliopoulos GM，et al. The Sanford Guide to antimicrobial therapy 2016[M]. Sperryville：Antimicrobial Therapy Inc，2019.

6. Guidelines for The diagnosis，prevention and management of cryptococcal disease in HIV-infected adults，adolescents and children：supplement to the 2016 consolidated guidelines on the use of antiretroviral drugs for treating and psreventing HIV infection [Z]. Geneva：World Health Organization，2018.

7. Maschmeyer G，Helweg-Larsen J，Pagano L，et al. ECIL guidelines for treatment of Pneumocystis jirovecii pneumonia in non-HIV-infected haematology patients [J]. J Antimicrob Chemother，2016，71(9)：2405 - 2413.

8. Pappas PG，Kauffman CA，Andes DR，et al. Clinical practice guideline for the management of candidiasis：2016 update by the Infectious Diseases Society of America [J]. Clin Infect Dis，2016，62(4)：e1 - e50.

9. Pattterson TF，Thompson GR 3rd，Denning DW，et al. Practice guidelines for the diagnosis and management of aspergillosis：2016 update by the infectious diseases society of America [J]. Clin Infect Dis，2016，63(4)：e1 - e60.

10. Perfect JR，Dismukes WE，Dromer F，et al. Clinical practice guidelines for the management of cryptococcal disease：2010 update by the infectious diseases society of America [J]. Clin Infect Dis，2010，50(3)：291 - 322.

第十章 寄 生 虫 病

第一节 阿 米 巴 病

阿米巴病(amebiasis)是由溶组织内阿米巴所致的疾病,分为阿米巴肠病(intestinal amebiasis)和肠外阿米巴病(extraintestinal amebiasis)。溶组织内阿米巴侵犯肠道,可致结肠炎症与溃疡,引起从慢性轻度腹泻到暴发型痢疾等各种类型的阿米巴肠病。病原体也可由肠道经血流侵入肝脏(亦可经局部直接蔓延)、肺及脑等肠外组织,最常见者为阿米巴肝脓肿。

【病原学】

阿米巴原虫根据生活环境不同分为内阿米巴和自由生活阿米巴(free living ameba)。内阿米巴主要寄生于人和动物,包括 4 个属。自由生活阿米巴多生活于水和泥土中,偶尔侵入动物机体,包括 5 个属。

致病性阿米巴原虫主要是内阿米巴属的溶组织内阿米巴,有滋养体和包囊两种形态。滋养体是阿米巴原虫的寄生与繁殖形式,包囊则具有感染性。包囊被吞噬后,在回肠下部和盲肠脱囊成小滋养体(又称肠腔型滋养体),肠腔寄生而不侵犯肠壁,多见于无症状感染者。小滋养体直径 10～20 μm,运动迟缓,以吞噬细菌为主。小滋养体即包囊前期,是大滋养体和包囊间的过渡类型,向结肠远端运动过程中逐渐形成包囊而排出体外,在肠蠕动加快时(包括应用导泻药)可直接排出体外。侵入组织的阿米巴原虫体积增大(直径 30～40 μm),活动性强。光镜下可见虫体伪足的定向活动,可吞噬红细胞、组织及细胞等碎片,又称组织型滋养体,排出体外后迅速死亡。包囊外壁具保护性,可抵御外界环境影响,如含氯消毒剂、酸性及不同渗透压的环境。干燥或冰冻环境中的包囊能存活数日,60℃时仅存活 10 min。

【阿米巴肠病】

阿米巴肠病系溶组织内阿米巴感染肠道所致,多累及近端结肠和盲肠。因典型表现为痢疾,又称阿米巴痢疾。

1. 流行病学

(1) 传染源:粪便中持续排出包囊的带虫者(如慢性、恢复期患者或无症状包囊携带者)及带虫动物是本病重要传染源。阿米巴滋养体离体数小时后死亡且不耐胃酸,故而不具有传染性。某些昆虫(如蝇及蟑螂)因能携带包囊而传播疾病。

(2) 传播途径:本病经口感染,人进食包囊污染的水和食物而感染。水源污染可引起地方性流行。少数情况下,滋养体可直接侵入皮肤、黏膜而发病。

(3) 人群易感性:人群普遍易感。高危人群为旅游者、流动人群、弱智低能人群及同性恋者等,我国男性的发病率高于女性,成人高于儿童。人体感染后所产生的高效价抗体无保护作用,故可重复感染。

(4) 流行特征:本病分布遍及全球,热带及亚热带地区为高发区。发病与否受卫生条件和社会经济状况的影响远甚于气候因素。发达国家患者多为流行区相关的旅行者或移民。我国近年的人群感染率为0.7%~2.17%,主要在西北、西南和华北地区。

2. 发病机制　溶组织内阿米巴的生活史由滋养体、囊前期、包囊和囊后滋养体各期组成,虫体形态多变。阿米巴包囊被吞入后,经小肠下部胰蛋白酶消化去囊而释出小滋养体。滋养体随肠蠕动进入结肠后定植于肠腔,以细菌及食物残渣为生。在某些因素影响下,小滋养体侵入肠壁组织转变为大滋养体,繁殖并吞噬红细胞和组织细胞。大滋养体分泌植物血凝素而黏附于靶细胞,升高胞内游离钙浓度并分泌一系列酶(如蛋白溶解酶、糖苷酶、神经氨酸酶和磷脂酶等),形成阿米巴孔使胞内小分子物质溢漏,胞外支架组织受多种酶的作用而裂解,最终导致细胞和组织损伤、坏死。

3. 病理　病变好发于盲肠、升结肠、直肠、乙状结肠或阑尾,偶及回肠。病理表现为黏膜糜烂和溃疡。早期肠黏膜表面或隐窝见多数隆起的灰黄色针头大小的点状坏死或浅溃疡,炎症细胞多为中性粒细胞。病情进展时,溶组织阿米巴突破到黏膜下层,形成组扣状溃疡,典型病变是口小底大的烧瓶样溃疡。溃疡基底部为黏膜肌层,黏膜固有层和黏膜下层有中性粒细胞等炎性细胞浸润,腔内充满棕黄色坏死物质,含溶解的细胞碎片、黏液和滋养体等物质。原虫沿疏松的黏膜下组织,顺肠长轴向两侧扩展,形成许多窦道相通的蜂窝状病变。病变多局限于黏膜层,严重者可深及肌层,甚至穿破浆膜层。溃疡间黏膜正常或稍有充血水肿,有别于细菌所致的弥漫性黏膜炎症与损伤。病变部位易形成毛细血管血栓、出血及坏死,深部溃疡因腐蚀血管可致大出血。镜下以组织坏死、溶解为主要特征,病灶周围炎症反应轻微,伴少量炎症细胞浸润(淋巴细胞和浆细胞为主),中性粒细胞可被滋养体溶解而少见。阿米巴滋养体可见于溃疡与正常组织交界处或肠壁小静脉内。慢性期时,溃疡底部出现肉芽组织,周围纤维组织增生,组织破坏与愈合同时并存,可出现肠壁增厚及肠腔狭窄。

4. 临床表现　潜伏期长短不一,长可至1年以上,大多在3周左右。根据临床表现分为以下几种类型。

(1) 无症状型:患者感染阿米巴(多为肠腔内共栖生长的非致病性迪斯帕内阿米巴)后没有临床症状,仅排出包囊,因普查而发现。部分溶组织内阿米巴感染的患者因肠道病变局限、表浅而无症状,呈隐匿型感染,环境因素影响可使症状加重,转变成阿米巴痢疾或肝脓肿。

(2) 普通型/急性型:起病较缓,可有腹胀,轻、中度腹绞痛及间歇性腹泻(数次至10余次/日),无发热。若溃疡病变较小或局限于盲肠、升结肠,可为单纯性腹泻或因偶有便血被误认为痔;若病变累及直肠、乙状结肠,出现不同程度腹痛与里急后重,粪质多且有腥臭味,呈果酱色或血性黏液样便,间歇期大便基本正常。症状持续数月至数年,可自行缓解,因疲劳或饮食不节而复发。病程迁延反复者可有贫血、乏力等表现,体检可扪及结肠增厚伴压痛。

(3) 暴发型:亦称中毒型阿米巴肠病,少见但病情较重。体质虚弱、营养不良、孕、产妇及服用激素者多见,常因严重感染或合并细菌感染所致。起病急骤,高热,解便10余次/日,血性黏液或血水便,奇臭,伴剧烈腹痛、里急后重、呕吐和电解质紊乱等,重者可昏迷。此型患者极易出现肠出血和肠穿孔,体检有弥漫性腹部压痛及肝大,甚至类似于腹膜炎的表现。重者可于1~2周内死于毒血症。

(4) 慢性或迁延型:常为急性型的持续,病程超过数月,腹泻持续存在或反复发作。间歇期可无症状或仅有腹部不适、腹胀;腹泻和便秘交替出现等。每遇饮食失常、情绪紧张、劳累受凉或其他一些不明原因而复发或加重。常伴有脐周或下腹部钝痛,伴有贫血、消瘦及营养不良等。

5. 并发症

(1) 肠道并发症:

1) 肠出血:肠道病变广泛或侵及血管时可引起便血。腐蚀大血管造成的大出血罕见,如有发生则病情危急。

2) 肠穿孔:深及浆膜的阿米巴溃疡可致穿孔,多见于盲肠、阑尾和升结肠,常为多处穿孔。患者有进行性腹胀、呕吐、失水,全身情况迅速恶化。肠鸣音消失伴局部腹膜刺激征。腹部平片见膈下游离气体,有肠粘连时形成局部脓肿或内瘘。

3) 阑尾炎:类似于普通阑尾炎,易形成脓肿。有慢性腹泻或阿米巴肠病史,粪中找到阿米巴有助于鉴别。

4) 增生性病变:包括阿米巴瘤、肠道阿米巴性肉芽肿及纤维性狭窄。

(2) 肠外并发症:阿米巴滋养体自肠道经血及淋巴循环蔓延至远处器官(如肝、肺、胸膜、心包、脑、腹膜、泌尿生殖道及邻近皮肤等),形成脓肿或溃疡,可致各种肠外并发症,以肝脓肿最常见(详见"阿米巴肝脓肿")。肺与胸膜阿米巴病的病原常来自右侧肝脏或肠道;心包阿米巴病多由左叶阿米巴肝脓肿穿入心包所致,为本病最危险并发症;自肠道、肝、肺等处经血流至脑部可形成脑脓肿,症状类似于化脓性脑脓肿。

6. 实验室检查

(1) 血象:外周血白细胞总数和分类正常。暴发型和继发细菌感染时,白细胞总数和中性粒细胞比例增高,慢性患者有轻度贫血。

(2) 粪便检查:新鲜粪便标本或肠壁活检组织中找到吞噬红细胞的滋养体是确诊最可靠的依据。粪检时应挑选血、黏液部分并多次送检,浓缩检查可提高阳性率。慢性患者粪便中可查获包囊。铁苏木精或碘液染色以观察包囊内部结构,注意与非致病性阿米巴感染(尤其是迪斯帕内阿米巴)的鉴别。

(3) 血清学检查:病程1周以上者可测到抗体,侵袭性肠病及阿米巴肝脓肿患者的阳性率可超90%,但无法区分是否现症感染。非流行区患者如出现抗体阳性,须高度考虑阿米巴病,流行区患者如血清学阴性,可排除侵袭性阿米巴病(排除假阴性的情况)。

（4）分子生物学检查：PCR 方法检测溶组织内阿米巴的敏感性与特异性均高，诊断现症感染尤其有优势。

（5）纤维肠镜检查：肠黏膜（尤其回盲部或直肠、乙状结肠）有口小底大的烧瓶样溃疡，或散在针尖大小溃疡，中心区有渗出，边缘整齐，周围有时可见一圈红晕，溃疡间黏膜正常，溃疡边缘部分涂片及活检可见滋养体。

7. 诊断与鉴别诊断　本病症状缺少特征性，有慢性腹泻或腹部症状而病因未明者均应疑及本病可能。典型的阿米巴肠病起病较慢，中毒症状较轻，并有反复发作倾向，有果酱样大便时诊断不难，确诊有赖于粪便或组织中找到病原体。不典型病例需借助血清学和结肠镜检查等手段。临床上高度怀疑而上述检查仍不能确诊时，可行特效、窄谱杀阿米巴药诊断性治疗，如效果明显亦可确诊。本病以慢性腹泻为主要症状时应与细菌性痢疾等侵袭性肠道细菌感染、血吸虫病、小袋虫病、旋毛虫病、慢性非特异性溃疡性结肠炎等鉴别。非痢疾症状应与肠结核、结肠癌、克罗恩病等鉴别。

（1）细菌性痢疾：见"细菌性痢疾"章节。

（2）血吸虫病：有疫水接触史，起病较缓，间歇性腹泻，肝、脾大，血嗜酸性粒细胞增高，粪便或肠黏膜活检可找到虫卵，大便孵化阳性、血中查获虫卵可溶性抗原可确诊。

（3）溃疡性结肠炎：有黏液血便和里急后重，腹泻及腹痛，常伴红斑、结膜炎等肠外免疫疾病的症状，肠镜见浅溃疡及肉芽组织增生，病史及特征性肠镜表现有助于鉴别。

（4）肠结核：多有原发结核病灶，患者有消耗性发热、盗汗、营养障碍，粪便呈黄色稀粥状且少脓血，腹泻与便秘交替出现。肠镜下活检有助于诊断。

（5）结肠癌：患者常年龄较大。左侧结肠癌者有排便习惯改变，粪便变细、含血液，有腹胀。右侧结肠癌常表现为进行性贫血、消瘦、不规则发热等，隐血试验阳性，少有鲜血。晚期大多可扪及腹块。钡剂灌肠和纤维肠镜检查有助于鉴别。

（6）慢性非特异性溃疡性结肠炎：临床上，与慢性阿米巴肠病难以区别，多次病原体检查阴性，血清阿米巴抗体阴性，肠镜下活检可以支持本病诊断。

8. 治疗　目标包括：①治愈肠内外的侵入性病变；②清除肠腔内包囊。具体措施如下。

（1）一般治疗：急性期应卧床休息，肠道隔离。根据病情予流质或半流质饮食。注意对症处理和维持营养。

（2）病原治疗：大多数抗阿米巴药物不能杀灭所有部位病原体，分为组织内抗阿米巴药（杀灭组织内阿米巴，如依米丁、去氢依米丁、氯喹、四环素等）和肠腔内抗阿米巴药[杀灭肠腔内阿米巴包囊，如双碘喹啉、泛喹酮（安痢平）、巴龙霉素、二氯尼特等]；甲硝唑为代表的硝基咪唑类药物对肠内、外阿米巴滋养体均有杀灭作用，但不能清除肠道内包囊，可联合用药。抗病原治疗详见表 10-1。非致病性阿米巴（如迪斯帕内阿米巴）感染、血清抗体阴性者不需治疗。所有致病株感染者即使无症状也应治疗。无法区分溶组织内阿米巴与迪斯帕内阿米巴时，所有排包囊者均应治疗。治疗后的阿米巴痢疾预后良好。

表 10 - 1　各型阿米巴病的抗病原治疗

感染类型	抗阿米巴药物	剂　　量
无症状肠道定植	巴龙霉素	20～35 mg/(kg·d)分 3 次给药,连用 5～10 d
有包囊排出者	或二氯尼特(二线用药)	500 mg 口服,3 次/d,连用 10 d
	或四环素	250 mg 口服,4 次/d,连用 10 d
	继而加用双碘喹啉(二线用药)	650 mg,3 次/d,连用 20 d
侵袭性直肠结肠炎及肠外阿米巴病(肝脓肿)	甲硝唑	600～750 mg 口服,3 次/d,连用 5～10 d
	或替硝唑	800 mg 口服,3 次/d,连用 5 d
	继而加用巴龙霉素	20～35 mg/(kg·d)分 3 次给药,连用 5～10 d
	或二氯尼特(二线用药)	500 mg,3 次/d,连用 10 d
	若甲硝唑不能耐受采用依米丁	1 mg/(kg·d),连用 5 d
	加巴龙霉素或二氯尼特	250 mg 口服,4 次/d,连用 15 d
	或四环素加氯喹(二线用药)	(基质)600 mg,300 mg 后 150 mg,3 次/d,连用 14 d

（3）并发症治疗：病原治疗的基础上给予对症治疗,有中毒性巨结肠时,在排除手术禁忌证后可行结肠切除。如并发肠出血、肠穿孔、弥漫性腹膜炎及肝、肺、脑部转移性脓肿者,预后较差。

9. 预防　本病预防须采取综合措施。首先应彻底治疗患者和带虫者,粪便的无害化处理(人、犬、猫等)及消灭苍蝇、蟑螂以杀灭包囊。保护水源和食物免受污染。注意饮水和饮食卫生。加强食堂卫生管理。食品制作及工作人员的操作过程均应有卫生监督措施。如出现此病应实验室检查以确诊,作流行病学调查并采取相应措施。

【阿米巴肝脓肿】

阿米巴肝脓肿(amebic liver abscess)多继发于肠道阿米巴病,是阿米巴肠病最常见并发症,表现为长期发热、右上腹或右下胸痛、肝脏肿大及压痛、血白细胞增多等,易致胸部并发症。

1. 发病机制与病理　阿米巴肝脓肿与阿米巴肠病密切相关。临床上,阿米巴肠病伴有肝脓肿者占 10% 左右。半数以上的肝脓肿患者病前有腹泻或痢疾病史。病原体多经门静脉到达肝脏,亦可经肠壁或淋巴系统侵入肝脏。病原体抵达肝内多被消灭,少数可在肝内繁殖。阿米巴并不直接导致肝脏炎症,门静脉分支内因栓塞和溶组织作用致液化坏死而形成脓肿。脓肿中央为巧克力酱样大片坏死,含坏死肝细胞、红、白细胞、夏科雷登晶体等,质黏稠或稀薄。初起脓肿无壁,边缘可查见滋养体,病程较久者可形成脓肿壁,脓肿以外肝组织正常。阿米巴病不会导致肝硬化。右侧结肠的阿米巴可经血流至肝右叶,尤以右叶顶部脓肿居多。原虫如经门静脉血行播散,早期可为多发性小脓肿,后融合成单个大脓肿,甚至穿破周围组织或器官而引起相应症状。

2. 临床表现

(1) 一般症状：大多缓起，以间歇热或弛张热居多，有并发症时体温常达 39℃ 以上，并可呈双峰热。患者常有食欲缺乏、腹胀、恶心、呕吐，甚至腹泻、痢疾等症状。

(2) 肝脏表现：阿米巴肝脓肿多为单一脓肿，常见于右叶。肝区痛为主要症状，呈持续钝痛，深呼吸及体位变更时加重，夜间疼痛更明显。右叶顶部脓肿刺激膈肌可致右肩痛，压迫右下肺引起肺炎或胸膜炎时可致气促、咳嗽，可闻及肺底湿啰音或胸膜摩擦音等。肝下部脓肿可致右上腹痛和右腰痛，可扪及肿块伴压痛。左叶肝脓肿约占 10%，患者可有中上腹或左上腹痛并向左肩放射，触诊可及中、左上腹包块，易向心包或腹腔穿破。病灶可有波动感。有病程长者肝大质坚，隆起者可误诊为肝癌。

(3) 其他症状：多发脓肿可见黄疸。慢性病例可呈消瘦、贫血、营养性水肿及衰竭状态，发热并不明显。

3. 并发症

(1) 继发细菌感染：继发细菌感染时，寒战、高热较明显，血白细胞总数及中性粒细胞显著增多。脓液呈黄绿色，镜检大量脓细胞，培养阳性率不高。

(2) 脓肿穿破周围器官：穿过膈肌可导致脓胸或肺脓肿，穿破支气管可致胸膜-肺支气管瘘，穿破至心包或腹腔引起心包炎或腹膜炎，穿破至胃、结肠、下腔静脉等处造成各脏器阿米巴病时预后差。

4. 实验室检查

(1) 血象：急性期时白细胞总数及中性粒细胞计数均增高，继发感染时更高。

(2) 粪便检查：少数患者可查获溶组织内阿米巴。

(3) 肝功能检查：碱性磷酸酶增高常见，胆固醇和白蛋白多降低，其他各项指标基本正常。

(4) 血清学检查：同阿米巴肠病，抗体阳性率可达 90% 以上。阴性者 7 d 后复查，如再次阴性，基本排除本病。

(5) 辅助检查：超声探查为诊断本病基本方法。脓肿部位见液平段，可行穿刺或手术引流定位，也可动态观察脓腔的进展情况。CT、肝动脉造影、放射性核素肝扫描和磁共振检查等可显示肝内病变，并与肝癌、肝囊肿鉴别。X 线检查常见右侧膈肌抬高，运动受限，胸膜反应或积液等。

5. 诊断与鉴别诊断

(1) 诊断要点：包括①右上腹痛、发热、肝脏肿大和压痛；②X 线见右侧膈肌抬高、运动减弱；③超声显示肝区液平段。若穿刺见典型脓液并找到阿米巴滋养体，或超声检查提示肝脓肿且血清学阳性，或特异性抗阿米巴治疗有效，都可确诊为阿米巴性肝脓肿。

(2) 鉴别诊断：

1) 原发性肝癌：发热、消瘦、右上腹痛、肝大等临床表现酷似阿米巴肝脓肿。甲胎蛋白测定、B 超检查、腹部 CT 检查、放射性核素肝区扫描、选择性肝动脉造影、磁共振检查等可明确诊断。肝穿刺脓液检查及抗阿米巴药物诊断性治疗有助于鉴别。

2）细菌性肝脓肿：细菌性肝脓肿和阿米巴肝脓肿的鉴别要点见表 10-2。

3）肝包虫病：牧区多见，病程长，缓起，右上腹肿块但肝区无压痛，血象可见嗜酸性粒细胞增多。B 超、CT 或 MRI 检查所示包虫病特征性影像可助鉴别。

表 10-2　阿米巴性肝脓肿与细菌性肝脓肿的鉴别

指标	阿米巴肝脓肿	细菌性肝脓肿
病史	有阿米巴肠病史	常继发于败血症或腹部化脓性疾病
症状	起病缓慢，病程长	起病急伴显著毒血症状，如寒战、高热、休克等
肝脏检查	肿大与压痛较显著，可有局部隆起	肿大及局部隆起少见，多有叩痛
	脓肿常为大型、单个，多见于右叶	脓肿以小型、多个为多
	穿刺脓液量多，多呈棕褐色，可找到阿米巴滋养体	脓液少，黄白色，细菌培养可获阳性结果
血象	白细胞计数轻、中度增高，细菌培养阴性	白细胞计数，特别是中性粒细胞显著增多，细菌培养可获阳性结果
阿米巴抗体	阳性	阴性
治疗反应	抗阿米巴治疗有效	抗菌治疗有效

6. 治疗　阿米巴肝脓肿的治疗应以组织内杀阿米巴药为主，辅以肠内杀阿米巴药以根治（表 7-1），治愈率 90％以上。无并发症者多在用药 72 h 后症状改善，6～9 d 体温消退，2 周后各项指标基本正常，脓腔吸收需 4 个月左右。如恰当药物治疗 5～7 d 而临床情况无改善，肝脏隆起伴压痛，或有脓肿穿破风险者，均应在药物治疗 2～4 d 后行 B 超定位下穿刺引流。

阿米巴肝脓肿若出现以下情况须考虑外科手术：①抗阿米巴药物治疗及穿刺引流失败者；②脓肿贴近肝门、大血管或位置过深者或穿刺易伤及邻近器官者；③脓肿破入腹腔或邻近脏器而引流不畅者；④脓肿有继发细菌感染，药物不能控制者；⑤多发脓肿致穿刺引流困难或失败者；⑥左叶肝脓肿易破入心包或腹腔，也应考虑手术。

（李　谦）

第二节　利什曼病

利什曼病（leishmaniasis）是由利什曼原虫引起的疾病，累及单核巨噬网状内皮系统，是以白蛉为传播媒介的地方性传染病。根据原虫寄生部位的不同，利什曼病可分为 3 种类型，即内脏利什曼病，也称黑热病（kala-azar）、皮肤利什曼病和黏膜利什曼病。全球近 98 个国家，每年有 150 万～200 万新发病例。近年来，我国利什曼病发病率已显著降低,但西北与西南一些省份仍属于利什曼病流行区。

【病原学】

利什曼原虫归类于原生动物亚界,动体目,锥虫科,利什曼属。分为利什曼亚属和维纳尼亚亚属两大类,利什曼亚属有杜氏利什曼原虫($L.\ donovani$)、婴儿利什曼原虫($L.\ infantum$)及热带利什曼原虫($L.\ tropica$)等,维纳尼亚利什曼亚属有巴西利什曼原虫等。常见致病的有杜氏利什曼原虫、婴儿利什曼原虫及热带利什曼原虫等。白蛉是利什曼病的媒介昆虫,主要通过雌性白蛉叮咬传播。

【流行病学】

1. 传染源　利什曼原虫能感染多种哺乳动物。这些哺乳动物理论上都可作为储存宿主而存在。近期研究发现,患者和亚临床感染者可能是南亚内脏利什曼病最重要的传染源。

2. 传播途径　主要通过雌性白蛉(phlebotomine sand fly)叮咬传播。通过输血及共用吸毒注射用品,甚至垂直传播引起的感染也有报道。

3. 流行特征　全年各月均有发病,以 2～6 月居多;以男性为多;各年龄段均有发病,以 6～55 岁为多。

我国主要为杜氏利什曼原虫引起的内脏利什曼病,亦称黑热病。目前,我国黑热病发病率仍维持在较低水平,为 0.03～0.04/10 万。近年来,内脏利什曼病主要分布在我国的西北部,西南也有部分区域有较多病例报道。

【发病机制与病理】

利什曼原虫在相应组织的巨噬细胞内大量寄生,可大量破坏巨噬细胞,并刺激巨噬细胞增生,而引起相应病变。皮肤利什曼病的基本表现为在单核吞噬细胞内发现无鞭毛体以及伴随的肉芽肿性炎症反应。黏膜利什曼病的病灶炎症反应强烈,原虫数量稀少,吉姆萨染色常不能发现原虫,病灶为溃疡及肉芽组织形成。内脏利什曼病患者病理显示脾脏白髓显著萎缩,伴胸腺依赖区坏死和纤维化,淋巴细胞减少而含有原虫的组织细胞聚集和浆细胞增生。

人体对利什曼原虫无先天免疫力,故利什曼病多见于婴儿及儿童。在利什曼病产生的获得性免疫中,细胞免疫起主要作用,抗体也参与宿主对利什曼原虫的免疫应答。

【临床表现】

1. 内脏利什曼病　又称黑热病,一般由杜氏利什曼原虫、婴儿利什曼原虫感染引起。在流行区,内脏利什曼病可表现为缓慢发展的病程,潜伏期 10 d～1 年不等,面部、四肢及腹部皮肤颜色变深,故名"黑热病"。黑热病患者体温可达 39℃以上,多为反复不规则发热,主要体征为贫血和脾肿大,脾肿大一般在发热 1～2 周后出现,随病程进展,脾肿大发展迅速。散发病例若急性起病,感染 3 周～2 年后突然出现畏寒发热,体重迅速减轻,易出现溶血性贫血、急性肾功能不全等罕见并发症。内脏利什曼病未经治疗,病死率超过 90%。此外,内脏利什曼病还可表现为单纯淋巴结受累肿大而肝脾不大,称为淋巴结型利什曼病。

2. 皮肤利什曼病　大多数患者感染后并无临床症状,潜伏期 2 周～3 月不等,在白蛉叮咬处的皮肤形成一瘙痒性小红斑,随后形成丘疹,并在 2 周～6 个月的时间内逐渐破溃形成典型皮肤病灶。通常情况下,病灶在 2～15 个月内自愈,但可遗留大小不等的瘢痕。自愈后患者对利什曼原虫具有终身免疫力。

3. 黏膜利什曼病　大多由巴西利什曼原虫感染引起。1%～10% 的患者在局灶性皮肤利什曼病痊愈后 1～5 年内发生黏膜受累,25% 的皮肤利什曼病起病之初已有黏膜病变。黏膜利什曼病常造成口鼻、咽部黏膜和软腭损害,甚至累及上呼吸道,无法自愈且治疗困难。

4. 黑热病后皮肤利什曼病　成功治疗杜氏利什曼原虫所致的黑热病后 2～7 年,5%～10% 的患者会发生黑热病后皮肤利什曼病(post kala-azar dermal leishmaniasi,PKDL)。临床表现为色素缺失的皮疹或红色斑疹,随后形成丘疹或结节样浸润,有时与麻风和白癜风混淆。PKDL 可能累及口腔、生殖器黏膜以及结膜。PKDL 一般不会自愈。

5. 特殊人群利什曼原虫感染表现

(1) HIV 感染者:合并 HIV 感染者大多表现为内脏利什曼病,伴或不伴皮肤表现,其治疗应答率低下、复发率高[未经高活性抗反转录病毒疗法(HAART)治疗 1 年内 90% 复发],进一步加重免疫缺陷相关临床表现,治疗耐受性也较差。

(2) 其他免疫缺陷人群:绝大多数感染者表现为内脏利什曼病。治疗成功率及复发率明显优于 HIV 感染者。

【实验室检查】

1. 一般检查　内脏利什曼病患者血常规多有不同程度白细胞系、红细胞系和血小板系下降,其中贫血最为常见(>90%),骨髓象检查提示白细胞毒性变、巨核细胞成熟障碍、缺铁性贫血,而外周血多克隆性丙种球蛋白显著升高则为其特征性的实验室检查特点之一。

2. 病原学检查　骨髓、淋巴结和脾脏穿刺液镜检是确诊内脏利什曼病最可靠的实验方法。染色涂片可见因巨噬细胞的破裂,细胞外有散在的虫体。脾脏穿刺液诊断价值最高(特异性和敏感性>90%),其次为骨髓和淋巴结。皮肤病灶镜检或培养敏感性较低(15%～70%)。基于分子的检测方法显示出良好的应用前景,如取材得当,敏感度和特异度接近 100%,并且可以进行种属鉴定。

3. 特异性抗体检测　血清学检查是目前诊断利什曼病,尤其是内脏利什曼病的重要方法。目前,以基于 rK39 抗原的快速检测应用最为广泛。此外,ELISA 或免疫层析法都是检测循环中针对 rK39 的 IgG 抗体的可靠手段。抗体检查的缺点是不能鉴别治疗后疾病是否复发,且在高度流行区域,不能区分现症者和无症状感染者。

4. 其他检测　抗原检测目前也可运用到临床黑热病的诊断中,乳胶凝集试验检测尿中原虫抗原特异性较好,但敏感度差异较大,适合在 HIV 感染者中应用。

【诊断与鉴别诊断】

1. 内脏利什曼病的诊断　诊断要点如下所示。

(1) 流行病学史:利什曼病流行区内的居民,或在流行区有生活工史。

（2）临床表现：长期不规则发热，脾脏呈进行性肿大，肝脏轻度或中度肿大，白细胞计数降低，贫血，血小板计数减少或有鼻出血及齿龈出血等，有时可伴有淋巴结肿大。

（3）血清学检查：rK39抗体阳性，或利什曼原虫乳胶凝集试验阳性。

（4）病原学检查：在骨髓、脾或淋巴结等穿刺物涂片上查见利什曼原虫，或穿刺物培养阳性；特异性分子生物学检测阳性亦可作为病原学诊断的依据。

具备可疑流行病学史及临床表现的患者为内脏利什曼病疑似病例。疑似病例患者推荐进行血清学检查，血清学检查阳性的患者为临床诊断病例。一旦病原学检查阳性，即可确诊利什曼病。

2. 皮肤利什曼病　诊断要点如下所示。

（1）流行病学史：同上。

（2）临床表现：在面部、四肢或躯干部有皮肤结节、丘疹、红斑或无痛性溃疡，愈合后可有凹陷性瘢痕。

（3）病原学检查：从结节、丘疹处吸取的组织液或皮肤组织刮取物的涂片上查见利什曼原虫。

具备可疑流行病学史及临床表现的患者为皮肤利什曼病疑似病例。发现利什曼原虫的病例为确诊病例。由于皮肤利什曼病血清学敏感度及特异度均低，不推荐血清学检查用于皮肤利什曼病的诊断和筛查，除非患者同时伴有内脏利什曼病的临床表现。

3. 其他特殊类型利什曼病

（1）黏膜利什曼病：具备可疑流行病学史及临床表现的患者为内脏利什曼病疑似病例。疑似病例血清学检查阳性为临床诊断病例。发现利什曼原虫的疑似病例为确诊病例。

（2）PKDL：具备可疑流行病学史及临床表现的患者为疑似病例。疑似病例推荐进行病原学检查，发现利什曼原虫的疑似病例为确诊病例。不推荐血清学检查用于PKDL的诊断。

【治疗】

目前，我国最常用的抗利什曼原虫药物是锑剂，但锑剂产生的耐药性已不少见。目前，国际上推荐两性霉素B作为利什曼原虫的一线治疗药物。

各型利什曼病的治疗方案推荐如下。

1. 内脏利什曼病　全身性应用锑剂仍然是首选的治疗药物。普通两性霉素B虽然疗效肯定，但不良反应较大。两性霉素B脂质体具有疗效好，不良反应较小的优点，亦可作为首选抗利什曼原虫药，但价格远高于普通两性霉素B。在部分情况下，内脏利什曼病也可采用锑剂联合两性霉素B（或者两性霉素B脂质体）。其他可用于治疗利什曼病的药物还包括戊烷脒、唑类抗真菌药、米替福新及巴龙霉素等，但我国缺乏这些药物，而且临床实践中极少使用。

锑剂的不良反应主要是心脏毒性，表现为T波倒置、Q-T间期延长，各类心律失常。普通两性霉素B（两性霉素B脱氧胆酸盐）疗效确切，但不良反应较大，治疗期间密切观察不良反应；两性霉素B含脂制剂不良反应较小，国际上推荐作为两性霉素B脂质体(liposomal amphotericin B，L-AmB)作为一线治疗方案。

2. 皮肤及黏膜利什曼病的治疗　皮肤和黏膜利什曼病治疗方法多样,包括创口处理、系统性应用药物(锑剂、两性霉素 B、米替福新)、局部应用药物(外涂巴龙霉素及锑剂病灶内注射)等措施。故在治疗皮肤和黏膜利什曼病时,治疗方案的制定应咨询皮肤病专家。当皮肤和黏膜利什曼病并发有内脏利什曼病时,往往需要全身性的治疗,具体方案可参照内脏利什曼病的治疗方案。

3. PKDL　PKDL 治疗方案可选两性霉素 B 或者锑剂方案。对于迁延难治性PKDL,国外有报道化学＋免疫疗法。皮肤损害消退可作为 PKDL 治愈的标志。

4. 特殊人群的治疗　对于 HIV/利什曼病共感染的患者,可联合 HAART 治疗,延长复发间隔。而关于孕妇、哺乳期患者等特殊人群,总体原则是要保证诊断正确、充分衡量风险与获益、根据患者特点和药物特点制订个性化治疗方案。

【预防】

目前,尚未出现针对利什曼病的有效疫苗。室内喷洒防虫剂,以及使用含长效防虫剂的蚊帐可以减少利什曼病的发病率。改变居住环境墙体材料也可能有一定作用。受感染的犬类难以通过治疗根除利什曼原虫,且检查并捕杀受感染犬只不具有可操作性,故对于流行区内的犬只可推广使用含杀虫剂的项圈。由于利什曼病具有自然疫源地,其在人与自然环境中的传播途径和循环相当复杂,目前难以根除。

(张文宏)

第三节　疟　　疾

疟疾(malaria)是由疟原虫(plasmodium)感染引起的、经蚊叮咬传播的传染性寄生虫病,临床上以间歇性寒战、高热、出汗和脾肿大及贫血等为特征。疟疾具有复发的特点。恶性疟(*P. falciparum*)易进展为重症疟疾,导致脑、肺及肾等脏器的严重损害,虽无复发性,但病死率高。

【病原学】

疟原虫主要包括恶性疟原虫(*P. falciparum*)、间日疟原虫(*P. vivax*)、三日疟原虫(*P. malariae*)、卵形疟原虫(*P. ovale*)及 2009 年世界卫生组织报道的人猴共患的诺氏疟原虫(*P. knowlesi*)。其中,恶性疟原虫最致命,间日疟原虫最常见。

各种疟原虫生活史基本相同,可分为无性生殖(或裂体增殖)与有性生殖(或孢子增殖)两个阶段。在无性生殖阶段,携带疟原虫子孢子的雌性按蚊叮咬人体后,子孢子随按蚊唾液注入人体,随后侵入肝细胞(肝内期),开始裂体增殖,发育为含裂殖子的成熟裂殖体。肝细胞破裂后,释放出的裂殖子一部分被吞噬细胞吞食而消灭,一部分则侵入红细胞(红内期),逐步发育成环状体、滋养体及内含大量裂殖子的成熟裂殖体,随后红细胞破裂,释放出裂殖子和代谢产物,引起疟疾典型的临床发作,同时裂殖子又侵入其他未感染的红细胞。部分裂殖子在红细胞内虫体逐渐增大,但不分裂,发育成雌雄配子体,进入有性生殖阶段。患者的血液被雌蚊吸入胃内后,配子体继续发育并进行配子生殖,产生大量子孢子后集中于唾腺,此时按蚊即具有传染性。疟原虫配子体与疟疾的经蚊传播有关。

各种疟原虫的裂体增殖有不同的周期性。间日疟与卵形疟为 48 h;三日疟为 72 h;恶性疟很不规则,为 36～48 h。入侵肝细胞内的间日疟原虫和卵形疟原虫的子孢子以速发型子孢子和迟发型子孢子两种形式存在。速发型子孢子进入肝细胞内首先发育完成红外期裂体增殖;而迟发型子孢子在肝细胞内经 6～11 个月的休眠期后,才发育为成熟裂殖体,裂殖子释出进入红细胞,引起疟疾的再次发作。经休眠期的子孢子被称为休眠子(hypnozoite)。恶性疟原虫和三日疟原虫无休眠子,但三日疟原虫可持续低水平感染,长达 30 年之久。

【流行病学】

1. 传染源　疟疾患者及无症状带虫者是疟疾的主要传染源。

2. 传播途径　雌性按蚊为主要传播媒介。感染的雌性按蚊叮咬吸血时,将具有感染性的子孢子传播给人。国内传播疟疾的主要媒介为中华按蚊、微小按蚊、雷氏按蚊等。

疟疾也可通过输血或使用被疟原虫污染的注射器而传播。

3. 易感人群　人群对疟疾普遍易感。疟区居民,因反复感染疟原虫,对疟原虫有一定免疫力,易感性低,罕有重症;但对初次妊娠的孕妇来说,因缺乏对结合胎盘的疟原虫的特异性抗体,所以发病率高。初次进入流行区感染者,症状常较重。各种疟疾之间无交叉免疫。

4. 流行特征　疟疾呈全球性分布。疟疾流行区主要分布在非洲、东南亚、东地中海、西太平洋地区和美洲地区等。我国目前报告的疟疾病例均为输入性病例。来自非洲的以恶性疟为主;东南亚以间日疟为主。

【发病机制与病理】

1. 发病机制　发热是疟疾发作的最常见的临床表现,主要与感染的红细胞破裂时,释放大量的裂殖子和各种代谢产物有关,这些物质中相当一部分被吞噬细胞及多形核细胞吞噬,并刺激其产生内源性致热原,后者与疟原虫的代谢产物共同作用于下丘脑体温调节中枢,引起发热。患者同时伴有一些细胞因子如肿瘤坏死因子 α 水平的升高。

疟原虫寄生在红细胞内,大量破坏红细胞,故病程中可有进行性贫血。恶性疟原虫繁殖迅速,且能侵犯各年龄期的红细胞,故贫血较著;间日疟原虫常侵犯网织红细胞;三日疟原虫仅侵犯年老红细胞,血中原虫数量最少,所以贫血较不明显。

三日疟原虫可长期地向宿主血流提供可溶性循环抗原,不断产生抗原抗体复合物,并沉着于肾小球基底膜,出现肾病综合征,重者尚可导致肾功能衰竭。

恶性疟原虫的裂体增殖在内脏毛细血管内进行,阻塞小血管,引起相应器官尤其脑、肾、肺等重要脏器严重的缺血缺氧性损伤,发展为重症疟疾。

2. 病理改变　疟疾的病理改变随疟原虫的种类、感染时间而异,其主要病理改变有:急性期肝脾肿大,细胞肿胀与变性,细胞内含大量疟原虫和疟色素;慢性期肝脾可发生纤维化、甚至肝硬化。恶性疟疾的脑型患者,软脑膜充血、脑组织水肿。血管内充满疟色素和疟原虫,出现局灶性坏死、环状出血和疟疾肉芽肿(坏死灶周围神经胶质细胞增生)等病变。

【临床表现】

蚊传疟疾的潜伏期,间日疟或卵形疟为 10～20 d,三日疟为 20～28 d,恶性疟为 10～14 d。输血疟潜伏期长短与血中疟原虫数量有关,自 3～41 d 不等,一般为 7～14 d。

1. 典型发作　疟疾通常呈周期性发作。典型发作可分为 3 个阶段。①发冷期:有畏寒和寒战,持续 10 min～1 h,体温迅速上升;②发热期:寒战停止后继以高热和脸色潮红,体温可达 39～41℃,常伴头痛、全身肌肉关节酸痛和显著乏力,但无毒血症表现,恶心、呕吐较常见。一般持续 4～8 h;③出汗期:高热后患者突发全身大汗,体温骤降,此时,患者自觉明显好转,但极度疲乏,有明显睡意。一般持续 2～3 h。

间日疟及卵形疟间歇期为 48 h,三日疟为 72 h,出现周期性的相同症状发作。恶性疟发作无规律。在疟疾发作之初或有反复感染情况下,亦可表现为发作无规律。

发作过后唇鼻部有单纯疱疹出现。多次发作后脾脏明显肿大,可有压痛,慢性患者脾质变硬。肝脏常同时肿大并有轻度压痛。

2. 重症疟疾　重症疟疾是指疟原虫所引起的特别严重的临床表现或器官损伤,包括意识障碍、惊厥、呼吸窘迫、休克、酸中毒、严重贫血、过度出血、低血糖、黄疸、血红蛋白尿和肾损害等。

脑型疟是恶性疟的严重临床类型,亦偶见于重度感染的间日疟。患者有剧烈头痛、谵妄、昏迷、抽搐等,少数患者可有精神错乱、狂躁等。神经系统体征中以脑膜刺激征、失语、瘫痪、反射亢进等为多见。多数患者伴有高热,少数有过高热(42℃)或体温在常温之下。

3. 再燃和复发　再燃是指疟疾初发后,未经彻底的治疗或机体产生部分的免疫力,血中疟原虫未完全消失;一旦免疫力降低,原虫逐渐增殖,又引起临床发作。复发是指初发后血中原虫已经完全消失,迟发型子孢子发育成熟后,再次侵入红细胞内引起的发作,再次出现原虫血症甚至临床症状。

恶性疟、三日疟、诺氏疟及输血性疟疾一般均无复发,但可有再燃。间日疟、卵形疟可有再燃,亦可有复发。复发的症状与初发相似,但前驱症状不明显,起病多急骤。未经根治的间日疟患者,约半数有一次或多次发作。

【并发症】

黑尿热是恶性疟疾的最严重并发症,见于重疟区,病死率高。某些抗疟药物如奎宁或伯氨喹啉等服用后可致黑尿热。临床上有发热、急性溶血性贫血、黄疸、血红蛋白尿、肾脏损害等表现。

【实验室检查】

大多数患者外周血常规白细胞计数减少,血小板计数减少,红细胞和血红蛋白在疟疾多次发作过程中呈进行性降低。溶血患者可出现贫血,网织红细胞、乳酸脱氢酶、血转氨酶和间接胆红素升高。恶性疟重症患者可出现蛋白尿、血红蛋白尿及血肌酐升高,低血糖。脑型疟患者脑脊液中蛋白定性呈弱阳性,细胞数可达$(10～20)×10^6/L$,以淋巴细胞为多,但生化试验仍正常。

血内查到疟原虫是诊断疟疾的"金标准"。在发冷期及发作 6 h 内,血内疟原虫较多,易于查出。骨髓涂片的阳性率明显高于外周血。另外,可采用胶体金免疫层析技术检测疟原虫抗原及 PCR 进行疟原虫核酸检测。

【诊断与鉴别诊断】

1. 诊断　疟疾主要靠流行病学资料、临床表现、实验室检查进行诊断。①流行病学资料:生活在流行区或曾到过流行区,或输血后 1~2 周发热者均须考虑疟疾的可能。有疟疾既往史的患者当出现病因不明的发热时,应考虑再燃或复发的可能。②临床表现:有典型的周期性发冷、发热、出汗的发作和间歇期症状的消失。③实验室检查:外周血或骨髓涂片发现疟原虫或检测到疟原虫抗原、或核酸可以确诊。

对反复查血涂片阴性,而临床表现酷似疟疾者,可给予有效的抗疟药进行诊断性治疗。一般在用药 24~48 h 后控制发热并不再发作,且患者来自非耐药地区,可作出疟疾的临床诊断。

2. 鉴别诊断　本病临床表现典型者,诊断并不复杂,但对临床表现不典型者,需与下列疾病鉴别:发热患者需与败血症、钩端螺旋体病和尿路感染等疾病鉴别。脑型疟疾还应与病毒性脑炎、中毒性菌痢等疾病鉴别。而溶血造成的急性肾功能损害,则应排除与药物引起的溶血、肾综合征出血热等疾病。

【治疗】

1. 病原治疗　疟疾的治疗方案中包括杀灭红内期疟原虫、控制临床发作的药物和杀灭肝内期疟原虫、防止复发的药物。

(1) 杀灭红内期疟原虫、控制临床发作的药物:

1) 磷酸氯喹(氯喹基质)总剂量 1 200 mg(8 片,每片含氯喹基质 150 mg)。用法:第 1 天顿服 4 片或分 2 次服用,第 2 天和第 3 天各服 2 片。

2) 磷酸哌喹(哌喹基质)总剂量 1 200 mg(8 片,每片含哌喹基质 150 mg)。用法:第 1 天顿服 4 片或分 2 次服用,第 2 天和第 3 天各服 2 片。

3) 磷酸咯萘啶(咯萘啶基质)总剂量 1 200 mg(12 片,每片含咯萘啶基质 100 mg)。用法:第 1 天口服 2 次,每次 3 片,间隔 4~6 h,第 2 天和第 3 天各服 3 片。

4) 青蒿素类复方(ACTs)。包括双氢青蒿素磷酸哌喹片、青蒿琥酯阿莫地喹片、青蒿素哌喹片等。

(2) 杀灭肝内期疟原虫、防止间日疟和卵形疟复发的药物:磷酸伯氨喹(伯氨喹基质)总剂量 180 mg(24 片,每片含伯氨喹基质 7.5 mg)。用法:在服用杀灭红内期疟原虫药物第 1 天起,同时服用磷酸伯氨喹,每天 1 次,每次 3 片,连续 8 天。有葡萄糖-6 磷酸脱氢酶缺乏者,服用此药,可产生急性溶血性贫血,出现紫绀,需立刻停药。

对氯喹敏感的疟疾治疗,采用磷酸氯喹加磷酸伯氨喹方案。对氯喹耐药的疟疾治疗,可选用磷酸哌喹或磷酸咯萘啶或 ACTs 加磷酸伯氨喹进行治疗。

(3) 重症疟疾:重症疟疾一般均由恶性疟引起,且大多对氯喹耐药,故在病原治疗上,药物首选青蒿琥酯注射液静脉推注,疗程不少于 7 日,如 7 天内临床症状、体征好转并能进食,可停止青蒿琥酯注射液治疗,并改口服 ACTs 继续治疗一个疗程。也可选择蒿甲醚或磷酸咯萘啶注射液。

2. 对症支持治疗　患者应卧床休息,半流质饮食,维持热量及水电解质平衡。脑型疟常出现脑水肿及昏迷,应及时积极给予脱水及改善颅内循环的治疗。静脉给予右旋糖酐 40,对疏通颅内微循环有一定帮助。监测血糖,及时纠正低血糖,控制体温,对临床出现超高热的患者可短程使用肾上腺皮质激素。

【预后】

间日疟与三日疟的预后良好。恶性疟若无并发症出现,病死率低于 0.1％,脑型疟疾的病死率甚至可达 15％~20％。

【预防】

疟疾的预防应采取综合措施。控制传染源,积极治疗疟疾患者和带虫者,减少疾病传播。加强传播媒介的控制,搞好环境卫生,消灭按蚊孳生场所,应用化学杀虫剂杀灭幼虫和成蚊。进入疫区的人员要做好个人防护;同时可采用预防用药。在恶性疟和间日疟混合流行区,国内推荐采用磷酸哌喹每月 1 次,每次口服 600 mg,临睡前服,连续服药不超过 4 个月,再次进行预防服药间隔 2~3 个月。目前尚无疟疾疫苗。

(黄玉仙)

第四节　巴 贝 虫 病

巴贝虫病(babesiosis, piroplasmosis)是由红细胞内寄生的巴贝虫属(*Babesia*)通过硬蜱叮咬感染所致的人兽共患寄生虫病。巴贝虫病在年轻人和健康人中表现为轻度流感样症状,但在脾切除后、免疫缺陷患者及老年人中则可表现为间歇热、脾大、黄疸及溶血等。

【病原学】

巴贝虫原虫是寄生于脊椎动物红细胞内的蜱媒原生动物,属于梨浆虫目(*Piroplasmida*)巴贝虫科(*Babesiidae*)的巴贝虫属(*Babesia*)。不同种类原虫可对相应的脊椎动物致病,故有牛、马、犬、羊、猪等各种巴贝虫病。巴贝虫可分为小型及大型两类虫种,小型直径通常为 1~3 μm,包括田鼠巴贝虫(*B. microti*)、分歧巴贝虫(*B. divergens*)、猎户巴贝虫(*B. venatorum*)等,可引起人巴贝虫病;大型直径为 3~5 μm,包括牛巴贝虫(*B. bovis*)、马巴贝虫(*B. canis*)等。

【流行病学】

1. 传染源　本病为典型的动物源性疾病,其传染源存在于患畜、带虫的啮齿动物以及媒介蜱类。表面健康的无症状带虫者供血时,则对接受输血者也构成传染。

2. 传播途径　人被带原虫的蜱类叮咬而致感染发病。亚洲人群的巴贝虫感染多以全沟硬蜱、嗜群血蜱以及卵形硬蜱等为主要媒介。输入带虫者的血液亦为传播途径之一。此外,本病可通过母婴传播感染婴儿。

3. 易感人群　人群普遍易感,而脾切除后及免疫缺陷者尤多易感。从事畜牧业者为有职业倾向的感染对象。

4. 流行特征　巴贝虫寄生于脊椎动物的红细胞内,呈世界性分布。自 1888 年

Babes 发现动物感染巴贝虫以来,已知巴贝虫属中有 100 余种感染野生动物和家畜。近年,随着蜱虫媒介分布地区的扩大,巴贝虫地理分布也随之扩大,中国常见感染人体的巴贝虫包括田鼠巴贝虫、猎户巴贝虫及分歧巴贝虫,主要分布于浙江、云南和广西等省份。人群的流行模式大体有 3 个类型:①发生于畜间流行之后的人巴贝虫病,家畜感染后仅出现原虫血症而无临床症状,通过蜱类媒介可将分歧巴贝虫感染给人,常发生于农牧场;②由啮齿类田鼠巴贝虫感染人类所致,症状轻重不一,曾从无症状的供血者血液中分离出原虫;③通过带虫的全血、冰冻红细胞或血小板经由输血感染给受血者。

【发病机制与病理】

1. 发病机制　巴贝虫专性寄生于宿主红细胞,因此原虫对宿主红细胞的破坏是导致巴贝虫病的主要机制。与疟原虫不同,巴贝虫的繁殖为非同步性,因此其原虫血症及临床表现无周期性规律。巴贝虫在繁殖过程中产生氧化代谢产物,可导致红细胞膜的破坏,进而产生新抗原,从而形成 IgG 抗体和补体的结合位点,进一步激活脾脏巨噬细胞对感染红细胞的吞噬作用,吞噬细胞的增殖可导致脾大。红细胞的破坏使得血红蛋白释放而入血,导致溶血性贫血。

2. 病理改变　电镜下观察,田鼠巴贝虫的裂殖子首先用其前端贴近红细胞。当迅速侵入红细胞时,将部分红细胞膜带进,使其凹入而形成空泡。直到红细胞膜裂解时,空泡随之消失。原虫则分布于胞质中,终致红细胞发生溶解,见于重症者。大量含有原虫的红细胞集聚于小血管和毛细血管壁上,引起血液淤积和毛细血管堵塞,受侵器官出现局部缺血直至发生组织坏死。肝脏窦状隙血液淤积可导致肝肿胀、细胞变性乃至坏死,以中心静脉周围最为多见。在肝、脾中常可看到吞噬红细胞现象,肝、脾、骨髓等造血组织增生。

【临床表现】

潜伏期通常为 1～6 周,输血感染者可长达 9 周。

发病初期症状轻重悬殊。根据病情轻重,可分为轻型、中型和重型。慢性患者的原虫血症可持续数月以至数年。

1. 轻型　表现为轻型流感样症状,可能仅有低热或体温正常,略有疲惫和不适感、轻微头痛、虚弱乏力以及食欲缺乏等。多在 2 周内消失。

2. 中型　起病急骤,高热达 39～40℃,畏寒、寒战,大汗不止。头痛剧烈,肌痛,甚至周身关节疼痛。有时精神抑郁或烦躁不安,神志恍惚。可能出现恶心、呕吐,但无脑膜刺激症状。脾脏有轻度至中度肿大,淋巴结无异常。无发疹现象。

3. 重型　起病时临床表现同中型。危重患者,溶血性贫血发展迅速,伴发黄疸、蛋白尿、血尿及肾功能障碍等。有脾脏摘除史的患者临床表现常较严重。重型多于起病后 5～8 d 内死亡。

4. 并发症　急性呼吸衰竭、DIC、充血性心力衰竭是严重巴贝虫病常见的并发症。其他较常见的并发症是急性肾衰竭和心肌梗死。亦可发生肝功能异常。

【实验室检查】

薄血片吉姆萨染色后巴贝虫在镜下呈细小圆形状或卵圆形的环状体,成熟的巴贝虫呈梨状、马耳他十字状。巴贝虫引起的原虫血症密度一般为 1%～10%,在重症患者中可达到 80%。因此,在诊断巴贝虫病时需多次血涂片检查,每次涂片至少观察 300 个视野,以提高检出率。

原虫培养主要用于动物巴贝虫病的诊断,在人巴贝虫病中可用于无症状者或低原虫血症患者的诊断。培养方法包括动物体内接种和人工培养基体外培养两种方法,培养周期一般需要 7~10 d。

间接荧光抗体检测(indirect fluorescent antibody tests,IFATs)是诊断田鼠巴贝虫感染通用的血清学方法。但分歧巴贝虫抗体需在血红蛋白尿出现 7~10 d 后才可检测得到,所以血清学检测无法用于快速诊断分歧巴贝虫感染。且单次血清学阳性无法区分活动感染和既往感染,恢复期血清抗体滴度较急性期升高 4 倍以上有助于诊断活动感染。

PCR 检测巴贝虫 18S rRNA 基因敏感性高,可快速诊断。18S rRNA 基因扩增在每微升血含有 5~10 个原虫即可检测得到。

【诊断与鉴别诊断】

1. 诊断　通常在血涂片中发现巴贝虫而确诊。

若血涂片未发现原虫,而临床症状高度怀疑巴贝虫病时,可通过 PCR 检测巴贝虫 18S rRNA 基因的方法来协助诊断,并可鉴别巴贝虫的种属。

田鼠巴贝虫感染亦可通过 IFAT 方法检测 IgG 抗体来判断,抗体滴度≥1∶64 具有诊断价值,恢复期抗体滴度较急性期升高 4 倍以上可协助确定诊断。

2. 鉴别诊断　本病在不同人群及不同巴贝虫感染中的表现差别很大。轻型应与流行性感冒、疲劳综合征等进行鉴别;中重型应与疟疾、立克次体病等相鉴别。人巴贝虫病的症状与疟疾相似,但前者发热没有疟疾中所呈现的周期性。病原检查对于症状相似的疾病间的鉴别至关重要。

【治疗】

1. 一般与对症治疗　有高热剧痛者予以解热、镇痛处理。有明显溶血者,可予输血。注意休息、饮食。

2. 抗病原治疗　只有在检测到巴贝虫的有症状患者中,才给予抗原虫治疗。

轻中症者可选用阿托伐醌＋阿奇霉素治疗 7~10 d,阿托伐醌 750 mg,每 12 小时 1 次,阿奇霉素第 1 天 500~1 000 mg,第 2 天开始 250~1 000 mg/d。该方案在清除原虫血症方面与克林霉素＋奎宁相仿,且耐受性更好。

重症田鼠巴贝虫病应给予克林霉素＋奎宁联合治疗。克林霉素 300~600 mg,每 6 小时 1 次,静脉注射 7~10 d,奎宁 650 mg,每 6~8 小时 1 次,口服 7~10 d。对于该方案治疗失败者,可给予阿奇霉素＋奎宁治疗。治疗期间,应每天监测血细胞比容和原虫血症,直至症状消失且原虫血症<5%。

3. 红细胞交换　对非田鼠巴贝虫感染以及高密度原虫血症者(>10%),特别是<2 岁或>70 岁、免疫缺陷者、脾切除者或有感染导致的器官衰竭者,红细胞交换(red cell exchange transfusion,RCE)是抢救治疗的基本措施。红细胞交换的机制可能是:①去除了感染的红细胞,减少原虫负荷和中断了红细胞感染的循环;②去除了致炎细胞因子,特别是促成全身性炎性应答和激发组织损伤的 TNF‐α 和干扰素;③血液交换可阻止寄生红细胞在易感组织聚集及防止局部缺血的形成。

【预后】

轻、中症者须及时诊治,可获根治而无后遗症。重症出现溶血、肾衰竭且有脾摘除史者,预后不良,病死率约 5%。慢性患者中出现原虫血症,可持续 2 年至数年之久。

【预防】

避免 5—9 月媒介蜱类活动季节进入疫区。对家畜要定期灭蜱,加强畜间检疫,早期发现患畜,采取有效隔离措施,并给予积极治疗。消除家栖和野生的啮齿动物,并尽量避免与之接触。集体和个人均应采取防蜱措施,如注意从衣服上检蜱、穿着防护衣袜、使用杀蜱和驱蜱剂。对疫区的献血者,应做认真的检查,任何有疑似病史及久住疫区者不宜献血。

(邵凌云)

第五节 弓形虫病

弓形虫病(Toxoplasma disease)也称刚地弓形体病(Toxoplasma gondii),是由刚地弓形虫引起的一种人兽共患的自然疫源性疾病。弓形虫为机会致病性寄生虫,感染者的免疫力正常时多无任何临床症状的隐性感染,或者仅仅有轻微的症状,最常见的是发热和淋巴结炎。恶性肿瘤、艾滋病或者使用免疫抑制剂等免疫缺陷患者,或者在妊娠等特殊时期,才会出现症状明显的急性感染。而孕妇感染可能造成流产和胎儿畸形。

【病原学】

弓形虫是一种细胞内寄生虫,具有独特的顶端复合体和基于肌动蛋白的运动机制,入侵宿主细胞的能力很强。在自然界中,弓形虫的生活周期包括速殖子(滋养体)、含子孢子的卵囊、裂殖体、包囊以及大配子和小配子。速殖子是寄生虫的快速增殖形式,在急性感染或潜伏感染重新激活时导致临床表现。包囊导致慢性感染,包囊可长期存在于宿主的组织器官中,中枢神经系统、眼和骨骼肌、平滑肌和心肌最常见。卵囊是弓形虫在世界范围内大规模传播的主要原因。感染动物的粪便在一天内可以排出多达 1 000 万个卵囊,持续时间 7~20 d。卵囊在潮湿的土壤中可以存活长达 18 个月,这会导致环境中的宿主被感染。

【流行病学】

1. 传染源　本病是一种自然疫源性疾病,主要传染源是猫科动物。终宿主是猫科动物,中间宿主包括人和各种哺乳动物以及鸟类、鱼类和爬行类等。

2. 传播途径　弓形虫感染人体的主要途径是通过粪口途径,猫粪中的卵囊污染的水或者食物,以及未经充分煮熟的动物肉类(特别是猪肉、羊肉和鹿肉),被人类摄入后导致感染。弓形虫还可通过输血、器官移植、经由损伤的皮肤和黏膜等途径感染人体。孕妇感染弓形虫后,会通过胎盘将弓形虫传染给胎儿。

3. 易感人群　人群普遍易感,免疫缺陷患者易感。

4. 流行特征　弓形虫广泛分布于除南极洲外的世界各地,全球约有 1/3 人口感染,弓形虫感染在我国也较为普遍,但是各省市感染率有较大差别,我国人群弓形虫的感染率在 0.8%～27.3%。

【发病机制与病理】

1. 发病机制　弓形虫包囊或卵囊被摄入后,被胃肠道的消化液破坏,缓殖子和子孢子被释放并转化为速殖子,后者可通过血行或淋巴播散感染邻近细胞或远处组织。组织学特征是坏死,周围有炎症。人体免疫系统可控制速殖子的增殖,并诱导其转化为裂殖子,最终形成组织包囊(慢性感染)。

2. 病理改变　中枢神经系统损害表现为明显的坏死和周围炎症。先天性感染者坏死区可能钙化,导致典型的影像学表现。Sylvius 导水管或孔的阻塞可导致脑积水。免疫里正常的个体弓形虫淋巴结炎特征性表现为:反应性滤泡增生、不规则的上皮样组织细胞侵犯和模糊生发中心的边缘、窦内有单核细胞的局灶性浸润,有助于病理诊断。

【临床表现】

分为先天性和后天获得性两类,以隐性感染为多见。新近急性感染或潜在病灶活化导致临床症状。

1. 先天性弓形虫病　孕妇在妊娠期感染急性弓形虫病(常无症状)所致。孕妇感染有无症状与胎儿感染的危险性相关。先天性弓形虫病的临床表现多样。大部分婴儿出生时无症状,部分在出生后数月或数年出现视网膜脉络膜炎、斜视、失明、癫痫、精神运动或智力迟钝等。出生时即有症状者出现严重临床表现:视网膜脉络膜炎;脑积水或畸形或无脑儿、颅内钙化,伴脊柱裂、脑脊膜膨出、兔唇腭裂;肾上腺缺如、双多囊肾;联体畸胎等。

2. 后天获得性弓形虫病　病情轻重不一,从亚临床性至暴发性感染不等。可为局限性或全身性:①局限性感染中淋巴结炎约占 90%。常累及颈或腋窝部淋巴结,质韧,大小不一、无压痛、无化脓。可伴有低热、头痛、咽痛、肌痛及乏力等。累及腹膜后或肠系膜淋巴结时,可有消化道症状及腹痛。②全身性感染多发生于免疫缺陷患者(如艾滋病、器官移植、恶性肿瘤如霍奇金病、淋巴瘤等),全身症状显著,如高热、斑丘疹、头痛、肌痛、关节痛、呕吐及谵妄等,常并发脑炎、肺炎、心肌炎、胃肠炎及肝炎等。

眼弓形虫病多数为先天性,后天发生者可能为先天的潜在病灶激活所致。表现为视力模糊、盲点、畏光、疼痛、流泪、中心性视力缺失等,一般不伴有全身症状。炎症消退后视力可有改善,但不能完全恢复。可有玻璃体混浊。

【实验室检查】

包括病原检查、免疫学检查和基因诊断。

1. 病原学检查　取各种标本如脑脊液、痰液、胸腔积液、腹腔积液、骨髓等涂片,淋巴结印片及组织切片,用常规染色法直接涂片检测弓形虫速殖子或包囊。

2. 免疫学检查　常用的有弓形虫染色试验、间接荧光抗体试验、间接血凝试验、酶联免疫吸附试验等,检测到弓形虫抗体可辅助诊断弓形虫感染。McAb-ELISA 以及

McAb 与多抗的夹心型 ELISA 法检测急性患者血清循环抗原,其敏感性较高。

3. 基因诊断 各种受弓形虫侵犯的组织标本,可进行一代或二代测序,用于弓形虫病的诊断,准确率较高。

【诊断与鉴别诊断】

1. 诊断 诊断弓形虫感染和弓形虫病的实验室方法包括血清学检查、PCR、组织和体液的显微镜检查以及寄生虫的分离。在组织或体液中找到弓形虫速殖子或体液中弓形虫 DNA 扩增阳性可确诊弓形虫病。

2. 鉴别诊断 先天性弓形虫病应与 TORCH 综合征(风疹、巨细胞病毒感染、单纯疱疹和弓形虫病)中的其他疾病相鉴别。同时也应与梅毒、李斯特菌或其他细菌性和感染性脑病。主要依靠病原学和免疫学检查。

中枢神经系统弓形虫病应与中枢神经系统淋巴瘤、结核性脑膜炎、隐球菌脑膜炎、脑脓肿以及进行性多发性脑白质变性相鉴别。

【治疗】

先天性弓形虫病的预后较差,无论有无症状,都必须治疗。成人弓形虫感染多呈无症状带虫状态,一般不需治疗。治疗指征如下:①急性弓形虫病;②免疫功能低下的患者(尤其是艾滋病患者)并发弓形虫感染;③孕妇确诊的急性弓形虫感染;④先天性弓形虫病(包括无症状感染者)。

1. 病原治疗 主要用药均对滋养体有较强的活性,除阿奇霉素和阿托伐醌外对,对包囊均无效。主要治疗药物有。

(1) 抗叶酸代谢药物:主要包括:①磺胺和砜类药物:磺胺嘧啶、SMZ 以及氨苯砜等;②2,4-二氨基嘧啶类化合物如乙胺嘧啶和 TMP;③抗肿瘤药物如甲氨蝶呤;④抗球虫药氯氟苄腺嘌呤。

(2) 抗生素药物:主要包括:①大环内酯类如阿奇霉素及克拉霉素等;②其他抗生素如半合成四环素类(多西环素)、林可霉素及克林霉素等。

(3) 其他化疗药物:如青蒿素类药物(蒿甲醚、青蒿琥酯、双氢青蒿素等)也已被证实具有抗弓形虫作用。

免疫功能正常者的急性弓形虫病:治疗方案为乙胺嘧啶 25～50 mg/d 与磺胺嘧啶 4～6 g/d 联合疗法,1 个疗程至少 2～4 周,视病情需要可重复 1 个疗程。同时联用亚叶酸 10～20 mg/d,以减少毒性反应。亦可用螺旋霉素 3 g/d,分 3～4 次口服,可联合应用 SMZ 4 片/d,分 2 次服用或双氢青蒿素联合应用 SMZ,疗程同上。

2. 免疫治疗 包括免疫增强剂如左旋咪唑以及细胞因子如白细胞介素(IL-1、IL-2)和 γ-干扰素等可作为辅助的免疫治疗剂。

3. 支持疗法 可采用加强免疫功能的措施,如给予重组 IFN-γ、IL-2 或淋巴因子激活杀伤细胞(LAK 细胞)等。对眼弓形虫病和弓形虫脑炎等可应用肾上腺皮质激素以防治脑水肿等。

4. 特殊情况治疗方案

(1) 获得性免疫缺陷综合征(艾滋病)患者合并弓形虫病:中枢神经系统弓形虫病是

艾滋病最常见的机会性感染,乙胺嘧啶和磺胺嘧啶联合用药是治疗最有效的方案,但剂量宜大。

(2) 先天性弓形虫病:可用乙胺嘧啶加磺胺嘧啶联合疗法或用螺旋霉素治疗。

(3) 妊娠期孕妇急性弓形虫感染:治疗目的是防止胎儿先天性感染和减轻对胎儿的损害。给予螺旋霉素 3 g/d,分 3~4 次服。整个孕期的服用。妊娠 33 周后感染的孕妇需应用乙胺嘧啶加磺胺嘧啶联合疗法。

(4) 眼弓形虫病:活动性脉络膜视网膜炎可联合应用乙胺嘧啶 50 mg/d+磺胺嘧啶 4 g/d,疗程至少 1 月。若感染持续存在,疗程需延长。如脉络膜视网膜炎蔓延到黄斑区,需加用皮质激素,以减轻急性炎症反应和防止瘢痕形成。

【预后】

取决于宿主的免疫功能状态以及受累器官。严重先天性感染预后极差。免疫功能缺陷患者(如有艾滋病、恶性肿瘤及器官移植等)弓形虫病易呈全身播散性、预后亦差。单纯淋巴结肿大型预后良好。眼部弓形虫病常反复发作。

【预防】

1. 控制传染源　控制病猫。妊娠妇女应进行血清学筛查。妊娠初期感染本病者进行评估,及时终止妊娠,中、后期感染者应予及时有效治疗。

2. 切断传染途径　避免与猫狗等密切接触,防止猫粪污染食物和饮用水。不吃生的或不熟的肉类和生乳、生蛋等。加强卫生宣教、搞好环境卫生和个人卫生。

(刘　莉　卢洪洲)

第六节　吸　虫　病

一、消化系统吸虫病

(一) 华支睾吸虫病

华支睾吸虫病(clonorchiasis)也称肝吸虫病,是由于人食用未煮熟(生食或半生食)的含华支睾吸虫(*Clonorchis sinensis*)囊蚴的淡水鱼、虾,而导致成虫寄生在人体胆道系统所引起的疾病。轻症患者可仅有精神欠佳、食欲缺乏、上腹部不适、腹泻;严重者可有发热、消化道功能紊乱、肝区肿痛、黄疸,且可能并发胆石症、胆管炎和胆囊炎。慢性反复发作可进展为肝硬化、肝胆管癌,儿童可出现生长发育障碍。

【病原学】

华支睾吸虫成虫体形狭长呈葵花子状,大小一般为(10~25)mm×(3~5)mm,有口、腹两个吸盘,雌雄同体。虫卵形似芝麻,淡黄褐色,大小为(27~35)μm×(12~20)μm。

华支睾吸虫生活史包含成虫、虫卵、毛蚴、胞蚴、雷蚴、尾蚴、囊蚴和后尾蚴 8 个阶段。成虫寄生于终宿主(人及肉食哺乳动物猫、犬)的肝内胆管内,也可移行至胆总管、胆囊或胰腺管。成虫产出的虫卵随胆汁进入消化道随粪便排出进入水中。在水中被第一中间宿主(淡水螺)吞食后,在螺类的消化道内孵出毛蚴,经过从胞蚴-雷蚴-尾蚴发育过程,大量的成熟尾蚴从螺体逸出。尾蚴在水中遇到第二中间宿主(淡水鱼、虾),则侵入其肌肉组织,发育成囊蚴。人及哺乳动物因食入未煮熟的淡水鱼、虾而感染。囊蚴在消化液的作用下,在十二指肠破囊而出,经胆总管循胆汁逆流进入肝内胆管。从进入人体到发育为成虫一般需要 1 个月,成虫的寿命为 20~30 年。

【流行病学】

1. 传染源　感染华支睾吸虫的人和哺乳动物(猫、犬、水貂、獾和老鼠)为主要传染源。

2. 传播途径　人多因生食含有华支睾吸虫囊蚴的淡水鱼、虾而感染;也有由于烹调时间和温度不够,鱼虾未煮熟而感染;亦有通过混用切生食和熟食的砧板或盛食器皿;甚至饮用被囊蚴污染的生水而感染。

3. 易感人群　人群普遍易感,无年龄、性别、种族差别,感染率高低与生活和饮食习惯有密切关系。

4. 流行特征　华支睾吸虫病主要分布在我国、日本、朝鲜、韩国、越南及俄罗斯等。在我国,华支睾吸虫病流行于 22 个省、市、自治区,是当前我国最严重的食源性寄生虫病之一,其中广东、广西、吉林、辽宁、黑龙江是重度流行区。部分高发区域,综合感染率高达 13%~20%。

【发病机制与病理】

1. 发病机制　华支睾吸虫主要寄居于人肝内中小胆管,但也可能在胆总管、胆囊、胰腺管、十二指肠或胃内发现。寄生于人体的虫数一般为数十条至数百条,感染较重者可达数千条。虫体的机械性刺激及其分泌代谢产物引起胆管上皮脱落、增生,导致管壁增厚、管腔狭窄,引起胆汁流通不畅,刺激胆管内膜及胆管周围组织,引起不同程度的炎性反应和过敏反应。巨噬细胞、肥大细胞、嗜酸性粒细胞等炎症细胞活化,产生一氧化氮和多种炎性细胞因子。一氧化氮可直接氧化、损伤胆管上皮细胞,并诱导 DNA 突变,抑制 DNA 修复过程和产生强致癌物亚硝胺致癌。死亡虫体碎片、虫卵、胆管上皮脱落细胞可引起胆管结石。阻塞的胆管伴随着胆汁淤滞,继发细菌感染进一步加重胆管损伤。当大量虫体长时间寄生在肝内,在门脉区周围可出现肝细胞的萎缩和变性现象及其周围纤维组织的增生,甚至出现肝硬化。2009 年,世界卫生组织提出"华支睾吸虫感染是人类胆管癌的 I 类致癌因素",其所引发的胆管慢性炎症、氧化还原失衡、肝组织纤维化和胆管上皮细胞增生,与胆管癌的发生密切相关。

2. 病理改变　华支睾吸虫感染所致胆管病理改变主要包括胆管上皮腺瘤样增生、胆管上皮化生、胆管扩张、管周炎症反应(包括嗜酸性粒细胞、淋巴细胞的募集及炎症因子的释放)及纤维化、胆管上皮细胞不典型增生等。在病变的胆管中,虫体的阻塞及胆管上皮细胞异常增生导致的管腔狭窄使胆汁淤积、胆色素沉着,进而以死亡虫体及虫卵为核心形成胆管结石。虫卵经由溃疡穿透胆管壁进入胆管周围组织,大量嗜酸性粒细胞、中性粒细胞募集,形成嗜酸性肉芽肿炎症。华支睾吸虫还可引起胆囊炎症,表现为胆囊壁纤维化、肥大细胞及嗜酸性粒细胞募集及胆囊壁黏膜增生。病变的胆囊功能减退，继发胆汁酸盐析出、碳酸钙盐沉积等因素可促进胆囊结石形成。

【临床表现】

本病一般起病缓慢，潜伏期 1～2 月。临床表现与寄生的虫数、患者的功能状态有关。轻度感染者不出现症状或仅有食欲缺乏、进食后上腹部饱胀感、轻度腹痛，容易疲劳或精神欠佳。

1. 急性华支睾吸虫病　严重感染者可呈急性起病，多见于儿童和初次大量感染者。潜伏期短，仅 10～26 d。患者突发寒战、高热，呈弛张热，消化道症状明显，如食欲不振、恶心、乏力、腹胀、腹泻和右上腹痛及黄疸等。可有肝肿大，以左叶明显，伴压痛和叩击痛。如果不及时有效诊治，可发展为慢性华支睾吸虫病。

2. 慢性华支睾吸虫病　患者的症状往往经过几年才逐渐出现，一般以消化系统症状为主，表现为食欲缺乏、腹胀、腹泻及上腹部不适、乏力和神经衰弱等症状，并伴有肝大、黄疸等体征，可并发胆囊炎、胆结石及胰腺炎。晚期患者有肝硬化和门脉高压表现，如腹水、脾大及腹壁静脉曲张，亦可并发胆管癌和原发性肝癌。儿童除消化道症状外，可有营养不良和生长发育障碍。

【实验室检查】

1. 血象　白细胞总数、嗜酸性粒细胞轻、中度增加，嗜酸性粒细胞一般在 10%～40%，慢性患者可呈轻度增加（5%～10%）。个别病例可出现类白血病反应。可有轻度贫血。

2. 肝功能检查　多为轻至中度丙氨酸氨基转移酶升高，黄疸少见。重度感染者及有肝胆并发症者，特别是儿童营养不良时，γ-谷氨酰基转移酶、碱性磷酸酶升高。

3. 病原学检查　在粪便、十二指肠引流液中发现虫卵和手术发现成虫或虫卵均是华支睾吸虫病的确诊依据。虫卵计数有助于了解感染程度和治疗效果。十二指肠引流胆汁发现虫卵机会多于粪检，但前者操作较为困难，难以实际开展。常用的虫卵计数方法有改良加藤厚涂片法、醛醚离心沉淀法及胶囊拉线法，其中以改良加藤厚涂片法使用最普遍。值得注意的是，华支睾吸虫虫卵与其他吸虫虫卵及一些植物孢子在形态、大小上较为相似，容易造成误诊。

4. 免疫学检查　在临床辅助诊断和流行病学调查中，免疫学方法已被广泛应用。常用的方法包括：IHA、ELISA、IFA、免疫胶体金技术及血清循环抗原检测等。目前的免疫学诊断方法的特异性或敏感性较低，所以寻找特异性及敏感性高的抗原以建立有效的免疫学诊断方法已成为目前研究的焦点。

5. 影像学检查　B超检查可将肝内病变分为以下几型。①肝脏型：肝实质点状回声增粗、增强，有短棒状、索状或网状回声。②胆管型：肝内胆管轻度扩张，以部分节段扩张常见，同时伴有管壁增厚，回声增强；肝外胆管内可见层叠排列的"双线征"回声。③胆囊型：胆囊壁毛糙，壁内常见漂浮斑点、"小等号"样光带及沉淀物回声，可见"双线征"或"细条征"。④混合型：同时有以上 2 种或 3 种类型表现。

华支睾吸虫病最常见的 CT 表现是胆道扩张，以肝包膜下小胆管"囊状""杵状"扩张为主,肝外胆管扩张程度一般较轻或不扩张,肝内、外胆管扩张不成比例。目前,对华支睾吸虫性胆管炎、嗜酸性肉芽肿、胆管癌早期诊断的成像研究尚不充分,亦无相关特征性影像学诊断依据。

【诊断与鉴别诊断】

1. 诊断　华支睾吸虫病主要靠流行病学资料、临床表现及实验室检查进行诊断。

(1) 流行病学资料:应有生食或半生食淡水鱼、虾史,并有在流行区生活、工作及旅游史。

(2) 临床表现如下。

1) 急性期:有畏寒发热、头痛、食欲不振、恶心、乏力、腹胀、腹泻和右上腹痛等症状,并伴有肝大、黄疸及外周血嗜酸性粒细胞增多等体征。

2) 慢性期:无症状,或以食欲缺乏、腹胀、腹泻、乏力和神经衰弱等症状为主,可有肝大、黄疸等体征。常并发胆囊炎、胆结石。晚期患者有肝硬化、腹水,儿童可出现生长发育障碍等。

(3) 实验室检查。

1) ELISA 阳性。

2) B 型超声检查可发现特征性改变征象。

3) 粪便、十二指肠引流液中发现虫卵和手术发现成虫或虫卵可以确诊。

按照急性和慢性华支睾吸虫病两个类型,每类均分为疑似病例、临床诊断病例和确诊病例 3 个等级。诊断标准如下:①急性华支睾吸虫病:疑似病例:应同时符合 1 和 2 (1);临床诊断病例:应同时符合疑似病例和 3(1) 或 3(2);确诊病例:应同时符合疑似病例和 3(3)。②慢性华支睾吸虫病:疑似病例:应同时符合 1 和 2(2);临床诊断病例:应同时符合疑似病例和 3(1) 或 3(2);确诊病例:应同时符合疑似病例和 3(3)。

2. 鉴别诊断

(1) 异形吸虫病:也是通过生食或食未煮熟的淡水鱼而感染,虫卵与华支睾吸虫极相似,可通过粪检虫卵鉴别。异形吸虫多在十二指肠以下的肠道寄生,如十二指肠引流液未找到虫卵而偶粪便出现虫卵,应考虑到异形吸虫的可能。

(2) 病毒性肝炎、肝炎后肝硬化:消化道症状及肝功能损害明显。可通过病毒性肝炎血清学标志物阳性、粪检华支睾吸虫卵阴性加以鉴别。

(3) 单纯性消化不良:无流行病学史,多无肝肿大,血中嗜酸性粒细胞不增多,超声检查无华支睾吸虫病的典型图像,粪检华支睾吸虫卵阴性。

(4) 胆石症合并细菌感染引起的胆囊炎:临床症状相似,但感染中毒症状,最重要的鉴别是粪便检查是否有虫卵。

【治疗】

1. 病原治疗

(1) 吡喹酮:是本病的首选药物,具有高效低毒、吸收代谢快等优点。治疗剂量每次 20~25 mg/kg,每天 3 次,连服 3 d。此药物的不良反应一般轻微而短暂,但当胆管内大量虫体被驱出时,有时可引起胆绞痛或慢性胆囊炎急性发作。虫卵阴转率几乎达 100%。

（2）阿苯达唑：是广谱驱虫药，对本病亦有较好疗效。剂量每次 10 mg/kg，每天 2 次，连服 7 d。虫卵阴转率可达 95% 以上。

（3）外科治疗：患者并发急性或慢性胆囊炎、胆石症或胆道梗阻时，应行手术解除梗阻，再驱虫治疗。继发细菌感染者，同时加用抗菌药物。

2. 对症治疗　重症感染并伴有较重营养不良和肝硬化患者，应先予以支持治疗，如加强营养、保护肝脏、纠正贫血等，待全身情况好转时再予以驱虫治疗。

【预后】

轻症患者经过治疗，预后良好。重度感染和病程较长的患者，出现肝硬化或伴有病毒性肝炎等合并症时，治疗比较困难，但经驱虫治疗后，一般情况和肝脏病变也可好转。

【预防】

应开展对本病的流行病学调查，及时治疗患者及病畜，以控制或消灭传染源。加强粪便及水源管理，不用未经处理的新鲜粪施肥，不在鱼塘上或河旁建厕所。应禁止用粪便喂鱼，防止虫卵污染水源。开展卫生宣教，改变不良饮食习惯，不食生的或未熟透的淡水鱼、虾。

（二）姜片虫病

姜片虫病（fasciolopsiasis）是由于人生食含有布氏姜片虫（*Fasiolopsis buski*）囊蚴的水生植物而导致成虫寄生在小肠所引起的疾病。临床主要表现为腹痛、腹泻和消化功能紊乱。

【病原学】

布氏姜片虫属于片形科片形属。虫体呈椭圆形，扁平似姜片，肉红色，雌雄同体，是寄生于人体最大的吸虫，长 20～75 mm，宽 8～20 mm，厚 0.5～3 mm。虫卵为椭圆形，(130～140)μm×(80～85)μm，是寄生于人体最大的蠕虫卵。

布氏姜片虫生活史包含成虫、虫卵、毛蚴、胞蚴、母雷蚴、子雷蚴、尾蚴、囊蚴和后尾蚴 9 个阶段。成虫寄生于终宿主（人及猪）的小肠上段，虫卵随粪便排出进入水中。在水中经 3～7 周的发育孵出毛蚴。毛蚴被中间宿主（扁卷螺）吞食后，在螺类的淋巴间隙中经胞蚴-母雷蚴-子雷蚴-尾蚴发育过程，大量的成熟尾蚴从螺体逸出。尾蚴在水中吸附于水生植物（菱角、茭白）等物体的表面，脱去尾部而成囊蚴。人和猪因食入未煮熟的水生植物而感染。囊蚴在消化液的作用下，后尾蚴逸出并附于十二指肠或空肠上段的黏膜，经 1～3 个月发育为成虫，成虫在人体的寿命约为 4 年。

【流行病学】

1. 传染源　患者和受感染的猪为主要传染源。

2. 传播途径　人多因生食含有布氏姜片虫囊蚴的水生植物而感染。也有因饮用被囊蚴污染的生水而感染。常见的水生植物有菱角、荸荠、茭白、水浮莲及浮萍等。流行区多以水浮莲喂猪，故猪的感染率很高。

3. 易感人群　人群普遍易感，感染后无明显保护性免疫，可重复感染。

4. 流行特征　主要流行于亚洲温带和热带地区，如东南亚各国。我国除东北、内蒙古、新疆、西藏、青海和宁夏外,其他省(自治区)均有流行,以南部及中部的水乡为主要流行区。感染有季节性,夏、秋为主要感染季节。

【发病机制与病理】

致病机制为肠壁机械性损伤及虫体代谢产物引起的变态反应。姜片虫的吸盘吸附力极强,被吸附的黏膜可出现坏死脱落,局部肠腔黏膜可出现散在点状出血水肿,甚至形成溃疡、脓肿,导致患者消化道功能障碍。镜检可见黏膜与黏膜下层内中性粒细胞、淋巴细胞、嗜酸粒细胞浸润。虫体大量摄取肠道内养分并妨碍肠道对营养物质的消化和吸收,导致营养不良。虫数多时可成团堵塞肠腔,形成肠梗阻。

【临床表现】

潜伏期 1～3 个月。轻度感染者无明显症状。中、重度患者可出现食欲缺乏、腹痛、腹泻,恶心、呕吐等消化道症状。可出现上腹、右季肋下部或脐周腹痛,多发生于早上空腹或饭后,阵发性隐痛,偶有剧痛或绞痛。腹泻每天次数多、量多、特臭、内含未消化食物,可有腹泻与便秘交替,甚至出现肠梗阻。常有肠鸣音亢进、肠蠕动增强、肠胀气。虫体对黏膜的损伤导致肠道溃疡,可出现黑便、呕血等活动性消化道出血表现。也有虫体钻入阑尾导致阑尾炎。不少患者有自动排虫史或吐虫史。儿童常有神经症状如夜间睡眠不好、磨牙、抽搐等。病程迁延者可造成慢性贫血,表现为精神萎靡、头晕、乏力,少部分严重者特别是儿童可出现严重低蛋白血症、营养不良性水肿及智力减退,甚至导致多器官功能衰竭而死亡。

【实验室检查】

1. 血象　白细胞总数稍高,嗜酸性粒细胞增加,可达 10%～20%。可有轻度贫血。

2. 病原学检查　因为姜片虫卵大,取粪便直接涂片法或沉淀集卵法较容易找到虫卵。

3. 免疫学检查　ELISA、IHA 可用于辅助诊断和流行病学调查。

4. 影像学检查　姜片虫病早期临床症状缺乏特异性,而大便集卵镜检要待幼虫经 1～3 月生长发育成成虫排卵才可能明确,故胃镜检查在姜片虫病早期诊断上有其特殊的地位。

【诊断】

凡在姜片虫流行区有生食水生植物史,有消化不良、上腹部隐痛、腹泻等胃肠道症状及营养不良者,应考虑本病。粪便中查出姜片虫卵或在呕吐物中发现成虫,即可确诊。

【治疗】

1. 病原治疗

(1) 吡喹酮:是本病的首选药物,具有高效低毒、吸收代谢快等优点。治疗剂量为 10～20 mg/kg,分早、中、晚 3 次服完,1 天内服完。虫卵阴转率达 97.5%～100%。

(2) 硫氯酚:成人剂量为 3 g,儿童剂量为 50 mg/kg,晚间顿服或连服 2 晚,治疗 1 次有效率可达 70%以上。

2. 对症治疗　重症患者应先予以支持治疗,如加强营养、纠正贫血等,再予以驱虫治疗。

【预后】

本病一般预后良好。重症患者出现肠梗阻时,病情恶化。

【预防】

应普查普治患者及病畜。流行区内的猪应圈养并定期予以药物如吡喹酮驱虫治疗。加强卫生宣教,不要生食水生植物,不喝生水。加强粪便管理,尤其是猪粪,粪便应无害化灭卵处理后方可使用。积极开展生物学灭螺或化学灭螺。

（吴　珺　杨东亮）

二、血液和组织吸虫病

(一) 血吸虫病

血吸虫(blood fluke)也称裂体吸虫(*Schistosoma*),能寄生人体的血吸虫有 6 种,分别是日本血吸虫(*S. japonicum*)、曼氏血吸虫(*S. mansoni*)、埃及血吸虫(*S. haematobium*)、间插血吸虫(*S. intercalatum*)、湄公血吸虫(*S. mekongi*)和马来血吸虫(*S. malayensis*),分布于非洲、南美、中东及亚洲的 76 个国家。根据其入侵人体后寄居的组织不同,临床将其分为肠血吸虫病和尿路血吸虫病两种类型,其中肠血吸虫病主要由曼氏血吸虫和日本血吸虫引起;尿路血吸虫病由埃及血吸虫引起。在我国流行的是日本血吸虫病。本部分主要讲述日本血吸虫病。

【病原学】

日本血吸虫雌雄异体。寄生于人或其他哺乳动物的门静脉和肠系膜静脉系统。雌雄虫合抱,虫卵主要分布于肝脏及结肠壁组织,少部分随宿主粪便排出体外。虫卵在水中孵出毛蚴,如遇钉螺则侵入其体中,经过无性繁殖阶段发育和增殖,产生大量的尾蚴。尾蚴自螺体内逸出后,遇到人或易感的动物而从皮肤钻入,脱去尾部,变为童虫。童虫随血流或淋巴液到达右心、肺,再到达左心,进入肝内门脉系统继续生长、发育,直至性器官初步分化时,雌雄童虫开始合抱,然后移行到肠系膜静脉定居,逐步发育为成虫并交配产卵。从尾蚴钻入皮肤到虫体成熟并产卵:日本血吸虫约需 24 d。

【流行病学】

1. 传染源　传染源是患者和保虫宿主,保虫宿主包括牛、猪、犬、羊、马、狗、猫及鼠等 40 余种动物。在水网地区,患者为主;在湖沼地区,除患者外,还有感染的牛和猪;而在山丘地区,野生动物,例如鼠类也是重要的传染源。

2. 传播途径　3 个环节,缺一不可:粪便入水,包括患者和保虫宿主的粪便以各种方式污染水源;钉螺孳生;人、畜接触疫水。

3. 易感人群　人对血吸虫普遍易感,感染率随年龄增高而升高(青壮年多见),感染季节多在夏、秋季,感染后有部分免疫力。

4. 流行特征　血吸虫病在我国流行已有 2 000 多年的历史。曾广泛流行于我国长江中下游及以南 12 个省(直辖市、自治区)。根据地形地貌、钉螺生态及流行病学特点,我国血吸虫病流行地区主要可分为平原水网型(简称水网型)、山区丘陵型(简称山丘型)及湖沼型。经过近 70 年的防治,中国血吸虫病防治取得了巨大成就,截至 2017 年底,全国 12 个血吸虫病流行省(直辖市、自治区)中,浙江、上海、广东、广西及福建达到传播消除标准,四川省达到传播阻断标准,湖北、湖南、江西、安徽、江苏及云南达到传播控制标准。

【发病机制与病理】

1. 发病机制 血吸虫尾蚴、童虫、成虫和虫卵对宿主产生机械性损伤,并引起复杂的免疫病理反应。尾蚴穿透皮肤时引起的皮炎是宿主的获得性免疫对再感染的反应,尾蚴性皮炎对童虫在皮肤内的侵入有一定的促进作用。童虫在体内移行时,对所经过的器官,主要是肺,引起血管炎,毛细血管栓塞、破裂,出现局部细胞浸润和点状出血。患者可表现为咳嗽、咯血、发热,嗜酸性粒细胞增多等。童虫移行时所致损害与虫体代谢产物引起的变态反应有关。成虫的代谢产物可形成免疫复合物,引起全身反应与局部血管损害及组织病变;成虫寄居于门静脉系统,可引起轻度静脉内膜炎与静脉周围炎。虫卵是引起宿主病理改变和疾病的关键因素,当虫卵尚未形成毛蚴时,周围的组织可仅有轻度反应,卵内毛蚴成熟后,由卵分泌的酶、蛋白质及糖等可溶性抗原通过卵壳上的微孔释放,使 T 淋巴细胞致敏,释放各种淋巴因子,吸引大量大单核细胞,嗜酸性粒细胞等,聚集在虫卵周围,在日本血吸虫卵肉芽肿中可检测虫高浓度可溶性虫卵抗原,虫卵周围有嗜酸性辐射样棒装物,系抗原与抗体结合的免疫复合物,称为 Hoeppli 现象。虫卵肉芽肿沉积于宿主的肝肠组织,血吸虫病引起纤维化是在肉芽肿基础上产生的,可溶性虫卵因子、细胞与 T 淋巴细胞均产生成纤维细胞刺激因子促使成纤维细胞增殖与胶原合成,造成肝硬化与肠壁纤维化。血吸虫纤维化胶原类型主要是 Ⅰ、Ⅲ 型,晚期血吸虫病肝内胶原以 Ⅰ 型为主。急性血吸虫病患者血清中检出循环免疫复合物与嗜异抗体的阳性率甚高,故急性血吸虫病是体液与细胞免疫反应的混合表现;而慢性与晚期血吸虫病的免疫病理变化则属于迟发型变态反应。

人体感染血吸虫后可获得部分免疫力,表现为对再感染的童虫有一定的抵抗力,而对已经感染的成虫无作用,既不影响成虫的存活,也不影响其产卵;活的成虫消失,免疫力也随之消失。这种活成虫与免疫力并存的现象称为伴随免疫(concomitant immunity)。实验证明,血吸虫表面覆盖有宿主抗原,由于其抗原伪装,可逃避机体免疫的攻击而长期寄生,这种现象称免疫逃避(immune evasion)。

2. 病理

(1)肝脏:肝脏的病变发生最早,也最严重。急性期,肝脏轻度肿大,表面及切面见许多粟粒至绿豆大小的灰白或灰黄色结节。慢性期,肝脏体积变小,质地变硬,表面不平。切面上见汇管区增宽,门静脉分支周围纤维组织增生呈树枝状分布,故又称为干线型肝硬化。由于虫卵肉芽肿主要位于汇管区,大量增生的纤维组织和虫卵本身可压迫、阻塞肝内门静脉分支,并可伴静脉内膜炎、血栓形成和机化,为窦前性阻塞。由此引起的门静脉高压出现早且严重,在临床上较早出现腹水、巨脾和食管下端静脉曲张等体征。

(2)肠道:病变主要累及结肠,因成虫多寄生于肠系膜下静脉及痔上静脉,所以直肠、乙状结肠和降结肠的病变尤为明显,并可波及右侧结肠与阑尾。急性期,肠黏膜充血、水肿,形成褐色稍隆起的斑片状病灶,以后部分黏膜溃破形成大小不等的溃疡,大量虫卵由此排入肠腔。因此,在大便中可查见虫卵。慢性期,肠黏膜反复发生溃疡、修复,最终纤维化,导致肠壁增厚变硬或息肉状增生,严重者可致肠腔狭窄与梗阻。一些慢性病例可并发管状或绒毛状腺瘤甚至腺癌。

(3) 脾脏:早期脾脏轻度肿大,充血,脾脏内虽可见虫卵沉积,但不形成急性虫卵肉芽肿。后期由于门脉高压引起脾脏慢性淤血和结缔组织增生,脾脏可显著增大,表面青紫色,包膜增厚,质地坚韧,常伴有梗死灶。临床上,可出现脾功能亢进,表现为红细胞、白细胞和血小板计数减少等。

(4) 异位损害:日本血吸虫成虫或(和)虫卵在门脉系统以外的器官可以造成损伤。而见于门脉系统以外的器官或组织内的血吸虫虫卵肉芽肿则称为异位血吸虫病。人体常见的异位血吸虫病多见于脑及肺。

【临床表现】

潜伏期长短不一,80%患者为30~60 d,平均40 d,血吸虫病临床表现复杂多样,轻重不一。临床分以下4型。

1. 急性血吸虫病 一般发生于夏、秋季,以6~10月份为高峰。多有明确的疫水接触史,如游泳、嬉水、捕鱼虾、防汛等,常为初次重度感染。约半数患者发生尾蚴性皮炎,接触疫水后数小时出现粟粒至黄豆大小的丘疹,痒、无痛,数小时至2~3 d消失。

(1) 发热:为急性血吸虫病的主要临床症状,发热的高低、持续期限与感染度、机体免疫状态有关。典型者热前无寒战,午后体温骤升,午夜大汗热退。发热期限从数天至数月不等,一般2~3周,毒血症症状常不明显,不发热期间自我感觉尚好。有部分轻型和中型患者,即使不经特效治疗,亦可自行退热,转入慢性期。重型患者一般不能自行退热,如不予治疗,可迅速出现消瘦、贫血、营养不良性水肿、腹水甚至死亡。

(2) 胃肠道症状:急性血吸虫病患者食欲可有不同程度减退,少数有恶心、呕吐。腹泻较为常见,大便3~5次/d,严重者可达每天20~30次,常带黏液和血液。重症病例粪便呈果酱状,多伴有腹痛,偶有腹部压痛,肠鸣音亢进,部分患者可有便秘,少数患者可出现腹水,其成因不同于晚期血吸虫病腹水。可能由于肝、肠急性虫卵肉芽肿的广泛形成,导致肝内窦前门脉高压和肠淋巴渗液增多而漏入腹腔所致。

(3) 呼吸系统症状:咳嗽为急性血吸虫病又一个重要症状,见于50%左右病例,多表现为干咳、气喘及胸痛,痰少,重症者可痰中带血,听诊肺部偶可闻及少许干啰音或湿啰音。

(4) 肝脾肿大:急性血吸虫病患者绝大多数见肝脏肿大,左叶较右叶显著,有明显压痛。半数患者有脾肿大。

(5) 其他:部分患者还可发生荨麻疹、血管神经性水肿、过敏性紫癜、支气管哮喘等过敏症状,重症患者可出现心肌损害、恶病质及神志淡漠等。

2. 慢性血吸虫病 急性症状消退未经治疗或有部分免疫力的患者,逐渐发展成慢性,病程半年以上,本期一般可持续10~20年,本期患者在流行区占绝大多数。临床表现以隐匿型间质性肝炎或慢性血吸虫行结肠炎为主。

（1）无症状型：轻度感染者大多无症状，仅粪便检查中发现虫卵，或体检时发现肝大，B超检查可呈网络样改变。

（2）有症状型：主要表现为血吸虫性肉芽肿肝病和结肠炎。两者可同时出现在一患者身上，亦可仅以一种表现为主。最常见症状为慢性腹泻，脓血黏液便，这些症状时轻时重，时发时愈，病程长者可出现肠梗阻贫血、消瘦、体力下降等。

3. 晚期血吸虫病　反复或大量感染血吸虫尾蚴后，未经及时抗病原治疗，可发展成肝硬化，出现门静脉高压相关并发症。病程多在5～15年以上。儿童患者常有生长发育障碍。根据患者受累脏器病变程度的不同分为以下4型。同一患者可具有2～3个型的主要表现。

（1）巨脾型：是晚期血吸虫病肝硬化门脉高压的主要表现，约占70%。脾进行性肿大，下缘可达盆腔，表面光滑，质地硬，可有压痛，经常伴有脾功能亢进征。

（2）腹水型：是严重肝硬化的重要标志，约占25%。腹水可长期停留在中等量以下，如肝硬化进展或继发腹腔感染可加剧，出现腹部高度膨隆，下肢高度水肿，难以进食，腹壁静脉曲张，脐疝。可继发上消化道出血、肝性脑病或感染败血症死亡。

（3）结肠肉芽肿型：以结肠病变为突出表现。病程3～6年以上，亦可有10年者。患者经常腹痛、腹泻、便秘或两者交替出现，有时水样便、血便、黏液脓血便，有时出现腹胀、肠梗阻，并有发生结肠癌风险。

（4）侏儒型：目前少见，为幼年慢性反复感染引起体内各内分泌腺出现不同程度的萎缩，功能减退，以垂体前叶和性腺功能不全最常见。

4. 异位血吸虫病

（1）肺型血吸虫病：多见于急性血吸虫病患者，为虫卵沉积引起的肺间质性病变。呼吸道症状大多轻微，且胸部X线检查可见肺部有弥漫云雾状、点片状、粟粒样浸润阴影，边缘模糊，以位于中、下肺尤为多。

（2）脑型血吸虫病：临床上可分为急性与慢性两型，均以青壮年患者多见，发病率1.7%～4.3%。急性患者临床表现酷似脑膜脑炎，常与肺部病变同时出现，症状为：意识障碍，脑膜刺激征，瘫痪，抽搐，腱反射亢进，椎体束征等。慢性型的主要症状为癫痫发作，尤以局限性癫痫为多见。脑颅CT扫描显示病变常位于顶叶，亦可见于枕叶。

【实验室检查】

1. 血常规　急性患者白细胞计数增高，嗜酸性粒细胞可占白细胞总数20%～40%，最多可达90%，极重型患者常不增多，甚至消失；慢性血吸虫病患者白细胞计数正常，嗜酸性粒细胞轻度增多，在20%以内；晚期患者脾功能亢进，全血细胞减少。

2. 肝功能　急性患者，血清ALT、AST轻度增高，球蛋白增高。慢性患者肝功能多正常，晚期患者血清白蛋白减少，球蛋白增高，白球比例倒置。

3. 粪便检查　粪便内检查虫卵和孵出毛蚴是确诊血吸虫病的直接依据，粪检查虫卵首选水洗沉淀法结合毛蚴孵化法。直接涂片法适于急性期。

4. 免疫学检查　IHA、皮内试验（IDT）、ELISA、胶体染料试纸条法试验（DDIA）、环卵沉淀试验（COPT）及斑点金免疫渗滤试验（DIGFA）检测血中是否存在血吸虫抗体有辅助诊断价值,但血清中抗体在疾病治愈后仍可在体内存在数年,故不能区分既往和现症感染。

用循环抗原酶免疫法(EIA)、ELISA和斑点金免疫渗滤试验等方法检测血吸虫抗原,理论上敏感性高,特异性强,可表明有活动性感染,并可进行疗效考核,但实际操作效果并不理想。

5. 核酸检测　包括核酸分子杂交技术、PCR检测、环介导等温扩增技术(LAMP)以及重组酶聚合酶扩增(RPA)技术具有很好的敏感性和特异性,可反映现症感染,但成本高,操作要求高以及靶序列的选择限制了其大范围应用。

6. 直肠黏膜活检　慢性或晚期患者肠壁增厚、虫卵排出受阻,粪便中不易查获虫卵,通过直肠或乙状结肠镜,以距肛门8～10 cm背侧黏膜处取材阳性率最高。

7. 影像学检查

(1) B超检查:可判断肝纤维化的程度。可见肝、脾体积大小改变,门脉血管增粗呈网格状改变。

(2) CT扫描:晚期血吸虫病患者肝包膜与肝内门静脉区常有钙化现象,CT扫描可显示肝包膜增厚钙化等特异图像。

【诊断与鉴别诊断】

1. 诊断

(1) 流行病学史:有血吸虫疫水接触史是诊断的必要条件。

(2) 临床表现:具有急性或慢性、晚期血吸虫病的症状和体征。

(3) 实验室检查:结合寄生虫学与免疫学检查指标进行诊断。

2. 鉴别诊断

(1) 急性血吸虫病:可误诊为疟疾、伤寒、阿米巴肝脓肿、粟粒性结核、败血症、钩端螺旋体病等,血象中嗜酸性粒细胞显著增多有重要鉴别价值。

(2) 慢性血吸虫病:肝脾大型应与无黄疸型病毒性肝炎鉴别;有腹泻、便血症状者应注意与阿米巴痢疾、慢性菌痢、慢性结肠炎及肠结核鉴别。

(3) 晚期血吸虫病:应与门脉性及坏死后肝硬化、原发性肝癌、结核性腹膜炎及慢性粒细胞白血病等疾病鉴别。

(4) 在流行区的脑膜脑炎和癫痫患者均应除外脑血吸虫病的可能。

【治疗】

1. 病原治疗　病原治疗对象为粪检阳性者和血清学阳性者。

(1) 吡喹酮:属于广谱抗吸虫和抗绦虫药,对各类血吸虫有效,对各期有效,故可用于治疗和预防。机制包括使虫体内钙增加,致挛缩、死亡;损伤虫体皮层,造成空泡破裂、吞噬死亡;使含毛蚴的虫卵空泡变性,杀水中尾蚴。疗程短,不良反应轻,远期疗效好,无蓄积。主要不良反应一般于用药后0.5～1 h出现,无须处理,数小时内便消失。少数患者出现心脏早搏。偶有室上性心动过速,房颤等,心电图检查可见短暂的T波改变,ST段压低等,部分患者头晕、头痛、乏力,少数患者可见胸闷、心悸及黄疸。

急性血吸虫病患者,总量按120 mg/kg,6 d分次服完,其中50%必须在前2日服完,体重超过 60 kg 仍按 60 kg 计。慢性血吸虫病患者,成人总量按 60 mg/kg,2 d 内分 4 次服完,儿童体重在 30 kg 以内者总量可按 70 mg/kg,30 kg 以上者与成人相同剂量。晚期血吸虫病患者一般总量可按 40～60 mg/kg,分 2 d 分次服完,每天量分 2～3 次服。年老、体弱、有其他并发症者可按总量 60 mg/kg,分 3 d 内分次服完。感染严重者可按总量 90 mg/kg,分 6 d 内服完。服药间接血凝试验阳性率占单位总人数 25％以上时,对该单位人群进行预防性服药,在下疫水前 1～2 h 和接触疫水后 4～5 周内,每次服药总量按 40 mg/kg,1 d 内 1 次顿服或分 2 次服完。经正规治疗,3～6 月虫卵粪检阴转率达 85％,虫卵孵化阴转率 90％以上,血清免疫学指标转阴需 1～3 年。

(2) 蒿甲醚和青蒿琥酯可杀灭感染尾蚴后 5～21 d 的童虫,主要针对重疫区特定高危人群进行预防,如抗洪抢险人员,在接触疫水后给予口服。

2. 对症处理

(1) 急性期血吸虫病:高热、中毒症状严重者给以补液、维持水和电解质平衡,加强营养及全身支持疗法。

(2) 慢性和晚期血吸虫病:除一般治疗外,应及时治疗并发症,巨脾、门脉高压、上消化道出血等患者可选择适当时机考虑手术治疗。

【预后】

有效的驱虫治疗可以加快急性和慢性患者症状和体征的缓解,大部分血吸虫病患者经治疗后预后良好。脑部异位血吸虫病需要手术治疗,晚期血吸虫病预后较差。

【预防】

血吸虫的防治工作是一项不可松懈的长期工作。

1. 控制传染源 在流行区每年对患者、病畜进行普查普治,禁止在洲滩上放牧,改水改厕,推行农业机械化,但外出务工人员流动大,难以达到完全干预控制。

2. 切断传播途径 消灭钉螺是预防本病的关键,但湖沼型和山区型疫区,钉螺分布分散广泛,给防控带来一定困难。

3. 保护易感人群 加强健康宣传,严禁在疫水中游泳,戏水。接触疫水时应穿着防护衣裤和使用防尾蚴剂,无防护接触疫水后需预防性服药。

(二) 并殖吸虫病

并殖吸虫病(paragonimiasis)是由并殖吸虫(Paragonimus spp.)在宿主肺部寄生或体内各脏器间移行引起的一种重要的食源性人兽共患寄生虫病。人因生食或半生食含囊蚴的溪蟹或蝲蛄而感染。急性期为囊蚴摄入至幼虫移行阶段,可出现发热、腹痛及腹泻等,慢性期为肺吸虫侵入肺部形成囊肿、瘢痕并产生虫卵的时期,该阶段主要表现为咳嗽及咯血。根据不同的受累部位,并殖吸虫病可以分为胸肺型、腹型、脑脊髓型、皮肤型及混合型。

【病原学】

寄生在人体的并殖吸虫主要是卫氏并殖吸虫和斯氏并殖吸虫。卫氏并殖吸虫成虫主要寄生于肺,形成以囊肿为主的病变,可引起烂桃样血痰和咳血等症状。斯氏狸殖吸虫在人体内一般不发育为成虫,主要引起内脏幼虫移行症和皮肤幼虫移行症。卫氏并殖吸虫成虫呈卵圆形。斯氏并殖吸虫虫体似叶形。并殖吸虫的终宿主除人外,主要为肉食哺乳动物如犬、猫。中间宿主:包括第一、第二中间宿主如水螺炎、淡水蟹类等。成虫主要寄生于肺,虫卵经气管随痰或吞入后随粪便排出。卵入水后经3周左右发育成熟并孵出毛蚴。毛蚴在水中活动,如遇川卷螺,则侵入并发育,12周左右形成许多具有小球形尾的短尾蚴。成熟的尾蚴从螺体逸出后,侵入淡水蟹或蝲蛄,或随螺体一起被吞食而进入第二中间宿主体内。在蟹和蝲蛄肌肉、内脏或腮上形成球形或近球形囊蚴。人吃了含有囊蚴的淡水蟹或蝲蛄而感染。囊蚴经消化液作用,在小肠内幼虫脱囊而出成为后尾蚴。童虫穿过肠壁进入腹腔,徘徊于各器官之间或邻近组织及腹壁。经过1~3周窜扰后,穿过膈经胸腔进入肺。在移行过程中,虫体逐渐长大,最后在肺中形成虫囊。有些童虫亦可侵入其他器官。自囊蚴进入终宿主到在肺成熟产卵,需两个多月。

【流行病学】

1. 传染源　包括终末宿主及保虫宿主,卫氏并殖吸虫传染源包括患者、病兽和病畜。而斯氏并殖吸虫的传染源为病兽和病畜。鼠和兔等啮齿类、蛙等两栖类、鸡等禽类、野猪等动物可携带童虫作为转续宿主。

2. 传播途径　生食或半生食流行区并殖吸虫的第二中间宿主(如淡水蟹、蝲蛄等)及其制品以及转续宿主史或在流行区有生饮溪水。

3. 易感人群　人群普遍易感,隐性感染率30％左右,感染率与年龄段有关,感染率随年龄增长呈下降趋势。

4. 流行特征　并殖吸虫分布广泛,日本、朝鲜、俄罗斯、菲律宾、马来西亚、印度、泰国以及非洲、南美洲均有报道。在我国分布于山东、江苏、安徽、辽宁、吉林及黑龙江等27个省、区。既往因宿主分布及饮食差异导致并殖吸虫病具有地方性,但随着食品运输、旅游业的发展,非疫区居民的感染率逐渐增加。

【发病机制与病理】

主要是童虫或成虫在人体组织与器官内移行、寄居造成的机械性损伤,及其代谢物等引起的免疫病理反应。

1. 童虫移行　囊蚴脱囊后成为后尾蚴,在体内移行并继续发育,过程中本身的腺体分泌以及引起的机体免疫反应均可导致组织损伤。童虫穿过肠壁并在腹腔、腹壁反复游窜,引起肠壁和腹膜的出血,器官广泛纤维素性粘连、浆膜腔积液,并在寄生部位形成嗜酸性肉芽肿。童虫从肝表面移行或从肝组织穿过,还引起肝局部的出血、坏死。

2. 成虫引起的病变　成虫通常寄生于肺,但成虫和童虫亦可寄生于皮下、肝、脑、脊髓及眼眶等组织和器官,引起多种组织和器官损伤。成虫引起的病变,大致可分为以下几期。

(1)脓肿期:主要因虫体移行引起组织破坏和出血。肉眼可见病变处呈窟穴状或隧道状,内有血液,有时可见虫体。随之出现炎性渗出,内含中性粒细胞及嗜酸性粒细胞等,病灶四周产生肉芽组织而形成薄膜状脓肿壁,并逐渐形成脓肿。

(2)囊肿期:由于渗出性炎症,大量细胞浸润、聚集,最后细胞死亡、崩解液化,脓肿内容物逐渐变成赤褐色黏稠性液体。镜下可见坏死组织、夏科雷登结晶和大量虫卵。囊壁因大量肉芽组织增生而肥厚,肉眼观呈边界清楚的结节状虫囊。如虫离开虫囊移到它处形成新的虫囊,这些虫囊可互相沟通。

（3）纤维瘢痕期:虫体死亡或转移至它处,囊肿内容物通过支气管排出或吸收,肉芽组织填充,纤维化,最后病灶形成瘢痕。以上三期病变常可同时见于同一器官内。

【临床表现】

根据疾病进展,可以分为急性期和慢性期。

1. 急性期　为囊蚴摄入至幼虫移行阶段,感染后数天至 1 个月发病,轻症可出现全身无力,食欲下降,低热,消瘦等症状,重者发病急,症状明显,高热、腹痛、腹胀、便血等。

2. 慢性期　为肺吸虫侵入肺部形成囊肿、瘢痕并产生虫卵的时期,该阶段主要表现为咳嗽、咯血。根据不同的受累部位,可分为以下几型。

（1）胸肺型:胸肺为最常受累器官。主要由卫氏并殖吸虫感染导致,症状以虫体在胸腔内移行的途径及病变部位不同而异。初期发生胸膜炎出现咳嗽、胸闷及上腹痛、病变接近肺门或的支气管者可见剧咳,痰中带血,典型痰液为铁锈色或果酱样血痰,有时可呈烂桃样。在血痰中极易找到虫卵及夏科雷登晶,此为本病特征性表现。部分患者出现胸腔积液胸水呈草绿色或血性。

（2）腹型:约占 30%,多见于卫氏并殖吸虫感染早期以及斯氏并殖吸虫感染。可出现腹泻、腹痛、腹胀、消化不良等症状,腹痛部位不固定。如脓肿或囊肿偶向肠内破溃,则出现棕褐色、芝麻酱状或黏稠脓血样便,有时能查到虫卵。部分患者可出现肝脏肿大、肝部包块、肝功能异常以及腹腔积液等症状。

（3）脑脊髓型:它是最常见且危害最重的肺外型肺吸虫病,20%～45%的肺吸虫病患者有颅内高压、颅内占位表现。多见于儿童,可表现为癫痫发作、惊厥、意识障碍、头痛、头晕、呕吐、人格改变及认知功能减低等。如累及颅内而影响Ⅲ、Ⅳ、Ⅵ对颅神经时可导致眼肌瘫痪。虫体移行导致脊髓损伤可表现为运动、感觉障碍,严重者甚至瘫痪。斯氏并殖吸虫病还会导致蛛网膜下腔出血。

（4）皮下结节型:卫氏并殖吸虫的皮下结节发生率约为 20%,结节于感染后 2 个月～3 年后出现直径 1～2 cm,轻压痛,非游走性,结节内可发现成虫和虫卵。斯氏并殖吸虫的皮下包块发生率高达 80%,大小不一,边界不清,轻压痛,游走性强,常反复出现,活检为嗜酸性肉芽肿,可见童虫,但无虫卵。好发部位为腹壁。

（5）其他类型:部分患者可出现心包积液。并殖吸虫侵入眼球后组织可表现眼球胀痛,眼球突出和眼周皮下组织结节。阴囊肿块型少见,肿块大小不等,大者可如拳头,局部疼痛,影响正常生活与活动。

【实验室检查】

1. 一般检查　外周血可见白细胞总数增加及嗜酸粒细胞明显增高,血沉增快,脑脊液及浆膜腔积液中嗜酸粒细胞增加。

2. 病原学检查　卫氏并殖吸虫可通过痰或大便查找虫卵确诊,但检测阳性率低。肺外型并殖吸虫病痰及粪便中不含虫卵,故不能依靠该检查诊断。脑脊液或浆膜腔积液也可能发现并殖吸虫虫卵而确诊,阳性率亦不高。

3. 病理学检查 病理组织主要来源于皮肤、心包、胸膜、脑组织等。切面见多发坏死,典型的可见隧道、裂隙样表现。镜下可见虫体或虫卵;组织细胞坏死伴嗜酸性粒细胞浸润;有的可见嗜酸性脓肿;亦可见炎症细胞及异物巨细胞浸润;部分可见夏科雷登结晶。活检见虫体或虫卵为诊断"金标准",但阳性率不高。

4. 免疫学检查

(1) 皮内试验(IDT):该试验具有较好的敏感性和特异性。但疾病治愈后皮内过敏试验仍可能呈阳性,且可维持多年。此外,由于抗原交叉反应的存在,皮内试验可致误诊。

(2) 后尾蚴膜反应(MMR):将血清加入提前提取的后尾蚴中,在37℃温箱中培养24 h,若幼虫结构被破坏,或出现沉淀即为阳性反应。该试验具有较好的特异性及敏感性,但后尾蚴的提取及保存过程繁琐,且与其他吸虫存在交叉反应,该试验在临床上的应用也受到了限制。

(3) 酶联免疫吸附试验(ELISA):通常采用成虫可溶性抗原作为诊断抗原,阳性率高。随着分子生物学进展,基因重组技术运用广泛,重组抗原可替代虫体抗原进行检测,且其敏感性及特异性均较高。

(4) 斑点金免疫渗滤法(DIGFA):相对于 ELISA,DIGFA 设备要求简单、易于操作且检验快速,更适用于临床检测。

(5) 蛋白质免疫印迹法(western blot)对于并殖吸虫病诊断具有较好的敏感性及特异性,并可用于疗效评估,有较好实验条件的检验单位可以采用。

5. 影像学检查 特异性的影像学表现具有诊断价值,X 线检查、超声检查、CT 检查、MRI 检查等都有各自不同的表现。

(1) 胸部 X 线检查:可呈现肺纹理增多、浸润性阴影、囊泡状阴影、结节状阴影、胸膜改变(如胸膜炎、胸腔积液、胸膜粘连等)以及支气管肺炎样改变,还可表现为心包积液。

(2) 超声检查:多用于皮肤、肝脏等部位并殖吸虫感染的检查,主要表现为包膜下或肝脏中心的囊性、线性及弯曲状的损害,超声造影可见窦道样改变或病灶周围环形强化。

(3) CT 检查:CT 检查对病变检出率高,是常用的影像学检查方法,其表现取决于肺吸虫的感染阶段。CT 在并殖吸虫移行阶段主要表现为炎症、出血等;后期可形成囊肿、结节;病灶吸收后可出现钙化影。

(4) MRI 检查:MRI 检查最典型的表现为隧道征。肺吸虫在组织内移行时对组织造成损伤、出血以及虫体死亡吸收后即形成隧道样表现。脑型肺吸虫病 MRI 检查还可表现为聚集的环状阴影,增强后呈葡萄或肥皂泡样。

【诊断与鉴别诊断】

1. 诊断

(1) 流行病学资料:包括来自流行区,生食/半生食蟹、蝲蛄史,饮用溪流生水史。

(2) 临床表现：咳嗽、胸闷、铁锈色或果酱样血痰、腹痛、腹泻、血便或游走性皮下包块等。

(3) 实验室检查：在痰或粪便中发现并殖吸虫虫卵，或者皮下包块或其他活体组织及各种体液中发现虫体或虫卵可确诊，免疫学检查有辅助诊断价值。

2. 鉴别诊断　并殖吸虫病临床表现多样，缺乏特异性，近年来发病率逐年上升，需注意与以下疾病鉴别。

(1) 结核病：肺型患者咳嗽咳血痰，肺部浸润性阴影、结节状阴影、胸膜改变以及心包积液易误诊为结核病，但结核患者常有低热盗汗，肺部病变位于中上肺，嗜酸粒细胞不增高，结核菌素试验阳性。

(2) 颅内肿瘤和颅内血管畸形：脑型患者颅内压增高、颅内占位，颅内出血易于误诊为颅内肿瘤和颅内血管畸形。肺部表现，免疫学检查、脑脊液嗜酸粒细胞计数可鉴别。

(3) 肝脓肿和肝肿瘤：腹型患者发热、肝脏肿大、肝脏出现嗜酸性脓肿易误诊为肝脓肿和肝肿瘤，嗜酸粒细胞增高、免疫学检查以及驱虫治疗疗效可供鉴别。

(4) 其他：还应与肺肿瘤、肺脓肿、肺部炎症、脑部其他寄生虫病、脑膜炎及癫痫发作等疾病相鉴别。

【治疗】

1. 病原治疗

(1) 吡喹酮：不良反应轻，儿童及成人治疗剂量均为每次 20～30 mg/kg，每天 3 次，疗程 2～3 d，脑型患者 1 个疗程后，间隔 1 周，再重复 1 个疗程。

(2) 三氯苯达唑：疗效与吡喹酮相似，耐受性更佳，治疗剂量为每天 5 mg/kg，每天 1 次，疗程 2～3 d。服药后可能出现头痛、头晕及腹痛等不良反应，但较轻微。

2. 手术治疗　脑脊髓型出现压迫症状需手术治疗，大量心包、胸腔积液及皮下包块时，在药物治疗的基础上行手术治疗，可减轻心包缩窄等严重并发症的发生并能进一步完善活组织检查明确诊断。

3. 对症治疗　颅内压升高可给予脱水治疗，咳嗽胸痛给予止咳镇痛，癫痫发作给予镇静药物。

【预后】

早期诊断和有效的驱虫治疗可以加快症状和体征的缓解，除脑脊髓型外大部分并殖吸虫病患者经治疗后预后良好。

【预防】

1. 控制传染源　彻底治疗患者和隐性感染者，不用生溪蟹、生蝲蛄喂猫犬。

2. 切断传播途径　不吃生溪蟹、生蝲蛄，不随处吐痰。

3. 保护易感者　加强流行区人群健康教育，对野外作业和旅行者提醒警惕此病。

（李　伟　杨东亮）

第七节 绦虫病和囊虫病

一、绦虫病

寄生人体的绦虫主要包括四大类,带绦虫、膜壳绦虫、棘球绦虫和裂头绦虫。其中带绦虫成虫阶段寄生人体所致的疾病称为带绦虫病。

【病原】

常见引起人类疾病的带绦虫主要包括肥胖带绦虫(牛带绦虫,*Taenia saginata*)、链状带绦虫(猪带绦虫,*Taenia solium*)和亚洲带绦虫。成虫为乳白色,可分头节、颈节及体节 3 个部分。

带绦虫的成虫均寄生于人体小肠上部,头节多固定于十二指肠和空肠曲下 40～50 cm 处,妊娠节片内充满虫卵,可脱落随粪便排出,也可自动排出体外。成熟的虫卵被中间宿主牛或猪吞食后,卵壳在十二指肠内被消化,六钩蚴脱出,借助其小钩和穿刺腺穿过肠壁,随血与淋巴循环到达周身各处,一般以横纹肌为主要终点,发育成为囊尾蚴。人进食未煮熟、含有囊尾蚴的牛肉或猪肉,经消化液作用,囊尾蚴中的头节在肠中翻出吸附于肠壁,颈节分裂形成连串的体节,经 2～3 个月发育为成虫。人体不但是链状带绦虫的终宿主,也可成为中间宿主,发生囊虫病。

【流行病学】

1. 传染源 人类是本病的唯一传染源。

2. 传染途径 主要通过消化道传播,生食或食入未煮熟的带有囊尾蚴的猪肉、牛肉而感染,或食入囊尾蚴污染熟食感染。

3. 人群易感性 人群均普遍易感,以 21～40 岁为多见。男性较女性稍多。

4. 流行特征 绦虫在国内分布较广,见于东北、华北、河南、江苏、云南、广西、贵州、青海、西藏等地,少数民族地区尤多。

【临床表现】

绦虫病的潜伏期 2～3 个月,临床症状与感染虫数和种类相关。多为单虫感染,但在流行区约半数患者呈多虫感染,每人平均多达 8 条,最多可达 30 条。国外有报道 150 条病例。

症状多以大便中发现虫体节片最为常见,约占 98%。肥胖绦虫的妊娠节片常在大便时成串排出。少数患者有上腹或全腹部隐痛、食欲不振、恶心、消化不良、腹泻、体重减轻等症状。血象大多正常,约 1/4 病例有嗜酸性粒细胞轻度增高。

【并发症】

节片进入阑尾、胆总管或胰管可引起阑尾炎、胆道梗阻、胰腺炎等。偶有肠梗阻、穿孔、腹膜炎等并发症。链状带绦虫患者可并发囊虫病。

【实验室检查】

1. 粪便检查 粪便中有白色面条状或带状能活动的虫体排出,可作出诊断。患者的粪便中大多可找到绦虫卵,尤以粪便厚涂片的检出阳性率较高。

2. 肛拭子检查 因肥胖绦虫的虫卵可能沉积在肛周区,故肛拭子检查对肥胖绦虫感染诊断的阳性率高于粪便查卵。

3. 免疫学和分子生物学检查 目前常用方法包括测定粪便标本中绦虫的抗原和粪便中卵的 DNA 杂交技术。此外,PCR 限制性片段长度多态性方法,虫种特异性 DNA 探针等方法可以区分 3 种绦虫,但未在临床广泛使用。

【诊断】

带状绦虫的诊断可分为疑似诊断和确诊,主要包括以下内容。①粪便检查发现带状绦虫节片或带状绦虫虫卵;②驱虫治疗后检查带状绦虫成虫或节片;③肛门拭子检获绦虫卵;④有带状绦虫病、囊尾蚴病流行区旅居史,同时有生食、半生食猪肉、牛肉或粪便中排出白色节片样虫体史;⑤临床症状一般轻微,少数患者有上腹部或全腹部隐痛、食欲不振、恶心、消化不良、腹泻、体重减轻等症状,偶有肠梗阻、肠穿孔、腹膜炎、阑尾炎等并发症。

疑似诊断:同时符合④和⑤项为疑似病例。确诊:疑似病例符合①②③中的任意一项即可确诊。

【治疗】

驱绦虫药物种类较多,经治疗绝大多数能迅速排出虫体而痊愈,偶有未经治疗绦虫自动排出而痊愈者。

1. 吡喹酮 本品为广谱驱虫药物,治疗绦虫病的首选药物。剂量按 15~25 mg/kg 计算(儿童以 15 mg/kg 为宜),一次口服。服药后偶有头昏、眩晕及乏力等不适,但数日内可自行消失。

2. 苯并咪唑类药物 为广谱驱虫药物,动物实验本品有致畸作用,故不宜用于孕妇。甲苯达唑 300 mg,每天 2 次,疗程 3 d,疗效可达 100%。阿苯达唑治疗的疗效与剂量、疗程相关,若剂量为 800 mg/d,共 2 d,其疗效分别是 88.9% 与 70%。当剂量提高到 1 200 mg/d,共 3 d,其疗效则分别为 95% 与 92%。

3. 氯硝柳胺 本品对链状带绦虫、肥胖带绦虫均有作用,但疗效较吡喹酮、甲苯达唑略低,为次选药物。不良反应甚轻,合并心、肝、肾等病的患者或孕妇均可应用。

4. 槟榔及南瓜子联合疗法 我国学者首先使用,槟榔对绦虫的头部及前段节片有瘫痪作用,南瓜子则使绦虫中、后段节片瘫痪,两者合用可使整个虫体变软,借小肠蠕动,随粪便排出体外。

治疗注意事项:①驱虫后应留 24 h 全部粪便,以寻找虫头,未获虫头者不一定表示治疗失败,因虫头不一定在治疗当日排出,或驱虫剂使虫头变形而不易辨认。②给链状绦虫病患者驱虫时,应预防呕吐反应,以免虫卵返流入胃而导致囊虫病,故服药前应给止吐剂;服药后给予泻剂,以利肠腔内体节的完全排出。③治疗后 3~4 个月未发现虫卵,可视为治愈;若出现虫卵或体节,应复治。

【预防】

(1) 治疗绦虫病患者,对屠宰场工作人员应定期检查和及时彻底治疗。

(2) 开展卫生宣教,提倡不吃生或半生的猪肉和牛肉;生熟菜刀和砧板应严格分开,避免污染。提倡便后、饭前洗手,不吃生的未煮熟的蔬菜。

(3) 对肉制品严格检验对预防绦虫病有重要意义。

二、囊虫病

囊虫病(cysticercosis)是链状带绦虫(猪带绦虫)的幼虫(囊尾蚴)寄生人体各组织所引起的疾病,也称囊尾蚴病。

【病原】

链状带绦虫虫卵内含六钩蚴,人食入虫卵后,六钩蚴在十二指肠内孵化,钻入肠壁,随后进入肠系膜小静脉及淋巴循环,进而被输送至全身,虫体逐渐长大,2 个月后头节上出现小钩与吸盘,约 10 周囊尾蚴发育成熟。囊尾蚴的寿命甚长,一般为 3~10 年,个别可长达 30 年以上。

【流行病学】

1. 传染源　链状带绦虫患者是囊虫病的唯一传染源。患者粪便中排出的虫卵对本人及其周围人群均有传染性。

2. 传播途径　人囊虫病的感染方式有 3 种:①内源性自身感染,即由于呕吐等逆蠕动使妊娠节片或虫卵返流入胃,此种方式的感染度较重,囊虫可遍布全身肌肉、皮下组织和脑部;②外源性自身感染,即患者手指污染本人粪便的虫卵,再经口感染;③异体感染,患者本人并无肠绦虫病,因摄入染有他人粪便中链状带绦虫虫卵的食物而感染。

3. 易感人群　囊虫病患者以 21~40 岁青壮年为多,男女之比约为 1∶1。

4. 流行特征　目前该病在全国范围内呈低水平流行,但西南局部地区仍呈高流行状态。

【发病机制与病理】

六钩蚴侵入组织后引起局部组织反应。初期为中性粒细胞和嗜酸性粒细胞浸润,继则以浆细胞和淋巴细胞为主,并有成纤维细胞增生。随后幼虫为纤维被膜所包围而形成包囊。囊壁结构与寄生部位、时间以及囊尾蚴存活与否而有所不同,通常分为两层,囊壁与虫体之间有囊腔,内含囊液。虫体系头向内凹的囊尾蚴头节。寄生部位以脑、皮下组织、肌肉和眼部为多。

囊虫病患者中>60%的患者存在脑囊虫病,六钩蚴可通过血流进入脑实质,亦可由脉络膜丛进入脑室系统及蛛网膜下腔。常引起脑脊液循环阻塞与脑积水;弥漫性脑囊虫病患者可有广泛脑组织破坏与炎症病变。周围脑组织在急性期有水肿、坏死,镜下有炎症细胞浸润;慢性期有萎缩、异物反应和机化。

【临床表现】

潜伏期自吞食虫卵至囊尾蚴形成约需 3 个月。多数囊虫病患者会出现同时几个部位的累及。囊虫病的临床表现视囊尾蚴寄生部位、数量及人体反应而不同。

1. 脑囊虫病 临床表现与感染部位和数量相关,通常病程多在 3～5 年以内,有>30 年的病例报道。按临床症状可分为以下几型。

(1)癫痫型:为脑囊虫病的最常见临床表现,在囊虫病流行地区,脑囊虫病为癫痫的最常见病因,癫痫大发作的发生频率较低,病程大多在 3 个月以上,部分患者甚至若干年才发作 1 次,约 10%患者的癫痫发作有自行缓解倾向。

(2)脑膜炎型:以急性或亚急性脑膜刺激征为特点,长期持续或反复发作。起病时有发热,一般在 38℃左右,持续 3～5 d。脑脊液可呈炎症改变,压力增高,细胞数(10～100)×10⁶/L,以淋巴细胞为主;蛋白量增高;糖大多正常,个别可低于 2.22 mmol/L,易误诊为结核性或病毒性脑膜炎。

(3)颅内压增高型:以急性起病或进行性加重的颅内压增高为特征。头痛突出,常伴呕吐、复视、视神经盘水肿或继发性视神经萎缩,视力及听力减退。颅内压增高多由于多发包囊在颅底引起炎症粘连所致。包囊在第四脑室阻塞正中孔造成脑脊液循环障碍,可表现为间歇性剧烈头痛、呕吐、眩晕发作,常因体位改变而诱发,称为布伦斯征(Bruns sign)。

(4)痴呆型:此型患者有进行性加剧的精神异常及痴呆,半球实质内有密集的包囊,可能与囊尾蚴引起广泛脑组织破坏和脑皮质萎缩有关,不一定有颅压增高。个别患者因幻觉、迫害妄想而自杀。

(5)脊髓型:由于囊虫侵入椎管压迫脊髓,产生脊髓受压征。临床表现为截瘫、感觉障碍、大小便潴留等。

脑囊虫病各型间可相互交叉或转化。多数脑囊虫病同时存在皮下囊尾蚴结节,结节可在脑部症状发生前或后出现。

2. 皮下组织和肌肉的囊虫病 囊虫结节的数目可自 1 个至数百、数千个不等,头部、躯干较多,四肢较少。皮下结节可自由移动,与皮肤组织不粘连,不痛不痒,也无炎症反应及色素沉着。结节可陆续分批出现,亦可逐渐自动消失。个别患者可出现假性肌肥大。

3. 眼囊虫病 可发生于眼的任何部位,如玻璃体、视网膜下、眼球肌肉或结膜下等,以发生在玻璃体最为常见,约占 50%,其次为视网膜;可为单侧或双侧,虫体 1 个和数个不等。眼底检查:玻璃体内可见大小不等的圆形或椭圆形浅灰白包囊,周围有虹晕光环,并可见到虫体蠕动。囊虫在眼内可存活 1～1.5 年。一般虫体存活时患者尚可耐受,死亡后可引起强烈炎症反应,导致色素层炎、视网膜脉络膜炎或化脓性全眼炎等。

【诊断与鉴别诊断】

脑囊虫病的诊断需综合考虑流行病学、临床表现及辅助检查等多种因素。在流行地区有癫痫发作、颅内压增高、精神障碍三大症状者,应首先考虑本病。具有本病临床表现,如伴有皮下结节或有绦虫病史,是诊断的有力证据。影像学检查和免疫学检查最具诊断价值。

头颅 CT 检查的阳性率可高达 90%以上。囊虫寄生于脑实质有 4 种典型表现:①小的钙化灶或肉芽肿,反映死亡的囊虫;②圆形的低密度灶,造影后不被增强,反映活的虫体;③低密度或等密度的病灶,造影后有环状强化,反映囊虫导致的脑部炎症;④大脑弥漫性水肿,伴有脑室缩小及多发的造影后可增强的小结节。MRI 检查早期囊尾蚴存活时在 T1 加权上呈低信号区,在 T2 加权上呈高信号区。脑室内囊虫包囊呈低信号区,囊尾蚴的头节则表现为高信号的斑点状结节。一般来说,MRI 检查较 CT 检查对蛛网膜下腔、脑干、小脑及脑室内的囊虫病诊断敏感率更高,且能分辨头节的死活,具有考核疗效的作用。

血清和脑脊液囊虫抗体检测有助于临床诊断。皮下结节作活组织检查病理见到囊腔中含有囊尾蚴头节。

【治疗】

1. 治疗前注意事项　因死亡蛋白变性的囊尾蚴周围炎症可危及视力,甚至失明,尤其抗寄生虫治疗时虫体死亡时,故所有患者都应先接受眼科检查,以排除眼部囊虫病。治疗前需评估患者囊虫病累及范围,若眼部囊虫病、颅内大面积多发脑囊虫病和未经治疗的脑积水,为驱虫治疗禁忌,驱虫治疗会导致失明、严重脑炎、弥漫性脑水肿及颅高压等情况,严重者导致死亡。所有囊虫病患者需住院治疗,避免因合并脑囊虫病虫体死亡造成脑炎等症状导致患者在院外出现意外。

2. 病原治疗　吡喹酮是治疗囊虫病的重要药物。对单纯皮肤肌肉囊虫病者可采用总剂量按 120 mg/kg 计算,3～4 d 内分次口服;脑囊虫病患者若无明显颅内压增高时可采用总剂量 180 mg/kg,10～14 d 内逐渐加量分次口服,根据病情,2～3 周后可重复 1 个疗程。

阿苯达唑对皮肤肌肉型囊虫病的治愈率可达 100% 左右,脑型囊虫病的有效率可达 90%。治疗脑型囊虫病者的剂量为每天 18 mg/kg,10 d 为 1 个疗程。皮肤肌肉型剂量为每天 15 mg/kg,用法与疗程同前,2～3 周可重复 1 个疗程,视病情可重复 2～3 个疗程。本药不良反应较吡喹酮轻,但也可有头痛、发热、皮疹、肌痛、癫痫及视力障碍等不良反应,长期应用者可发生肝功能异常。

3. 手术治疗　位于皮质、脑实质的多发性囊虫,为了解除症状,多采用颞肌下减压术,术后再配合药物治疗。对软脑膜有广泛粘连,特别是颅后窝粘连有不同程度积水者,可将有关囊虫摘除并做脑脊液分流术。眼球内囊虫尤应及早手术治疗,可获痊愈,切不可以先行驱虫治疗。

【预防】

加强饮食卫生,不吃未煮熟的肉类。对链状带绦虫病患者应治疗。

(高　岩)

第八节　包　虫　病

包虫病(hydatidosis)即棘球蚴病(echinococcosis),是农牧区常见的一种人畜共患寄生虫病,分布于亚洲、非洲,南美洲、中东及中欧牧区。我国有 20 多个省和自治区有包虫病报道,以西部农牧区为高发地区,受威胁人口约 5 000 万,高原地区人群包虫病平均患病率为 1.2%,局部高达 12% 以上。

包虫病是棘球绦虫的幼虫(中绦期)寄生于人体和动物组织器官所致的寄生虫病。有致病性的棘球绦虫有细粒棘球绦虫(*Echinococcus granulosus*,Eg)、多房棘球绦虫(*Echinococcus multilocularis*,Em)、少节棘球绦虫(*Echinococcus oligarthrus*,Eo)和伏氏棘球绦虫(*Echinococcus vogeli*,Ev),其形态、分布和宿主略有不同。我国以细粒棘球蚴感染为主,多房棘球蚴感染较少。

一、囊型包虫病

【病原学】

囊型包虫病也称细粒棘球蚴病。细粒棘球绦虫为棘球属,其成虫体长 2~7 mm,由头节、成节和孕节组成。孕节平均含虫卵约 500 个。幼虫(即棘球蚴,也称为包球蚴)直径几毫米至数十厘米不等,为单房性囊,由囊壁和内容物(生发囊、原头蚴、子囊及孙囊和囊液)组成。囊壁分两层,内层为生发层。生发层向囊内长出许多原头蚴(或称原头节),外层为角皮层。囊壁外由宿主的纤维组织包绕。虫卵为圆形或椭圆形,直径 30~40 nm,内含六钩蚴。虫卵在外界抵抗力强,可耐受低温、干燥、化学药物,75% 的酒精不能杀灭。

细粒棘球绦虫需要两种不同的哺乳动物宿主完成其生活史。细粒棘球绦虫寄生于犬类的小肠上段发育成熟,其孕节或虫卵随粪便排出体外,污染牧场、土壤及水源等,故犬类为终末宿主。而羊、牛、马、骆驼是中间宿主,当羊等进食含虫卵或孕节的草或水后,虫卵中的六钩蚴在小肠内孵出,钻入肠壁,经门静脉至肝、肺等脏器定植,数月后发育成棘球蚴。随着棘球蚴囊的发育增大,囊内原头蚴数量成倍增加。原头蚴可在中间宿主体内播散形成新的棘球蚴囊压迫寄生的组织脏器。当含有棘球蚴的动物内脏被犬类吞食后,在其小肠内发育成熟成为细粒棘球绦虫。人类偶然感染,并不参与棘球绦虫的生活史。

【流行病学】

本病呈世界性分布,以牧区多见。我国则以新疆、青海、西藏、宁夏、甘肃、内蒙古及四川等牧区多见,故称为地方性寄生虫病。

1. 传染源 携带细粒棘球绦虫的犬类是主要传染源,亦是终末宿主。

2. 传播途径 主要经口感染,人类患病与犬密切接触相关。犬排出的虫卵污染手或食物、蔬菜以及水源而引起感染。

3. 易感人群 人普遍易感,以青壮年农牧民多见。

【发病机制与病理解剖】

当虫卵或孕节被人摄入后,经胃液和胆汁作用脱壳为六钩蚴,并在十二指肠孵出,钻入肠壁微小血管经门静脉循环至肝、肺和全身其他脏器寄生并逐渐发育成棘球蚴。因血流所致,约 75% 的棘球蚴寄生于肝脏,少数可随血循环散布到肺(约 20%)或播撒至全身(腹腔、脾、脑、肾、眼眶、肌肉骨骼等),累及多个脏器占 8%~10%。棘球蚴在肝内寄生发育成小囊并逐渐增大,囊壁内层不断产生头节、子囊,而子囊又可产生子囊(即孙囊)。六钩蚴在体内经 3~5 个月发育成 1~3 cm 的棘球蚴(即包球蚴)。棘球蚴在生长发育过程中对宿主产生不利影响,主要表现为包球蚴(包虫囊)的占位性生长,压迫和破坏寄生组织脏器,其严重程度取决于包虫囊的体积、数量、寄生时间和部位等。此外,包虫囊液内所含的异种蛋白可致宿主过敏反应,甚至引起过敏性休克而死亡。包虫囊摄取宿主营养,可影响宿主健康。

【临床表现】

囊型包虫生长缓慢,潜伏期 1~30 年。根据所寄生的脏器,而命名为相应的包虫病,如肝包虫病、肺包虫病、脑包虫病,临床表现各异。

1. 局部体征　初期无症状,多于体检时偶然发现。肝包虫多表现为上腹部胀满感,肝大,可部分突出于肝表面。肝右叶巨大包虫长期压迫可致肝组织萎缩,左叶代偿性增大。儿童的巨大肝包虫可将右季肋部抬高隆起,甚至全腹膨隆。肝包虫触诊典型体征为边缘整齐、界限清楚、表面光滑、随呼吸上下移动的包块,在无合并症时压痛不明显。位置表浅包囊触之硬韧,压之有弹性,叩之有震颤感,即包虫囊震颤征。若囊腔钙化,则可触及质地坚硬的实质性包块。

2. 压迫症状　包虫囊增大到一定程度时,可出现压迫症状。位于肝顶部的包虫可使膈肌向上抬高,压迫肺而影响呼吸。位于肝下部的包虫可压迫胆道,引起阻塞性黄疸;压迫门静脉,可导致门脉高压的表现和体征。肝包虫推压胃肠道,引起饱胀,食欲减退等。肝包虫破入胆管阻塞胆道,引起寒战、高热、胆绞痛及黄疸等,大便中可检出染黄的囊膜及子囊。包虫破入胸腔引起胸膜炎、脓胸,破入支气管,可咳出小的包虫碎片,可形成肝-支气管瘘。

3. 过敏反应　包虫囊破裂入腹腔或胆道,除发生腹膜炎或急性胆管炎外,由于囊液内所含包虫蛋白常致过敏,重者可引起过敏性休克,甚至死亡。因包虫囊内张力较高,诊断性穿刺易引起囊液外溢而致剧烈过敏反应,甚至过敏性休克,并导致头节播散,故绝对禁忌。

【实验室及辅助检查】

1. 一般检查　白细胞计数正常,嗜酸性粒细胞轻度增高。有继发感染时白细胞及中性粒细胞比例增高。

2. 免疫学检查

(1) 皮内试验(Casoni 试验):阳性率 96% 左右,可作为临床初筛,但应注意与结核病、猪囊尾蚴病、并殖吸虫病有交叉免疫反应性。

(2) 血清免疫学试验:包虫抗原和抗体的检测,ELISA 的灵敏度与特异性高达 80%~96%,亦可用于区分囊型包虫病和泡型包虫病。

3. 影像学检查

(1) 超声检查:为首选方法。囊肿呈圆形或类圆形,壁较厚,边界清楚、光整,囊内可见子囊,其中可见光环、光团或活动光点。

(2) CT 检查:多在肝右叶呈囊性低密度区,增强后无强化,边界清楚,光整。大的囊腔内可见分房结构或子囊(囊内囊)。典型图像呈桑葚状或蜂房状。病程较长者,囊壁可见弧形、线状或厚蛋壳样钙化,为肝包虫病特征性表现。包囊因感染或损伤,内囊破裂,囊液进入内外囊之间,出现"双层壁影";部分内囊壁脱落,则表现为"天幕征";内囊完全分离、塌陷、卷缩,并悬浮于囊叶中,呈"水上荷花征";偶尔完全分离脱落的内囊散开呈"飘带征"。

【诊断与鉴别诊断】

对于来自流行区而肝脏、肺、肾或脑部发现有囊性占位性病变者,应首先考虑本病须作进一步检查。B超检查与CT检查发现特征性囊肿,有助于诊断。显微镜下查到粉皮样膜状物,头节或六钩蚴可确定诊断。

肝包虫病应与非寄生虫性肝囊肿、囊腺瘤、肝血管瘤及肝癌相鉴别。肾包虫病需与肾囊肿鉴别。脑包虫病需与脑囊尾蚴病、脑肿瘤相鉴别。

【治疗】

1. 手术治疗 是根治的首选方法。单发病灶行外囊剥离内囊完整摘除术。局限于肝段或肝叶的多发病灶,行肝段或肝叶切除。包虫囊小而且位置表浅可行腹腔镜摘除术。若病灶多发且弥散分布,可行内囊穿刺引流,仅切除部分囊壁,但术后胆漏发生率较高。用常规方法不能切除者可行自体原位肝移植手术治疗。

2. 药物治疗 口服阿苯达唑 20 mg/(kg·d),术前及术后各 30 d,能抑制或杀灭播散的原头蚴,可预防术后复发。吡喹酮对绦虫成虫的作用强,是驱除家犬包虫的有效药物。

【预防】

1. 控制传染源 对流行区的犬进行普查及检疫,应定期给家犬服吡喹酮 5 mg/kg,顿服,1 次/6 周。犬粪应作无害化处理。

2. 加强牧区居民的健康宣教 教育流行区居民的防病意识。注意加强饮食卫生和个人防护;培养良好卫生习惯,不饮生水、不吃生菜。避免与带虫犬密切接触。

3. 做好家畜与屠宰场的管理 病畜的内脏要无害化处理,防止家犬食后感染。避免犬粪中虫卵污染草场、食物及水源。

二、泡型包虫病

泡型包虫病即泡型棘球蚴病(alveolar echinoccosis,AE)又称泡球蚴病、多房棘球蚴病(echinococcosis multilocularis)或多房性包虫病(multilocular hydatidosis)。泡型包虫病以狐狸、野犬为传染源,鼠为中间宿主,构成特定野生动物间的循环。人偶然感染,棘球蚴常寄生于肝脏引起浸润增殖性病灶,可经淋巴或血循环迁徙至其他部位,类似于肿瘤,故泡型包虫病也称为"虫癌"。

【病原学】

泡型棘球绦虫与细粒棘球绦虫相似,但虫体较短,平均 2 mm,由头节和孕节组成。头节有吸盘和小钩,孕节内含有虫卵。其幼虫(泡球蚴)呈球形,由许多小囊泡组成,大小不一。囊泡含黏液性液体和许多原头节。囊壁分为内层的生发层和外层的角质层。生发层产生胚芽和原头节,以出芽生殖方式不断产生新囊泡,呈侵袭性生长,犹如肿瘤。

泡型棘球绦虫寄生于终宿主(狐狸、野犬)的小肠内,孕节与虫卵随粪便排出,虫卵在外界环境中抵抗力强,啮齿动物因觅食终宿主的粪便而感染。虫卵在小肠内孵出六钩蚴,通过血流侵入肝脏,发育成泡球蚴。受感染的鼠类被狐狸或野犬捕食后,泡球蚴在小肠内发育为成虫。

【流行病学】

泡型棘球绦虫以狐狸、野犬、狼为终宿主,被其捕食的田鼠为中间宿主,构成其在野生动物间的生活史。人类因偶然接触狐狸、狼或摄入含虫卵的蔬菜或生水而感染。狩猎者易受感染,男性多于女性,青中年农牧民为多。

【发病机制与病理解剖】

肝脏是泡球蚴的主要寄生器官,泡球蚴可经血循环迁徙至肺、脑等器官产生转移性病变,其病变及后果较包球蚴为重。泡球蚴以向囊外芽生的方式生长,生成许多子囊,外周无完整纤维包膜,类似恶性肿瘤向周围组织浸润性生长,可侵入血管或淋巴管,播散到其他组织器官。随着泡球蚴不断浸润性生长,邻近肝组织因受压而发生萎缩、变性、坏死及淤胆,可导致肝硬化、门静脉高压,甚至肝功能衰竭及恶病质等。

泡球蚴在肝脏病灶中呈无数密集小囊泡,大小不一,质硬、无包膜,与周围肝组织界限不清。囊肿周围有肉芽肿反应,表现为纤维组织增生,嗜酸粒细胞、淋巴细胞与浆细胞浸润,形成泡球蚴结节。

【临床表现】

泡球蚴生长缓慢,泡型包虫病潜伏期长达10~20年以上。临床表现取决于病变部位、大小和病程。早期无症状,仅在肝脏B超普查时发现。病程缓慢,多为上腹部隐痛或有肿块,可伴有食欲下降、腹胀、胆绞痛、消瘦等。体检肝脏明显肿大,质硬,表面有结节。可引起黄疸、腹水、脾大和门脉高压征象。肝功衰竭和脑转移是死亡的主要原因。

肺部病变多通过血流转移所致。表现为小量咯血,胸片见双肺大小不等结节病灶,少数可并发胸腔积液。

【实验室及辅助检查】

1. 一般检查 部分患者外周血嗜酸性粒细胞轻度增多,血沉明显加快。肝功能大多正常,少数晚期患者血清丙氨酸氨基转移酶(ALT)与碱性磷酶(AKP)增高,白蛋白降低,球蛋白升高,白/球蛋白比倒置。泡球蚴阻塞胆道可引起总胆红素和直接胆红素显著升高。

2. 免疫学检查 包虫皮内试验大多阳性,ELISA、HIA检测血清泡球蚴特异性抗原或抗体多为阳性。泡型包虫抗原(如Em2抗原、Em18抗原)的特异性与敏感性均较高,达90%以上,交叉反应少,可用于鉴别泡型与囊型包虫病。

3. 影像学检查

(1) 肝脏B超检查:肝内病灶呈实质性强回声,内部结构紊乱,边缘极不规则,并可见点状、小圈状或小结节状钙化。病灶较大者,多在中心部位出现不规则无回声区,无明确的腔壁伴少量斑点状强回声钙化灶,后方回声增强呈"空腔征"。

（2）肝脏 CT 检查：典型的肝泡型包虫病灶为形态不规则、质地不均匀的低密度肿块影。其特征性表现为病灶向周围正常组织浸润发展，形成散在或群簇状分布的"小囊泡"，而病灶中心呈"液化坏死区"，其周围的病灶实质内出现"钙化"。大的坏死腔的腔壁高低不平，与囊性包虫不同，称为假囊型包虫病。

【诊断与鉴别诊断】

根据流行病学史、临床表现、免疫学检查及影像学特征做出诊断。须与肝癌、结节性肝硬化、肺癌、脑肿瘤等疾病相鉴别。

【治疗】

早期手术切除病灶或肝部分切除。术后用阿苯达唑治疗，剂量每天 10 mg/kg，分 2 次口服，疗程需 1～2 年或更长。晚期肝泡型包虫病灶常侵及肝门部及周围血管，不能切除者可行自体或异体原位肝移植术治疗。

【预防】

以切断传播途径为主要预防措施。加强饮食饮水卫生的管理，流行区居民应避免与犬、狐及其皮毛密切接触。

（张跃新）

第九节　线　虫　病

一、钩虫病

钩虫病（ancylostomiasis，hookworm disease）是由十二指肠钩口线虫和（或）美洲板口线虫寄生于人体小肠所致的疾病，是我国五大寄生虫病之一。临床表现包括幼虫侵入皮肤所致的钩蚴性皮炎、幼虫移行至肺部导致的呼吸系统症状、成虫在小肠寄生导致的消化道症状，以及贫血、营养不良等。

【病原学】

寄生于人体的钩虫主要有两种，依据口囊处具有钩齿或板齿分为十二指肠钩口线虫和美洲板口线虫（简称钩虫）。钩虫虫体呈微弯曲状，雌雄异体，雌虫较粗长，头腺能分泌抗凝素，尾部有交合伞。成熟雌虫每天产卵 5 000～30 000 个，虫卵随粪便排出，在温暖、潮湿、疏松的土壤中迅速发育为杆状蚴，经 2 次蜕皮后成为具有侵袭能力的感染性丝状蚴。当接触人体皮肤或黏膜时，丝状蚴侵入皮下微血管，随血流经右心进入肺泡，沿支气管上行至咽部，随吞咽活动进入小肠。幼虫在小肠内发育为成虫，主要寄生在小肠上段。从钩蚴侵入皮肤到发育为成虫需 4～7 周。

【流行病学】

全球有近 5 亿人感染钩虫。国内除少数西北地区外均有不同程度流行，四川、云南、海南、福建等地较多，农村高于城市。据 2014—2016 年全国人体重点寄生虫病现状调查结果显示，我国人群平均土源性线虫感染人数约 2 912 万，其中钩虫感染率（2.62%）显著高于蛔虫(1.36%)和鞭虫(1.02%)。

1. 传染源　主要是钩虫感染者与钩虫病患者。

2. 传播途径　主要经皮肤感染人体。农村使用未经无害化处理的粪便施肥,污染土壤和农作物是引起传播的重要因素。

3. 易感人群　人群普遍易感,尤其是与土壤、粪便等接触机会多的旱地农作物区农民感染率较高。

【发病机制与病理】

1. 皮肤损害　钩虫幼虫可引起皮炎。丝状蚴侵入皮肤数分钟可出现红色丘疹,1～2天出现充血、水肿及细胞浸润的炎症反应。

2. 肺部病变　当钩虫幼虫穿过肺微血管到达肺泡时,可引起肺间质和肺泡点状出血和炎症。当幼虫沿支气管向上移行至咽部,引起支气管炎与哮喘。

3. 小肠病变　钩虫口囊咬附在小肠黏膜绒毛上皮吸血,并不断更换部位,所分泌的抗凝物质,引起吸附过的黏膜伤口持续渗血,是导致钩虫病贫血的主要原因。

长期严重缺铁性贫血可引起心肌脂肪变性、心脏扩大、长骨骨髓显著增生、脾骨髓化、指甲扁平、反甲、毛发干燥脱落和胃黏膜萎缩等病理变化。

【临床表现】

钩虫感染者大多数无临床症状。感染较重者出现轻重不一的临床症状,为钩虫病患者。

1. 幼虫引起的临床表现

(1) 钩蚴性皮炎:皮炎部位多见于与泥土接触的手指和足趾间,产生红色点状疱丘疹,奇痒,搔破后可有浅黄色液体液出。若继发感染则形成脓疱。一般3～4 d后炎症消退,7～10 d后皮肤脱皮愈合。

(2) 呼吸道症状:感染后1周左右,大量钩蚴移行至肺部,患者可出现咳嗽、咳痰、咽部发痒等症状。重者可有痰中带血、阵发性哮喘、声嘶、低热等症状。肺部检查可闻及干啰音或哮鸣音。X线检查示肺纹理增粗或点片状浸润阴影。

2. 成虫所致的临床表现

(1) 慢性失血性贫血:贫血是钩虫病的主要症状,可出现头昏、眼花、耳鸣、乏力、劳动后心悸与气促,妇女可引起停经、流产等。查体可有心前区收缩期杂音,心脏扩大,甚至心力衰竭的表现。重症贫血伴低蛋白血症者,常有下肢水肿。

(2) 消化道表现:大多数患者感染后1～2月出现上腹隐痛或不适、食欲减退、消化不良、腹泻等症状,重度感染者可有异食癖。

孕妇钩虫病易并发妊娠高血压综合征,流产、早产及死胎率增高。婴儿钩虫病可致生长发育障碍。极个别患者还可出现精神症状。

【实验室检查】

1. 血象　常有不同程度贫血,属小细胞低色素性贫血,血清铁浓度显著降低。网织红细胞数正常或轻度增高,白细胞数大多正常。

2. 粪便检查　是诊断钩虫感染的主要方法。除直接涂片外,为提高虫卵检出率,常采用饱和盐水漂浮法,并可用 Stoll 稀释虫卵计数法和改良加藤(Kato-Katz)法测定钩虫感染度,以每克粪便虫卵数(EPG)为标准判定。EPG≤399 为轻度感染;400≤EPG≤2 999 为中度感染;3 000≤EPG≤9 999 为重度感染;EPG≥10 000 为极重度感染。此外还有钩蚴培养法,因耗时较长,很少应用。

3. 胃、肠镜、胶囊内镜等物理检查 胃、肠镜检查有时可见活的虫体,呈细长线条状,长度约 1.0 cm,粗 0.05~0.1 cm,呈血红色(吸血后)或半透明状(未吸血),十二指肠钩口线虫常呈"C"形,美洲板口线虫常呈"S"形。

【诊断与鉴别诊断】

在流行地区,有赤手裸脚接触农田并有钩蚴性皮炎史者,应初步怀疑其有钩虫感染。如临床表现有贫血、乏力及消化不良等症状,粪便检查发现钩虫卵可确诊。

钩虫病所致肠道慢性失血及全身衰弱的表现,主要应与消化道溃疡、肠结核相鉴别。

【治疗】

包括病原学治疗与对症治疗。

1. 钩蚴皮炎 局部皮肤可用左旋咪唑涂肤剂或 15%阿苯达唑软膏涂擦。皮炎广泛者口服阿苯达唑,每天 10~15 mg/kg,分 2 次口服,连服 3 d,可以止痒和杀死皮内钩虫幼虫。

2. 驱虫治疗

(1) 阿苯达唑/甲苯达唑:两者均为世界卫生组织认可与推荐的驱虫药,具有杀死成虫和虫卵的作用。推荐服用剂量为阿苯达唑成人每天 400 mg,儿童减半,每天 1 次,连服 2~3 d;甲苯达唑成人每次 100 mg,每天 2 次,连服 3~4 d。

(2) 噻嘧啶:广谱驱虫药,口服吸收少,作用快,不良反应少。推荐服用剂量为成人每天 10 mg/kg,连服 3 d。

(3) 左旋咪唑:吸收迅速,疗效好。推荐服用剂量为成人每天 1.5~2.5 mg/kg,饭后 1 小时顿服,连服 3 d。

(4) 三苯双脒:近年来发展起来的一种新药,治疗钩虫感染疗效好,不良反应少。

为增强疗效,也可使用上述药物组成的复方制剂,如复方甲苯达唑(每片含甲苯达唑 100 mg,盐酸左旋咪唑 25 mg)及复方阿苯达唑(每片含阿苯达唑 67 mg,噻嘧啶 250 mg)。

3. 对症治疗 补充铁剂,改善贫血。血象恢复正常后再继续服用小剂量铁剂 2~3 个月。贫血严重者可考虑输血,并给予高蛋白和维生素等营养丰富的饮食。

【预防】

采取健康教育为先导、控制传染途径为主的综合防治策略。具体执行"四改一驱虫"(改水、改厕、改善环境、改变行为和药物驱虫)的相关措施。随着广大农村生活卫生条件的明显改善,我国钩虫病特别是严重感染者已明显减少。目前,预防钩虫感染的疫苗,重组 Na-GST-1 免疫接种成人安全性及耐受性良好,已进入儿童临床试验和最终疗效研究中。

(雷学忠)

二、蛔虫病

蛔虫病(ascariasis)是人体摄入感染性蛔虫卵后引起的寄生虫病。幼虫和成虫均可引起宿主发生一系列临床症状,这些症状也因虫体的寄生部位和发育阶段不同而有所差异。

【病原学】

蛔虫(Ascarid):似蚓蛔线虫(*Ascarislumbricoides*)又称人蛔虫,简称蛔虫,隶属蛔目(Ascaridida)、蛔科(Ascarididae),是寄生人体最大的线虫。雌雄异体,成虫平均寿命1年。蛔虫卵对外界环境抵抗力强,一般化学杀虫剂对其无效。蛔虫无中间宿主,受精卵在外界环境中2~8周发育至感染体并持续存活17个月,期间被摄入人体后启动新的感染周期。在小肠内孵化为蛔蚴,穿入小肠黏膜后经循环到达人体肺部经2次蜕皮后,穿破微血管而进入肺泡,再沿气管至会厌部。从摄入到再次到达小肠25~30 d,再历时1月经第3次蜕皮后发育为人蛔虫。体内发育周期为60~70 d,成虫在体外无法生存。

【流行病学】

蛔虫病曾是我国农村地区的常见病,2015年全国人体寄生虫病现状调查显示,我国人群蛔虫平均感染率为1.36%。

1. 传染源　蛔虫感染者为唯一传染源。猫、犬肠蛔虫可与人发生交叉感染,猫或犬弓首线虫卵感染人体后,可引起内脏幼虫移行症的相关症状,但不能在人体发育为成虫。

2. 传播途径　粪-口传播。人体食入感染性虫卵污染的食物后即可产生感染。

3. 易感人群　人群对蛔虫普遍易感。

4. 流行特征　一般农村感染高于城市,儿童感染高于成人。

【发病机制与病理】

蛔蚴移行时,对微血管及组织引起损伤及不同程度的炎症反应。成虫寄生于人体肠道,靠吸收肠道营养物质而生存;可直接由机械性的刺激引起肠道功能紊乱;代谢产物和死亡虫体对宿主产生毒性反应。蛔虫在小肠蠕动时具有钻孔的特性,在宿主饥饿或发热时,蛔虫窜动活跃,可窜入胆管、胰管、阑尾,引起严重并发症。虫体在回肠末端和回盲部聚集,可以出现肠梗阻,进一步可以发展成绞窄性肠梗阻、肠扭转、肠套叠、肠坏死等危重情况。

【临床表现】

人体感染蛔虫后大多数没有临床症状。临床症状与感染虫体数量和宿主年龄相关。

1. 幼虫机械性损伤+变态反应　在食入大量污染食物后,可有短期的发热、咳嗽、咳痰、气紧等急性蛔蚴性肺炎症状,甚至有血痰、急性哮喘发作或者口吐蛔虫表现。外周血白细胞计数升高、嗜酸性粒细胞增多。胸部平片检查可见小片状阴影或粟粒样结节影。变态反应严重者出现高热、畏寒、荨麻疹、咯血、哮喘持续等症状。

2. 幼虫异位损害　严重感染时蛔蚴随血流侵犯脑、眼、甲状腺等组织器官,引起异位损害。

3. 成虫是蛔虫感染的主要致病阶段　可出现以下症状。

（1）损伤肠黏膜掠夺营养：患者食欲缺乏、食欲异常或嗜食异物，面色萎黄，营养不良。反复发作的脐周疼痛，或时发时止，便蛔虫，偶有腹部按之有条索状物或团块，有聚散。儿童往往可伴有面部白斑，巩膜蓝斑，舌面斑点，指甲花斑等。

（2）变态反应：宿主出现失眠、烦躁、精力不集中、磨牙、夜惊等精神症状，以及荨麻疹、皮肤瘙痒、哮喘、血管神经性水肿等变态反应表现。

（3）蛔虫异位寄生：蛔虫易钻入开口于消化道的各个管道，胆道、胰管、阑尾等处，其中胆道蛔虫最常见，表现为阵发性剧烈上腹部疼痛伴右肩和腰背部放射痛。

【并发症】

并发症：主要是蛔虫大量聚集或窜入临近脏器所引起。最常见的蛔虫性肠梗阻、胆道蛔虫症、蛔虫性阑尾炎及急性胰腺炎，另外还可以有蛔虫性腹膜炎、蛔虫性肝囊肿及蛔虫性脑病等，如果未能及时处理可造成严重后果。

【实验室检查】

1. 血象　幼虫移行阶段可有外周血白细胞一过性升高，同时有嗜酸性粒细胞增多，成虫阶段血象多数正常。

2. 粪便　粪便检查可以发现蛔虫卵或直接发现大便排蛔虫，是临床诊断蛔虫感染的依据。生理盐水直接涂片法或浓集法易于检出虫卵，并可同时评估感染的程度。血清学抗体检测或者成虫抗原皮内过敏试验法，均有与其他肠道寄生明显的交叉反应而降低特异性，影响临床诊断价值。

3. 影像学检查　主要用于并发症的诊断和治疗，以B超检查和内镜检查最方便。B超检查典型表现为小肠腔内平行高回声光带及"环靶征"；异位管腔内见虫体的回声图像有助相关并发症诊断。内镜下不仅可以诊断，还可以直接取虫治疗。腹部X线平片检查：对蛔虫性肠梗阻或穿孔性腹膜炎有较高的诊断价值。

【诊断与鉴别诊断】

1. 诊断　绝大多数可以根据粪便虫卵检查，大便或者呕吐物获得蛔虫直接确诊。不能确诊但临床疑似者可以驱虫治疗性诊断。怀疑蛔蚴性肺炎时，可行痰液蛔蚴检查。

2. 鉴别诊断　注意与肠道其他寄生虫的鉴别。如蛲虫病的鉴别，主要是以病原鉴别。另外，尚需与非寄生虫性疾病鉴别如：肠系膜淋巴结炎、急性阑尾炎、肠套叠及急性胆囊炎等。

【治疗】

治疗以驱蛔杀虫为主，辅以调理脾胃之法。1～3个月后可以再次驱虫1次。

1. 阿苯达唑　首选药物。为广谱驱虫药，能阻断虫体摄取葡萄糖，使其糖原耗竭致虫体肌肉麻痹而被动排出体外。对蛔虫成虫、幼虫、虫卵均有杀灭作用。在治疗中可能引起虫体躁动游走窜入胆道系统等而产生并发症的不良反应。

2. 甲苯咪唑　次选驱虫药物。虫卵阴转率可达90%。显效缓慢，作用温和，儿童首选。

3. 噻嘧啶　孕期首选驱虫药。直接抑制虫体神经肌肉传导，引起肌肉痉挛性收缩而麻痹，被快速排出体外。虫卵阴转率＞90%。

4. 复方阿苯达唑　为阿苯达唑与噻嘧啶的复合制剂。

5. 中成药治疗　如：使君子丸、乌梅丸,温开水送服。

并发症治疗：并发急性阑尾炎、化脓性胆管炎、坏死性胰腺炎、肠穿孔需要尽早手术,手术后阿苯达唑清除剩余虫卵治疗。一般并发症以保守治疗为主。包括：解痉、止痛、驱虫或纤维内镜取虫可获得满意疗效。

【预后】

一般预后良好。

【预防】

预防以粪便管理为主,切断环境污染的途径。开展群体性大规模驱虫治疗,或者定期驱虫治疗,可以大大减少传染源。改善环境卫生,养成卫生习惯和注意饮食饮水卫生对防治蛔虫病也有重要作用。

(陆　怡)

三、蛲虫病

蛲虫病(pinworm infection,又称蠕形住肠线虫,enterobius vermicularis)是全世界最常见的线虫感染之一,寄生于人体小肠下段至直肠,是儿童常见的寄生虫病。临床表现以肛周瘙痒为主要特征。

【病原学】

蛲虫属于线虫纲。虫体细小如乳白色线头样。雌虫长 8～13 mm,雄虫长 2～5 mm。蛲虫头端钻入肠黏膜吸取营养,导致肠壁细小溃疡,但不损害深部组织,故无嗜酸粒细胞增多。雌虫在夜间宿主熟睡后,沿结肠下行,移行至肛门外,在肛门周围产卵,每条雌虫平均产卵万余枚,以入睡 1～3 h 内产卵最多。虫卵在肛周潮湿温暖的环境中经 6 h 即可发育为感染期虫卵。但在温暖干燥的环境下,1～2 d 后虫卵便失去感染性;在更为阴冷和潮湿的环境下,虫卵可能存活 2 周以上。

宿主用手抓挠肛周区域,然后受污染的手将感染期虫卵转移至口部,从而导致自身感染。感染性虫卵经口进入消化道,在胃和十二指肠在消化液作用下,孵化出幼虫。幼虫向下移行,脱皮两次,在小肠下端及大肠内发育成熟。从摄入感染期卵到成年雌虫产卵的时间间隔约为 1 个月。成虫的寿命为 2～3 个月,大多数感染者体内有数只至数百只成虫。

【流行病学】

1. 传染源　人类是唯一确定的自然宿主,患者是唯一的传染源。

2. 传播途径　主要为经粪-口途径传播。食用污染手触摸过的食物或者处理受污染的衣物或床上用品可导致人际传播。通过接触被虫卵污染的环境表面(窗帘或地毯)也可能获得感染。此外,虫卵还可能通过空气传播、吸入和吞入传播。

3. 易感人群　在学龄前儿童、学龄儿童、感染儿童的监护人、医疗机构收治的年轻人群中有较高流行率,以 5～7 岁儿童发病率最高。全世界约有 2 亿人受感染,各年龄阶段均可被感染。

4. 流行特征　蛲虫病在世界范围内流行,呈家族性聚集。

【发病机制与病理】

1. 发病机制　雌虫移行至会阴部和肛周而致局部奇痒。蛲虫爬入阴道、尿道、阑尾、输卵管及盆腔腹腔等部位,引起炎症。

2. 病理改变　主要表现为肠壁细小溃疡。

【临床表现】

大多数蛲虫感染无症状。蛲虫病最常见的症状为肛周瘙痒,亦称为肛门瘙痒症,是对肛周皮肤上的成虫和虫卵产生的炎性反应所致,主要发生于夜间,致睡眠困难,儿童半夜突然惊醒,烦躁不安。肛周搔抓可导致局部皮肤继发细菌感染。

载虫量过大以至于发生腹痛、恶心和呕吐的症状。阑尾腔内可发现蛲虫,但蛲虫是否会引起阑尾炎目前仍存在争议。成虫异常迁移可引发尿道炎、阴道炎、输卵管炎、卵巢炎、宫颈肉芽肿以及腹膜炎症。

临床观察研究表明,夜间磨牙、体重下降、遗尿均可由蛲虫感染所致,但因果关系尚未明确。

【实验室检查】

由于无虫卵脱落于肠腔中,粪便中几乎不会检出虫卵,不提倡检测粪便中的虫卵或成虫。可通过使用透明或半透明胶带粘贴肛周皮肤收集虫卵后,将胶带放于载玻片上,低倍显微镜观察检测虫卵。采集样本应在清晨患者第 1 次觉醒且洗漱前,持续 3 天以增加检出率。蛲虫虫卵大小为 $50~\mu m \times 25~\mu m$,两侧不对称,一侧扁平,呈特征性"豆状"外观。

另外,嗜酸性粒细胞增多情况少见且缺乏特异性,血清学测试无效。

【诊断与鉴别诊断】

1. 诊断　主要根据特征性的临床表现,同时检到虫卵或成虫,可确诊。儿童入睡 2～3 小时后,肉眼即可发现肛周成虫。

2. 鉴别诊断　主要是成虫异常迁移并发症的鉴别。

【治疗】

蛲虫的寿命为 2～3 个月,如能避免重复再感染,则可自行痊愈。蛲虫一定程度上是无害的,故应权衡治疗的利弊。治疗方法包括驱虫治疗和局部治疗。可以使用与治疗第 1 次感染相同的方法治疗重复感染。对于多重或反复出现感染症状的家族,其家庭成员均应接受治疗。

1. 驱虫治疗　常用的驱虫药物有:阿苯达唑(albendazole,肠虫清),空腹口服,1 次 400 mg,2 周后再次服用;或甲苯达唑(mebendazole),1 次口服 100 mg,2 周后重复服用;可达到接近 100% 的治愈率且有助于防止再感染引起的复发。双羟萘酸噻嘧啶(pyrantel),11 mg/kg,最大剂量 1 g,该药便宜且在美国是非处方药,间隔 2 周服用 2 剂的有效率接近 100%,故在美国是最常用的治疗用药,其不良反应包括厌食、恶心、呕吐、腹部痉挛、腹泻、神经中毒反应和肝酶一过性升高。

对于 2 岁以下儿童,要充分考虑上诉药物的局限性、风险性和益处。

伊维菌素(ivermectin)对蛲虫有效,但不常用于该病。与苯并咪唑类相比,哌嗪的疗效较差且毒性更强,因此不再用于治疗蛲虫病。

2. 局部治疗　便后和睡前温水清洗肛门,提倡感染者清晨沐浴,沐浴可以清除大量的虫卵,清洁肛周皮肤,也防止继发感染。

【预后】

自限性,预后良好。

【预防】

蛲虫病易相互传播,重复感染,做好预防工作十分关键。做好卫生宣传教育,讲究个人卫生。饮食或备餐前注意手部卫生,维持短指甲,避免抓挠肛周区域,避免啃咬指甲,避免自身感染和连续传播。经常更换感染者的内衣、寝具、被单,尽快进行洗涤净化,降低虫卵污染程度和再感染风险,并避免抖动床单和内衣,防止虫卵传播至空气中。

由于重复感染概率高,对于儿童集体机构的蛲虫感染控制较为困难。对于社会事业机构中的患者,在两周内进行大量联合重复治疗是非常有效的。

（沈　军）

四、类圆线虫病

类圆线虫病(strongyloidiasis)是由粪类圆线虫(*Strongyloides stercoralis*)寄生于人体小肠所引起。粪类圆线虫蚴经皮肤或黏膜侵入人体,主要临床表现为侵入处皮疹、移行期的肺部损害以及肠道寄生期的腹泻等。类圆线虫能在人体内繁殖产生感染期蚴(丝状蚴),在宿主体内可不断进行内源性自身感染而不同于其他蠕虫,因此在不再与外源性感染蚴接触的情况下,虫体可在人体内持久存在。在免疫缺陷者体内,大量蚴可播散而引起严重感染。

【病原学】

粪类圆线虫首先在1876年越南的法国士兵粪便中发现。其生活史包括自生世代和寄生世代,虫体有3个发育阶段:成虫、杆状蚴和丝状蚴。

(1) 自生世代在土壤中进行。杆状蚴以吸取土壤中有机物为生,1~2 d内经4次蜕皮发育为自由生活的雌虫。雄虫0.7 mm×(0.04~0.05 mm),尾端向腹面蜷曲,有交合刺2根。雌虫1.0 mm×(0.05~0.075 mm)大小,尾端较尖细。成熟雌虫子宫内含虫卵4~16个,后者孵化为杆状蚴。如环境不适,杆状蚴蜕皮2次,发育为丝状蚴(具传染性),通过皮肤或黏膜侵入人体开始寄生生活。

(2) 寄生世代丝状蚴侵入人体后,进入皮下小血管,经血循环,由右心至肺,继穿破肺泡毛细血管而入肺泡。多数由下呼吸道上升,经咽喉部吞下至消化道,定植于小肠发育成熟。寄生世代只发现雌虫,行孤雌生殖。寄生世代雌虫较细长,为2.2 mm×(0.03~0.074 mm)大小。雌虫多埋于肠黏膜内,并在其中产卵。每条雌虫每天可产卵50个。数小时后孵出杆状蚴,自肠黏膜逸出,随粪便排出体外。在便秘、肠炎、营养不良、接受免疫抑制剂治疗等特殊情况下,杆状蚴可在体内发育为丝状蚴,钻入肠壁,侵入血循环,引起内源性自身感染。丝状蚴随粪便排出时,亦可自肛门皮肤再次侵入,进入血循环,此为外源性自身感染。

【流行病学】

本病主要感染人体,患者是主要传染源。患者离开流行区后,其体内感染可持续多年,症状可不明显。主要通过皮肤或黏膜接触污染土壤而感染;在患者体内又可有自身感染这一特殊感染方式。人群普遍易感,免疫缺陷者易有重度感染。

本病主要分布于热带和亚热带,广泛分布于非洲、东南亚、南美洲、大洋洲以及欧洲东部等,全球预计有 3 千万~1 亿人感染。国内主要分布于长江流域及以南地区,以云南和广西报道病例较多。

【发病机制、病理与临床表现】

粪类圆线虫感染可表现为 3 种病型:①由于机体有效的免疫应答,感染被清除;②慢性自身感染,可持续多年,感染通常无症状或伴有轻微的胃肠道症状;③播散性超度感染综合征(disseminated hyperinfection syndrome),见于 HIV/AIDS、长期服用皮质激素的患者、移植受者、以及感染 HLTV-1 患者等免疫缺陷者。可因粪类圆线虫幼虫全身播散可致死。

大多数粪类圆线虫感染,在免疫正常的人群中,往往是无症状的,丝状蚴侵入皮肤时可引起局部水肿、充血、瘙痒和斑丘疹,或只伴有轻微的胃肠道表现,如腹痛、腹胀和水样腹泻。消化道出血,表现为便血或黑便,在感染人群中发生率不到 20%。在幼虫通过肺部的迁移阶段,正常免疫的患者很少出现症状,可能存在外周血嗜酸性粒细胞增多症。但是,免疫缺陷患者合并播散性超度感染综合征时肺体征和症状可能很严重,可伴有呼吸困难、咳嗽、咯血、发热、呼吸急促和低氧血症等似急性呼吸窘迫综合征。丝状体幼虫从肛门移行可导致特征性皮疹,称为肛周匐行症,为本身自身感染引起的肛周荨麻疹样带形皮损,主要在臀部皮肤、大腿上部和腹部下部。

自身感染可导致反复感染,可能会持续几十年,在出现重度免疫缺陷下可导致播散性超度感染综合症(即弥散性类圆线虫病),体幼虫数量因过度感染而大量增加,可表现为严重腹泻的急性肠炎和小肠及大肠的溃疡性疾病。在播散性感染过程中,幼虫和成虫穿透肠黏膜,迁移到包括中枢神经系统在内的其他部位,导致转移性脓肿和革兰氏阴性脑膜炎等。虽然早期诊断和及时开始治疗可改善预后,但病死率仍很高。急性期嗜酸性粒细胞常增多,可达 30 万以上;但重症播散型感染者可不增多,甚至减少。半数患者血清 IgE 可升高。

【诊断】

主要根据流行病学资料、粪便检查和血清学检查。对来自流行区的免疫缺陷者以及长期接受免疫抑制剂或放疗、化疗者应进行过筛试验,以预防超度感染。新鲜粪便检查简单、易行,需以连续 3 次粪便检查结果为准。粪便中幼虫为数甚少时,可采用贝氏幼虫浓集法或平皿培养法。粪便中检测到丝状体幼虫表明存在主动的自身感染。播散性重症患者支气管灌洗液、痰液、尿、脑脊液、腹水中亦可找到杆状蚴或丝状蚴。血清免疫学检查包括 IFA 和 ELISA,特异性和敏感性均较高,可用于粪类圆线虫过筛试验,为有效的辅助诊断方法。近年,实时定量 PCR(real-time PCR)技术检测粪便样品中粪类圆线虫DNA作为诊断检测方法。粪类圆线虫感染的最终诊断依赖粪便或其他体液或组织中检出幼虫。

在感染期间,患者外周血嗜酸性粒细胞往往是增高的,但外周血嗜酸性粒细胞的缺乏并不排除诊断类圆线虫病。

【治疗】

1. 病原治疗 伊维菌素(ivermectin),200 μg/kg/d,2 d,治愈率超过90%,作为本病治疗的首选药,可用于播散性感染及耐药患者,对于播散性超度感染,连服5～7 d,直至虫体检查阴性。

阿苯达挫(albendazole)400 mg/d,3～7 d,在重度感染者也可取得良好疗效。但其疗效差于伊维菌素。

噻苯达挫(thiabendazole)25 mg/kg,1天2次,连服3 d。可用于播散性超度感染,不良反应较大,肝肾功能不全者禁用。

2. 对症支持治疗 重症患者有营养不良、贫血、水肿或脱水者应予输液、输血,以纠正水、电解质紊乱,积极防治休克、呼吸衰竭等。在驱虫前,忌用免疫抑制剂治疗以防自身感染和感染扩散。

【预防】

患者应彻底治疗以防止反复自身感染。加强粪便管理和个人防护。

(卢　清)

第十节　旋　毛　虫　病

旋毛虫病(trichinellosis)是由旋毛虫引起的人兽共患性寄生虫病,流行于哺乳动物之间,家猪是其最重要的储存宿主,人因生吃或半熟食含旋毛虫包囊的猪肉等而感染。虽然幼虫可在人体肠道中形成成虫,并交配产生新的幼虫,但是在临床上主要是新生幼虫穿透肠壁并播散至全身的临床表现。

【病原学】

旋毛虫是一种胎生线虫,雌虫长3～4 mm,雄虫长1.5 mm。通常寄生于十二指肠及空肠上段肠壁,交配后雌虫潜入黏膜或到达肠系膜淋巴结,排出幼虫。后者由淋巴管或血管经肝及肺入体循环播散至全身,但仅达到横纹肌者能继续生存。以膈肌、腓肠肌、颊肌、三角肌、二头肌及腰肌最容易受累,其次为腹肌、眼肌、胸肌、颈肌及臀肌等,亦可波及呼吸肌、舌肌、咀嚼肌及吞咽肌等。于感染后5周,幼虫在纤维间形成0.4 mm×0.25 mm的橄榄形包囊,3个月内发育成熟(为感染性幼虫),6个月～2年内钙化。因其细小,X线不易查见。钙化包囊内幼虫可活3年(猪体内可活11年)。成熟包囊被动物吞食后,幼虫在小肠上段自包囊内逸出,钻入肠黏膜,经4次蜕皮后发育为成虫,感染后1周内开始排出幼虫。成虫与幼虫可寄生于同一宿主体内。旋毛虫幼虫生存能力很强,即使包囊已经钙化,其内幼虫可继续存活,最长可达30年。

【流行病学】

不同种属的旋毛虫可引起人体的疾病。

1. 传染源　猪是主要传染源,其他如熊、野猪和鼠等亦可感染并可通过相互残杀吞食吃了含有旋毛虫包囊的动物尸体而感染。鼠类是本病重要寄生宿主。许多昆虫(如蝇蛆和步行虫)也能吞食动物尸体内的旋毛虫包囊,并能使包囊的感染力保持6~8 d,因而也是易感动物的传染源。

2. 传播途径　人因吞食含包囊的猪肉、犬肉、羊肉或野猪肉等而感染。

3. 易感人群　人对本病普遍易感,感染后有一定的免疫力,再感染者病情远较初次感染者为轻。

4. 流行特征　呈全球性分布,欧美靠近北极处较多见。我国主要流行在西部地区。

【发病机制与病理】

旋毛虫病主要是由于食入含有包囊的具有感染性幼虫的肉类所致。轻度感染如吞食20~30个幼虫包囊常不发病,如吞食数千个幼虫包囊,则发生严重感染。幼虫从肌肉组织中释放出来,在胃中的消化酶消化,然后移行至小肠上2/3处,2天之内快速形成具有生殖能力的成虫。成虫寄生在柱状上皮细胞上,生长为长3 mm(雌虫)及1.5 mm(雄虫)的成虫。雌虫在交配后5天之内开始生产出新的幼虫。成虫在之后的3~5周内仍有活性,然后宿主的免疫力会将其排出体外。

新生的幼虫在其口腔内拥有一种剑样的探针,可以刺穿黏膜固有层并进入宿主的淋巴管和血管,并移行至全身。幼虫可进入所有类型的细胞,但是除了骨骼横纹肌和心肌细胞外,在其他细胞中均会死亡。与其他线虫感染不同的是,成熟的旋毛虫幼虫有一个细胞内的阶段,可以将肌细胞形成或转化成"护士细胞",从而支持幼虫的生长和发育。在护士细胞中,旋毛虫幼虫可以生存数十年。虽然护士细胞在大多数哺乳动物中不会导致任何疾病,但是其可以诱导人体嗜酸性粒细胞肉芽肿反应,并导致显著的组织损害和功能障碍。

【临床表现】

旋毛虫对人体致病力的强弱,与摄入幼虫包囊数量、活力,以及宿主免疫功能状态等因素有关。轻者可无症状,重者可致死。

潜伏期一般为5~15 d。平均10 d左右,但也有短至数小时,长至46 d者。潜伏期越短,病情越重。

按旋毛虫在人体的感染过程可分为以下3期。

1. 侵入期(小肠期,约1周)　脱囊幼虫钻入肠壁发育成熟,引起广泛的十二指肠炎症,黏膜充血水肿,出血甚至浅表溃疡。约半数患者感染后1周内有轻度腹泻、腹痛和呕吐、食欲不振等胃肠道症状,伴乏力、畏寒及发热等。少数患者可有胸痛、胸闷、咳嗽等呼吸道症状。该期有自限性,通常10 d内自行缓解。

2. 幼虫移行期(2~3周)　感染后第2周,雌虫产生大量幼虫,侵入血循环,移行至横纹肌。移行之处可发生血管炎症反应,引起显著异形蛋白反应。临床上,出现弛张型高热,持续2 d~2个月(平均3~6周),少数鞍状热。部分有皮疹。幼虫可侵犯任何横纹肌引起肌炎:肌细胞横纹肌消失、变性,幼虫周围有淋巴细胞、大单核细胞、中性和嗜酸性粒细胞,甚至上皮样细胞浸润;临床上肌肉酸痛,局部有水肿,伴压痛与显著乏力。肌痛持续 3~4 周,部分 2 月以上。肌痛为全身性,有皮疹者大多出现眼部症状。除眼肌痛外,常有眶周水肿、面部水肿、球结膜充血、视物不清、复视和视网膜出血等。重度感染者,心、肺和中枢神经系统也被累及,产生肺出血、肺水肿、支气管肺炎甚至胸腔积液;心肌、心内膜充血、水肿、间质性炎症甚至心肌坏死、心包积液;非化脓性脑膜脑炎和颅内压增高等。血嗜酸性粒细胞显著增多。

3. 肌内包囊形成期(感染后 1~4 个月) 随着肌内包囊的形成,急性炎症消退,全身症状减轻,但肌痛持久。重症患者可呈恶病质、虚脱、或因毒血症、心肌炎而死亡。

【实验室检查】

1. 血常规检查 早期移行期白细胞计数和嗜酸性粒细胞显著增多,重症患者嗜酸性粒细胞可不增加。

2. 肌肉活组织检查 感染后第 4 周取三角肌或腓肠肌(水肿、肌痛最显著部位)近肌腱处,低倍镜下可见蜷曲的幼虫,虫体周围大量炎性细胞包绕,形成小型肉芽肿。肌肉活检受摘取组织局限性影响,感染早期及轻度感染者不易检出幼虫。感染较轻镜检阴性者,可将肌片用胃蛋白酶和稀盐酸消化,离心沉淀后检查幼虫,阳性率较高。

3. 免疫学检查 旋毛虫抗原可分为虫体抗原、虫体可溶性抗原、表面抗原和排泄分泌抗原。免疫学检查方法有皮内试验、IFA、IHA、ELISA 以及间接免疫酶染色试验(IEST)等。其中后四者的特异性强、敏感性高,且可用于早期诊断。

4. 其他检查 旋毛虫循环抗原在血清中的含量通常很低,其检出率常低于抗体的检出率,因此检测循环抗原并未在临床上推广应用。应用 PCR 在旋毛虫病患者血液中检测旋毛虫 DNA 仅对免疫功能低下者或在感染早期抗体检测阴性时有一定价值。

【诊断与鉴别诊断】

诊断依据:①病前 1~2 周(1~40 d)摄食未煮熟的肉类史;②临床特点主要为发热、肌肉疼痛和水肿、皮疹等,初期可有胃肠道症状,白细胞总数和嗜酸性粒细胞显著增多等,血沉通常在正常范围内,血清肌酸磷酸激酶和乳酸脱氢酶明显升高表明虫体累及了大范围的肌肉组织。③确诊有赖于肌肉活检找到幼虫或(和)血清学检查。④ELISA 检测抗体是最常用的方法。最早在初发感染后 12 d 即可检测出抗体。

本病应与食物中毒(初期)、嗜酸性粒细胞增多的疾病,如结节性多动脉炎、钩端螺旋体病及流行性出血热等鉴别。流行病学资料对鉴别诊断有重要参考价值。

【治疗】

1. 一般治疗 症状明显者应卧床休息,给予充分营养和水分。肌痛显著者可给予镇痛剂。有显著异形蛋白反应或心肌、中枢神经系统受累的严重患者,可给予糖皮质激素,最好与杀虫药同用。一般泼尼松为 20~30 mg/d,连服 3~5 d,必要时可延长;也可用氢化可的松 100 mg/d,静脉滴注,疗程同上。

2. 病原治疗 若患者在感染初期出现症状,推荐使用阿苯达唑 400 mg,每天 2 次,口服 8~14 d 以杀灭成虫并预防新生幼虫的释放。虽然阿苯达唑是否对新生幼虫有效尚不得而知,在幼虫移行期和肌内包囊形成期可能因死亡的幼虫释放异形蛋白引起的宿主炎症反应的加重而出现症状加重。严重系统性疾病的治疗,包括心肌炎和中枢神经系统疾病,主要是直接降低炎症反应,可给予糖皮质激素。由于糖皮质激素可延迟成虫从小肠中排出,使新生幼虫的数量上升,因此,仍然应给予阿苯达唑治疗。

【预防】

肉制品要煮熟以杀灭幼虫包囊。库存猪肉经低温冷冻处理,在零下20℃冷藏至少3天可杀灭旋毛虫幼虫,但并非所有种属的幼虫。食物加工技术和烟熏技术不能杀灭旋毛虫幼虫。

(蒋卫民)

第十一节 丝 虫 病

丝虫病是由寄生在淋巴系统和皮下组织的线虫所引起。常见的人类丝虫病包括淋巴丝虫病、罗阿丝虫病、盘尾丝虫病和曼森丝虫病等。

一、淋巴丝虫病

【概述】

有3种丝虫可导致淋巴丝虫病:班氏吴策丝虫(*Wuchereria bancrofti*)、马来布鲁丝虫(*Brugia malayi*)和帝汶布鲁丝虫(*Brugia timori*)。感染通过蚊媒传播,人类是终宿主。淋巴丝虫病是在流行地区引起毁容和失能的一个主要原因,可导致显著的经济和心理、社会影响。

【流行病学】

班氏丝虫流行于撒哈拉以南的非洲地区、东南亚、印度次大陆、许多太平洋岛屿和拉丁美洲核心地带。马来丝虫主要流行于中国、印度、马来西亚、菲律宾、印度尼西亚和多个太平洋岛屿。帝汶丝虫流行于印度尼西亚的帝汶岛。据估计,全世界有超过1.2亿人被感染。这些感染中90%以上由班氏丝虫引起,而其余主要由马来丝虫引起。

丝虫病的生活史始于蚊子吸血期间丝虫幼虫接触人体皮肤;这些幼虫通过蚊子叮咬的伤口侵入并进入局部淋巴管。幼虫发育为成熟的成虫,成虫交配并产生带鞘膜的微丝蚴,具有夜现周期性。蚊在吸血时摄取微丝蚴;这些微丝蚴发育成幼虫,当蚊随后再次吸血时幼虫又能感染另一个人并完成其生活史。

【发病机制】

丝虫病的发病机制和临床进展很可能受多种因素的影响,包括暴露于感染的昆虫叮咬的程度和持续时间、淋巴系统中累积的成虫抗原量、宿主免疫应答及继发细菌和真菌感染的次数。

【临床表现】

在流行地区,淋巴丝虫病的急性表现包括急性淋巴管淋巴结炎、急性皮肤淋巴管淋巴结炎、丝虫热和热带肺性嗜酸性粒细胞增多症。淋巴丝虫病的慢性表现包括淋巴水肿、鞘膜积液和肾脏受累。抑郁在慢性淋巴水肿的情况下常见。旅行者和移居者的丝虫暴露通常并不足以产生蠕虫负荷高时观察到的感染慢性并发症。然而,这些人可能会对发育中的幼虫表现出超敏反应,这极少出现在流行地区的个体中。其特征为局部嗜酸性粒细胞浸润并伴有淋巴管炎和淋巴结炎、荨麻疹、皮疹及外周嗜酸性粒细胞增多症。

【治疗】

淋巴丝虫病患者如果没有合并盘尾丝虫病和罗阿丝虫病,无论是否存在临床症状或微丝蚴血症,都应接受乙胺嗪治疗。多西环素具有杀丝虫成虫活性并能缓解轻到中度疾病的病变,因此可以加用多西环素(200 mg/d,持续4~6周)治疗。

淋巴丝虫病合并盘尾丝虫病的患者若无证据提示眼部受累,应首先单用伊维菌素(150 μg/kg,单剂)治疗盘尾丝虫病,再实施淋巴丝虫病的标准治疗。对于眼部受累的患者,可先应用多西环素(1次200 mg口服,1天1次,持续4~6周)再应用伊维菌素(单剂150 μg/kg,口服)。

处理淋巴丝虫病的慢性并发症是治疗的一个重要部分。继发感染(常常是细菌性感染)是促使淋巴水肿和象皮肿加重的决定性因素,特别是对疾病晚期的患者。积极治疗继发感染和密切注意卫生十分重要。淋巴水肿患者应每天清洗患处2次,用抗生素软膏涂抹小的擦伤,保持指(趾)甲清洁,并且穿鞋。患肢应规律锻炼以促进淋巴流动,并且夜间应抬高。部分病例可能有必要进行预防性抗生素治疗。鞘膜积液切除术有助于降低受累患者的并发症发病率。

【预防】

群体给药可减少微丝蚴的血液宿主,使其低于经当地蚊虫进行持续传播所需的水平。已有60多个国家启动了此类计划,计划中运用阿苯达唑、伊维菌素和乙胺嗪的不同组合。这些计划已使一些国家的传染率降至1%以下(消灭感染的预期阈值),但仍面临很多挑战。

二、盘尾丝虫病

【概述】

盘尾丝虫病是由丝线虫盘尾丝虫(*Onchocerca volvulus*)引起的。它也被称为"河盲症",因为蚋媒介在快速流动的河流和河流附近繁殖。该病影响农村社区,是地方病致盲症和皮肤病以及与盘尾丝虫病相关的癫痫的主要原因。

【发病机制】

人类通过蚋属的蚋叮咬而被盘尾丝虫感染。蚋将感染性的第3阶段幼虫注射到人体皮肤中,并在接下来的6~12个月内成熟为成虫。雌性生活在皮下或较深的肌内组织中,并被纤维囊包围。雄性在小结节之间迁移,使雌性受精。初次感染后约12个月,成年雌性蠕虫开始产生微丝蚴,它们通过皮下组织,皮肤和眼组织迁移。当被感染的人被另一只蚋叮咬时,该蝇会吸取位于真皮层的微丝蚴。

【临床表现】

盘尾丝虫病的临床表现包括眼部受累,皮下结节,皮肤受累以及全身性表现,包括盘尾丝虫病相关的癫痫。眼睛盘尾丝虫病的表现包括点状和硬化性角膜炎,葡萄膜炎,视神经萎缩和脉络膜视网膜炎。盘尾皮肤病的表现包括急性和慢性丘疹性盘基皮肤炎,苔藓化的盘皮炎,皮肤萎缩,腹股沟和色素沉着。

【诊断】

盘尾丝虫病的诊断基于流行病学暴露史,临床表现以及感染的支持性实验室证据。皮肤活检是诊断患者的"金标准"。裂隙灯检查可用于寻找眼前房内蠕动的微丝蚴。Mazzotti 测试仅应在某些临床情况下进行。血清学,抗原检测和 PCR 是有用的工具,尽管在流行地区通常不可用。皮下结节的超声检查可用于鉴定成虫。

【治疗】

对于流行病高发地区的盘尾丝虫病患者,可以单剂量口服伊维菌素($150\ \mu g/kg$)进行治疗。应每 3~6 个月重复治疗 1 次,直到患者无症状为止。治疗可能需要 10 年或更长时间。在盘尾丝虫病和罗阿丝虫均为地方性流行的地区,应在给予伊维菌素前采集血液以评估罗阿丝虫微丝蚴的证据。

对于传播水平低的地区的盘尾丝虫病患者和地方性流行以外人群因此,建议每 3~6 个月用伊维菌素治疗直至无症状。多西环素是一种替代疗法。

【预防】

大规模药物给药计划包括伊维菌素给药,间隔 6~12 个月 1 次,持续 10~16 年。在盘尾丝虫病和罗阿丝虫病都可能是地方性流行的地区,应在用伊维菌素进行大规模治疗之前对罗阿丝虫病进行评估。

三、罗阿丝虫病

【概述】

罗阿丝虫病,也称为非洲眼虫,是由丝状线虫罗阿丝虫(Loa loa)引起的。罗阿丝虫病是由斑虻的叮咬传播的;西非和中非是感染的流行地区。由于罗阿丝虫感染在大多数患者中都是表现为无症状感染,因此在许多地区实际的感染率目前并不清楚。感染最常发生在流行地区的居民中,但前往这些地区的旅行者也可能被感染。

【临床表现】

大多数患有罗阿丝虫感染的人无症状。临床表现包括转局部皮下肿胀(称为卡拉巴肿胀)和成虫蠕虫在眼结膜下的迁移。与当地居民相比,前往流行地区并感染罗阿丝虫感染的非免疫个体通常更容易对微丝蚴和(或)成虫传播。嗜酸性粒细胞增多($>3\times10^9/L$)在非免疫个体中更为常见。

【诊断】

可以通过在皮下组织或结膜中识别出正在迁移的成虫或通过检测血液涂片中的微丝蚴来明确诊断罗阿丝虫病。已经开发出血清学检测方法,并且该方法对于旅行者和外籍人士的罗阿丝虫病诊断最为有用。PCR 技术是对感染和微丝蚴水平进行灵敏的定量测定。

【治疗】

应使用乙胺嗪治疗患有罗阿丝虫病和每毫升血液<2 500 微丝蚴的患者。由于微丝蚴的快速杀伤,乙胺嗪的使用可能导致循环微丝蚴水平高的患者发生不良事件[脑炎和(或)休克]。因此,对于有症状性罗阿丝虫病和每毫升血液>2 500 微丝蚴病的患者,在进行乙胺嗪治疗之前,应进行单采血液分离术或阿苯达唑降低微丝蚴病。伴有胆汁淤积和盘尾丝虫病的患者应在采用乙胺嗪或不含乙胺嗪的方案进行最终治疗之前接受伊维菌素治疗。

四、曼森丝虫病

引起人类感染的曼森丝虫共有 3 种:链尾曼森丝虫(*M. streptocerca*),常现曼森丝虫(*M. perstans*)和奥氏曼森丝虫(*M. ozzardi*)。曼森丝虫感染通常无症状,但可能会使在地理分布和临床表现上重叠的其他人丝虫感染的诊断和治疗复杂化。

(王新宇)

主要参考文献

1. 马亦林. 并殖吸虫病. 马亦林. 传染病学[M]. 8 版. 上海:上海科学技术出版社,2005:983 - 995.
2. 国家卫生与计划生育委员会. 中华人民共和国卫生行业标准:抗疟药使用规范 WS/T 485 - 2016[S]. 北京:国家卫生与计划生育委员会,2016.
3. 中华人民共和国卫生部. 中华人民共和国国家标准:黑热病诊断标准及处理原则 GB15986 - 1995[S]. 北京:卫生部,1995.
4. 中华人民共和国卫生行业标准. WS/T 485 - 2016. 抗疟药使用规范.
5. 《中华传染病杂志》编辑委员会. 中国利什曼原虫感染诊断和治疗专家共识[J]. 中华传染病杂志,2019,35(9):513 - 518.
6. 中国医师协会外科医师分会包虫病外科专业委员会. 肝两型包虫病诊断与治疗专家共识(2015 版)[J]. 中华消化外科杂志,2015,14(4):253 - 264.
7. 叶进,喻闽凤,徐卉卉,等. 中医儿科临床诊疗指南·蛔虫病(修订)[J]. 中医儿科杂志,2017,6(13):6 - 10.
8. 白浪. 并殖吸虫病. 杨东亮,唐红. 感染性疾病[M]. 北京:人民卫生出版社,2016:450 - 455.
9. 宁琴. 血吸虫病. 杨东亮,唐红. 感染性疾病[M]. 北京:人民卫生出版社:2016:371 - 378.
10. 全国寄生虫病标准委员会专家组. 中华人民共和国卫生行业标准:华支睾吸虫病诊断标准 WS309 - 2009[S]. 北京:卫生部,2009.
11. 许静,吕山,曹淳力,等. 我国血吸虫病消除工作进展及面临的挑战[J]. 中国血吸虫病防治杂志,2018,30(6):605 - 609.
12. 李兰娟,任红. 传染病学[M]. 8 版. 北京:人民卫生出版社,2013.
13. 吴红卫,李书武,胡丹,等. 黑热病流行病学及临床特征分析[J]. 湖南师范大学学报(医学版),2013,10(3):88 - 93.

14. 何登明,王宇明. 人巴贝虫病研究进展[J]. 中华传染病杂志,2012,30(10):638.

15. 张东行,吴方伟. 中国钩虫病防治进展[J]. 中国热带医学,2019,19(2):188-191.

16. 陈颖丹,朱慧慧,黄继磊,等. 我国土源性线虫病流行现状及新时期防控原则[J]. 中国血吸虫病防治杂志,2019,31(1):23-25.

17. 林果为,王吉耀,葛均波. 实用内科学[M]. 15 版. 北京:人民卫生出版社,2017.

18. 林海,杨光友. 人和动物的类圆线虫病[J]. 中国人兽共患病学报,2016,32(5):477-505.

19. 赵桂华,王洪法,仲维霞,等. 新疆喀什地区黑热病暴发的危险因素分析[J]. 中国人兽共患病杂志. 2015,31(6):592-596.

20. 中华人民共和国卫生部. 中华人民共和国卫生行业标准:带绦虫病的诊断 WS 379-2012[S]. 北京:卫生部,2012.

21. 郭艳梅,张伟琴,李艳琼,等. 粪类圆线虫及粪类圆线虫病研究概况[J]. 中国人兽共患病学报,2014,30(12):1257-1261.

22. 唐红. 棘球蚴病. 李兰娟,王宇明. 感染病学[M]. 3 版. 北京:人民卫生出版社,2015:520-526.

23. 黄继磊,常昭瑞,郑灿军,等. 2015—2018 年全国阿米巴痢疾发病特征分析[J]. 2020,41(1):90-95.

24. Agudelo Higuita NI, Brunetti E, McCloskey C. Cystic echinococcosis [J]. J Clin Microbiol, 2016,54:518-523.

25. Aguirre AA, Longcore T, Barbieri M, et al. The one health approach to toxoplasmosis: epidemiology, control, and prevention strategies [J]. Ecohealth, 2019,16(2):378-390.

26. Aji T, Dong JH, Shao YM, et al. *Ex vivo* liver resection and autotransplantation as alternative to allotransplantation for end-stage hepatic alveolar echinococcosis [J]. J Hepatol, 2018,69(5):1037-1046.

27. Aronson N, Herwaldt BL, Libman M, et al. Diagnosis and treatment of leishmaniasis: clinical practice guidelines by the Infectious Diseases Society of America (IDSA) and the American Society of Tropical Medicine and Hygiene (AST-MH)[J]. Clin Infect Dis, 2016,63(12):e202-e264.

28. Chen Z, Li H, Gao X, et al. Human babesiosis in China: a systematic review [J]. Parasitol Res, 2019,118(4):1103-1112.

29. David B, Yukifumi N, Makedonka M, et al. Gene diversity and genetic variation in lung flukes (genus Paragonimus). Transactions of The Royal Society of Tropical Medicine and Hygiene, 2016,110(1):6-12.

30. de Lima Corvino DF, Horrall S. Ascariasis [M/OL]. StatPearls Publishing, 2019. https://www.ncbi.nlm.nih.gov/books/NBK430796/.

31. Garcia HH, Pretell EJ, Gilman RH, et al. A trial of antiparasitic treatment to

reduce the rate of seizures due to cerebral cysticercosis [J]. N Engl J Med, 2004, 3503(3): 249 - 258.

32. Gottstein B, Pozio E, Nockler K. Epidemiology, diagnosis, treatment, and control of Trichnellosis [J]. Clin Microbiol Rev, 2009,22(1): 127 - 145.

33. Jourdan PM, Lamberton PHL, Fenwick A, et al. Soil-transmitted helminth infections [J]. Lancet, 2018,391: 252.

34. Klion A, Nutman TB. Loiasis and Mansonella infections. Tropical infectious diseases: principles, pathogens and practice. 3rd ed. Guerrant R, Walker DH, Weller PF (Eds). Saunders Elsevier, Philadelphia, 2011: 735.

35. Krause PJ. Human babesiosis [J]. Intern J Parasitol, 2019,49(2): 165 - 174.

36. Krolewiecki A, Nutman TB. Strongyloidiasis: A neglected tropical disease [J]. Infect Dis Clin North Am, 2019,33(1): 135 - 151.

37. Lee goldman, Andrew IS. 西氏内科学,第2卷[M]. 25版. 北京:北京大学医学出版社,2016.

38. Liu Q, Wang ZD, Huang SY, et al. Diagnosis of toxoplasmosis and typing of *Toxoplasma gondii* [J]. Parasit Vectors, 2015,28(8): 292.

39. Matlashewski G, Arana B, Kroeger A, et al. Visceral leishmaniasis: elimination with existing interventions [J]. Lancet Infect Dis, 2011,11(4): 322 - 325.

40. Medley GF, Hollingsworth TD, Olliaro PL, et al. Health-seeking behaviour, diagnostics and transmission dynamics in the control of visceral leishmaniasis in the Indian subcontinent [J]. Nature, 2015,528(7580): S102 - S108.

41. Schlüter D, Barragan A. Advances and challenges in understanding cerebral toxoplasmosis [J]. Front Immunol, 2019,14(10): 242.

42. Tang ZL, Huang Y, Yu XB. Current status and perspectives of *Clonorchis sinensis* and clonorchiasis: epidemiology, pathogenesis, omics, prevention and control [J]. Infect Dis Poverty, 2016, 5(4): 71.

43. Wang S, Yao Z, Hou Y, et al. Prevalence of enterobius vermicularis among preschool children in 2003 and 2013 in Xinxiang city, Henan province, Central China [J]. Parasite, 2016,23: 30.

44. Wen H, Dong JH, Zhang JH, et al. *Ex vivo* liver resection and autotransplantation for end-stage alveolar echinococcosis: A case series [J]. Am J Transplant, 2016,16(2): 615 - 624.

45. World Health Organization. World malaria report 2018 [R]. Geneva: WHO Press, 2018: 17.

46. Xing W, Yu X, Feng J, et al. Field evaluation of a recombinase polymerase amplification assay for the diagnosis of Schistosoma japonicum infection in Hunan province of China [J]. BMC Infect Dis, 2017,17(1): 164 - 170.

第三篇 | # 系统感染

第十一章　血流感染和感染性休克

血流感染(bloodstream infection，BSI)是细菌、真菌等病原微生物侵入血流所引起的感染，包括菌血症(bacteremia)和败血症(septicemia)，血培养均可获阳性结果。病原体最常见为细菌，也可为真菌、病毒、分枝杆菌等，多为单一病原菌感染，也可以出现复数菌感染。菌血症时，少量致病菌侵入血液循环，迅即被人体防御系统所清除，不引起或仅引起短暂、轻微的全身炎症反应；而败血症是指病原菌侵入血流并快速繁殖后所引起的全身性重症感染，临床常急性起病，表现为寒战、高热、呼吸急促、心动过速以及皮疹、关节肿痛、肝脾肿大等，若病情进展并出现重要脏器功能损害、血流动力学改变等重症表现，可引起脓毒症(sepsis)、感染性休克(脓毒症休克，septic shock)。

2016年，第3次国际脓毒症和脓毒症休克定义共识会议(Sepsis-3)上更新了脓毒症和脓毒症休克的概念，脓毒症定义为由感染引起的宿主反应失调所导致的威胁生命的脏器功能不全，脓毒症休克定义为脓毒症患者即使充分的液体复苏仍需要使用血管活性药物以维持平均动脉压>65 mmHg且血乳酸水平>2 mmol/L。脓毒症的致病菌可局限在某一部位，即为局灶感染；也可侵入血液循环，即为败血症。

【病原学】

血流感染的病原大多数为细菌，其中以需氧菌为主，厌氧菌和真菌相对少见，少数情况下，病毒、分枝杆菌、支原体等也可引起血流感染。在不同时期、不同地区以及抗菌药物应用情况的不同，血流感染的致病菌种类及其所占比例存在很大差异。

致病菌的种类与原发感染病灶、入侵途径有着密切关系。通常由皮肤软组织、手术后伤口感染引起血流感染，以葡萄球菌属最为常见；泌尿道感染所致血流感染多为大肠埃希菌、变形杆菌属、金黄色葡萄球菌及肠球菌属等；若为留置导尿、尿路手术后血流感染，可能致病菌为肠杆菌科细菌、铜绿假单胞菌、肠球菌属和真菌；腹腔、盆腔、肝胆系统的常为肠杆菌科细菌和厌氧菌。严重烧伤后血流感染致病菌以葡萄球菌属、铜绿假单胞菌多见，也可为肠杆菌科细菌及真菌等。应用导管及输液装置者可能有葡萄球菌属、肠杆菌属、念珠菌属。

不同场所感染的致病菌也有所不同。社区获得性血流感染的致病菌仍以大肠埃希菌、肺炎链球菌、溶血链球菌、金黄色葡萄球菌和沙门菌属最为常见，致病菌谱和耐药情况大致保持稳定。医院散发感染血流感染的病原菌主要为凝固酶阴性葡萄球菌、金黄色葡萄球菌、肠杆菌属、肠球菌属、铜绿假单胞菌及念珠菌属等；医院局部流行菌株血流感染主要为铜绿假单胞菌、克雷伯菌属、沙雷菌属、肠杆菌属、不动杆菌属、金黄色葡萄球菌及念珠菌，其耐药比例较高，尤其是ICU中获得的病原菌。

【流行病学】

根据我国2018年CHINET数据显示，血流感染常见病原菌为大肠埃希菌

（23.05%）、肺炎克雷伯菌（15.45%）、表皮葡萄球菌（10.46%）、金黄色葡萄球菌（7.71%）、人葡萄球菌（7.08%）、屎肠球菌（3.9%）、鲍曼不动杆菌（3.2%）及铜绿假单胞菌（2.9%）。厌氧菌相关血流感染也不容忽视，厌氧菌的检出率约5%，常见于腹腔感染、妇产科疾病及伴恶性肿瘤的老年人等，以脆弱拟杆菌为主，梭菌属及消化链球菌属开始增多，部分为厌氧菌和需氧菌混合感染。真菌血流感染以念珠菌属为主，白色念珠菌仍占第1位，但占比已降至50%以下，非白念珠菌的构成比正在显著上升，其他较少见的真菌尚有新生隐球菌、曲霉菌及粗球孢子菌等。分枝杆菌血流感染主要见于免疫功能受损的患者，包括结核分枝杆菌、非结核分枝杆菌，后者以鸟分枝杆菌最常见。此外，还有一些相对少见细菌如布鲁属、奴卡菌属及单核细胞增生李斯特菌等所致血流感染，更多见于免疫缺陷人群。

近年来，全球范围内致病菌的耐药性呈持续增加趋势，出现了多重耐药菌株（MDR）、泛耐药菌株（XDR）乃至全耐药菌株（PDR），给血流感染等严重感染的临床治疗带来挑战。病原体的耐药性可分为天然耐药和获得性耐药。前者指某一种属的病原体由于其结构和生理特殊性而对特定抗感染药物固有耐药，如铜绿假单胞菌对于替加环素天然耐药、嗜麦芽窄食单胞菌对碳青霉烯类天然耐药、克柔念珠菌对氟康唑天然耐药；获得性耐药是由于病原体发生基因突变或获得外源性耐药基因所致，相关机制包括：药物灭活酶的产生、抗菌药物作用靶位改变、外膜通透性改变及主动外排系统等。

我国2018年CHINET数据显示，血液标本中分离的肺炎克雷伯菌、铜绿假单胞菌及鲍曼不动杆菌对碳青霉烯类药物的耐药比例分别达34.0%、29.2%及78.9%，而MRSA对于万古霉素、利奈唑胺均敏感，屎肠球菌对万古霉素、利奈唑胺的耐药率分别为1.2%、0.2%。念珠菌属中白色念珠菌虽然对氟康唑、两性霉素B、氟胞嘧啶大多敏感，非白念珠菌对氟康唑的敏感性下降更为显著，目前已出现了耐棘白菌素类药物及耐多药的念珠菌，主要为光滑念珠菌。

【发病机制与病理】

致病菌经各种途径进入血液循环后是否能引起感染，主要与致病菌的致病力、人体免疫防御功能相关。少量致病菌进入血液循环后，如人体的免疫功能正常，可迅速被清除，一般无明显毒血症表现。当人体免疫防御力减弱或病原菌致病力强时，机体无法有效清除病原菌而产生败血症。

1. 病原菌的致病力　主要与细菌的数量、毒力相关，其中毒力包括侵袭力和毒素。侵袭力包括黏附素、抗吞噬的荚膜或微荚膜、侵袭性物质（侵袭素、侵袭性酶、整合素与细胞骨架）、生物被膜。毒素主要包括外毒素、内毒素，其中外毒素主要由革兰阳性菌和少数革兰阴性菌产生，毒性强，组织选择性高，分为神经毒素、细胞毒素、肠毒素；内毒素为革兰阴性菌细胞壁的固有成分脂多糖，细菌死亡崩解时大量释放出，刺激炎症介质的释放、启动凝血系统、激活补体，可导致微循环障碍而发生休克、DIC等。引起血流感染的细菌的数量与毒力成反比，毒力越强，所需菌量越小。同一种病原体可同时具备多种毒力因素，如铜绿假单胞菌可分泌内、外毒素和蛋白分解酶，金黄色葡萄球菌具有血浆凝固酶、α溶血素和肠毒素等多种酶和毒素。念珠菌属、隐球菌等真菌同样也具有黏附素、侵袭性酶及荚膜等多种毒力因素。

2. 人体的免疫防御反应

（1）皮肤及黏膜的防御作用：①皮肤：挤压皮肤炎症或脓肿，可使局部防御功能破坏，细菌更易入侵。严重烧伤时皮肤创面为细菌入侵敞开门户，皮肤坏死和血浆渗出又为细菌繁殖创造了良好的环境；②尿路黏膜：凡是有导致尿路黏膜出现损害的因素，病原体均可侵入血流，见于长期导尿管留置或膀胱镜等侵入性操作时；③血管：主要见于静脉导管长期留置所导致的的血流感染，留置动脉导管也可发生。静脉药瘾者是血流感染的高发人群；④腹腔：引流不畅的腹腔感染如梗阻性化脓性胆管炎、重症胰腺炎胰腺假性囊肿感染等易突破局部黏膜而使病原体侵入血液循环；⑤胃肠道：所有可引起肠道菌群易位的因素均可使肠道内的病原体进入血液；⑥呼吸道：长期机械通气可导致呼吸道黏膜屏障受损，病原体可因此进入血流而导致感染。

（2）全身性免疫反应：部分原发疾病可引起免疫功能异常，如①各种黏膜分泌物中分泌型免疫球蛋白（SIgA）减少，可使细菌易入侵呼吸道或肠道等而发生感染，低丙种球蛋白血症者易发生肺炎链球菌、流感嗜血杆菌、金黄色葡萄球菌等感染；②急性白血病及肿瘤化疗时粒细胞减少，吞噬细胞功能障碍，易发生革兰阴性杆菌、金黄色葡萄球菌及真菌感染；③多发性骨髓瘤及慢性淋巴细胞性白血病者体液免疫受损，易感染有荚膜的细菌；④霍奇金病，AIDS和器官移植者细胞免疫功能缺损，易造成细胞内生长的微生物，如单核细胞增生李斯特菌、念珠菌、隐球菌和军团菌等感染；⑤脾切除及镰形细胞病患者因补体功能受损，也易感染有荚膜细菌。

各种慢性疾病，如肝硬化、糖尿病及肾病综合征等由于代谢紊乱、免疫球蛋白合成减少、粒细胞吞噬功能和单核-吞噬细胞系统功能减弱等而易导致细菌感染。

（3）医源性因素：抗肿瘤药、糖皮质激素等传统免疫抑制剂及生物制剂如英夫利昔单抗、人 IL-1 受体拮抗剂、人 IL-6 受体单抗、利妥昔单抗等均可削弱细胞免疫和体液免疫功能。放射治疗不仅可影响机体免疫功能，也会损害机体的解剖屏障。广谱抗生素可使体内菌群失调，导致耐药的条件致病菌繁殖而造成严重的二重感染。各种原因引起的粒细胞减少是导致败血症的重要原因。各种创伤性诊断和治疗手段如插管检查、内镜检查、长期留置静脉导管、长期导尿管留置、胆道和输尿管支架的置入、透析疗法和各种手术等，都可因人体皮肤和黏膜等生理屏障破坏、局部生物膜的形成等因素而易使细菌进入血液循环。

3. 血流感染的病理生理　败血症的病理生理过程为多因素综合作用的结果，微生物及其胞壁产物包括革兰阴性菌的脂多糖（LPS）、革兰阳性细菌的肽聚糖、胞壁酸复合物及真菌的甘露聚糖、荚膜多糖等为病原菌特异的病原相关分子模式（PAMPs），可被宿主效应细胞的先天模式识别受体（PRRs）所识别，如 Toll 样受体（TLRs）、C 型凝集素受体（CLRs）等，由此触发细胞内大量信号通路激活，包括丝裂原活化蛋白激酶（MAPK）、酪氨酸激酶（TK）以及蛋白激酶 C 等信号通路，促使核转录因子 κB（NF-κB）等转录因子的活化，从而在转录和翻译水平上调控炎症介质的表达，激活补体、凝血系统，激肽、内啡肽，交感神经等全身免疫系统来清除病原菌。目前研究显示，促炎反应和抑炎反应在发病早期同时出现,因宿主因素(基因、合并病等)、病原体因素(毒力、菌量等)不同而表现不同的强度。随着病情的进展,可出现组织缺氧、线粒体功能障碍和细胞凋亡,可进一步导致原发性细胞损伤、组织器官功能障碍和衰竭,以及感染性休克、DIC 的发生。

4. 病理 病原菌的毒素可致组织和脏器细胞变性、坏死,心、肝、肾等脏器的实质细胞有混浊、肿胀,灶性坏死和脂肪变性。毛细血管受损造成皮肤黏膜淤点、皮疹和肺间质水肿。有些细菌如化脓性球菌引起的败血症,可形成肺、肝等迁徙性脓肿,并可引起骨髓炎、心内膜炎等。

【临床表现】

菌血症可无显著临床症状。败血症多起病急骤,发病前常有原发感染灶或引起感染的诱因,而无特异的临床表现,轻者仅具全身性感染症状,重者可造成脏器功能损害及脓毒症休克、DIC 发生。

1. 主要临床表现

(1) 毒血症:发热和寒战是败血症的常见症状,热型以弛张热和间歇热多见,少数呈稽留热、不规则热或双峰热,后者多见于革兰阴性杆菌败血症。部分患者体温不升甚至低于正常,以老年体弱者、慢性重症疾病及免疫力严重低下者多见,且预后不佳。一般全身感染症状严重,可伴有全身不适、肌肉酸痛、食欲不振、恶心、呕吐、腹胀、腹泻、头晕、头痛、神志淡漠、烦躁、谵妄或昏迷、贫血,严重者可出现黄疸、中毒性心肌炎、急性肾衰竭、DIC 等。

(2) 过度换气和精神状态改变:过度换气是败血症极其重要的早期体征,甚至可出现在发热和寒战前,由于过度换气,可导致呼吸性碱中毒。早期精神状态改变仅表现为定向障碍或性格改变,后期可出现显著的感觉迟钝,甚至昏迷。常无神经系统的定位体征,精神状态改变尤易发生于婴幼儿、老年人及原有中枢神经系统疾患者。

(3) 皮肤损害:部分患者可出现皮肤损害,表现多种多样,以淤点最为多见,多分布于躯干、四肢、眼结膜、口腔黏膜等处,为数不多。葡萄球菌和链球菌败血症可有淤点、猩红热样皮疹、脓疱疹等。铜绿假单胞菌败血症可出现"牛眼样"皮损,称为坏疽性深脓疱(ecthyma gangrenosum),从水疱发展而来,皮损呈圆形或卵圆形,直径 1~5 cm,边缘隆起,周围皮肤呈红斑和硬结或红晕样改变,中心为坏死性溃疡。

(4) 关节症状:多见于革兰阳性球菌、脑膜炎球菌、产碱杆菌等败血症,表现为大关节红、肿、热、痛和活动受限,少数患者出现关节腔积液、积脓。

(5) 肝脾肿大:多数患者仅出现轻度肝脾肿大,中毒性肝炎或肝脓肿时肝大显著,伴触痛,有压痛和叩击痛,部分患者有轻至中度黄疸。

(6) 迁徙性病灶:为细菌栓子栓塞于身体各组织器官所致。多见于病程较长的革兰阳性化脓性球菌和厌氧菌败血症,少数革兰阴性杆菌如肺炎杆菌、鼠伤寒沙门菌等所致败血症也可引起迁徙性病灶或损害。较常见迁徙性病灶有皮下脓肿、肺脓肿、肝脓肿、化脓性关节炎及骨髓炎等。金黄色葡萄球菌、念珠菌等败血症还可发生感染性心内膜炎,伴有心脏扩大、心功能不全及血管栓塞等表现。

(7) 感染性休克:见于 1/5~1/3 败血症患者。多见于革兰阴性杆菌败血症,其休克发生率可达50%,而革兰阳性球菌败血症的休克发生率约为25%。有些血流感染起病时即表现为休克或快速(数小时内)发展为休克,但多数先有血流动力学改变(如血压不稳),数小时后才出现休克。表现为烦躁不安、面色苍白、口唇发绀、皮肤花斑、四肢厥冷、脉搏细速、尿量减少及血压下降。

2. 常见血流感染的临床特点

(1) 金黄色葡萄球菌败血症:较常见(20%～30%),半数以上为医院感染。原发病灶常为疖、痈、皲裂等皮肤及伤口感染或留置导管,而从呼吸道入侵者多数为机体防御功能低下的医院感染。常在原发病灶出现后1周内发生,急性起病,寒战高热,皮疹多见,形态多样。关节症状比较明显,主要为大关节,有疼痛,局部有时伴红肿。迁徙性损害是金黄色葡萄球菌败血症的特点,常见多发性肺部浸润,甚至脓肿形成,其次有肝脓肿、骨髓炎、关节炎及皮下脓肿等。金黄色葡萄球菌败血症并发心内膜炎者可高达8%,多累及主动脉瓣,常表现为急性心内膜炎,因常侵犯正常心瓣膜,故病理性杂音的出现不及亚急性者为多,如患者发热不退,有进行性贫血、反复出现皮肤淤点,有内脏血管栓塞、血培养持续阳性等,应考虑心内膜炎的存在。感染性休克较少见。

(2) 凝固酶阴性葡萄球菌败血症:占10%～15%,其中70%以上为医院感染,尤其多发生于大医院,常见于体内异物留置者,如静脉导管、医源性植入物等。由于凝固酶阴性葡萄球菌为正常皮肤表面的细菌,血培养阳性常难以鉴别是污染或感染而致。如存在人工假体装置或为免疫缺陷者,应多考虑感染;如假体装置局部疼痛、有压痛、导管进入皮肤处有红肿、人工关节功能障碍、人工瓣膜者有新出现的心脏杂音或多发性栓塞发生,都是感染的有力证据。因易形成生物膜,且耐药情况严重,病死率较高(可达30%以上)。

(3) 肠球菌败血症:在医院感染的败血症中可占10%左右,其中约77%为医院感染。泌尿生殖道、消化道及血管导管是其常见的入侵途径,易发生于消化道肿瘤及腹腔感染的患者。由于好发于免疫低下患者,且对多种抗菌药物耐药,病情多危重。

(4) 革兰阴性杆菌败血症:约占40%,好发于医院感染。以胆道、呼吸道、泌尿道、肠道和大面积烧伤感染时多见。一般以突起寒战开始,发热以间歇热或弛张热多见,部分患者可有体温不升、双峰热、相对缓脉等。40%左右的患者可发生休克,约1/3患者于病程早期(1～5 d)出现,持续时间长,有低蛋白血症者更易发生。严重者出现多器官功能障碍,伴有心力衰竭、ARDS、急性肾衰竭及DIC等,病情危重。肺炎克雷伯杆菌败血症可出现迁徙性病灶。铜绿假单胞菌败血症以继发于严重免疫低下及大面积烧伤者更为多见,可有较特征性中心坏死性皮疹。革兰阴性杆菌败血症发生休克、DIC、黄疸等较多见。

(5) 厌氧菌败血症:占7%～10%,常因厌氧培养不普及而漏诊。致病菌主要为脆弱拟杆菌(80%～90%),常与需氧菌混合感染。患者多为新生儿及严重免疫低下患者,入侵途径主要为腹腔、盆腔、胃肠道及女性生殖道,其次为压疮溃疡、坏疽压疮及呼吸道。临床表现与需氧菌败血症基本相似,但毒血症状重,部分患者出现黄疸(10%～40%)和溶血性贫血,脓性分泌物呈腐败性臭味,感染部位常产生气体,并可有假膜形成,易发生感染性休克与 DIC,其所产生的肝素酶可使肝素降解而促凝,有利于脓毒性血栓静脉炎,栓子脱落后可致迁徙性病灶。

(6) 真菌性败血症:好发于医院感染和免疫低下人群,主要是念珠菌属。诱因为长期应用广谱抗菌药物、糖皮质激素、免疫抑制剂、留置导管、腹部外科手术等。病初进展常缓慢,临床表现无特异,早期全身毒血症状较轻,常被原发病及伴发细菌感染表现所掩盖。当真菌播散时,全身各脏器、组织可有多发性小脓肿,病情常会迅速恶化,出现神志淡漠、嗜睡和感染性休克。眼底镜检查视网膜和脉络膜上常有小的、白色发亮的圆形隆起。

(7) 其他:单核细胞增生李斯特菌引起的败血症常见于新生儿、老年人、孕妇和免疫功能缺陷者,可通过粪口传播。孕妇感染后可通过胎盘或产道传播给胎儿或新生儿,前者引起流产,后者导致新生儿全身播散性感染。近年来发现婴幼儿鼠伤寒沙门菌败血症的病死率高达 40%,以腹泻为早期症状,后期出现感染性休克、DIC、呼吸衰竭及脑水肿等临床表现。

3. 特殊类型的血流感染

(1) 新生儿败血症:指出生后第 1 个月内的感染。葡萄球菌、大肠埃希菌、B 组溶血性链球菌等为常见病原。由母亲产道感染、吸入感染羊水、脐带或皮肤等感染而入侵。临床表现为食欲减退、呕吐腹泻、精神萎靡、呼吸困难、黄疸及惊厥等,仅部分患者有发热,由于新生儿血脑屏障功能尚不健全,因此,25%～30% 的患者感染可扩散到中枢神经系统。

(2) 老年人败血症:好发于医院内感染,以革兰阴性杆菌常见,肺部感染后发生败血症的机会较青年人多,从压疮入侵者也不少。起病急骤,发热为主要表现,热型多样,可为稽留热、弛张热或不规则热,易出现神志改变,如谵妄、表情淡漠等;一旦出现少尿、低血压等休克表现或 DIC 征兆,往往提示预后欠佳。若发生心内膜炎,预后更差。

(3) 烧伤后败血症:常于烧伤后 36 h 组织液由外渗开始回收时细菌随之而入,多发生于急性感染期(23.4%),创面修复期(42.5%)和残余创面期(24.1%)。耐药的金黄色葡萄球菌和铜绿假单胞菌是主要病原菌,且常发生混合感染。临床表现较一般败血症为重,可出现过高热、休克、中毒性心肌炎、中毒性肝炎等,部分患者体温不升,病死率较高。

(4) 医院获得性血流感染:不同时期、大小不同的医院,其医院获得性血流感染所占比例可有较大的差异,绝大多数存在严重的基础疾病,部分为医源性感染,如免疫抑制剂的应用、气管切开、导尿、静脉内留置导管、透析疗法和各种手术等。常见病原菌为凝固酶阴性葡萄球菌、金葡菌、铜绿假单胞菌及不动杆菌等。由于患者的基础健康情况差,免疫功能低下,耐药情况严重,感染危重且治疗效果差,病死率高。

(5) 导管相关性血流感染(catheter related bloodstream infection, CRBSI):指留置血管内导管患者,临床出现脓毒症的表现,同时外周静脉血培养和导管尖端培养出相同的细菌或真菌;或者从导管内采集静脉血培养和外周静脉血培养出相同的细菌或真菌,且导管内采集静脉血标本定量培养的菌落计数是外周静脉血培养菌落计数的 3 倍以上,或导管内静脉血培养出现阳性结果早于外周静脉血培养 2 h 以上,则可诊断为 CRBSI。

病原菌以凝固酶阴性葡萄球菌为最多,鲍曼不动杆菌、铜绿假单胞菌以及念珠菌的分离率近年来有所增加。

【实验室检查】

1. 一般检查　外周血常规检查通常可见白细胞总数明显升高,一般为$(10\sim30)\times10^9/L$,中性粒细胞百分比增高,可出现核左移及细胞内中毒性颗粒。机体反应较差者和少数革兰阴性杆菌败血症的白细胞总数可不升高,甚至降低,但中性粒细胞分类多数增高,此类患者预后往往较差。少数败血症患者可有血小板减少及凝血机制异常,此时应警惕 DIC 的发生。重型患者可出现肝、肾、血液、呼吸、脑及循环等脏器功能障碍。出现感染性休克的患者应及时监测和评估血乳酸水平。

2. 病原学检查　血培养是确诊血流感染的主要依据。目前血培养方法已主要采用全自动血培养监测系统,不仅减少标本污染机会,还提高检测阳性率和缩短检测时间。为获得较高的阳性率,宜在抗菌药物应用前及寒战、高热时,从不同部位(左、右侧)采集血液标本 2 次,每次 20~30 ml 分送需氧菌和厌氧菌培养,必要时可送真菌培养,4~6 小时后可再采集 1 次血标本。对于导管相关性血流感染,若为外周静脉导管,应在无菌状态下拔除导管,并剪下 5 cm 导管头端进行半定量培养;若使用中心静脉导管或静脉留置管,可经导管和外周静脉同时采血做细菌定量培养。多次血培养可增加阳性检出率,连续 3 次血培养的阳性检出率可高达 95.7%。当普通血培养阴性又疑似败血症时需采用特殊培养基,以培养出某些特殊病原,如 L 型细菌、军团菌、分枝杆菌、巴通体及真菌等。骨髓培养有较高的阳性率。脓液、胸腔积液、腹腔积液、淤斑或分泌物等均应做涂片和培养,有一定参考价值。分离到细菌后应做药敏试验,体外细菌药敏试验与临床疗效的符合率一般为 80%。

3. 其他检查　随着分子生物学技术的进展,在病原体的快速、精准检测方面进展显著。各种 PCR 技术的检测方法如基于巢式 PCR 技术的 Filmarray、基于宏基因组测序技术的二代测序(metagenomic next-generation sequencing,mNGS),目前已在临床上广为使用,在快速病原诊断方面以及部分生长条件苛刻、生长周期长、数量少、临床鉴定困难的病原体检测上具有一定优势。另外,一些生物标志物,如 C 反应蛋白(C-reactive protein,CRP)、血清降钙素原(procalcitonin,PCT)和中性粒细胞 CD64 等的测定对败血症的早期判断有一定临床参考价值。

【诊断与鉴别诊断】

1. 诊断　凡急性发热患者,白细胞总数及中性粒细胞明显升高,而无局限于某一系统的急性感染;有胆道、尿路等原发感染灶,或新近有皮肤感染、外伤,尤其是有挤压疮疖史,但不能用以解释患者全身严重毒血症状时;各种局灶感染虽经有效抗菌药物治疗,而体温仍未能控制者,均应高度怀疑有血流感染的可能。若病程中出现皮疹、肝脾肿大、迁徙性脓肿或感染性休克等时,则血流感染的临床诊断基本成立。

确诊血流感染依赖于血培养阳性。血培养分离出常见皮肤定植菌(如凝固酶阴性葡萄球菌、微球菌、棒状杆菌及丙酸杆菌等),若无静脉导管留置等危险因素且无明显毒血症表现,一般考虑为污染。

2. 鉴别诊断

(1) 成人斯蒂尔病：青少年多见。属变态反应性疾病,以发热、皮疹、关节痛和白细胞增多四大表现为特点,临床表现酷似败血症。但与败血症不同之处有：体温虽高,热程虽长,可长达数周至数月,但无明显毒血症状,且可自行缓解;皮疹虽短暂,但可反复多次出现;血象中白细胞总数及中性粒细胞虽增多,但嗜酸性粒细胞一般不减少,也不消失;反复血培养阴性,抗菌药物治疗无效。但该病没有特异性诊断手段,须除外其他疾病后尚可考虑。

(2) 恶性淋巴瘤：多见于青壮年,起病急,有不规则发热伴畏寒,常进行性消瘦、贫血及衰竭,肝脾进行性肿大,出血倾向较明显。外周血三系明显减少,血培养阴性,血液和骨髓涂片及淋巴结活检有助于诊断。

(3) 其他：尚需与风湿热、伤寒、粟粒性肺结核、部分病毒感染、系统性红斑狼疮、皮肌炎、疟疾及血小板减少性紫癜等鉴别。

【治疗】

1. 一般治疗和对症治疗　卧床休息,给予高热量和易消化的饮食;高热时以物理降温为主,补充适量维生素,维持水、电解质和酸碱平衡,纠正低蛋白血症,必要时给予输白蛋白等支持治疗。加强护理,尤其是口腔的护理,以免发生真菌性口腔炎。同时,还应注意继发性肺炎和压疮等防治。

2. 抗菌药物的治疗

(1) 治疗原则及方法：血流感染(败血症)系危重感染,一旦临床诊断应：①在给予抗菌药物前应尽可能留取血液或导管尖端、脓液等原发感染病灶标本送检,并进行病原菌的药敏试验;②当临床诊断血流感染,特别伴随血流动力学不稳定、重要脏器功能损害等重症表现时,应尽早经验性予以抗感染治疗,并根据病原学及药敏结果进一步调整;③根据药物的 PK/PD 选择抗菌药物。血流感染患者应选择表观分布容积低的药物以保证有足够的血药浓度;④合理的治疗措施包括：覆盖可疑致病菌、静脉途径给药、给药剂量足够(必要时可增加给药频率或首剂予以负荷剂量);⑤联合治疗;⑥疗程：通常为 2 周,以下情况时可延长至 4 周或更长：感染性心内膜炎或血栓性静脉炎、血管内存在人工植入物、初始治疗后 2～4 天血培养仍阳性、存在血源性迁移灶、停药后 72 h 内复发的血流感染等。

(2) 抗菌药物的选择：

1) 经验性治疗：由于血流感染病情危急且病原菌无法在短期内检出,在临床诊断败血症并留取标本后,应根据感染的场所、当地具体的病原菌流行情况及耐药性,尽早给予经验性抗菌药物治疗。若考虑为社区获得性败血症,通常给予抗菌谱较广的一种或两种药物联合治疗,可选择一种合适的广谱青霉素或第二至四代头孢菌素类抗生素,也可以再联合应用氨基糖苷类或氟喹诺酮类抗菌药物。当考虑为医院获得性败血症时,应注意耐药菌感染可能,我国院内血流感染革兰阴性菌主要为非发酵菌和肠杆菌科细菌,故可经验性选择 β-内酰胺类/酶抑制剂联合氨基糖苷类或选择碳青霉烯类联合氨基糖苷类。若考虑存在真菌败血症相关危险因素,可选用棘白菌素、三唑类或两性霉素 B 脂质体等抗真菌药物。新生儿败血症宜选用青霉素及头孢菌素类抗生素药物,如氨苄西林等或加用头孢曲松治疗,避免应用氨基糖苷类,一旦使用应进行血药浓度及肾功能监测,应注意给药剂量和方法不同于成人。而一旦病原菌明确,应根据药敏结果再适当调整用药。

2) 葡萄球菌败血症:若为甲氧西林敏感株,应首选半合成青霉素如苯唑西林或氯唑西林;若青霉素过敏或不能耐受半合成青霉素,可选用万古霉素(或去甲万古霉素)或头孢唑啉,其他可选用药物包括替考拉宁、克林霉素、头孢洛林等药物治疗。对于 MRSA 及 MRSE 败血症,万古霉素的 MIC 值$<1\ \mu g/ml$ 时,首选万古霉素(或去甲万古霉素),MIC 值$>2\ \mu g/ml$ 时,应换用其他药物包括替考拉宁、利奈唑胺及达托霉素等。

3) 其他革兰阳性球菌败血症:以链球菌和肠球菌多见。A 组溶血性链球菌通常对青霉素敏感,B 组链球菌的敏感性略差,因此,前者可单用青霉素或阿莫西林,亦可选用第一代头孢菌素类抗生素、克林霉素或者万古霉素等,而治疗后者宜加用氨基糖苷类。耐青霉素肺炎链球菌首选第三、四代头孢菌素类抗生素,或大剂量阿莫西林、万古霉素、利奈唑胺等,或联合利福平治疗。肠球菌主要包括粪肠球菌和屎肠球菌,当对青霉素敏感时,可选择氨苄西林联合氨基糖苷类药物;若对青霉素耐药,可选择万古霉素(去甲万古霉素)或替考拉宁联合氨基糖苷类,但应警惕耳肾毒性;当对万古霉素耐药时,首选达托霉素联合氨苄西林或者头孢洛林治疗,其他选择包括利奈唑胺等。

4) 革兰阴性菌败血症:临床常选用广谱青霉素类、第三、四代头孢菌素类抗生素、氨曲南、碳青霉烯类或 β 内酰胺类抗生素/β 内酰胺酶抑制剂复合制剂,可联合应用氨基糖苷类或氟喹诺酮类抗菌药物。产 ESBLs 革兰阴性杆菌,碳青霉烯类为可靠的抗菌药物,β-内酰胺酶抑制剂复合制剂仍具较高敏感性,氨基糖苷类药物主要用于联合治疗。产 AmpC 酶革兰阴性杆菌在 β-内酰胺类抗生素中只有第四代头孢菌素类抗生素与碳青霉烯类敏感,对氨基糖苷类、喹诺酮类的敏感率可在 70% 左右,两者可作为联合用药。MDR 铜绿假单胞菌可选用抗假单胞菌 β 内酰胺类联合氨基糖苷类或抗假单胞菌喹诺酮类,泛耐药者可加用多黏菌素。耐药鲍曼不动杆菌可选用头孢哌酮/舒巴坦、替加环素、多西环素、多黏菌素等的两药联合治疗。嗜麦芽窄食单胞菌可选用复方磺胺甲噁唑、氟喹诺酮、氨曲南或替加环素治疗。产碳青霉烯酶肠杆菌科细菌(CRE)对各类抗菌药物的耐药性高,目前可选用药物为头孢他啶/阿维巴坦、多黏菌素和替加环素,需要与其他药物联合治疗。头孢他定/阿维巴坦对于产丝氨酸碳青霉烯酶(KPC)的致病菌具有非常高的敏感性,可单独用于治疗,但对于产金属碳青霉烯酶的致病菌敏感性较差。

5) 厌氧菌败血症:首先要清除病灶或行脓肿引流以改变厌氧环境。抗菌药物可选用甲硝唑、替硝唑、氯霉素、克林霉素、头孢西丁或亚胺培南。由于多为需氧菌或兼性厌氧菌的混合感染,因此,通常需同时对需氧菌进行有效的抗菌治疗。

6) 真菌败血症:念珠菌血症首选棘白菌素类,其次可选用氟康唑、两性霉素 B 及其脂质制剂、伊曲康唑注射液、伏立康唑等药物治疗。

3. 抗休克治疗

(1) 液体复苏:当患者出现血流动力学不稳定,表现为低血压(平均动脉压$<$70 mmHg 或收缩压$<$90 mmHg 或收缩压较基线下降$>$40 mmHg)或血清乳酸$\geqslant$

4 mmol/L 时,应快速予以 30 ml/kg 的晶体液(平衡液或生理盐水)。使用生理盐水等含氯液体复苏时,应注意监测氯浓度以避免其升高而导致的急性肾损害。目前研究未发现使用胶体液较晶体液更能改善预后,且除白蛋白外的胶体液可增加肾损害风险。液体复苏过程中应复查血乳酸水平以评估复苏的有效性。

(2) 血管活性药物:当液体复苏仍不能使平均动脉压>65 mmHg 时,应予以血管活性药物以维持灌注压,首选的一线药物为去甲肾上腺素,其较多巴胺更高效且心律失常风险小。联合使用血管加压素、selepressin 等药物可降低去甲肾上腺素的用量,但是否可降低患者病死率仍需进一步研究。血压维持的目标为平均动脉压 65～70 mmHg,维持更高的血压目标未能改善预后,对于既往高血压患者,血压目标应适当提高。

(3) 肾上腺皮质激素:对于皮质激素的使用仍存在争议。目前的指南仅推荐脓毒症休克经液体复苏及血管活性药物治疗后血流动力学仍不稳定时使用,推荐药物为氢化可的松(静滴,200～300 mg/d)。

4. 局部病灶的处理　条件许可时应尽早处理原发感染灶。化脓性病灶应尽可能地给予切开引流,清除坏死组织和异物。梗阻性胆道或泌尿道感染者应解除梗阻。体内留置物相关血流感染,应评估留置物的性质及实际需要,原则上应及早拔除或更换。

【预后】

败血症病死率达 25%～30%,而脓毒症休克的院内病死率达 40%～60%。影响预后的因素主要有:①老年人和儿童病死率高;②医院获得性败血症的病死率较高;③真菌败血症和复数菌败血症的病死率较高;④有严重并发症患者的病死率较高,如发生感染性休克者病死率为 30%～50%,并发肾衰者病死率高达 61.5%,发生迁徙感染者病死率也较高;⑤有严重基础疾病患者,如恶性肿瘤、肝硬化、糖尿病、AIDS 等均增加了预后的严重性;⑥在药敏报告之前及时选用正确的抗菌药物可显著降低病死率。

【预防】

1. 控制传染源　常规筛查住院患者耐药病原菌携带状况以早期发现和及时隔离,减少交叉感染及感染的发生可能。规范抗菌药物使用,减少耐药菌株的产生及二重感染的发生。

2. 切断传播途径　医护人员必须严格执行消毒隔离制度及无菌操作规程,强化手卫生措施,防止院内交叉感染。严格规范各种侵袭性操作指征,加强各类留置导管的局部消毒、无菌防护及定期更换等。

3. 保护易感人群　积极治疗可伴发免疫功能缺陷的基础疾病。对新生儿室、烧伤病房及血液恶性肿瘤接受化疗者或骨髓移植者宜采取防护性隔离,预防医院感染的发生。

4. 病原菌及其耐药性监测　建立和完善医院感染监控系统以及全国性细菌、真菌耐药监测网,及时掌握细菌耐药性变迁动态,指导临床合理使用抗菌药物并追踪和控制多重耐药菌株的流行。

(徐　斌)

主要参考文献

1. Cecconi M，Evans L，Levy M，et al. Sepsis and septic shock［J］. Lancet，2018，392：75－87.

2. Fupin Hu，Demei Zhu，Fu Wang，et al. Current status and trends of antibacterial resistance in China［J］. Clin Infec Dis，2018，67(S2)：S128－S134.

3. Rhodes A，Evans LE，Alhazzani W，et al. Surviving Sepsis Campaign：international guidelines for management of sepsis and septic shock：2016［J］. Crit Care Med，2017,45：486－552.

第十二章 肺 炎

肺炎(pneumonia)指肺实质(呼吸单位)的炎症,由感染、理化刺激和免疫损伤等所致,以感染最常见,目前通常将其定义为各种病原微生物引起的肺部炎症。影像学表现为肺浸润阴影,有别于气道感染。尽管发病率及病死率高,仍常常被误诊、误治及低估。

感染引起的肺炎中细菌性肺炎最常见。近年来,随着免疫受损人群增多,少见病原体引起的肺炎日益常见;病毒性肺炎亦逐渐增加。肺炎的发生、演变缘于宿主的防御功能、病原体毒力以及后续临床处置的综合作用。如何缩小鉴别诊断范围,精确到有抗感染药物敏感特性的某种微生物引起的感染,是临床非常紧迫的问题。感染获得的途径以及宿主的不同所患肺炎在病原学上具有不同的特点,故临床多主张按发病场所或宿主状态分类。按发病场所将肺炎分为社区获得性肺炎(community-acquired pneumonia,CAP)、医院获得性肺炎(hospital-acquired pneumonia,HAP)。

一、社区获得性肺炎

【病原学】

CAP 的病原学范围非常广,包括细菌、真菌、病毒和原虫。新发病原体包括嗜肺病毒、冠状病毒引起的 SARS、中东呼吸综合征、新型冠状病毒肺炎(novel coronavirus pneumonia,NCP)以及社区获得性耐甲氧西林的金黄色葡萄球菌(community-acquired methicillin-resistant *Staphylococcus aureus*,CA-MRSA)肺炎。CAP 大多由一些常见病原体引起。通常将病原体分为"典型病原体"及"非典型病原体","典型病原体"包括肺炎链球菌、流感嗜血杆菌、金黄色葡萄球菌、肺炎克雷伯菌和铜绿假单胞菌等;"非典型病原体"狭义指支原体、衣原体和军团菌,广义则还包括呼吸道病毒如流感病毒、腺病毒、嗜肺病毒和呼吸道合胞病毒。非典型病原体常规培养基不生长,革兰染色不能发现。区分非典型病原体对治疗具有重要的意义,β 内酰胺类对这类病原体(支原体、衣原体和军团菌)天然无效,治疗需要大环内酯类、氟喹诺酮类或者四环素类。10%～15%的 CAP 为混合感染。

如存在吸入性因素,且持续数日或数周,需考虑厌氧菌引起的肺炎。主要危险因素有气道防御机能减弱(如过量饮酒、服药或癫痫发作)和齿龈炎。厌氧菌肺炎通常有脓肿形成和脓胸或肺炎旁胸腔积液。

详尽的病史、体格检查以及常规影像学检查可以提供线索,但 CAP 的病原学诊断仍难以预测,超过半数病例未能推测病原体,但流行病学及危险因素仍能推测某些可能的病原体(表 12-1)。

表 12-1　流行病学因素提示社区获得性肺炎可能的病原体

流行病学因素	可能的病原体
酗酒	肺炎链球菌、口腔厌氧菌、肺炎克雷伯菌、不动杆菌属、结核分枝杆菌
慢性阻塞性肺病和(或)吸烟(COPD)	流感嗜血杆菌、铜绿假单胞菌、军团菌属、肺炎链球菌、卡他莫拉菌、肺炎衣原体
结构性肺病(如支气管扩张)	铜绿假单胞菌、洋葱伯克霍尔德菌、金黄色葡萄球菌
痴呆、脑卒中、意识模糊	口腔厌氧菌、革兰阴性肠道细菌
俄亥俄州或圣劳伦斯河谷旅游	荚膜组织胞浆菌
美国西南部旅游	汉坦病毒、球孢子菌属
东南亚旅游	类鼻疽伯克霍尔德菌、禽流感病毒
前2周入住酒店或游轮	军团菌属
地方流感流行	流感病毒、肺炎链球菌、金黄色葡萄球菌
蝙蝠或鸟类接触史	荚膜组织胞浆菌
鸟类接触史	鹦鹉热衣原体
兔子接触史	土拉热弗朗西斯菌
绵羊、山羊、分娩猫接触史	贝纳特立克次体

【流行病学】

欧洲及北美每年成人 CAP 发病率为 5~11 例/1 000 人,各个年龄段不同。美国每年各年龄段平均发病率为 12 例/1 000 人,但<4 岁儿童发病率为 12~18 例/1 000 人,而>60 岁的老年人高达 20 例/1 000 人。我国目前仅有 CAP 年龄构成比研究,2013 年研究结果显示,16 585 例住院 CAP 患者 5 岁以下(37.3%)及 65 岁以上(28.7%)的构成比远高于 26~45 岁青壮年(9.2%)。

美国每年有 500 万肺炎患者,其中 80% 门诊治疗,20% 需住院治疗。门诊患者的病死率≤1%,而住院患者 12%~40%,每年因 CAP 花费 120 亿美元。我国缺少 CAP 病死率数据,《2013 年中国卫生统计年鉴》记载:2012 年我国肺炎的病死率平均为 17.46/10万,1 岁以下人群病死率为 32.07/10 万,25~39 岁人群病死率<1/10 万,65~69 岁为23.55/10 万,>85 岁高达 864.17/10 万。

【发病机制与病理】

1. 发病机制　肺炎的发生机制是病原微生物感染引起的肺泡炎症反应。感染的途径众多,最常见的是口咽部吸入,常于睡眠(尤其是老年人)或意识下降时发生,吸入病原体包括污染的飞沫,其他少见的有血源性播散(如三尖瓣心内膜炎)、胸腔或纵隔感染的扩散。

机体的防御机制在肺炎发生中起着重要作用。鼻毛和鼻甲阻拦吸入物中的大颗粒；分叉的气管支气管树阻拦进入气道层的颗粒；黏膜纤毛和局部的抗菌因子能清除或杀灭病原微生物；呕吐反射和咳嗽机制对阻止吸入物进入肺泡起着重要的保护作用；口咽黏膜正常菌群构成的稳定性，可防止病原菌的黏附，大大降低众多强致病力病原体感染的风险。

当机体的这些防御机制均不能阻挡病原体的侵入或者病原体足够小直接被吸入肺泡，此时肺泡巨噬细胞对病原体的清除及杀灭起着重要作用。肺泡上皮细胞产生的蛋白（肺泡表面蛋白 A 和 D）作用于巨噬细胞，使其具有内在的调理特性或抗菌和抗病毒活性。病原体一旦被巨噬细胞吞噬，即使未被及时杀灭，也会通过黏膜纤毛系统或淋巴作用机制被清除。如细菌超越肺泡巨噬细胞吞噬或杀灭微生物的能力，肺炎即显现，此时，肺泡巨噬细胞即启动炎症反应加强下呼吸道防御机制。肺炎所引起的临床综合征并不是病原微生物繁殖而是由机体炎症反应引起：炎症介质如 IL-1 和 TNF 的释放导致发热；趋化因子如 IL-8 和中性粒细胞集落刺激因子，刺激中性粒细胞的释放及其肺内聚集，产生外周白细胞增多和脓性分泌物的增多；巨噬细胞和新聚集的中性粒细胞释放炎症介质使肺泡毛细血管渗出，临床表现与 ARDS 相似，但肺炎毛细血管渗出比较局限（尤其在发病初期）。红细胞亦从肺泡毛细血管渗出，造成肺泡出血。毛细血管渗出导致影像学相应部位的浸润灶，听诊时可闻及啰音，肺泡充盈可导致低氧血症。此外，细菌与血管相互作用造成血管收缩导致肺泡充满液体，进而加重缺氧。发生系统炎症反应综合征时中枢呼吸驱动力增加导致呼吸性碱中毒。毛细血管渗出、低氧血症、呼吸频率加快、分泌物增多以及某些感染相关支气管痉挛导致肺顺应性下降均会加重呼吸困难。如进一步恶化造成肺容量和顺应性下降及肺内分流增加最终导致呼吸衰竭和患者死亡。

2. 病理改变　典型的肺炎包括一系列病理变化。第一期水肿，蛋白渗出，此阶段肺泡内常常有细菌，此阶段很短暂，临床或尸检标本中很少见到；第二期因红细胞的渗出故称红色肝变期，相对于机体防御功能，白细胞的渗出更为重要。细菌很少在此阶段病理样本中检出；第三期灰色肝变期，红细胞不再从血管中渗出，有些病灶已吸收，中性粒细胞是主要的炎症细胞，肺内有丰富的纤维蛋白沉着，细菌已被清除。此阶段感染已有效控制，气体交换得到改善；第四期消散期，肺泡内以巨噬细胞为主，中性粒细胞、细菌和纤维蛋白残渣在炎症应答反应过程中被清除。

上述过程以肺炎链球菌引起的大叶性肺炎最典型，而其他病原体引起的肺炎尤其是病毒和肺囊虫肺炎并无此典型病理表现。在呼吸机相关肺炎（ventilator-associated pneumonia，VAP）往往首先表现为呼吸性细支气管炎，而后影像学上出现渗出。由于微吸效应的存在，HAP 最常见的为支气管肺炎型，病毒和肺囊虫肺炎在影像学上表现为肺泡渗出而非间质改变。

【临床表现】

CAP 临床表现从隐匿到暴发，轻微到死亡，系统性全身到局部肺表现各异。有发热、心动过速、寒战和或多汗；干咳或咳粘液痰、脓痰或痰中带血；大咯血提示 CA-MRSA 可能。根据病情轻重，可出现不同程度的呼吸困难。如累及胸膜，可有胸痛；超过 20%

的患者有胃肠道症状恶心、呕吐和(或)腹泻,其他症状有乏力、头痛、肌痛和关节痛。

体格检查各异,取决于肺实变的程度及有无胸腔积液。通常可见呼吸频率的加快及呼吸辅助肌的做功。触诊可及触觉语颤的增加或减弱,听诊根据实变及胸腔积液的程度可闻及清音到浊音、爆裂音、支气管呼吸音以及胸膜摩擦音。老年患者临床表现隐匿,早期可表现为意识不清或原有意识障碍加重和其他少见的症状。严重的患者可有脓毒性休克和器官功能衰竭的表现。

【实验室检查】

1. 血常规检查　无特异性。淋巴细胞数持续下降提示预后差。

2. 生物标记物　应用较多的有 CRP 和 PCT,升高提示有急性炎症反应,尤其是细菌性感染。CRP 可监测疾病的恶化或治疗的有效性;PCT 可以决策抗菌素的应用,但不推荐用于确定是否需要初始治疗。炎症标记物需结合病史、体检、影像学及实验室检查综合考虑协助抗生素的管理及制订合适的治疗方案。

3. 革兰染色和痰培养　合格痰标本中性粒细胞应＞25 个/低倍视野和鳞状上皮细胞＜10 个/低倍视野。痰革兰染色和培养的敏感性和特异性差异很大,痰培养的阳性率≤50％。根据《2019 年美国胸科协会/感染病协会(ATS/IDSA)指南》,目前推荐痰培养用于以下患者:有严重疾病以及所有接受过 MRSA 或铜绿假单胞菌治疗的住院患者。

痰培养影响因素有:痰标本不合格;留取痰标本前已开始抗菌药物治疗;全身脱水痰不能咳出。深部吸出的痰液和肺泡灌洗液应尽快送检,以提高阳性率。

4. 血培养　CAP 住院患者阳性率仅 5％～14％,中性粒细胞减少继发肺炎、无脾、补体缺陷、慢性肝病等高危因素的患者或重症 CAP 需行血培养检测。除此之外则不作推荐。

5. 尿抗原检测　目前,有 2 个商业化尿肺炎球菌和军团菌抗原(嗜肺军团菌只测血清型 1)的检测试剂盒。尿军团菌抗原检测的敏感性和特异性分别为 90％和 99％。尿肺炎球菌抗原检测的敏感性和特异性为 80％和＞90％,假阳性可出现在儿童定植患者。先期抗生素治疗,仍可行尿肺炎球菌和军团菌抗原检测。

6. 酶链聚合反应　PCR 通过扩增病原体的 DNA 或 RNA 检测一些病原体。鼻咽拭子的 PCR 检测是诊断呼吸道病毒感染的标准方法。另外,PCR 也可检测军团菌、肺炎支原体、肺炎衣原体和分枝杆菌。

7. 血清学检查　病原特异性 IgG 抗体滴度恢复期较发病初 4 倍升高被认为是该病原体的感染。需获得恢复期血清标本才能获得诊断。

【诊断与鉴别诊断】

1. 诊断　首先需明确肺部渗出是感染还是非感染;如果是感染性,感染的病原体是什么。判断肺炎需依据临床和影像学方法,可能的病原体需借助实验室检查明确诊断。

2. 鉴别诊断　鉴别诊断包括感染性和非感染性疾病,非感染性疾病需排除心衰、肺栓塞、过敏性肺炎和放射性肺炎等。详细的病史询问寻找蛛丝马迹。

【治疗】

1. 病情的严重性评估　客观评估包括疾病严重性和死亡的不良后果风险的方法可

以最大限度减少不必要的住院治疗。目前,有两套评估标准:肺炎严重指数(pneumonia severity index,PSI),用于识别低死亡风险患者的预后模型;以及 CURB - 65 (confusion,BUN,respiratory rate,blood pressure,65 years old)标准,评估重症患者。

PSI 有 20 个变量,包括年龄、基础疾病和异常体格检查和实验室结果。由于评估的变量众多,PSI 评估通常没有可操作性。

CURB-65 包括 5 个变量:意识障碍(C);尿素氮>7 mmol/L(U);呼吸频率≥30/min(R);血压:收缩压≤90 mmHg 或舒张压≤60 mmHg(B);年龄≥65 岁。每个变量符合即 1 分,共 5 分。评分为 0 分的患者,30 天病死率为 1.5%,可门诊治疗。评分 2 分,30 天病死率为 9.2%,需住院治疗。评分≥3 分,总病死率为 22%,这些患者可能需要入住 ICU。

一些临床指标可用于识别最可能出现早期恶化的患者,如下所示。

(1) 多肺叶浸润。

(2) 严重低氧血症(动脉氧饱和度<90%)。

(3) 严重酸中毒(pH<7.30)。

(4) 意识障碍。

(5) 严重呼吸困难(>30 次/分)。

(6) 低蛋白血症。

(7) 中性粒细胞减少。

(8) 血小板减少。

(9) 低钠血症。

(10) 低血糖。

2. 抗生素治疗

(1) 抗生素的耐药:滥用抗生素导致抗生素选择压力增加,可通过克隆传播导致地方甚至全球的耐药。目前,CAP 主要的耐药问题涉及耐药肺炎链球菌和 CA-MRSA。

耐青霉素肺炎球菌感染的危险因素包括近期的抗菌治疗、年龄<2 岁或>65 岁、在日托中心就诊、近期的住院史和 HIV 感染。耐药肺炎球菌感染最重要的危险因素是过去 3 个月内使用特定的抗生素。

MRSA 引起的 CAP 可能是由传统的医院获得菌株引起,也可能是由新近发现的遗传型和表型不同的社区获得菌株引起。前者大多有直接或间接与卫生保健环境接触史,近年,CA-MASA 菌株正在取代传统的医院获得菌株——这一趋势表明,新的菌株致病力可能更强,亦使两者界限更模糊。

肠杆菌属常常对头孢菌素类抗生素耐药,首选的药物通常是氟喹诺酮类或碳青霉烯类,但社区获得性耐氟喹诺酮的大肠埃希菌正持续增多。

(2) 初始抗生素策略:CAP 的初始治疗通常是经验性治疗,经验性治疗需覆盖最可能的病原体,且应尽早启动抗生素治疗。中国 2016 年更新了《CAP 指南》,中国、美国和加拿大的指南,治疗均覆盖了肺炎球菌和非典型病原体。而一些欧洲国家的指南依据当地的流行病学资料并不总覆盖非典型病原体。研究提示治疗方案中加入大环内酯或单用氟喹诺酮类药物覆盖不典型病原体与仅 β-内酰胺覆盖相比,肺炎的病死率明显降低。

一旦明确病原体及药物的敏感性,治疗应转变成针对靶向病原体的治疗。如有危险因素或者革兰染色提示某些病原体,如铜绿假单胞菌或 CA-MRSA,经验性治疗需覆盖。

CAP 的疗程一直是关注的焦点。既往患者需接受 10～14 d 的治疗,但有研究表明,5 天疗程已足够。菌血症、播散性感染或感染毒力强的病原体如铜绿假单胞菌或 CA-MRSA,可能需长疗程。

3. 一般治疗 维持水电解质平衡,加强营养支持治疗、改善缺氧和必要的辅助通气是治疗成功的关键。

4. 治疗无反应 对治疗反应欠佳的患者应 3 天左右重新评估(病情恶化应尽快评估),并应考虑可能出现的情况。如 CAP 诊断明确,经验性治疗无反应可能有以下几种情况:耐药;局部病灶(如肺脓肿或脓胸)可能阻止抗生素渗入;用药的剂量或用药的频率错误,未考虑药物的局部组织浓度;未能覆盖病原体(如 CA-MRSA、结核分枝杆菌或真菌);肺内和肺外院内二重感染等。

5. 随访 如患者无基础疾病,发热和白细胞增多通常在 2～4 d 恢复正常,实验室检查可能会持续稍长时间。胸部影像学恢复最慢(4～12 周),恢复时间取决于病原体、年龄和基础疾病。一旦临床状况(包括并发症)稳定,可考虑出院。建议 4～6 周后随访影像学。如反复发生肺炎尤其是同一部位的肺炎需考虑肿瘤可能。

【并发症】

重症 CAP 常见的并发症包括呼吸衰竭、休克和多脏器功能衰竭、凝血障碍以及原有基础疾病的恶化。尤其值得重视的是播散性感染、肺脓肿和复杂性胸腔积液 3 种特殊情况。

【预后】

CAP 的预后取决于患者的年龄、并发症和治疗场所(住院或门诊)。无并发症的年轻患者通常 2 周后即完全康复。老年及有并发症的患者可能需要数周才能完全康复。门诊患者总病死率<1%;住院患者总病死率约为 10%,其中约 50% 的死亡直接归因于肺炎。

【预防】

主要预防措施是接种疫苗。目前,有肺炎球菌多糖疫苗(PPV23)和肺炎球菌蛋白结合疫苗(PCV13)。前者含有 23 种肺炎球菌血清型的包膜物质;后者是 13 种最常见引起儿童感染的肺炎球菌的包膜多糖与免疫原性蛋白结合体。PCV13 产生 T 细胞依赖性抗原,形成长期免疫记忆。目前,PCV13 也被推荐老年人和年轻的免疫受损患者接种。所有患者均强烈建议戒烟。

流感疫苗有两种:肌内注射的灭活疫苗和鼻内减毒冷适应疫苗。后者禁用于免疫功能低下的患者。在流感暴发季节,有并发症风险未受保护的患者应立即接种疫苗,并用奥司他韦或扎那米韦进行 2 周的预防治疗,直至疫苗诱导的高水平抗体的出现。

二、医院获得性肺炎

HAP 亦称医院内肺炎(nosocomical pneumonia,NP)是指患者入院时不存在,也未处于感染潜伏期,而于入院 48 h 后发生的肺炎;呼吸机相关肺炎(ventilator-associated pneumonia,VAP)是指气管插管或气管切开患者接受机械通气 48 h 后发生的肺炎,机械通气撤机、拔管后 48 h 内出现的肺炎也属于 VAP 范畴。

目前,关于 HAP 的研究明显少于与 VAP,HAP 未插管患者发病率与 VAP 相似。两者之间的主要差异是 HAP 患者耐多药(multidrug resistance,MDR)病原菌感染率较低,且宿主免疫功能相对健全,单药治疗的比例高于 VAP。

HAP 的病原菌(未行气管插管)需特别关注厌氧菌。厌氧菌感染的发生可能与此类患者有大量吸入的高风险因素及其下呼吸道的缺氧状态有关。

诊断未插管患者 HAP 比 VAP 更难。合格下呼吸道样本很难从未插管患者采样获得。许多潜在的易患 HAP 的疾病同样亦使患者无力咳嗽。血培养阳性率低(<15%),大多数 HAP 患者没有可供抗生素调整参考的培养资料。如有 MDR 病原菌危险因素的患者,其抗生素降级治疗的可能性很小,但因非 ICU 患者的宿主防御能力较健全其病死率仍低于 VAP,抗生素治疗失败的风险亦更低。

众多研究表明,高病死率与最初不恰当的经验性抗生素治疗相关。VAP 抗生素合理应用的关键是明确个体患者最可能的病原体以及耐药情况。如无 MDR 病原体感染的高风险(近 90 天内住院),VAP 的治疗与重症 CAP 相同。然而,抗生素选择性压力导致 MDR 病原体的频繁出现,包括常见的耐药菌株(MRSA 和肠杆菌科产超广谱 β-内酰胺酶或碳青霉烯酶)及内源性耐药菌株(铜绿假单胞菌和不动杆菌)。感染 MRSA 和超广谱 β-内酰胺酶阳性菌株的主要风险因素还包括频繁使用 β-内酰胺类药物,尤其是头孢菌素类抗生素药物。

(潘 珏)

主要参考文献

1. 中华医学会呼吸病学分会. 中国成人社区获得性肺炎诊断和治疗指南(2016 年版)[J]. 中华结核和呼吸杂志,2016,39(4):253-279.

2. Kasper DL,Fauci AS. Harrison's infectious diseases [M]. 3rd ed. New York:McGraw-Hill Companies,2017:216-227.

3. Metlay JP,Waterer GW,Long AC,et al. Diagnosis and treatment of adults with community-acquired pneumonia. An official clinical practice guideline of the American Thoracic Society and Infectious Diseases Society of America [J]. Am J Respir Crit Care Med,2019,200(7):e45-e67.

第十三章 感染性心内膜炎

感染性心内膜炎(infective endocarditis, IE)是指由细菌、真菌和其他微生物(如病毒、立克次体、衣原体、螺旋体等)直接感染而产生心瓣膜或心室壁内膜的炎症。心脏瓣膜为最常受累部位,赘生物的形成为其特征,偶尔亦可形成心肌脓肿或细菌性动脉瘤。本病典型临床表现包括发热、心脏杂音、淤点、贫血及栓塞现象等,治疗包括长疗程的抗微生物治疗,有时需要手术。

【病原学】

感染性心内膜炎的病原可能源自远处感染的部位(如皮肤脓肿、牙龈炎及泌尿道感染)或植入物(如中心静脉导管及其他人造装置)导致的菌血症;也可由无症状的菌血症引起,如侵入性齿科、内科或外科操作时的一过性菌血症。

致病微生物随感染部位、菌血症的来源和宿主的危险因子(如静脉滥用药物)而不同,但总的来说,80%~90%的病例由链球菌和金黄色葡萄球菌引起,其余大多数由肠球菌,革兰阴性杆菌,HACEK 微生物(包括嗜血杆菌、放线菌、心杆菌、埃肯菌属及金杆菌等)和真菌所引起。为什么链球菌和葡萄球菌常黏附于赘生物而革兰阴性需氧杆菌很少如此,其机制尚不明确。

【流行病学】

感染性心内膜炎于 1885 年由加拿大医生 William Osler 首先报道,近年发病率为每年(3~9)/10 万人,其中一半以上并无基础心脏疾病史,男性与女性罹患此病比率约为2∶1,65 岁以上的老年人感染本病比例有增加的趋势。约 80%病原菌为金黄色葡萄球菌和草绿色链球菌,其中金黄色葡萄球菌为发达国家感染性心内膜炎最常见的病原体,静脉注射药瘾、人工瓣膜或其他心脏辅助仪器置入和医疗照护的病患为罹患金黄色葡萄球菌心内膜炎高危人群,其中非静脉药瘾者心内膜炎好发于左心瓣膜,病死率为 25%~40%;静脉药瘾者心内膜炎病患多见于右心瓣膜(三尖瓣膜),治愈率可达 85%。在发展中国家,感染性心内膜炎多见于 20~40 岁年轻至中年人,以链球菌感染为主。感染性心内膜炎在未经药物或手术治疗下,平均住院病死率为 15~30%。

【发病机制与病理】

正常心脏相对能抵抗感染,稳定的血流有助于防止微生物定植在心内膜上。但是如果存在先天性心脏缺陷、风湿性瓣膜病、二叶式或钙化主动脉瓣、二尖瓣脱垂、肥厚性心肌病和既往有心内膜炎史(特别是人造瓣膜)时,受损的内皮细胞释放出组织因子,易形成纤维素-血小板赘生物,病原菌定植其中后,微生物被一层纤维素和血小板所覆盖,可阻止中性粒细胞、免疫球蛋白和补体进入,因而阻断了宿主的防御。

心内膜炎可形成瓣膜赘生物、心肌脓肿并伴有组织破坏,有时有传导系统异常并可能突然发生严重瓣膜反流,导致心力衰竭和死亡(通常由于二尖瓣或主动脉瓣病变)。主动脉炎可能由感染的邻近传播所致。人工瓣膜感染较易形成瓣周脓肿。

全身的病理改变主要源自心瓣膜赘生物脱落导致的栓塞及慢性感染和免疫反应。心脏右侧病变典型地引起感染性肺栓塞,该栓塞可引起肺梗死、肺炎或脓胸。心脏左侧病变可使任何器官栓塞,特别是两肾、脾、中枢神经系统。任何重要的动脉都可形成细菌性动脉瘤。皮肤和视网膜栓塞常见。弥散性肾小球性肾炎由免疫复合物沉积所致。

【临床表现】

1. 典型表现 感染性心内膜炎症状非特异性,早期不易察觉,常见症状包括以下。

(1) 全身表现:90%患者以发热为最常见表现,通常伴随寒颤、食欲减退、全身无力及体重减轻等症状;血尿(26%)、脾肿大(11%)、杵状指(clubbing finger)、肌肉及关节酸痛(10%~15%)、背痛(13%)也不少见。

(2) 心脏表现:心脏杂音最为常见,约85%患者可以出现,新出现或性质变化的杂音更具诊断价值。如赘生物造成瓣膜损坏,甚或导致穿孔或腱索断裂,影响心脏结构,则可并发胸痛、心脏功能衰竭;心脏节律及传导问题不常见,发生率1%~15%且预后不佳。

(3) 栓塞表现:在心内膜炎病患中,20%~50%的病患发生血管栓死事件且常危及生命安全。左心心内膜炎栓塞可发生于任何器官,脑及脾脏梗死为好发器官;肺栓塞多见于右心瓣膜和心脏起搏器心内膜炎。

(4) 免疫及血管表现:包括:①指(趾)甲红褐色线状或局部出血(splinter hemorrhage,8%);②眼结膜出血(5%);③Roth spots(视网膜出血,2%~5%);④Osler's nodes(手指或脚趾腹、掌面出现压痛结节,3%);⑤Janeway's lesions(手、脚掌出现无痛性出血点或红斑,5%);⑥肾小球肾炎。

(5) 脓毒症和脓毒症休克:严重患者可出现全身炎症反应导致脓毒症或休克。

2. 分型

(1) 亚急性细菌性心内膜炎(SBE):通常呈隐匿缓慢的发展(数周至数月),常常无感染源或入侵途径,最常由链球菌引起(特别是草绿色、微需氧的、厌氧的、非肠球菌D组链球菌和肠球菌),常由于牙周、胃肠、泌尿道引起无症状菌血症后在异常瓣膜上发生。

(2) 急性细菌性心内膜炎(ABE):通常突然发生和快速进展(即数日),常具有明显感染的来源和进入的途径。它通常由金黄色葡萄球菌、A型溶血性链球菌、肺炎球菌或淋球菌所引起。

(3) 人造瓣膜心内膜炎(PVE):多发生在瓣膜置换术后1年内,主动脉瓣置换术后发生PVE比二尖瓣置换术后更常见,机械瓣膜和生物瓣膜受累机会相同。急性起病的感染(术后2个月内)主要是由于手术时细菌污染所致(如表皮葡萄球菌、大肠埃希菌、念珠菌属等);晚期起病的感染主要由于在手术时有低致病力的微生物或由于暂时性无症状的菌血症传染所致,最常见的有链球菌、表皮球菌、HACEK菌群等。

（4）静脉药瘾者心内膜炎：有明确反复静脉注射史，多累及右心，以三尖瓣受累常见，心脏杂音和血培养阳性率较低，可发生感染性肺栓塞。

【辅助检查】

1. 血液检查　血常规检查提示进行性贫血，多为正细胞性贫血，伴白细胞计数增多、中性粒细胞升高。血沉增快、CRP 升高。当合并免疫复合物介导的肾小球肾炎、严重心衰或缺氧造成红细胞计数增多症时，血清球蛋白常增多，甚至白蛋白、球蛋白比例倒置。免疫球蛋白升高、γ-球蛋白升高、类风湿因子阳性。

2. 尿液检查　常有显微镜下血尿和轻度蛋白尿。肉眼血尿提示肾梗死。红细胞管型和大量蛋白尿提示弥漫性肾小球肾炎。

3. 微生物检查　未经抗菌药物治疗连续 3 次血培养阳性率可高达 90%，每次血培养应从新的穿刺部位采血（即不能从预先留置的血管导管采血），由于大多数患者有持续的菌血症，因此血培养并不一定需要在寒战和发热期间完成。一些非典型或血培养困难的病原体可采用 PCR 或质谱技术检查。

4. 心电图检查　由于心肌可以同时存在多种病理改变，因此可能出现致命的室性心律失常。房颤提示房室瓣反流。完全房室传导阻滞、右束支阻滞、左前或左后分支阻滞均有报道，提示心肌化脓灶或炎性反应加重。

5. 影像学检查

（1）超声心动图：为重要的诊断工具，疑似感染性心内膜炎时，建议必须及早实施经胸超声心动图（transthoracic echocardiography，TTE）或经食管超声心动图（transesophageal echocardiography，TEE）检查，如发现瓣膜赘生物、心肌脓肿或新出现的瓣膜损害是诊断的有力证据。其中 TEE 的特异性及敏感度可达 90% 以上，也建议在手术中执行此检查；若经 TEE 检查未发现赘生物，而高度怀疑心内膜炎，建议 5～7 d 内重复心超检查，此外，在感染性心内膜炎疗程结束后，建议以心超作为后续随访。

（2）CT/MRI 检查：CT 或 MRI 检查有助于及早发现感染性心内膜炎并发的梗死、出血、脓肿，其中 MRI 对脓肿的诊断敏感度高于 CT。

（3）^{18}F 葡萄糖正电子计算机断层扫描（^{18}F-fludeoxyglucose positron emission computed tomography，^{18}F-FDG PET/CT）：细菌感染后造成葡萄糖代谢异常，PET-CT 可早期检测病灶位置，适用于人工瓣膜、心脏植入物感染初期，此时心超常无异常发现，藉由 ^{18}F-FDG PET/CT 可减少误诊的机率。

【诊断和鉴别诊断】

对于存在以下危险因素者必须高度警惕心内膜炎可能，进行细致检查：①长期不明原因发热，存在心脏基础疾病；②新出现的心脏杂音或杂音变化；③不明原因栓塞症状；④心脏手术或介入操作后持续发热超过 1 周。

诊断可参考改良 Duke 临床诊断标准，其敏感度和特异度均超过 90%，具体如下（表 13-1～13-2）。

表 13-1　改良 Duke 标准感染性心内膜炎的定义

确诊感染性心内膜炎	
病理学标准	赘生物、栓塞的赘生物或心内脓肿标本培养或组织学检查确认微生物; 病理学损害;组织学检查确定的赘生物或心内脓肿表明活动性心内膜炎
临床标准	2 条主要标准; 1 条主要标准加 3 条次要标准; 5 条次要标准
可疑感染性心内膜炎	
临床标准	1 条主要标准和 1 条次要标准; 3 条次要标准
排　除	
	其他更确定的诊断可以解释; 抗生素治疗≤4 天感染性心内膜炎症状缓解; 抗生素治疗≤4 天手术或尸检没有发现感染性心内膜炎的病理学证据; 没有达到可疑感染性心内膜炎的诊断标准

表 13-2　标准定义

主　要　标　准	
IE 血培养阳性	2 次血培养发现符合 IE 的典型微生物:草绿色链球菌、牛链球菌、HACEK 组、金黄色葡萄球菌;社区获得性肠球菌,且无原发病灶;
	符合感染性心内膜炎(IE)的微生物持续血培养阳性,定义如下: 至少 2 次间隔 12 h 以上的血标本培养阳性; 3 次血培养均阳性,或≥4 次血培养时大多数阳性(第 1 次和最后一次标本采取时间至少间隔 1 小时)
	Coxiella burnetii 单次血培养阳性或反相(antiphase)Ⅰ IgG 抗体滴度>1∶800
心内膜受累证据	IE 超声心动图表现阳性,定义如下: 摆动的心内团块,位于反流血流喷射路径上的瓣膜或支撑结构上,或位于植入材料上且没有其他解剖结构可以解释; 脓肿; 人工瓣膜新发生的部分裂开
	新发瓣膜反流(原有杂音的加重或改变不是充分标准)
次　要　标　准	
	易患体质,易患 IE 的心脏病或静脉吸毒
	发热,体温>38℃
	血管现象、大动脉栓塞、化脓性肺栓塞、真菌性动脉瘤、颅内出血,结膜出血和 Janeway 损害
	免疫现象:肾小球肾炎、Osler's 结节、Roth's 点出血和类风湿因子
	微生物学证据:血培养阳性但不符合上述主要标准或活动性感染病原体血清学证据符合 IE

【治疗】

感染性心内膜炎因其并发症常须多学科如心脏内外科、感染科及神经内外科的联合治疗,目标为使用药物有效根除致病菌、手术清除感染源或心内脓肿。治疗包括长程抗生素治疗和手术治疗。

1. 清除感染源　任何明显菌血症的源头都必须予以处理;清除除坏死组织,脓肿引流,去除异物及感染装置;更换已有的静脉导管(特别是中心静脉导管)。

2. 抗感染治疗　选择抗生素要根据致病菌培养结果或对抗生素的敏感性。由于细菌多被纤维蛋白和血小板所掩盖,细菌位于赘生物的深层,抗生素只能通过血浆渗透进入赘生物。应用抗生素的原则:①选用杀菌剂。如青霉素、链霉素、头孢菌素类抗生素、万古霉素等。②剂量要大。按体外杀菌浓度的4~8倍给药。③疗程要够。对于自体瓣膜心内膜炎药物治疗时间为4~6周,人工瓣膜心内膜炎疗程至少6周以上。④尽早治疗。在连续血培养4~6次后即开始试验治疗,根据临床特点及可能的感染途径,致病菌可选用两种不同抗菌谱的抗生素联合应用。

链球菌感染可选用大剂量青霉素、三代头孢菌素类抗生素,亦可联合氨基糖苷类抗生素;对金黄色葡萄菌特别是甲氧西林耐药的金黄色葡萄球菌 MRSA 感染则首选万古霉素或达托霉素治疗。

真菌性感染性心内膜炎(Fungal IE)好发于静脉药瘾、免疫不全及人工瓣膜置换的患者,由于高死亡率(>50%),治疗原则为药物及瓣膜置换手术,两性霉素B可作为初始治疗方案。

青霉素敏感的链球菌心内膜炎病通常疗效较好,发热在3~7 d内减轻。葡萄球菌心内膜炎患者倾向于反应比较缓慢。通过超声心动图检查可发现赘生物尺寸开始减小。

本病复发率5%~10%,多在停药后6周复发,复发多与下列情况有关:①治疗前病程长;②抗生素不敏感,剂量或疗程不足;③有严重肺、脑或心内膜的损害。有上述情况者治疗时抗生素剂量应增大,疗程应延长,复发病例再治疗时,应采取联合用药,加大剂量和延长疗程。

3. 心瓣膜手术　对脓肿、抗感染疗效不佳(持续的血培养阳性或反复栓塞)或严重瓣膜反流常需要手术(清创术、瓣膜修补或置换)。手术时机需要有经验的临床判断。如果由瓣膜功能障碍引起的心力衰竭正在恶化(特别是当微生物是金黄色葡萄球菌,革兰阴性杆菌或真菌)时,可能在抗生素治疗24~72 h后就需要手术。反复栓塞或存在重要脏器栓塞高度风险时也需要考虑手术。

【预后】

取决于病原体、宿主和感染的严重程度。草绿色链球菌心内膜炎不伴有重要并发症的病死率多<10%,但人造瓣膜术后曲霉菌性心内膜炎实际上病死率几乎是100%。对年老患者、有基础心脏病者、或长期延迟治疗者,预后一般更差。右侧心内膜炎的预后比左侧心内膜炎相对更好,对主动脉瓣或多个瓣膜受累的,大的赘生物,人造瓣膜感染,细菌性动脉瘤,瓣环脓肿和重要栓塞事件的患者的预后较差。

【预防】

对有高度至中度危险性感染心内膜炎的患者进行某些外科操作时推荐用抗生素预防,这些患者包括:置入人造心脏瓣膜术后、感染性心内膜炎病史、患有某些先天性心脏病手术后 6 个月内、有心脏瓣膜病的心脏移植患者。

对于高危患者需要进行预防措施主要包括处理牙龈或牙根或穿刺口腔黏膜。其他手术包括需要将黏膜切开的呼吸道手术,以及肠道、胃溃疡或涉及已经被感染的区域的肌肉骨骼手术。

对于大多者数患者和手术操作来说,手术操作前单剂量抗生素短程治疗是有效的。

(陈　澍)

主要参考文献

1. Baddour LM, Wilson WR, Bayer AS, et al. Infective endocarditis in adults: diagnosis, antimicrobial therapy, and management of complications: a scientific statement for healthcare professionals from the American Heart Association [J]. Circulation, 2015,132(15):1435.

2. Cahill TJ, Prendergast BD. Infective endocarditis [J]. Lancet, 2016,387(10021): 882.

3. Li JS, Sexton DJ, Mick N, et al. Proposed modifications to the Duke criteria for the diagnosis of infective endocarditis [J]. Clin Infect Dis, 2000,30(4):633.

4. Millar BC, de Camargo RA, Alavi A, et al. PET/computed tomography evaluation of infection of the heart [J]. PET Clin, 2019,14(2):251-269.

第十四章　泌尿生殖系统感染

一、尿路感染

尿路感染(urinary tract infection，URI)是最常见的感染性疾病之一。尿路感染最常见于年轻人,性活跃期以及绝经期后妇女尤为多见。尿路感染为社区感染的第 2～3 位原因,占医院感染的 35%～45%,为医院获得性革兰阴性杆菌血流感染的首位原因。

【病原学】

95%以上的尿路感染由一种病原菌所引起,大肠埃希菌是最常见的病原菌。也可为肠球菌属、腐生葡萄球菌、变形杆菌属及肺炎克雷伯菌属等引起。

近年来,细菌对常用抗菌药物的耐药性日益受到重视。院外获得性尿路感染的病原菌对常用抗菌药物的耐药性明显增加。据 2018 年 CHINET 细菌耐药监测数据显示:大肠埃希菌对常用于尿路感染的抗菌药物耐药率呈逐年增高趋势,如对哌拉西林耐药率达 73.3%,头孢呋辛的耐药率达 60.3%,对环丙沙星耐药率也已达 57.8%。引起尿路感染的其他肠杆菌科细菌及肠球菌属对常用抗菌药物的耐药性也呈上升趋势。

【发病机制和入侵途径】

尿路感染病原菌的入侵途径主要是上行性感染、血行感染和淋巴系统扩散,各种器械操作(导尿、膀胱镜检查等)也可将细菌带入膀胱。细菌经输尿管上行至肾盂引起肾盂肾炎。血行感染大多由于葡萄球菌菌血症或感染性心内膜炎的病原菌经血循环侵入肾实质,并引起肾盂肾炎和肾脓肿。

【临床表现】

尿路感染常表现为尿频、尿急和尿痛,合称为膀胱刺激征。尿频指单位时间内排尿增多,正常人白天排尿 4～6 次,夜间 0～2 次,超过即为尿频。尿急是指患者一有尿意即迫不及待需要排尿,难以控制。尿痛是指患者排尿时感觉耻骨上区、会阴部和尿道内疼痛或烧灼感。出现膀胱刺激征往往提示急性膀胱炎。其他可能出现的症状、体征还包括血尿、盆腔不适、排尿困难、耻骨上方疼痛(非排尿时仍疼痛,与尿痛不同)、发热、寒战、意识改变、无诱因昏睡、下腹压痛、输尿管点压痛、腰痛、肋脊角叩痛及肾区叩痛等。尤其注意老年人尿路感染的临床表现有时并不典型。

【诊断与鉴别诊断】

症状典型的尿路感染诊断甚易确立,常见者为典型的膀胱刺激征。若同时伴有发热者需考虑急性肾盂肾炎。但约 1/3 的下尿路感染及部分上尿路感染患者并无明显的膀胱刺激征,甚至无尿路相关症状,则可能带来诊断困难。因此,尿路感染的诊断需根据患者的临床表现结合尿常规、细菌学及影像学检查结果,尤其是尿常规及细菌学检查结果。

1. 尿常规检查　清洁中段尿白细胞计数≥5/HP,或≥10×10³/L,称为脓尿。

2. 尿细菌学检查　在正常情况下,膀胱内尿液处于无菌状态,但在收集尿液时即使采用导尿术,亦有被前尿道细菌污染的可能,因此正常尿标本的收集方法应为清洁中段尿。同时需进行菌落计数,一般认为膀胱炎≥10³ cfu/ml(敏感性 80％,特异性 90％),肾盂肾炎≥10⁴ cfu/ml(敏感性 90％,特异性 95％)即有临床意义。而低于相应菌落计数的细菌可能为污染。

3. 尿路感染的诊断　根据有无复杂因素可分为复杂性尿路感染和非复杂性尿路感染。病程长、无复杂因素者需考虑反复发作性尿路感染(1 年内≥3 次,半年内≥2 次)。根据部位可分为上尿路感染(急性肾盂肾炎、肾脓肿及肾周脓肿)和下尿路感染(膀胱炎、尿道炎)。诊断次序同前,即首先看是否有复杂因素,有复杂因素即为复杂性尿路感染。有复杂因素的上尿路感染称为复杂性上尿路感染。没有复杂因素的反复发作者满足发作次数可考虑为反复发作性尿路感染。无复杂因素且不满足反复发作次数者,如有发热,考虑为上尿路感染;无发热且无脓肿存在者再考虑为下尿路感染。

(1) 复杂性尿路感染:诊断复杂性尿路感染首先需明确复杂因素。复杂因素主要包括:①泌尿系统解剖异常:尿路梗阻,含结石、狭窄、肿瘤、先天性畸形/异常、前列腺梗阻(增生/肿瘤)、尿道囊肿、膀胱憩室及多囊肾等;存在异物,含导尿管、输尿管导管/支架、其他植入引流装置;尿流改道术,如回肠代膀胱术。②泌尿系统功能异常:膀胱输尿管返流、神经源性膀胱及尿潴留等。③全身免疫功能损伤:糖尿病、应用糖皮质激素、应用免疫抑制剂、肾移植术后、恶性肿瘤及放化疗损伤尿路上皮等。④有部分学者将男性尿路感染均视为复杂性尿路感染。如详细询问病史有复杂因素,脓尿,或伴菌尿,复杂性尿路感染的诊断较易成立。泌尿系统的 B 超、静脉造影以及 CT 等影像学检查更有助于诊断与鉴别诊断。

(2) 反复发作性尿路感染:1 年内有 3 次以上或半年内 2 次以上(不含本次发作)尿路感染发作史,且找不到复杂因素者,可诊断为反复发作性尿路感染。诊断可依据以往的病史,脓尿,或伴有菌尿。影像学检查往往无异常发现。

(3) 非复杂性上尿路感染:非复杂性上尿路感染主要为急性肾盂肾炎,还包括肾脓肿、肾周脓肿。典型的急性肾盂肾炎患者伴有寒战、高热等全身症状,部分患者可有肾区叩击痛,血培养可获阳性结果。若患者具有上述症状,影像学检查未发现尿路解剖和功能异常,脓尿,或伴菌尿,即可考虑急性肾盂肾炎的诊断。肾脓肿、肾周脓肿还需有影像学的支持。

(4) 非复杂性下尿路感染:非复杂性下尿路感染包括急性膀胱炎及尿道炎,常表现为尿频、尿急、尿痛及排尿不畅等膀胱刺激症状,尿常规检查可有脓尿和血尿,甚至可以血尿为主。若患者有上述症状,除外复杂因素,具有脓尿,或伴菌尿,非复杂性下尿路感染诊断即可确立。

(5) 无症状菌尿:无症状菌尿为一种特殊的尿路感染形式。患者无明显的症状和体征,尿常规可正常或有脓尿,但存在菌尿。美国感染病学会无症状性菌尿的诊断标准为间隔 3～7 d,连续 2 次清洁中段尿培养为同一种病原菌、菌落计数≥10⁵ cfu/ml,无症状菌尿的诊断即可确立。通常菌尿症造成进行性肾损害者少见,也很少出现肾衰竭,除非患者合并尿路梗阻、糖尿病、老年人或孕妇有滥用解热镇痛药等情况。

【治疗】

(1)给予抗感染药物前,留取清洁中段尿,进行尿常规、尿培养、菌落计数及细菌药敏试验,初治时按常见病原菌给药,获知病原菌后按药敏试验结果用药。

(2)急性非复杂性下尿路感染初发者,病原菌绝大多数为大肠埃希菌,治疗宜用毒性小、口服方便,价格低廉的抗菌药物,如呋喃妥因或磷霉素氨丁三醇。疗程宜短,通常为3~5 d,磷霉素氨丁三醇顿服即可。治疗剂量为正常治疗量范围的低限。由于耐药率高及安全性问题,左氧氟沙星等喹诺酮类药物已不宜作为尿路感染的首选治疗。

(3)急性非复杂性上尿路感染患者往往有畏寒、发热等全身症状,病情较轻者可在门诊治疗。全身症状明显者需住院治疗,并宜选用注射给药,疗程至少10~14 d;患者热退后2~3 d可考虑改为口服给药。反复发作性尿路感染及复杂性尿路感染疗程也至少10~14 d。经验性药物治疗可选择阿莫西林/克拉维酸、氨苄西林/舒巴坦、哌拉西林/他唑巴坦或头孢呋辛、头孢噻肟、头孢他啶等头孢菌素类抗生素。复杂性尿路感染应尽可能纠正可以纠正的复杂因素,如不纠正,感染很难完全控制。

(4)尿路感染疗效的判断应根据:①症状消失;②无合并症的尿路感染,尿液中白细胞通常于3~5 d内消失;③尿培养于24~48 h内转阴。

(5)经抗菌药物治疗无效的患者应进行全面评估,以发现可能存在的尿路解剖异常或功能异常(如结石、肿瘤、输尿管狭窄、膀胱输尿管反流等)等复杂因素,尽量纠正可以矫正的异常,如去除结石等。其次进行病原学评估,是否存在初始治疗未覆盖的致病菌感染。

(6)女性患者性生活导致反复发作性尿路感染,可在性交后服用1剂呋喃妥因或复方磺胺甲噁唑(SMZ/TMP)可得到控制;各种原因造成的残余尿患者也可考虑采用长期抑制性抗菌药物治疗。

(7)无症状性菌尿一般不需进行抗菌治疗,仅在孕妇、泌尿系诊疗操作前后、学龄前儿童存在膀胱输尿管返流时需予以治疗,因上述情况下不治疗易导致肾损害。

【预防】

尿路感染的预防关键在于去除复杂因素,如尿路结石、尿路梗阻,尿道肿瘤等,保持尿道通畅,尽可能避免导尿或长期留置导尿管,增加无菌操作观念。少部分不能矫治尿路异常的复杂性尿路感染患者,可在急性感染控制后长期预防性应用小剂量抗菌药物。

二、细菌性前列腺炎

前列腺炎的发病率较高,同时也是造成尿路感染反复发作的因素之一。根据前列腺炎的临床表现、病原菌和实验室检查结果,可将前列腺炎分为细菌性和非细菌性前列腺炎,而细菌性前列腺炎又分为急性细菌性前列腺炎和慢性细菌性前列腺炎。

【发病机制和诱发因素】

引起细菌性前列腺炎的入侵途径主要是血流感染或从尿道上行性感染和经淋巴系统扩散。尿液返流机制在细菌性前列腺炎患者中也起重要作用。尿道的器械操作和外科手术是已知细菌性前列腺炎的诱因。性伴侣阴道寄殖菌也为细菌性前列腺炎的诱发因素之一。部分患者可能无明显诱因。

【诊断与鉴别诊断】

急性前列腺炎和慢性前列腺炎较难鉴别。通常急性前列腺炎很少导致慢性前列腺炎,而慢性前列腺炎也不一定由急性前列腺炎所致。急性前列腺炎局部可产生红、肿、发热,而慢性前列腺炎则很少有上述症状,仅仅产生轻微的感染病灶,当合并尿路细菌感染时,可出现类似膀胱炎及肾盂肾炎症状。而慢性前列腺炎又与慢性盆腔疼痛综合症较难以区分。参照国内外指南,可一同分类,分为Ⅰ～Ⅳ型:Ⅰ型为急性细菌性前列腺炎(ABP),特征为急性下尿路感染症状和全身症状、菌尿,前列腺液涂片检查显示白细胞增多和涂片革兰染色找到病原菌,卵磷脂小体减少,病原体以淋病奈瑟菌、沙眼衣原体或大肠埃希菌、肺炎克雷伯菌等肠杆菌科细菌常见;Ⅱ型为慢性细菌性前列腺炎(CBP),特征是反复发作性下尿路感染,细菌定位在前列腺,病原体以大肠埃希菌、克雷伯菌属为常见;Ⅲ型为慢性前列腺炎/慢性骨盆痛综合征(CPPS),主要表现在骨盆区疼痛和不适,各种排尿症状和性功能异常,但无明显感染迹象;Ⅳ型为无症状炎症性前列腺炎(AIP),前列腺液/精液呈炎性表现,但无临床症状。其中Ⅲ型又可分为ⅢA型炎症性CPPS(前列腺液/精液中白细胞增多)和ⅢB型非炎症性CPPS(前列腺液/精液中白细胞正常)。

【治疗】

(1) 前列腺炎患者的病原菌检查可采取前列腺液做细菌培养,但不宜对急性前列腺炎患者进行前列腺按摩取前列腺液,以防感染扩散,可取中段尿细菌培养作为参考。

(2) 应选用能覆盖可能的病原菌并能渗透至前列腺组织的抗菌药物进行经验治疗。获知病原菌后,根据药敏试验结果调整用药。

(3) 按照感染病原菌选用在前列腺组织和前列腺液中可达到有效浓度的抗菌药物,如氟喹诺酮类、复方磺胺甲噁唑、大环内酯类、四环素类等。在急性感染期,氨基糖苷类、头孢菌素类也能渗入炎性前列腺组织,达到一定药物浓度,也可根据病原菌种类选用。

(4) 细菌性前列腺炎治疗较困难,疗程须较长,急性细菌性前列腺炎需10～28 d,慢性细菌性前列腺炎需1～3个月,应用氟喹诺酮类药物时疗程可为4～6周。慢性细菌性前列腺炎除应用抗菌药外尚需配合局部理疗或前列腺按摩治疗。

(5) 经积极抗感染治疗疗效不满意者,需前列腺B超等检查,寻找是否存在前列腺结石或其他原发病灶。

(陈轶坚)

主要参考文献

1. 万学红,卢雪峰. 诊断学[M]. 8版. 北京:人民卫生出版社,2013,45-46.
2. 汪复,张婴元. 实用抗感染治疗学[M]. 2版. 北京:人民卫生出版社,2013,667-690.
3. Hooton TM, Bradley SF, Cardenas DD, et al. Diagnosis, prevention, and treatment of catheter-associated urinary tract infection in adults: 2009 international

clinical practice guidelines from the Infectious Diseases Society of America [J]. Clin Infect Dis, 2010,50(5): 625 - 663.

4. Nicolle LE, Gupta K, Bradley SF, et al. Clinical practice guideline for the management of asymptomatic bacteriuria: 2019 update by the Infectious Diseases Society of America [J]. Clin Infect Dis, 2019,68(10): e83 - e110.

第十五章　腹腔内感染

腹腔内感染主要指腹膜腔内的感染,包括腹膜炎及腹腔内脏器感染。腹腔内感染的开始阶段是腹腔被细菌、化学物质或两者共同污染引起的炎症反应,继而发展为感染,可呈弥漫性或局限为一个或多个脓肿。

根据起病的机制不同,腹腔内感染可分为原发性、继发性和第三类腹膜炎。①原发性腹膜炎:通常系血源性细菌感染或肠道菌群移位所致,与其他腹腔内病变无直接关系,即无明显的原发病灶;②继发性化脓性腹膜炎:指继发于腹腔内脏器疾病的腹膜炎症,根据炎症累及腹膜的范围又可分为弥漫性腹膜炎和局限性腹膜炎,并可形成脓肿;与原发性腹膜炎相比,继发性化脓性腹膜炎有腹腔内病灶。③第三类腹膜炎指的是在抗菌治疗后仍然难以治愈的一类腹膜炎,常常与基础疾病难以控制和耐药菌感染有关。④腹膜透析伴发的腹膜炎:腹膜炎是持续性非卧床腹膜透析(CAPD)的常见并发症。腹腔内感染还可进一步分为非复杂性和复杂性。非复杂性感染局限于单一脏器,没有解剖学破坏,复杂性感染累及超过了单一脏器,可形成局限性或弥漫性感染,病原体进入清洁腹腔。腹腔内感染还可分为社区获得性和医疗保健相关性。社区获得性感染约占80%,医疗保健相关性感染见于择期或急诊腹腔手术后。这些属于与医疗机构有关的细菌感染,特别是手术部位有关的细菌感染。根据生理学评分系统、基础免疫状态、是否能得到充分的病灶控制还可以分为轻度、中度和重度感染。

一、继发性腹膜炎(化脓性腹膜炎)

【病原学】

继发性腹膜炎,或称化脓性腹膜炎,即复杂性腹腔内感染(complicated intra-abdominal infection,cIAI),常继发于急性阑尾炎穿孔,其次为胃、十二指肠溃疡穿孔、急性胰腺炎和绞窄性肠梗阻,也可因子宫、膀胱、胃、小肠和大肠创伤性穿孔所致。

继发性腹膜炎绝大多数患者的病原菌为内源性,由正常寄殖在腹腔内某些脏器黏膜的细菌所致,通常为混合感染,复数菌为主,包括革兰阴性杆菌(大肠埃希菌为主)、革兰阳性球菌(链球菌属为主)和厌氧菌(拟杆菌属为主)。病原菌与原发病相关。正常胃内空腹时每毫升胃液含细菌 10^3 cfu,如念珠菌属、乳杆菌属和链球菌属,进食后胃内这些病原菌会一过性升高。小肠上部细菌稀少,主要为唾液细菌。结肠中每克粪便含细菌 $10^{11} \sim 10^{12}$ cfu,主要为专性厌氧菌,如脆弱拟杆菌和双歧杆菌。需氧菌中主要为大肠埃希菌,两者之比为 $(10^3 \sim 10^4):1$。其他肠道菌群有肠球菌属、真杆菌属、克雷伯菌属、变形杆菌属、肠杆菌属和产气荚膜杆菌等。肠道内菌群相对稳定,但抗生素治疗后可显著改变。继发于肠穿孔、阑尾炎、憩室炎破裂的常见病原菌为肠杆菌科细菌、拟杆菌属、肠球菌属和铜绿假单胞菌(3%~15%)。这些病原菌引起腹腔内或邻近脏器感染,进而播散累及腹膜。继发于女性生殖道感染的腹腔感染其细菌学特征与胃肠源性继发性腹膜炎相仿。

【治疗】

早期应用抗菌药物可控制血流感染和早期迁徙性病灶的发生,减少化脓性并发症,并预防感染的扩散。控制原发病灶、应用抗感染药物是治疗继发性腹膜炎的两个重要方面,如单用抗菌药物而不予以引流,则很难治愈。局限性腹膜炎经外科引流及清创后可获良好效果。

抗菌药物必须能进入感染部位并达到有效浓度,抗菌药物经代谢灭活、细菌生长缓慢、感染部位 pH 值低、低氧化还原电位、坏死组织和细菌代谢产物等均可降低药物的活性。例如,氨基糖苷类和克林霉素在酸性环境中抗菌活性降低,氨基糖苷类在低氧化还原电位时活性降低,β 内酰胺类在菌量大时抗菌作用减弱。

留取相关检验标本(血液或腹腔穿刺液)后,应根据可能的厌氧菌和兼性厌氧菌,立即予以抗菌药物经验治疗。轻、中度感染如局限性阑尾周围腹膜炎、憩室周围炎及脓肿、子宫内膜炎等,治疗推荐可选用哌拉西林/他唑巴坦 3.375 g 静脉注射每 6 h 1 次或 4.5 g 静脉注射每 8 h 1 次、替卡西林/克拉维酸 3.1 g 或 3.2 g 静脉注射每 6 h 1 次、厄他培南 1 g 静脉注射 1 天 1 次或莫西沙星 0.4 g 静脉注射 1 天 1 次;亦可选择环丙沙星 400 mg 静脉注射每 12 h 1 次或左氧氟沙星 500~750 mg 静脉注射 1 天 1 次或头孢吡肟 2.0 g 每 12 h 1 次联合甲硝唑 1 g 静脉注射每 12 h 1 次。重症感染治疗首选亚胺培南 0.5 g 静脉注射每 6 h 1 次、美罗培南 1 g 静脉注射每 8 h 1 次、多立培南 0.5 g 静脉注射每 8 h 1 次或替加环素 50 mg 静脉注射每 12 h 1 次,亦可选第三代头孢菌素类抗生素、头孢吡肟或环丙沙星等联合甲硝唑(剂量参考前文)。医疗保健相关感染经验性抗菌治疗应覆盖粪肠球菌,选用药物为氨苄西林、哌拉西林/他唑巴坦或万古霉素。有 MRSA 寄殖或感染高危因素患者经验性抗菌治疗应覆盖 MRSA。

获知药敏结果后,据以调整治疗方案,选用针对性的窄谱抗菌药物。肠杆菌科细菌感染可供选用的抗菌药物有广谱青霉素类,如哌拉西林,头孢菌素类抗生素,如头孢呋辛、头孢噻肟、头孢哌酮、头孢他啶、头孢曲松及头孢吡肟等。左氧氟沙星、环丙沙星等氟喹诺酮类药物亦可选用,但应注意国内大肠埃希菌对其耐药率已超过 50%,需药敏结果显示大肠埃希菌对其敏感方宜选用。脆弱拟杆菌等厌氧菌感染可选用克林霉素、甲硝唑、氯霉素等。头孢西丁、头孢美唑、头孢替坦等头孢菌素类抗生素,氨苄西林/舒巴坦、替卡西林/克拉维酸、哌拉西林/他唑巴坦、头孢哌酮/舒巴坦等 β 内酰胺酶抑制剂复方制剂,厄他培南、美罗培南、亚胺培南/西司他丁、帕尼培南、多立培南等碳青霉烯类,及莫西沙星、替加环素对肠杆菌科细菌及脆弱拟杆菌等厌氧菌均有作用,可根据病情加以选用。分离获念珠菌属的感染患者可予以氟康唑治疗,如无效或为氟康唑耐药菌株,予以卡泊芬净、米卡芬净、阿尼芬净等棘白菌素类药物。

抗菌治疗疗程依据感染的严重程度、治疗反应和外周血白细胞计数而定,通常为 5~7 d,原发病灶不能控制者可适当延长。腹部穿透伤后的患者,需手术切除病变的器官,并予以抗菌药物治疗。持续性脓毒症提示腹腔内脓肿形成需要引流、腹腔内污染源未清除或并发耐药菌感染的可能,应采取相应的诊断和治疗措施。

静脉给药改为口服给药的序贯疗法可以减少治疗费用,缩短住院时间、降低输注反应。患者符合下列条件时可由静脉给药改为口服给药:症状体征显著改善、连续 2 次体温正常(间隔 8 h)、白细胞计数下降、胃肠道功能适宜口服。应选用药物不良反应少、每天给药次数少的药物(1~2 次),以增加患者的依从性。

二、原发性腹膜炎

原发性腹膜炎又称为自发性细菌性腹膜炎,指腹腔内或邻近组织没有感染灶的腹膜感染。

【病原学】

原发性腹膜炎多见肠杆菌科细菌及葡萄球菌属,以单一菌感染为主。肝硬化合并原发性腹膜炎患者,由肠源性细菌所致者约占 69%,以大肠埃希菌最为常见,其次为肺炎克雷伯菌、肺炎链球菌、其他链球菌属及肠球菌属;金黄色葡萄球菌占 2%~4%,见于脐疝坏死糜烂患者。厌氧菌及微需氧菌少见,可能与腹水对拟杆菌属有抑制作用,腹水中氧分压相对较高及缺乏合适的厌氧菌培养技术有关。由需氧菌所致的原发性腹膜炎伴发菌血症者高达 75%,而厌氧菌所致者极少。原发性腹膜炎偶可由结核分枝杆菌、淋病奈瑟菌、沙眼衣原体或球孢子菌引起,但通常是原发部位的感染播散或邻近感染灶扩散所致。

细菌入侵途径可能为经血液循环、淋巴播散,或肠道细菌通过肠壁,女性患者可从阴道经输卵管入侵。

【诊断】

原发性腹膜炎的症状有发热、腹痛、恶心、呕吐和腹泻等,体征主要有弥漫性腹部压痛、反跳痛及肠鸣音减弱或消失。诊断须首先排除原发于腹腔内的感染灶,腹部 CT 平扫加增强有助于发现腹腔内病灶,部分病例需要剖腹探查,通常适用于 CT 检查发现腹部病灶患者的进一步确诊,但可能增加肝硬化等人群的病死率。腹腔积液细胞计数、分类、蛋白定量、革兰染色涂片和细菌培养为诊断原发性腹膜炎的必要检查。

【治疗】

原发性细菌性腹膜炎的治疗指征为:体温>37.8℃,腹痛和(或)肌紧张,神志改变不能用其他原因解释,实验室检查异常提示感染(如,肾功能不全,酸中毒,或外周血白细胞升高),腹水中性粒细胞计数>0.25×10^9/L。经验治疗可选头孢噻肟、头孢曲松或氨苄西林联合氨基糖苷类,但后者可能有肾毒性的风险。亦可根据不同情况选用广谱青霉素类(美洛西林、替卡西林、哌拉西林)、碳青霉烯类(亚胺培南、美罗培南、厄他培南、多立培南)、β 内酰胺类/β 内酰胺酶抑制剂(哌拉西林/他唑巴坦、替卡西林/克拉维酸、氨苄西林/舒巴坦、头孢哌酮/舒巴坦)及氟喹诺酮类(左氧氟沙星、莫西沙星)等药物。

原发性腹膜炎的病原治疗:病原菌为肺炎链球菌或 A 组溶血性链球菌者首选大剂量青霉素、头孢曲松或头孢噻肟治疗;如肺炎链球菌对上述药物耐药,可选用万古霉素。

病原菌为 MSSA 者首选耐酶青霉素类(苯唑西林、氯唑西林等)或第一代头孢菌素类抗生素(头孢唑林等),病原菌为 MRSA 或青霉素过敏患者可选用万古霉素、达托霉素或利奈唑胺。如为铜绿假单胞菌予以抗假单胞菌青霉素类、头孢他啶、头孢吡肟、氨曲南、碳青霉烯类(亚胺培南、美罗培南、多立培南)等,或环丙沙星联合氨基糖苷类治疗。如腹腔积液涂片革兰染色提示为拟杆菌属或可能为需氧菌与厌氧菌混合感染,可加用抗厌氧菌药物,如甲硝唑,或应用对需氧菌及厌氧菌均具活性的 β 内酰胺类/β 内酰胺酶抑制剂复合制剂或碳青霉烯类。

如临床高度怀疑原发性细菌性腹膜炎但细菌培养阴性者,应继续抗菌药物治疗。经有效抗菌药物治疗 24~48 h 后临床症状可改善,腹腔积液中性粒细胞明显下降。如临床症状改善不明显,应重复腹腔积液检查或其他检查。抗菌治疗疗程尚无定论,至少 5 天,血培养阳性者疗程至少 2 周。腹腔内局部应用抗菌药物并无必要。

三、持续性非卧床腹膜透析相关腹膜炎

腹膜炎为腹膜透析的主要并发症。在 CAPD 患者,腹膜炎发生率为平均 1/(人·年)[0.5~3/(人·年)]。反复发作性腹膜炎见于 20%~30% 的患者,为更换腹膜透析导管和终止 CAPD 最常见的原因。

【病原学】

绝大多数患者感染源为导管被皮肤菌群污染,因此革兰阳性菌占分离菌的 60%~80%,以表皮葡萄球菌最为常见,其次为金葡菌、链球菌属和棒状杆菌属,医院获得性感染病例可有万古霉素耐药肠球菌属。革兰阴性菌占分离菌的 15%~30%。

【临床表现及诊断】

临床表现有腹痛、腹部压痛(60%~80%)、恶心和呕吐(30%~50%)、发热(25%~50%)、腹泻(10%)和透析液浑浊。

【治疗】

留取标本后,依据革兰染色结果或最可能的病原菌,进行初始抗菌药物治疗。经验治疗方案为万古霉素联合氨基糖苷类,亦可以头孢他啶、头孢吡肟、碳青霉烯类或氟喹诺酮类代替氨基糖苷类。获知培养及药敏结果后,据以调整治疗方案。

治疗腹膜炎时可通过全身或腹腔内给药维持腹腔内适当的药物浓度。由于腹膜透析相关性腹膜炎为局限性感染,腹腔内给药较静脉给药可达到更高药物浓度、减少静脉穿刺且患者经培训后可在家中治疗,应作为首选。重症患者需住院治疗,除腹腔内给药外,尚需加用静脉给药。CAPD 腹膜炎的疗程一般为 2~3 周。10%~20% 的患者需拔除导管。

四、腹腔内脓肿及肝、脾脓肿

1. 腹腔内脓肿　腹腔内脓肿可并发于原发性或继发性腹膜炎,但常见于弥漫性腹膜炎之后。不同部位脓肿发病率变化反映了各种原发病的发病率变化。

诊断有赖于临床表现、实验室检查及超声、CT、MRI 等影像学检查。

引流脓肿最为重要。留取恰当的标本(如血液或穿刺液)进行培养后,应立即予以抗菌药物治疗。抗菌药物应覆盖厌氧菌(尤其是脆弱拟杆菌)和肠杆菌科细菌。急性化脓性腹膜炎的抗菌药物治疗方案亦可适用于本病。

2. 肝脓肿 细菌性肝脓肿多源于胆道感染、阑尾炎、憩室炎和腹膜炎,也可为胆肠吻合、肝移植后并发症之一。细菌性肝脓肿通常为复数菌感染,尤其以大肠埃希菌、肺炎克雷伯菌等肠杆菌科细菌多见,其他细菌有肠球菌属、草绿色链球菌、金葡菌等革兰阳性菌,及拟杆菌属、梭菌属等厌氧菌(约 50%肝脓肿有厌氧菌参与感染)。

肝脓肿的诊断主要依靠典型临床表现、实验室检查,特别是超声波检查和 CT 扫描更具有诊断价值。

细菌性肝脓肿的治疗包括穿刺引流和抗菌药物治疗。抗菌药物治疗需覆盖肠杆菌科细菌和脆弱拟杆菌等厌氧菌。疗程宜长,通常 1 个月以上。

阿米巴肝脓肿通常选用组织内杀阿米巴药物如甲硝唑、替硝唑或巴龙霉素,一般不需穿刺。

3. 脾脓肿 脾脓肿少见,可发生于血流感染、静脉药瘾、创伤或免疫缺陷患者。血流感染、细菌性心内膜炎等血源播散所致的脾脓肿,通常由金葡菌或链球菌属所致。邻近组织感染播散者则多见肠杆菌科细菌和厌氧菌,常为复数菌感染。真菌性脾脓肿通常继发于免疫缺陷患者的播散性念珠菌病。

抗菌药物选用应考虑原发感染病灶的病原学,通常需要选用抗菌谱广,并需联合应用对链球菌属和对需氧及厌氧革兰阴性杆菌均具抗菌活性的药物。

(林东昉)

主要参考文献

Mazuski JE, Tessier JM, May AK, et al. The surgical infection society revised guidelines on the management of intra-abdominal infection [J]. Surg Infect (Larchmt), 2017,18(1): 1-76.

第十六章　感染性腹泻

广义的感染性腹泻是指各种病原体感染肠道引起的腹泻,即稀便或水样便,24 h内至少排便3次以上。感染性腹泻大多为急性,慢性腹泻病因则大多为非感染性。在《中华人民共和国传染病防治法》中,感染性腹泻属于丙类传染病,包括除霍乱(甲类),细菌性痢疾和阿米巴痢疾(乙类)、伤寒和副伤寒(乙类)以外的感染性腹泻病。本章节主要讨论丙类传染病中的感染性腹泻。各种感染源,包括细菌、病毒、寄生虫都可以成为胃肠道感染的病原体,其临床表现多种多样,大多有腹痛、腹泻、呕吐及发热,处理原则相似,但不同病原体引起的腹泻,在流行病学、致病机制、临床表现及治疗上又有区别,确诊需要病原学的诊断。

【病原学】

急性感染性腹泻的主要病原体包括病毒(人杯状病毒中的诺如病毒、札幌病毒、轮状病毒,腺病毒,星状病毒,巨细胞病毒等)、细菌(非伤寒沙门菌,致泻性大肠埃希菌如肠致病性大肠埃希菌、产肠毒素大肠埃希菌、侵袭性大肠埃希菌、肠出血性大肠埃希菌、肠聚集性大肠埃希菌、产志贺菌素大肠埃希菌等,空肠弯曲菌,弧菌中的非O1群霍乱弧菌、副溶血弧菌及其他致病性弧菌,如创伤弧菌等,小肠结肠炎耶尔森菌,气单胞菌,艰难梭菌等)以及寄生虫(蓝氏贾第鞭毛虫,隐孢子虫,溶组织阿米巴,环孢子虫等)。

【流行病学】

腹泻是全球第9位的致死疾病,是造成5岁以下儿童死亡的第二大原因,特别是在资源缺乏地区。全球每年约有17亿例儿童腹泻病,约有52.5万名5岁以下儿童死于腹泻。腹泻也是造成5岁以下儿童营养不良的主要原因。安全饮用水以及改善卫生设施和个人卫生,可预防很大一部分腹泻病。

感染性腹泻全年都可以发病,夏、秋季节为发病、暴发与流行的高峰。有些感染(如诺如病毒、轮状病毒所致腹泻)主要发生在冬、春季节。儿童尤其是2岁以下的婴幼儿腹泻,夏季以产肠毒素大肠埃希菌常见,秋、冬季以轮状病毒肠炎可能大。儿童发病率高于成人的其他微生物包括肠致病性大肠埃希菌、肠出血性大肠埃希菌、空肠弯曲菌和蓝氏贾第鞭毛虫;成人水样腹泻首先考虑诺如病毒肠炎,发生在夏季则以产肠毒素大肠埃希菌肠炎可能大。老年人腹泻最常见的病原为非伤寒沙门菌,其他如艰难梭菌、大肠埃希菌O157:H7也不少见。随着轮状病毒疫苗的问世,轮状病毒感染有下降趋势。

旅行者腹泻是最常见旅行相关传染病。通常在抵达目的地后3~14天,大部分是在前3~5天内开始,通常为自限性,持续1~5天。不同的地理位置,导致旅行者腹泻的病原体差别很大,抗菌药物敏感性差别也很大。在所有地区,产肠毒素大肠埃希菌和肠聚集性大肠埃希菌是最常见的旅行相关腹泻的病原体,在亚洲,空肠弯曲菌更常见。诺如病毒感染常与邮轮相关。而儿童中轮状病毒感染更常见。从溪水溪流中饮水的徒步者和露营者中,蓝氏贾第鞭毛虫感染容易发生。

免疫低下宿主发生感染性腹泻的风险较免疫正常者更大。细胞免疫缺陷者(包括艾滋病患者)容易发生侵袭性肠病,包括沙门菌、李斯特菌和隐孢子虫感染。巨细胞病毒也是免疫功能缺陷患者中常见的机会感染病原体,可致严重的水样泻。低丙种球蛋白血症患者易患艰难梭菌结肠炎和蓝氏贾第鞭毛虫病。恶性肿瘤患者,特别是有大量抗菌药物暴露后艰难梭菌感染常见。

封闭和半封闭社区,包括日托中心、学校、酒店和邮轮,是肠道感染暴发的重要场所。由于诺如病毒的传染性和物体表面生存能力强,是急性胃肠炎暴发的最常见病原体。其他常见致病微生物包括空肠弯曲菌和隐孢子菌。医院也是肠道感染集中的地方,艰难梭菌是医院获得性腹泻的常见原因。

如果怀疑食源性腹泻,特别是同一感染源导致的腹泻暴发,那么餐后发生腹泻的时间可以提供一些线索:摄入含有细菌产生的肠毒素食物者潜伏期最短,通常只有几个小时,如金黄色葡萄球菌或蜡样芽胞杆菌;摄入产毒素的细菌(如产肠毒素性大肠埃希菌)或直接侵袭小肠上皮细胞壁的病原体感染,潜伏期一般较长,约 24 h 或更长。原虫感染(如隐孢子虫)通常在感染几天后发病。

【发病机制与病理】

正常宿主有抵御肠道病原体的防御机制,肠道病原体也有克服宿主防御的对策,当宿主防御减弱或肠道病原体毒力较强,感染即发生。

1. 正常宿主抵御肠道病原体的防御机制

(1) 正常肠道菌群:正常情况下肠道菌群是一种重要的宿主防御机制,可以预防潜在肠道病原体的定植。肠道细菌较少的人,如正常肠道定植菌尚未发育完善的婴儿或接受抗菌药物治疗的患者,容易发生感染性腹泻。

(2) 胃的酸性 pH 环境:胃的酸性环境可以抵御肠道病原体。胃切除术后或其他原因导致胃酸缺乏的患者,非伤寒沙门菌、兰氏贾第鞭毛虫等感染的机率增加。使用抑酸剂、质子泵抑制剂或 H_2 受体阻滞剂等会增加肠内致病菌定植风险。

(3) 肠道正常蠕动:正常蠕动是近端小肠细菌清除的主要机制。当肠道运动异常(如服用阿片类或其他拮抗运动的药物、解剖异常或胃肠动力减弱),肠道病原体感染的几率会增加。

(4) 全身和黏膜免疫系统:细胞免疫应答和体液免疫在预防肠道感染方面都有重要作用。黏膜免疫系统是抵御许多胃肠道病原体的第一道防线。预防肠道病原体感染的体液免疫包括全身性 IgG、IgM 及分泌性 IgA。

2. 肠道病原体克服宿主防御的策略

(1) 致病接种量:不同微生物致病所需的摄入量相差甚远,如肠出血性大肠埃希菌等仅需 $10 \sim 100$ 个细菌就能致病,而弧菌相关性腹泻需要 $10^5 \sim 10^8$ 个细菌才能致病。

(2) 黏附性:能够同正常肠道菌群竞争并定植于黏膜的微生物有致病方面的优势。如产肠毒素大肠埃希菌可引起水样腹泻,在产肠毒素前,产生黏附蛋白定植于小肠上段。

（3）产生毒素：许多肠道微生物可产生一种或多种外毒素，包括肠毒素（直接通过作用于肠黏膜的分泌机制引起水样腹泻）、细胞毒素（导致黏膜细胞破坏及相关炎症性腹泻）及神经毒素（直接作用于中枢或周围神经系统）。产肠毒素大肠埃希菌可产生与霍乱毒素相似的一种不耐热肠毒素，通过相同的机制引起分泌性腹泻。此外，它也可以产生另一种耐热肠毒素激活鸟苷酸环化酶而引起腹泻。副溶血性弧菌和艰难梭菌可产生细胞毒素，破坏肠道黏膜细胞导致血便中含炎症细胞。神经毒素多在体外产生，如葡萄球菌毒素，作用于中枢神经系统可导致呕吐。

（4）侵袭性：除了细胞毒素，微生物侵入和破坏黏膜上皮细胞，于上皮内增殖，随后扩散至邻近细胞也引起炎症性腹泻，如肠侵袭性大肠埃希菌。

【临床表现】

按病程来分，感染性腹泻分为急性、持续性或慢性腹泻。急性感染病程多在 14 天之内，14～30 天之间为持续性腹泻。如果迁延至 30 天以上则为慢性腹泻。

根据腹泻的临床特点可以获得病原体线索，为经验治疗提供依据。不同病原体感染所致潜伏期不同，金黄色葡萄球菌和蜡样芽胞杆菌毒素所致腹泻的潜伏期往往＜6 h，产气荚膜杆菌、非伤寒沙门菌和蜡样芽胞杆菌分泌的毒素致腹泻潜伏期在 6～24 h 内，潜伏期在 16～72 h 的感染病原包括诺如病毒、产肠毒素大肠埃希菌、空肠弯曲菌、产志贺菌大肠埃希菌、环孢子虫和隐孢子虫等。

根据腹泻的临床特点可以按照大便性状可以分为分泌性腹泻和炎症性腹泻。分泌性腹泻（secretory diarrhea）指病原体刺激肠上皮细胞，引起肠液分泌增多和（或）吸收障碍导致的腹泻。患者常无发热，粪便多为稀水便，镜检红白细胞不多，如产肠毒素大肠埃希菌肠炎、轮状病毒肠炎等。炎症性腹泻（inflammatory diarrhea）指病原体侵袭肠上皮细胞，引起炎症导致腹泻。常伴有发热，粪便多为黏液便或脓血便，镜检有较多红白细胞，如侵袭性大肠埃希菌肠炎、空肠弯曲菌肠炎等。寄生虫感染往往见于持续性腹泻的患者中（表 16 - 1）。

表 16 - 1　导致腹泻的肠道病原体的分类

机制	部位	病原体举例
非炎症性（肠毒素）	近端小肠	产肠毒素大肠埃希菌、肠聚集性大肠埃希菌、产气荚膜梭菌、蜡样芽胞杆菌、金黄色葡萄球菌、嗜水气单胞菌、轮状病毒、诺如病毒、蓝氏贾第鞭毛虫、隐孢子虫、环孢子虫
炎症性（侵袭或细胞毒素）	结肠或远端小肠	非伤寒沙门菌、空肠弯曲菌、肠出血性大肠埃希菌、肠侵袭性大肠埃希菌、小肠结肠炎耶尔森菌、单核细胞增生李斯特菌、副溶血性弧菌、艰难梭菌、嗜水气单胞菌

并发症：慢性并发症可在急性腹泻缓解后出现。包括：①由于乳糖酶缺乏、小肠细菌过度生长、吸收不良综合征等引起的慢性腹泻，发生在约 1% 急性腹泻旅行者中；②炎症性肠病的急性发作或恶化表现，可能由旅行者腹泻诱发；③肠易激综合征，发生在约

10％旅行者腹泻中；④反应性关节炎，多发生在侵袭性感染后；⑤溶血性尿毒综合征；⑥格林-巴利综合征(特别在弯曲菌感染后)。因此若发现以上情况，医生应询问既往的腹泻病史。

【实验室检查】

粪便常规检查可以帮助判断炎症性腹泻和非炎症性腹泻。常规培养可以明确致病菌，但无法区分潜在致病性大肠埃希菌与正常粪便菌群，大多数临床实验室也无法检测肠毒素。一些新的技术可用于病毒的鉴定，如乳胶凝集试验可以快速检测粪便中的轮状病毒、RT－PCR 和特异性抗原-酶免疫分析可以用于诺如病毒的鉴定。所有发热并有炎症性腹泻特点(如脓血便及粪白细胞升高等)的患者都应进行霍乱弧菌、沙门菌、志贺菌和弯曲菌的粪便培养。医院获得性腹泻的检查以艰难梭菌为重点，包括选择性 CD 培养基及快速的艰难梭菌谷氨酸脱氢酶检测和毒素 A、B 的检测。病程超过 10 d 或临床高度怀疑，应注意检查粪便中的寄生虫，粪便标本可通过基于免疫荧光的快速检测或标准显微镜镜检来寻找贾第鞭毛虫或隐孢子虫。

【诊断与鉴别诊断】

一般而言，感染性腹泻是一种广义性的诊断。由于霍乱、细菌性痢疾和阿米巴痢疾已另立章节，在本书中，感染性腹泻不再包括这 3 种疾病。因此，在诊断感染性腹泻之前，必须首先排除霍乱、细菌性痢疾和阿米巴痢疾。引起腹泻的病因复杂，除细菌、病毒和寄生虫等病原体引起的感染性腹泻外，还要和其他因素引起的非感染性腹泻进行鉴别。诊断必须依据流行病学、临床表现和粪便常规来综合判断。病原诊断是确诊的依据，可以是培养，特异性核酸或血清中的特异性抗体。

【治疗】

1. 补液治疗　感染性腹泻主要的治疗方法是适量补液。轻中症患者可以通过口服补液疗法防止或纠正脱水。最初，口服补液盐(oral rehydration salt，ORS)。ORS 配方主要针对霍乱患者，然而有很多分泌性腹泻与霍乱相似，但电解质流失较少。2002 年开始，世界卫生组织建议采用新的"低渗"ORS 配方，较传统配方耐受性更好。严重脱水或呕吐导致不能口服者应接受静脉补液。建议使用乳酸林格氏液，只有当缺少乳酸林格氏液时，才使用 5％葡萄糖和 1/2 张标准生理盐水。

2. 病原治疗　应用抗菌药前应首先进粪便培养和病原体检测，以便以后依据病原及药敏结果调整抗菌药方案。儿童急性分泌性腹泻在排除霍乱后，多为病毒性或产肠毒素性细菌感染，常规不使用抗菌药物。如为黏液脓血便多提示为侵袭性细菌感染，须用抗菌药物治疗。成年患者在病原学检查结果出来之前，因存在志贺菌、沙门菌、弯曲菌或寄生虫感染的可能性，可给予抗微生物药物。在老年人、免疫功能低下者、败血症或体内有假体植入者的患者应给予抗菌药物治疗。中/重度旅行者腹泻或伴有发热和(或)脓血便可给予短程抗菌药治疗。成人患者中喹诺酮类抗菌药首选。在亚洲地区，弯曲菌对喹诺酮类普遍耐药，则大环内酯类(如阿奇霉素)是治疗这类感染的首选药物。非伤寒沙门菌感染的治疗必须个体化，由于抗菌药物使用会延长非伤寒沙门菌的肠道定植，一般不用，而对于重症感染、老年人、婴幼儿、免疫缺陷者或类伤寒型、败血症型、局部化脓感染型或伴有并发症者则必须应用抗菌药物。对于肠出血性大肠埃希菌感染者（尤其是儿童），由于其病程呈自限性，目前不主张使用抗菌药物，以免增加溶血性尿毒综合征和肾衰竭的风险。

3. 其他

（1）营养治疗：在口服补液或静脉补液开始后 4 h 内应恢复进食，以改善营养障碍，恢复肠道功能。

（2）肠黏膜保护剂：如蒙脱石散，可以减轻症状，保护肠道黏膜。

（3）微生态疗法：益生菌可能有益，但其疗效存在争议。

（4）抗动力药与抗分泌药：可应用于轻、中度分泌性腹泻，发热与腹痛常提示炎性腹泻，应避免使用抗动力药。抑制分泌药，如次水杨酸铋，能减少儿童粪便排出量及减轻旅行者腹泻者的恶心、呕吐、腹痛等症状。

【预防】

发展中国家通过改善卫生条件，可以限制肠道病原体的粪-口传播。对重点人群、集体单位和临时性大型工地应注意预防暴发和流行。旅行者可通过进食热的、新鲜煮熟的食物，避免吃未经加工蔬菜、沙拉、未削皮水果等来降低腹泻风险。次水杨酸铋是一种廉价且能够预防旅行者腹泻的药物，3 周的疗程似乎安全有效。同时人们也正在努力开发针对常见肠道病原体的有效疫苗，目前已有有效的轮状病毒疫苗，还没有针对产肠毒素大肠埃希菌、弯曲菌、非伤寒沙门菌、诺如病毒和肠道寄生虫的有效市售疫苗。

（金嘉琳）

主要参考文献

1. DuPont HL. Acute infectious diarrhea in immunocompetent adults [J]. N Engl J Med，2014,370(16)：1532－1540.

2. Farthing M1, Salam MA, Lindberg G, et al. WGO Guideline. Acute diarrhea in adults and children：a global perspective [J]. J Clin Gastroenterol，2013,47(1)：12－20.

3. LaRocque RC, Ryan ET, Calderwood ST. Acute infectiouis diarrheal diseases and bacterial food poisoning. Dennis L. Kasper, Anthony S. Fauci. Harrison's Infectious Diseases [M]. 3rd ed. New York，McGraw-Hill，2017.

4. Riddle MS, Connor BA, Beeching NJ, et al. Guidelines for the prevention and treatment of travelers' diarrhea：a graded expert panel report [J]. J Travel Med，2017,1,24(suppl_1)：S57－S74.

第十七章　中枢神经系统感染

中枢神经系统(central nervous system，CNS)感染是由各种病原体侵犯 CNS 实质、被膜及血管引起的急性或慢性炎症性(或非炎症性)疾病，包括脑膜炎、脑炎、脑膜脑炎、脑脓肿以及脊髓膜炎、脑脊髓膜炎等。临床上，可表现一系列非特异的体征和症状，包括头痛，发热，精神状态改变和行为改变。脑实质受累的患者，如脑炎和脑脓肿，也可能有局灶性神经功能缺损或癫痫发作。在脑膜炎和脑炎的早期，神经影像学检查和脑脊液分析可能表现为阴性，诊断和治疗需要保持高度警惕，延误抗感染治疗会对预后产生负面影响。

【病原学】

CNS 感染的病原体可以为病毒、细菌、真菌、寄生虫、立克次体、螺旋体及朊蛋白等。

病毒感染最为常见，大体可引起两种不同形式的脑炎。第 1 种是由于病毒血症(例如，西尼罗河病毒)或神经元组织中的病毒激活(如 HSV、VZV)引起脑实质的直接感染；第 2 种是感染后的脑脊髓炎[也称为急性播散性脑脊髓炎(ADEM)]，是一种自身免疫性炎症。HSV 脑炎(HSV‑1)仍是目前散发性病毒性脑炎的最常见原因，水痘带状疱疹病毒(VZV)排在第 2 位，在免疫力低下的人中 VZV 比 HSV 更普遍。其他还有肠病毒(如柯萨奇 A/B 病毒、埃可病毒)、单纯疱疹病毒(HSV，1 型和 2 型)、巨细胞病毒(CMV)、EB 病毒(EBV)、腮腺炎病毒和 HIV 等。

细菌侵犯中枢多通过菌血症(通常为上呼吸道来源)，牙源性、耳源性或鼻窦感染的扩散，创伤性、先天性或神经外科手术造成的与外界通道等。成人社区获得性细菌性脑膜炎最常见的病原体包肺炎链球菌和脑膜炎奈瑟菌，其他还有金黄色葡萄球菌、B 组链球菌、单核细胞增生李斯特菌、嗜血杆菌及革兰阴性杆菌等。金黄色葡萄球菌和凝固酶阴性葡萄球菌是神经外科术后感染常见病原体，其中革兰阴性杆菌(尤其是鲍曼不动杆菌)占比呈增多趋势，在手术耗时长、术后 ICU 住院时间长的患者中感染发生率大大增加。

中枢真菌感染通常是继发于机体其他部位的全身性真菌病(例如新型隐球菌、球孢子菌、荚膜组织胞浆菌)，常可追溯到免疫基础低下患者的肺部感染灶。

【发病机制与病理生理学】

1. CNS 的防御机制　正常生理状态下，CNS 位于人的脑脊髓腔中，从外到内有皮肤、皮下组织、骨性结构(颅骨、脊柱)、脑脊髓膜性结构构成的物理性保护层。其中脑膜结构主要有 3 层：硬脑膜、蛛网膜和软脑膜。蛛网膜和软脑膜之间是蛛网膜下腔，其间充满脑脊液和出入的穿行血管。脑脊液在物理层面为大脑和脊髓提供一个缓冲层，保护其免受压力的突然变化带来的影响。同时脑脊液可以协助转运大脑代谢产物(如二氧化碳和乳酸),调节 CNS 细胞外间隙的 pH 和电解质平衡,协调神经递质、激素和抗体等的循环,故可对中枢病变提供一定线索。

在健康人群的 CNS 中仅发现少量的免疫细胞。脑实质和脊髓中常驻的小胶质细胞是高度分化的神经系统原位巨噬细胞,其他还有血管周围巨噬细胞,脉络丛和脑膜内的少量血源性树突状细胞和巨噬细胞,以及脑脊液中少量血源性单个核细胞,包括 T 细胞(90%)、B 细胞(5%)、单核细胞(5%)和树突状细胞(1%)组成。它们共同构成 CNS 的免疫体系。

在中枢与外周之间还存在一个生物屏障结构,将中枢系统隔离开来形成相对独立而又动态平衡的微环境,保护其免受体循环剧烈生化改变的影响,也是病原体入侵中枢的最大阻障,即为血脑屏障。完整的血脑屏障(图 17 - 1)包括血脑组织屏障(blood brain bartier,BBB)和血脑脊液屏障(BCSFB)。BBB 构成脑和血液交换的最大平台,其主要结构为由内皮细胞、星形胶质细胞和周细胞组成的功能单元。BCSFB 由脑室脉络丛上皮细胞和蛛网膜下腔内静脉和小静脉的内皮细胞之间的紧密连接形成。

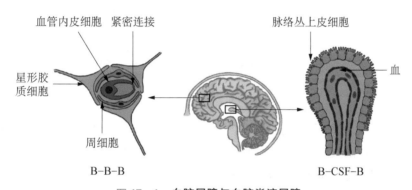

图 17 - 1　**血脑屏障与血脑脊液屏障**

2. *病原微生物入侵的病理生理学*　常见的病原入侵途径包括血行感染或直接感染(穿通性外伤、手术或邻近组织感染)蔓延,部分病原体可经神经干逆行感染(常为嗅神经/三叉神经,如嗜神经病毒,HSV)入颅。

以经典的社区获得性细菌性脑膜炎为例,病原入侵常始于呼吸系统。病原微生物最初附着定植于鼻咽上皮,穿过上皮细胞间紧密连接或通过细胞膜结合囊泡转运入血,进而随血运转移至脑部。接着,病原体穿过血脑屏障进入 CNS,这个过程有 3 条经典途径(图 17 - 2):通过跨细胞途径、旁细胞途径,或通过外周循环中感染的白细胞("特洛伊木马"机制)进入 CNS。

由于缺乏有效的宿主免疫防御,细菌进入中枢后快速繁殖。而在血脑屏障破坏,病原感染中枢后,免疫细胞(包括原位小胶质细胞、星形胶质细胞,血源性单个核细胞等)开始募集,炎症因子及趋化因子大量释放,诱导发生组织及脑膜的免疫炎症反应,这也是中枢感染许多神经系统表现和并发症出现的主要原因,而非病原感染的直接损伤所致,故可在抗菌治疗后继续进展。同时脑脊液中 TNF - α 和 IL - β 的升高增加血脑屏障的通透性,导致血管源性水肿和血清蛋白渗入蛛网膜下腔,这可引起阻塞性和交通性脑积水

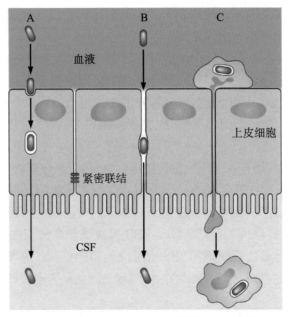

图 17 - 2　病原体穿过血脑屏障的 3 条途径

〔引自：Dando，et al. Pathogens penetrating the central nervous system：infection pathways and the cellular and molecular mechanisms of invasion. Clin Micro Rev. 2014，27 (4)〕

及随之而来的间质水肿，大脑底部血管狭窄，在这个过程中若血栓形成阻塞血管分支亦可有血栓性静脉炎的发生。脑脊液炎性渗出增加同时可引起毒性代谢产物的大量释放，继而造成神经细胞毒性水肿、细胞损伤和死亡。这些病理生理过程共同作用造成颅内压升高，甚者可致脑疝、昏迷。

【临床表现】

1. 细菌性脑膜炎　其经典三联征为发热、颈强直、意识障碍，其他症状包括头痛，恶心和呕吐，皮疹，畏光，癫痫发作等。颅高压是细菌性脑膜炎的常见并发症，也是其造成患者反应迟钝和昏迷的主要原因。颅高压具体表现包括意识水平降低、视神经盘水肿、瞳孔对光反射迟钝、去大脑强直和库欣反应（心动过缓、血压升高和呼吸不规律），严重者可发生脑疝。

脑炎的临床表现与所涉及的脑实质的功能相关。例如，由于 HSV 脑炎通常累及颞叶，因此可出现人格改变，精神病，嗅觉或味觉障碍或惊恐发作，这些发作最初可能被误诊为精神病；脑干脑炎可表现为自主神经功能障碍，下颅神经受累和呼吸动力障碍。

2. 脑脓肿　其诱因以中耳炎，乳突炎，鼻窦炎，脑膜炎和牙源性感染最为常见，脑实质的转移性或血源性播种次之，穿透性脑外伤、神经外科手术也可能造成。脑脓肿的典型临床表现为颅内占位病变的扩展，具体表现取决于其位置。在许多情况下，头痛可能是唯一初始症状，不到半数患者表现为典型的头痛、发热和局灶神经功能缺损的临床三联征。当脓肿破裂入脑室或扩散到蛛网膜下腔时会出现脑膜炎表现。

3. 真菌感染　以隐球菌为例,多发生在细胞免疫功能低下人群。通常起病常隐匿,表现为慢性或亚急性过程,起病前可有上呼吸道感染或肺部感染史。少数接受免疫抑制治疗或免疫缺陷者可急性起病,病死率高。通常头痛是最早或唯一的症状,个别患者可出现高热,其他症状尚有恶心、呕吐、食欲不振、体重下降,也可发生阵发性眩晕、晕厥及癫痫。约 1/3 的患者在入院时有不同程度的意识障碍,与颅内压显著增高及脑实质弥散性损害密切相关,预后不佳。

4. 结核性脑膜炎(tuberculous meningitis)　简称结脑,是由结核分枝杆菌引起的脑膜非化脓性炎症,可继发于粟粒性结核及其他器官的结核病灶。起病缓急不一,以缓慢者居多。发热者可占 97%,常伴畏寒、全身酸痛、乏力、畏光、精神萎靡及食欲减退等。可隐匿起病,亦可表现中枢感染的所有症状体征。

对于老年人来说,CNS 感染的临床体征和症状各不相同,并且更不典型,需警惕。

【体格检查】

评估脑膜炎的经典体格检查包括颈强直、Kernig 征和 Brudzinski 征,这些体征对预测脑脊液(CSF)的细胞增多具有较低的敏感性和较强的特异性。

【实验室检查】

1. LP 及 CSF 分析　除非有明确的临床禁忌证,例如凝血异常,腰穿部位的局部感染或影像学发现明显的占位,否则所有怀疑 CNS 感染患者均应进行腰椎穿刺(lumber puncture,LP)检查。

LP 结果的解读包括 LP 压力和 CSF 常规/生化检查,两者同样重要,应综合分析。正常 LP 压力波动在 $80 \sim 180$ mm H_2O,流出道梗阻引起的腰穿压力升高可表现为脑脊液滴速的迅速衰减。正常脑脊液无色透明,陈旧出血或蛋白含量过高时,脑脊液可呈黄色。出现血性 CSF 时应区分穿刺损伤,这时最初留取的脑脊液可呈血性,但随之很快变得澄清透明,同时生化检查中外周血渗入 CSF 的红白细胞常呈一定比例存在(700∶1),反之出血性感染引起的血性 CSF 可持续存在。细菌性脑膜炎时,脑脊液可呈乳白色或绿色混浊,垂直静置后可出现薄膜样沉淀物,如结核性脑膜炎有由液面倒悬至试管底部的漏斗样蛛网状薄膜等,在薄膜样沉淀物中寻得细菌的阳性率一般较高。

2. 病原学/分子生物学检查　当怀疑中枢感染时应积极尽早留取标本查找病原。传统的检查包括血培养、脑脊液普通培养、抗酸染色与结核培养等,真菌特异性检测(GM 实验、乳胶凝集实验)应用越来越多。随着近年来分子生物学技术的发展,如二代测序、Filmarray、Xpert 广泛应用于临床实践,其时效性强、敏感性高,弥补了传统病原培养的部分不足,但结果解读优化仍在探索中。

3. 头颅 CT/MRI(增强)扫描　应在 LP 前进行头颅影像学检查,在检测病毒性脑炎的早期脑部变化方面 MRI 扫描比 CT 扫描更加敏感,MRI 还具有识别脑炎病因的优势,因此应对所有诊断仍不确定的疑似脑炎患者进行 MRI 检查。

4. 脑电图检查　在昏迷或反应不良的患者中,脑电图可能识别出非惊厥性癫痫持续状态,提示需要进行抗癫痫治疗;在出现精神症状的患者中,可提示器质性原因。

【诊断与鉴别诊断】

在实际临床工作中,患者症状、体征、实验室及影像学检查均可以呈现不典型表现,而特征性的病史、临床表现与检查结果、治疗反应等常可为诊断提供重要线索,切忌紧盯一处,一叶障目,做出诊断应综合考虑所有因素,不能脱离实际。不同病原体引起的脑膜炎鉴别详见表 17 - 1。

临床中应注意脑炎与脑病的区别:两者均可以表现神经系统受累、发热等症状,值得注意的是脑炎是脑实质炎症性病变,而脑病反应非结构性脑功能紊乱状态,常通过代谢过程介导,可由中毒、全身器官功能障碍、药物滥用及代谢性疾病等引起。

表 17 - 1 各种脑膜炎的鉴别

症状	细菌性脑膜炎	病毒性脑膜炎	隐球菌性脑膜炎	结核性脑膜炎
起病	急性	急性	多慢性,可呈亚急性	多呈亚急性
发热	早期出现	早期出现	早期不明显	较早出现
脑神经受累	多由脑水肿、脑疝引起,仅发生在暴发型	早期多见锥体系及锥体外受累,重者多有呼吸中枢受累	视神经病变及乳头水肿多见	视神经盘水肿少见,展神经受累多见,脉络膜上可见结核结节
腰穿压力	升高	正常、轻度升高	显著升高	常升高,可降低(出现 CSF 梗阻时)
脑脊液细胞数	明显增加 $(100 \sim 5\,000) \times 10^6/L$	中度增加 $(10 \sim 500) \times 10^6/L$	轻、中度增加 $(0 \sim 500) \times 10^6/L$	中度增加 $(0 \sim 1\,000) \times 10^6/L$
主要细胞	中性粒细胞	淋巴细胞	淋巴细胞	淋巴细胞
糖	明显降低	基本正常	明显降低	多在 0.2~0.4 g/L
蛋白质	明显增高	轻度增高	轻、中度增高	明显增高
氯化物	降低	基本正常	降低	降低

【治疗】

1. 抗病原微生物治疗 CNS 感染是急重症,理想情况下应在患者就诊后 60 min 内开始抗菌治疗,而这时常常难以拿到病原学结果,故多为经验用药。对于社区获得性脑炎/脑膜炎的经验用药包括三/四代头孢菌素类抗生素(头孢曲松、头孢噻肟)、万古霉素、氨苄青霉素、阿昔洛韦,怀疑有厌氧菌感染者如中耳炎、鼻窦炎、乳突炎患者可加用甲硝唑。医院获得性脑膜炎尤其是神经外科术后患者中,经验性用药方案常应包括万古霉素、头孢他啶、头孢吡肟或美罗培南以覆盖葡萄球菌及铜绿假单胞菌等。抗病毒治疗无特异药物,阿昔洛韦对 HSV、VZV 有效,在怀疑病毒性脑炎,尤其有局灶性症状时应开始经验性治疗。

精准的抗病原微生物治疗应建立在病原学的基础上,对所有怀疑中枢感染的患者应利用一切条件尽可能寻找病原,尤其在初期经验性治疗效果不佳时。

2. 激素 地塞米松在减少脑膜炎症和神经系统后遗症如感音性耳聋方面有一定疗效,但没有证据表明联合激素能降低死亡率。

3. 降低颅内压 颅内压升高的紧急治疗包括将患者头部抬高至 $30°\sim45°$、气管插管后过度通气($PaCO_2$ $25\sim30$ mmHg)、药物脱水(甘露醇、甘油果糖)和利尿剂应用。

4. 一般治疗 安静的环境与良好休息利于患者恢复,密切监测精神、意识、体温、呼吸、脉搏、血压以及瞳孔的变化,尤其是病毒性脑炎患者病程早期可需要进入监护病房。保证足够的营养及维生素,早期开放肠内营养支持。

5. 降温 采用物理方法或药物使控制体温,持续高热患者必要时可采用亚冬眠疗法。

6. 惊厥或抽搐处理 应根据惊厥、抽搐原因采取针对性的措施,加用抗惊厥药物,重症脑炎患者应考虑预防性治疗。

7. 呼吸衰竭处理 可依据呼吸衰竭相关章节的内容进行采取措施,但 CNS 感染常需应用脱水剂,因为脑水肿所致颅内高压是昏迷、抽搐及中枢性呼吸衰竭的主要原因,并可形成脑疝,故应及时处理。应用脱水疗法时应注意水与电解质平衡。必要时应用人工呼吸机。

8. 循环衰竭处理 重型乙脑患者于疾病后期常可与呼吸衰竭同时出现,可根据病情选用强心剂、升压药、利尿剂,补充血容量,注意电解质平衡。

【预后】

一般来说,CNS 感染的死亡风险与下列因素相关:①入院时的意识水平较低;②初始抗菌治疗延误;③休克和(或)机械通气并发症。

后遗症的发生率与感染病原、患者年龄及开始治疗时的意识状态直接相关,常见包括智力下降、记忆力减退、癫痫样发作、听力丧失、头晕、步态异常等。

(陈明泉)

主要参考文献

1. Dando SJ, Mackay-Sim A, Norton R, et al. Pathogens penetrating the central nervous system: Infection pathways and the cellular and molecular mechanisms of invasion [J]. Clin Microbiol Rev, 2014, 27(4): 691-726.

2. Kasper DL, Fauci AS. Harrison's infectious diseases [M]. 3rd ed. 北京:北京联合出版公司, 2018.

3. Russo, McGavern. Immune surveillance of the CNS following infection and injury. Trends Immunol, 2015, 36(10): 637-650.

第十八章 皮肤软组织感染

皮肤与软组织感染(skin and soft tissue infection，SSTI)是由化脓性致病菌侵犯皮肤、真皮和皮下组织、筋膜或肌肉引起的炎症性疾病。临床十分常见，从浅表的局限性感染到深部组织坏死性感染，甚至肢残、危及生命。

【病原学】

常见引起 SSTI 的病原菌有葡萄球菌、链球菌、铜绿假单胞菌、肠球菌、不动杆菌及大肠埃希菌等。按照院内外感染来源，可分为社区获得性 SSTI(community acquired-SSTI，CA-SSTI)和院内获得性 SSTI(hospital acquired-SSTI，HA-SSTI)两大类。在 HA-SSTI 中，主要是金黄色葡萄球菌感染，且耐甲氧西林金葡菌(MRSA)比例较高。

脓疱病多由脓杆菌和(或)金黄色葡萄球菌引起。疖常由金黄色葡萄球菌感染所致，包括 MSSA 和 MRSA。丹毒多为链球菌感染，金黄色葡萄球菌少见。蜂窝织炎常由链球菌和葡萄球菌感染所致，但坏死性蜂窝织炎常由厌氧菌导致。浅表脓肿通常由相关部位的正常区域皮肤菌群的细菌引起。在累及口周、直肠周围或外阴阴道区域的皮肤脓肿患者中，更常分离出多种微生物，包括：金黄色葡萄球菌和化脓性链球菌及革兰阴性杆菌和厌氧菌。皮肤脓肿不常见的病因尚包括：非结核分枝杆菌感染、芽生菌病、诺卡菌病和隐球菌病等。

复杂性 SSTI 中，坏死性筋膜炎可以分为多种微生物(Ⅰ型)或单一微生物(Ⅱ型)感染。Ⅰ型是由需氧菌和厌氧菌引起的混合感染；Ⅱ型坏死性筋膜炎常见链球菌感染，也可由金黄色葡萄球菌导致。头颈部坏死性感染常常由口腔厌氧微生物引起，例如梭杆菌、厌氧链球菌、拟杆菌和螺旋体。化脓性肌炎多由金黄色葡萄球菌引起，链球菌次之，而大肠埃希菌是血液系统恶性肿瘤患者中导致化脓性肌炎的常见病原体。创伤性坏疽通常是由产气荚膜梭菌、腐败梭菌和溶组织梭菌引起的。在住院的免疫功能受损患者中，革兰阴性杆菌引起的蜂窝织炎最多见，包括铜绿假单胞菌感染。

动物和人咬伤、烧伤以及压力性溃疡导致的受损皮肤软组织感染其主要病原体是动物的正常口腔菌群的一部分，以及人类皮肤生物和机会致病菌。例如，金黄色葡萄球菌和链球菌、革兰氏阴性兼性厌氧杆菌等，当然人咬伤可以传播 HBV、HCV 及 HIV。

【流行病学】

皮肤软组织感染一直是人类的常见疾病。脓疱病是表皮表层的高度传染性细菌感染，主要影响儿童，是全世界儿童中最常见的 SSTI 之一。丹毒为婴儿和老年人最常受累。蜂窝织炎常发生于中老年人，在非热带地区，有好发于气温较高月份的季节倾向。肛门直肠脓肿在男性中比女性更常发生。大多患者的年龄在 20～60 岁，平均年龄为 40 岁。复杂性 SSTI 中，Ⅰ型坏死性筋膜炎常发生于大龄成人和(或)有基础共存疾病的患者,最重要的易感因素是糖尿病,尤其是伴有外周血管疾病时;Ⅱ型坏死性筋膜炎可发生于任何年龄组及无基础共存疾病的个体。化脓性肌炎通常是热带感染,主要发生于2~5岁儿童和20~45岁成人,大多平素体健、无基础共存病,温带化脓性肌炎发病率逐年升高,多为成人,男性发生率高于女性,多见于免疫功能受损或其他严重基础疾病患者。

【发病机制与病理】

皮肤的表皮层缺乏血供,主要依靠角质层提供的机械屏障防止感染。表皮层受损后细菌可侵入至更深的组织结构。同样,毛囊是防护门户,受损后会导致细菌入侵。感染表皮的细菌可通过淋巴管导致感染快速扩散。之后,淋巴管充血或阻塞导致表皮水肿。丹毒累及真皮浅层和浅淋巴管,为非化脓性病变。而蜂窝织炎发生于较深层的真皮和皮下脂肪,可伴或不伴化脓。皮肤脓肿是真皮或皮下间隙内的积脓。真皮乳头下丰富的毛细血管丛为生发层提供营养,也为细菌提供进入血液循环的途径,从而促进局部扩散或菌血症。坏死性筋膜炎作为一种深部软组织感染,可进行性破坏肌肉筋膜和上层的皮下脂肪。肌肉筋膜的血供相对较少,因此感染通常沿着该组织播散,而肌肉组织血供丰富,故通常不受累及。病理表现为广泛组织破坏、血管血栓形成、大量细菌沿着筋膜层蔓延,以及急性炎症细胞浸润。坏死性肌炎的病理学特征包括:骨骼肌纤维变性和坏死、粒细胞浸润,以及肌肉坏死区有大量细菌。

【临床表现】

1. 疖、痈、皮肤脓肿　疖是伴疼痛的皮下红色肿块,中央多呈白色或黄色。皮肤脓肿表现为痛性的波动性红斑结节,伴或不伴周围蜂窝织炎,脓性物质可能自发性流出。患者可能有区域淋巴结肿大,发热、寒战和全身性中毒较少见。皮肤脓肿可能由疖导致,多个疖可融合形成痈,后者可伴全身症状。常见的受累区域包括颈后、面部、腋窝和臀部。

2. 丹毒与蜂窝织炎　表现为皮肤红斑、肿胀和皮温升高、疼痛、淋巴管炎,由细菌经皮肤屏障的裂口侵入机体所致。可在红斑皮肤上观察到淤点和(或)出血,还可出现浅表大疱。丹毒和蜂窝织炎多单侧发病,下肢是最常见受累部位。丹毒起病更急,受累组织与未受累组织之间界限分明。蜂窝织炎较丹毒进展慢,发生局部症状需历经数日,链球菌引起弥漫性、迅速扩散的感染,葡萄球菌性蜂窝织炎通常更局部化。

3. 坏死性软组织感染　最常累及四肢(下肢更易感染),尤其是糖尿病和(或)外周血管疾病患者。常急性发病(数小时内),偶尔可为亚急性(数日内),可快速进展为广泛性破坏,从而导致全身中毒、肢体丧失和(或)死亡。常表现为没有清晰界限的红斑,蔓延至红斑以外区域的水肿,与体征不相称的剧烈疼痛,捻发音及皮肤大疱、坏死或淤斑。可伴有发热、心动过速和毒血症状、低血压。皮下组织质硬,其下肌群无法明显触及。明显水肿可导致骨筋膜室综合征进而并发肌坏死。淋巴管炎和淋巴结炎不常见。

手术伤口感染时发生的坏死性皮肤软组织感染以大量分泌物、发暗易碎的皮下组织及苍白、失活的筋膜为特征。发生坏死性筋膜炎时患处的疼痛感反而会减轻。Ⅰ型坏死性筋膜炎常存在皮下气体,尤其是糖尿病患者。

其他受累部位包括:会阴受累(Fournier坏疽)、头颈部受累和新生儿感染。

Fournier 坏疽通常突然起病,表现为剧烈疼痛,并可迅速蔓延至前腹壁和臀肌。男性更多见,受累部位包括阴囊和阴茎,女性受累部位包括阴唇。头颈部坏死性筋膜炎可由手术或器械检查导致口咽黏膜完整性破坏所致,也可发生于牙源性感染时。新生儿坏死性筋膜炎大多有腹部或会阴受累,常常由 β 溶血性链球菌导致,少数情况下由多种微生物感染引起。

4. 化脓性肌炎　表现为发热和局限于单个肌群的疼痛伴痉挛,受累肌肉可有波动感。该病最常发生于下肢,包括大腿、小腿和臀部肌肉,但任何肌群均可受累,包括髂腰肌及骨盆、躯干、脊柱旁和上肢的肌肉。

5. 感染复发　复发性蜂窝织炎较常见;大约 14％的蜂窝织炎患者在 1 年内复发,45％的患者在 3 年内复发,复发部位通常相同。易使机体出现复发性蜂窝织炎的潜在状况包括:淋巴回流障碍导致的水肿、静脉功能不全、肥胖、免疫抑制、趾间开裂或浸渍、足癣。

【实验室检查】

1. 一般实验室检查　包括全血细胞计数和分类计数、肝肾功能、凝血功能检查、肌酸激酶、乳酸和非特异性炎症标志物(CRP、红细胞沉降率),检查结果通常无特异性。血清肌酸激酶或天门冬氨酸氨基转移酶(AST)升高提示累及肌肉或筋膜的深部感染,而非蜂窝织炎。

2. 病原学检查　在开始抗生素治疗前留取血培养,但只有不到 10％患者的血培养结果呈阳性。可取来自溃疡或创面的分泌物、活检组织、穿刺组织等标本行涂片和培养。

【诊断与鉴别诊断】

1. 诊断

(1) 一般诊断及询问病史:尤其是诱因和风险因素对 SSTI 的诊断和分析可能的病原菌十分重要。体格检查除注意局部红肿热痛等表现外,应注意皮损性质、溃疡形成情况以及坏死程度,及早判断是否需要外科处理。同时要注意全身状况,如发热、乏力、精神萎靡等,有无感染性休克等征象。

(2) 实验室检查:除重视细菌分离、培养和鉴定外,应正确分析临床微生物检测结果及其意义。分离的细菌是污染、定植或 SSTI 的致病菌;分离的细菌与皮肤感染发生发展是否存在必然的联系;细菌药敏试验提供的敏感抗菌药物能否在感染局部发挥作用等。

(3) 手术探查与清创:手术探查是诊断坏死性感染的重要方法。直视下的表现包括:筋膜肿胀呈暗灰色、无明显化脓的稀薄渗出物,以及通过钝性分离容易分离组织层面。术中标本应送革兰染色、培养以及组织学检查。

(4) 放射影像学检查:有助于明确是否有坏死性感染、皮肤脓肿,也可能有助于区分蜂窝织炎与骨髓炎。特别对有基础免疫抑制、糖尿病、静脉功能不全或淋巴水肿的患者以及有持续性全身症状的患者,需要进行影像学评估。

2. 鉴别诊断　注意与伴发蜂窝织炎的疾病相鉴别。例如,化脓性关节炎、化脓性滑囊炎、骨髓炎要注意鉴别。另外,静脉注射毒品部位出现红斑、肿胀和压痛时,尚应怀疑是否存在感染性动脉瘤。本病还应与一些非感染性疾病相鉴别，包括：接触性皮炎、急性痛风、药物反应、血管炎、昆虫叮咬、深静脉血栓形成、脂膜炎、疫苗接种部位反应、热激红斑等、淤积性皮炎、脂肪皮肤硬化症及淋巴水肿等；应与皮肤脓肿相鉴别的皮损包括：表皮样囊肿、毛囊炎、化脓性汗腺炎、结节性淋巴管炎、葡萄状菌病及蝇蛆病等。

【治疗】

应采取分级、分类治疗，外用药物和系统给药治疗结合，药物治疗和手术相结合的原则。

1. 外用抗生素治疗　外用抗菌药物在防止 SSTI 中占有重要地位，莫匹罗星软膏、夫西地酸乳膏均是理想的外用抗菌药物。红霉素软膏、新霉素软膏或氧氟沙星乳膏，因渗透性差，容易产生交叉或多重耐药，不宜选择或不作为首选。

2. 系统抗菌治疗　轻度感染患者可采用口服抗生素治疗，有全身中毒征象、红斑迅速进展、口服抗生素治疗 48 h 后临床表现仍有进展、无法耐受口服治疗、病变靠近留置的医疗装置(如人工关节或血管移植物)需胃肠外给药。若患者存在免疫功能低下应放宽胃肠外治疗的指征。

(1) 疖、痈、皮肤脓肿：没有免疫缺陷或糖尿病等合并症者，切开引流至为关键，同时加用 TMP-SMX 或克林霉素。在 MRSA 低流行区还可以考虑：①多西环素或米诺环素；②夫西地酸±利福平；③头孢氨苄或双氯西林。

(2) 丹毒及蜂窝织炎：①累及四肢的(不合并糖尿病者)：需抬高患肢，门诊患者予口服青霉素。若青霉素过敏，可给予阿奇霉素。住院患者予静脉青霉素或头孢唑林。若青霉素过敏，可应用万古霉素。②合并糖尿病的重症患者：预后取决于动脉血供，尽早外科清创，应用碳青霉烯类联合抗 MRSA 活性药物(万古霉素、利奈唑胺、达托霉素)。③累及面部者：经验治疗必需覆盖金黄色葡萄球菌，在获得药敏之前，须针对 MRSA 进行经验治疗。首选万古霉素，备选方案达托霉素或利奈唑胺。④反复发作的丹毒(继发于淋巴水肿及清除淋巴结的乳腺手术者)：可用苄星青霉素或青霉素 VK 或阿奇霉素。

(3) 坏死性筋膜炎：需行紧急外科清创和抗菌治疗。链球菌或梭菌感染，用青霉素和克林霉素。混合感染用亚胺培南或美罗培南，怀疑 MRSA 加用万古霉素或达托霉素。

(4) 化脓性肌炎：①免疫功能正常者，初始经验性治疗应针对葡萄球菌和链球菌，如为 MSSA 应用萘夫西林、苯唑西林或头孢唑林，如为 MRSA，则用万古霉素；②针对坏死性感染和免疫功能受损的化脓性肌炎患者的治疗在得到血培养标本后，应迅速启动经验性治疗，应用碳青霉烯类或 β 内酰胺类- β 内酰胺酶抑制剂加一种具有抗 MRSA 活性的药物。

(5) 动物和人咬伤、烧伤及皮肤溃疡导致的受损皮肤软组织感染：重要的是伤口清洁。被咬伤者首选阿莫西林-克拉维酸，重者静脉用氨苄西林-舒巴坦或头孢西丁或哌拉西林他唑巴坦。青霉素过敏者，予克林霉素＋环丙沙星或 TMP-SMX。烧伤脓毒症经验性治疗应用万古霉素＋(美罗培南或头孢吡肟)＋氟康唑。皮肤溃疡局部感染严重或可能并发菌血症者，用碳青霉烯类或 β 内酰胺类- β 内酰胺酶抑制剂±万古霉素。

(6) 复发感染的治疗：与首次感染的方案相同。此外，应确定并尽可能地减少易感因素。反复复发则应接受抑制性抗生素治疗,可持续数月,并在治疗期间评估疗效和耐受性。

3. 外科治疗　包括切开引流、手术切除病灶等。坏死性感染的治疗包括积极清除所有坏死组织,仅用抗生素治疗而不行清创术的死亡率接近 100%。对于四肢的重度坏死性感染,可能需要截肢以控制感染。

4. 其他治疗方法　抬高受累区域和治疗潜在病变,如水肿或潜在的皮肤疾病。皮肤应充分保湿,以避免干燥和开裂,但不要引起指(趾)间浸渍。

【预后】

单纯性 SSTI 预后较好,但坏死性软组织感染即使采用了最佳治疗,仍有相当高的死亡率。

【预防】

皮肤软组织感染的预防应采用恢复并维护正常的皮肤屏障功能,提高机体的抵抗力,合理应用抗生素相结合的综合措施。

(李　宁)

主要参考文献

1. 中国医师协会皮肤科分会. 皮肤及软组织感染诊断和治疗共识[J]. 临床皮肤科杂志,2009,38(12):810 - 812.

2. Anaya DA, Dellinger EP. Necrotizing soft-tissue infection: diagnosis and management [J]. Clin Infect Dis, 2007,44(5):705 - 710.

3. Stevens DL, Bisno AL, Chambers HF, et al. Practice guidelines for the diagnosis and management of skin and soft tissue infections: 2014 update by the infectious diseases society of America [J]. Clin Infect Dis, 2014,15,59(2):147 - 159.

4. Stevens DL, Bryant AE. Necrotizing soft-tissue infections [J]. N Engl J Med, 2017,377(23):2253 - 2265.

5. Vermandere M, Aertgeerts B, Agoritsas T, et al. Antibiotics after incision and drainage for uncomplicated skin abscesses: a clinical practice guideline [J]. BMJ, 2018,360:K243.

第四篇 | 其他

第十九章　发　　热

发热是指中心躯体温度高于体温正常的日波动范围,通常认为口温>37.3℃,肛温>37.6℃,或1天体温变动超过1.2℃时即为发热。在大多数情况下,发热是人体对致病因子的一种病理生理反应。

【病理生理】

1. 体温的调节　体温调节中枢在下丘脑,目前生理学上多采用调定点(set point)的学说来解释体温调节中枢对体温调节的功能活动。该学说认为下丘脑的体温调节中枢存在着与恒温箱温度调节器相类似的调定点,此调定点的高低决定体温的水平。体温中枢调定点上移,中心温度低于调定点时,调定点的冲动发放,调温指令抵达产热和散热器官,一方面通过运动神经引起骨骼肌的张力增加或寒战,使产热增多;另一方面经交感神经系统引起皮肤血管收缩,使散热减少,最终导致发热。

2. 致热原与发热的机制　致热原(pyrogens)是一类能引起恒温动物体温异常升高的物质的总称,微量物质即可引起发热。目前已知的致热原可概括为以下两类。

(1) 外源性致热原:如细菌等病原微生物及其毒素、抗原抗体复合物、炎症的某些内源性因子、尿酸结晶、博来霉素等特殊化学物质,这一类致热原的分子结构复杂,不能透过血脑脊液屏障,故不能直接进入下丘脑作用于体温中枢,而是通过宿主细胞产生所谓内源性致热原再作用于体温调节中枢,引起发热。然而,极少数外源性致热原例外。例如,内毒素既能直接作用于下丘脑,又能促使各种宿主细胞合成内源性致热原。

(2) 内源性致热原(endogenous pyrogens, EP):是从宿主细胞内衍生的致热物质,体外细胞培养显示其主要来自大单核细胞和巨噬细胞。常见的内源性致热原有白细胞介素、肿瘤坏死因子、干扰素等。内源性致热原可通过前列腺素E、cAMP、内啡肽等作为中枢介质(也称中枢发热介质),提高体温调节中枢调定点而引起的发热。

3. 发热对躯体的影响　体温升高可增强炎症反应和免疫功能,并减少微生物和肿瘤细胞增殖。但发热过高或持续太久,可使体内系统功能障碍,单核吞噬细胞功能反而减退,酶活性受抑制,水、电解质紊乱,营养不良和抵抗力下降。高热还可损害患者中枢神经系统并带来严重危害。

【急性发热】

发热是感染的重要表现,尤其是在急性发热性疾病中,感染是最主要的病因。

1. 急性发热的诊断要点

(1) 传染性判断:发热性感染性部分具有传染性。近年不少引起广泛传播的新发传染病如H7N9、新型布尼亚病毒感染早期患者大多因发热就诊。因此,疑似感染的发热患者,首先因明确其是否具有传染性。

（2）年龄：患者的年龄常可以提示可能的疾病。自然感染或免疫接种常使儿童或青少年所患的疾病受到一定的限制，如麻疹、风疹和水痘在儿童中已相对少见。

（3）职业和旅游史：特殊职业如牧民、兽医、屠宰场工作者可能比从事其他职业的人更多暴露于布鲁氏菌（Brucella）；伐木工，看林人，野外考察队员是莱姆病的好发人群。旅行者回到家后经过不同的潜伏期出现发热，要考虑旅行相关的感染。如对疟疾流行地区的旅行患者应进行迅速评估，并采血寻找疟原虫。

（4）发热的程度：较高的发热常与脏器感染有关，如社区获得性肺炎或肾盂肾炎。大多数病毒性呼吸道感染和胃肠炎，以及一些亚急性细菌性心内膜炎的发热均<39℃。另外，许多感染并不一定发热，如莱姆病、骨髓炎以及大多数性传播疾病。

（5）症状和体征：在大多数情况下，感染性发热性疾病常伴发局部的症状和体征，这对一些特殊疾病的诊断有一定意义。例如，发热发生于足癣或隐静脉植入切开的患者时，腿部有红肿热痛，几乎可以立即诊断为链球菌蜂窝织炎。

2. 常见急性发热病因

（1）呼吸道感染：如果患者咳嗽持续不到 3 周，生命体征平稳且胸片无异常则可排除大部分肺炎或其他严重疾病。这些咳嗽性疾病 90％以上是由病毒引起。当患者存在下呼吸道症状如咳嗽、咳痰及呼吸困难，特别是伴发热和呼吸的改变时，应考虑社区获得性肺炎，拍摄胸部平片有助于明确诊断。

（2）皮肤和软组织的感染：多由链球菌引起，很少一部分与金黄色葡萄球菌有关。疼痛可以出现在皮肤颜色改变前 12 h 或更早。疖或脓疮的形成常有利于金葡菌的诊断。

（3）腹腔感染：胃肠道感染可能归因于毒素的吸收，多为病毒引起，少数情况时病原为细菌。最合适的处理方法是根据流行病学资料进行判断，如不适当的食物贮存方法、国外旅行，或与患者的接触史等。

【不明原因发热】

1. 定义 1961 年，Petersdorf 和 Beeson 首次提出了发热待查（fever of unknown origin，FUO）这一临床概念。2017 年，我国发热待查专家共识发布，明确了经典发热待查的定义：发热持续 3 周以上，口腔体温至少 3 次>38.3℃（或至少 3 次体温在 1 天内波动>1.2℃），经过至少 1 周在门诊或住院的系统全面的检查仍不能确诊的一组疾病。系统全面的检查应至少包括三大常规、粪便隐血试验、肝功能、肾功能、电解质、血培养、胸部 X 线片和腹部 B 超。且患者无免疫缺陷相关疾病史。

2. 病因 引起 FUO 的病因超过 200 种，不同时期、不同地区其疾病谱有所不同。大致来说可分为以下四大类。

（1）感染性疾病：长期以来一直是引起 FUO 最主要的病因，以细菌引起的占多数，病毒次之。近年来，此类疾病有所下降，尤其在北美及西北欧的经济发达地区，其所占比例已降至 30％左右。但是包括我国在内的发展中国家有 40％～50％的 FUO 由感染性疾病引起，仍是最常见的病因。

发热待查中常见的感染性疾病包括以下。

1）结核病：在第三世界的一些国家和我国一些贫困地区以及工业发达国家的老年人中，结核病已在感染性长期发热的病因中上升至首位。其中肺外结核远较肺内结核为多，病变可波及肝、脾、骨、肾、脑膜、腹膜及心包等。全身性粟粒性结核在长期应用免疫抑制剂的患者中时可见到。

2）伤寒和副伤寒：国内伤寒和副伤寒仍是发热待查的重要原因。伤寒在临床上已发生明显变化，表现不典型者多见，相对缓脉与典型玫瑰疹少见，其耐药株感染者病情重、病程长（最长热程达 101 d，平均 33.58 d）、并发症多、复发率高，且多重耐药，加之早期不规则用药，造成细菌培养阳性率低，致使诊断困难。但本病发病仍有一定的季节性，在诊断中应予重视。

3）感染性心内膜炎：IE 是长期发热中的常见病因，其表现复杂，误诊率较高。近年来，国外由于培养流程和技术的进步，IE 在 FUO 中的发生率有所下降。但在我国，它仍是 FUO 的常见病因，由于事前应用抗生素、病变累及心脏的右侧，以及特殊感染因子如立克次体、真菌等培养方法不当，无心脏杂音、血培养阴性的心内膜炎并不少见，导致诊断的困难。持久不明原因发热及复发性栓塞提示本病的可能。超声心动图能探测到赘生物所在部位、大小、数目和形态，颇具诊断价值。

4）腹腔内感染或其他部位脓肿：在国外，有人认为腹腔内感染是发热待查中最常见的病因，尤其以肝脓肿和膈下脓肿最为多见，其次为盆腔脓肿。如临床上有发热、肝肿大压痛、右横膈活动受限、黄疸等表现，肝脓肿诊断并不困难，但上述常见症状可只出现于疾病的后期，在病程早期，发热可为唯一的症状。

除腹腔脓肿外，有时齿龈脓肿和脑脓肿也可能是原因不明发热的病因。文献中称之为牙源性发热、慢性齿槽瘘及齿龈脓肿，热程可长达数月。

5）慢性尿路感染：可缺少尿路刺激症状，尿常规可以正常（慢性尿路感染可以间歇性排脓尿），但尿培养阳性可以确诊。

（2）非感染性炎症性疾病（non-infectious inflammatory diseases，NIID）：该组疾病在 FUO 中所占的比例近年来有所上升，占 20%～30%，常见的病因包括以下。

1）系统性红斑狼疮：本病多见于年轻女性，90% 以上的病例可出现发热；若临床表现典型，诊断多无困难，但部分病例仅以发热为主要表现而缺乏典型皮疹。当发热为首发症状，而皮疹、骨关节与心肾及其他系统损害不明显时则较易误诊为感染性疾病。

2）成人斯蒂尔病：临床表现为高热、关节痛、肌痛、反复一过性多形性皮疹、白细胞计数增高，并可有淋巴结肿大、肝脾肿大、心包炎或胸膜炎与皮下结节。血培养多次阴性、抗生素无效而激素治疗有效支持本病的诊断。本病多在少年期发病，间隔 10 年无症状；而在成年时再出现症状。斯蒂尔病缺乏特异性诊断，需除外其他疾病后始能做出确诊。

3）老年性颞动脉炎：颞动脉炎多发生于 60 岁以上年龄组，病者可有发热（一般为中等热）、头痛、视力障碍、多发性肌痛、关节痛。颞动脉呈条索状，有结节和压痛，部分搏动消失。颞动脉活检的阳性率约 60%，此与病变可能呈节段性分布有关。

4) 混合性结缔组织病(MCTD)：1972 年，Sharp 提出本病是独立的疾病，以女性多见(约占 80%)。症状不一，可如红斑狼疮或硬皮病样，或以皮肤表现为主，但又难以确定究竟属哪一种疾病。其中雷诺现象尤为突出(见于 90% 患者)，可早于其他症状几个月或几年出现，约 2/3 雷诺现象患者有食管蠕动低下，手呈弥漫性肿胀，失去弹性，不易捏起，手指呈腊肠样，皮肤硬化，面硬肿，皮肤紧张增厚，弹性差。肾脏可轻度累及或不累及。高效价的 RNP 抗体阳性是本病的特征之一。必须注意的是重叠结缔组织病者的症状同时符合两种以上疾病的诊断，且无高滴度 RNP 抗体。以往认为 MCTD 累及肾脏者少，对皮质激素疗效好，预后佳，但近年来发现成人病死率为 4%～7%。儿童病例病情较凶险，心和肾受累较成人为多，可有严重血小板低下。

5) 克罗恩病：活动性肠道炎症及组织破坏后毒素的吸收均可导致发热，一般为低热或中等度热，但在急性重症患者或有化脓性并发症时可出现高热伴畏寒、寒战。个别患者仅有发热而无肠道症状，造成诊断困难。

(3) 肿瘤性疾病：随着 CT、MRI 等影像学技术的发展，其所占比例有所下降，占 10%～20%。

1) 淋巴瘤：淋巴瘤以发热为主要症状或首发症状者占 16%～30%，周期热最具特征，Pel-Ebstein 型热(3～10 d 的发热期与无热期交替)常提示霍奇金病。周期热型淋巴瘤病程较长，最长可达 3～4 年。由于本病可无特异性症状，浅表淋巴结肿大亦可以不明显，因此诊断相当困难，部分患者在死亡后尸检方能明确。无其他原因可解释的血清乳酸脱氢酶持续增高可能是诊断的线索(因肿瘤细胞代谢旺盛)。无创伤性检查如 CT、B 超、MRI、PET/CT 等均有助于了解腹腔与腹膜后有否肿大的淋巴结；PET/CT 检查对淋巴瘤累及部位及性质的评估有一定作用。

2) 白血病：急性白血病可伴有发热，诊断并不困难。造成诊断困难的是非白血病性白血病的白血病前期(preleukemia)，外周血象可以正常，骨髓涂片亦无法确定诊断。通常认为白血病前期以发热为主要表现者占 10%～39%，除发热外尚有贫血、紫癜、粒细胞减少等表现，发热多见于单核细胞性白血病的前期。

3) 肝肿瘤和其他实体性肿瘤：肝癌可引起长期原因不明发热，国内以原发性肝癌为多，国外则以转移性肝癌为多；肾癌很隐匿，约 10% 的肾癌患者以发热为主要表现，体温可高达 39℃～40℃以上，肿瘤切除后发热即可中止。胰腺癌、肺癌及骨癌等实体性肿瘤发热相对较少，多与广泛转移伴肿瘤坏死或引流管道阻塞感染有关。

(4) 其他：约占 10%，包括肉芽肿性疾病、栓塞性静脉炎、溶血发作、隐匿性血肿、周期热及伪装热等。

上述四大类原因囊括了 80%～90% 的 FUO 病因。但是，尽管在具有一定规模的医院中，有较丰富临床经验的医师诊治，并且应用了现代医学仪器、分子生物学与生物化学等诊断技术，仍有约 10% 的 FUO 患者始终不能查明原因，而且这一比例仍有不断升高的趋势。

3. 诊断　发热待查的病因虽极为复杂，但如能详细询问病史，进行详尽的体格检查以及必要的实验室和辅助检查，则绝大多数的发热病因可以查明。

(1) 重视病史采集的重要性：详细的采集病史与全面的体格检查是诊断的重要步骤。对发热患者尤应注意以下几点。

1) 观察体温：在对 FUO 患者着手进行观察前，首先必须确定患者是否发热。必要时口腔与直肠温度同时记录。因为主诉发热的患者中有少数经观察证明无发热，而是生理性体温波动或伪装热。

2) 观察热程与伴随症状：热程长短对 FUO 诊断具较大参考价值。一般来说，热程短，有乏力、寒战等毒性症状者，在抗生素应用、病灶切除、脓肿引流后发热即终止，全身情况也随之改善，则有利于感染性疾病的诊断。如热程中等，但呈渐进性消耗、衰竭者，则以肿瘤多见；热程长，无毒性症状，而发作与缓解交替出现，则有利于结缔组织病的诊断。一项研究显示热程超过 6 个月的 FUO 患者，仅有 6% 最终确诊为感染性疾病。

发热的伴随症状中，寒战、结膜充血、皮疹、呼吸道症状、神经系统症状、心血管系统症状、胃肠道症状、黄疸、肝脾和淋巴结肿大、出血现象等均有重要参考价值。可按照症状与体征的特点做出相应的诊断。

3) 仔细追溯病史：详细询问病史是进行正确诊断的重要环节，尤其是对缺乏客观体征的长期发热患者更为重要。常规询问病史往往因患者记忆不清而漏述。反复追溯病史，常可从中获得线索。特别注意的是既往发热病史、用药史、外科手术史、输血史、动物接触史、职业史、业余爱好史及旅游史等。如布鲁菌病多见于从事畜牧业(尤其是动物接生)的人群中；同性恋者及静脉毒品成瘾者的发热待查常以艾滋病或合并机会性感染的可能性较大。

(2) 全面反复的体格检查：包括每天观察一般情况，检查皮肤、甲床、淋巴结、五官、心、肺、肝、胆囊、脾、外阴及肛门、脊柱与四肢及神经系统等。要重视新出现的尤其是一过性的症状和体征，并据此作有关的检查，对确诊可有相当重要的意义。

皮疹和发热疾病的病因有密切相关。临床医生必须能识别所见的各种类型的皮肤损害，关注皮疹的分布及其与发热过程和其他症状的相关性。皮疹形态学在 FUO 病因鉴别诊断中有一定的意义：结节型皮疹常见于分枝杆菌感染、侵袭性真菌感染及恶性肿瘤等；淤点/淤斑可见于感染性心内膜炎和一些血液系统疾病等；荨麻疹可见于急性血吸虫病和药物热等疾病；疱疹/大疱型皮疹可见于假单胞菌、链球菌、奈瑟菌及弧菌等感染及药物热等疾病；斑疹/丘疹型皮疹可见于各种细菌性、病毒性感染性疾病，也可见于非感染性炎症性疾病、肿瘤或药物热等疾病。

淋巴结肿大也是常见的体征，可能提示了许多疾病，包括感染和非感染性疾病。淋巴结病可以是局部的，也可以是全身的。局部的淋巴结肿大可见于局部或一些全身性疾病(如 EB 病毒感染的颈部淋巴结增大和其他病毒性疾病)。全身淋巴结病常提示全身性的异常。对增大淋巴结的组织病理学检测可能有助于疾病的诊断。

肝脾肿大为发热性疾病的病因研究提供了重要线索，常提示某些特殊感染或骨髓、单核巨噬系统的恶性病变。黄疸也可缩小鉴别诊断的范围，除了病毒性肝炎以及其他主要影响肝脏的疾病外，其他病原体导致的脓毒症也可产生高胆红素血症。

(3) 辅助检查在诊断中的意义：实验室检查在诊断中具有重要意义，但应根据具体病例有选择、有目的地进行,必要时应反复送检以提高阳性率,既不可过分信赖,也不可忽视检查结果,应结合临床表现分析判断。血常规、尿常规、肝功能、红细胞沉降率;血、尿的细菌培养以及胸部 X 片、腹部 B 超等检查简易可行,可列为常规。如嗜异性凝集试验等特异性的血清学检查、肿瘤抗原、自身抗体等风湿病指标、CT 及 MRI、放射性核素、PET/CT、活组织检查等可视病情需要进行。对 FUO 患者,一般来说约有 25% 可依靠非创伤性检查获得诊断,而更多的患者(约 50%)则往往需要一次或多次活组织检查方能明确。当发热待查患者缺少特异性临床症状及体征时,则应作全面的实验室检查,一旦有异常发现再予追踪。

在常规的辅助检查不能获得明确的线索时,可以考虑应用一些成本较高的全身性影像学筛查,以获得隐藏的发热病因线索。^{18}F-脱氧葡萄糖正电子发射断层造影术(^{18}F-FDG-PET)在发热待查中的地位也逐渐被重视。PET-CT/PET-MRI 结合 PET 和 CT 或 MRI 的功能,不仅可全身扫描,还可同时提供病灶的功能改变和形态改变,很好地弥补了 CT 或 MRI 的不足。FUO 应用 PET/CT 检查的诊断效率、路径、经济学价值以及结果评估仍有待大样本量分析验证。阳性 PET 结果具有较大的病灶指向性意义,但阴性结果未必“无用”。长期随访发现,经过前期检查无诊断依据,且 PET-CT 检查阴性患者多数预后良好。因为费用昂贵,对于哪一类 FUO 患者采用 PET-CT/PET-MRI 检查仍是争论焦点。

【治疗原则】

对发热待查患者按前述诊断方法与步骤明确诊断后,可针对病因作出相应的处理和治疗。但是在病因未明时,合理的处理十分重要,其中尤应注意下列问题。

1. 糖皮质激素的应用 糖皮质激素具良好的退热作用,但改变了原有的热型和临床表现,使诊断发生困难,长期应用还加重原有的感染性疾病或诱发二重感染等并发症,延误必要的治疗。因此,一般情况下不主张在病因未明的发热患者中使用糖皮质激素。少数情况下,患者高度怀疑为药物热、成人斯蒂尔病等变态反应性疾病且病情紧急时,方可在有经验的医师指导下谨慎使用糖皮质激素类药物。

2. 抗菌药物的应用 几乎所有发热待查的患者收住入院前均已不同程度接受了抗菌药物的治疗,其中大量患者最后证实并不需要这类治疗。对急性高热病者,疑为感染性发热且病情严重时,可在必要的实验室检查和各种培养标本采取后,根据初步临床诊断予以经验性的抗菌治疗。

3. 退热剂的应用 体温<39℃的患者一般不需使用,但对于高热中暑、手术后高热、高热谵妄、婴幼儿高热等应采取紧急降温措施。退热剂降温应审慎,体温骤然下降伴大量出汗时,可导致虚脱或休克,老年人和体弱者尤应注意。

4. 诊断性治疗 当病因一时难以查明时,在不影响进一步检查的情况下,按可能性较大的病因进行诊断性治疗,期待获得疗效而作出临床诊断。必须指出,诊断性治疗应选用特异性强、疗效确切及安全性大的治疗药物,剂量应充足并完成整个疗程,无特殊原因不得随便更换试验药物,治疗有效后方可作为临床诊断的依据。如对于疑为疟疾的患者,多次血片或骨髓涂片中始终未能查见疟原虫,可试用氯喹,治疗成功后可作出疟疾的临床诊断。其他如结核病、阿米巴性肝脓肿等疾病也是常见的可以采用诊断性治疗的病种,但需要指出的是对结核疑似患者进行诊断性治疗时观察时间应足够长,一般以 3～4 周以上为宜。

　　对部分症状轻微,经过详细检查仍不能明确病因的发热待查患者,也可在专科门诊进行长期随访而不作特殊处理,确有不少患者可获自愈。

（陈　澍　翁心华）

主要参考文献

陈澍,翁心华. 发热. 林果为,王吉耀,葛均波. 实用内科学[M]. 15 版. 北京:人民卫生出
　　版社,2017:268-277.

第二十章　旅行相关感染和输入性疾病

【概述】

与旅行相关的感染可通过肠、呼吸、媒介传播和（或）性接触获得。根据 GeoSentinel（对生病的旅行者进行疾病监测的临床站点网络），最常见的症状诊断包括胃肠道症状、高热和皮肤病。

【流行病学】

在旅行途中和旅行归来后患病很常见，许多研究评估了到发展中国家旅行的归国旅行者发热的流行病学。约 2/3 归国旅行者的主要表现为五大综合征：无局部表现的全身性发热性疾病、急性腹泻、皮肤疾病、慢性腹泻及非腹泻性胃肠功能紊乱。发热是患病归国旅行者中的就诊的一个主要原因。发热患者中最常见的诊断是疟疾和登革热。

旅行归来者的询问病史的重要元素包括以下。

（1）严重的疾病。

（2）旅行行程和旅行时间。

（3）与国际旅行有关疾病的发病时间。

（4）既往病史和药物治疗。

（5）旅行前咨询的历史。

1）旅行免疫接种。

2）是否坚持疟疾化学预防。

（6）个人暴露史。

1）住宿类型。

2）采取昆虫预防措施（如驱蚊剂，蚊帐）。

3）饮用水源。

4）摄入生肉或海鲜或未经高温消毒的乳制品。

5）昆虫或节肢动物咬伤。

6）淡水暴露（如游泳，漂流）。

7）动物咬伤和划痕。

8）体液暴露（如纹身，性活动）。

9）海外医疗（如注射，输血）。

大多数患病的旅行者在从目的地返回后的 1 个月内就医，因为大多数常见的旅行相关感染都有较短的潜伏期。然而，有时候血吸虫病、利什曼病或结核病等感染可能会持续数月甚至数年。因此，在不寻常的情况下，详细的历史记录可能会有所帮助。表 20-1 列出了最常见的潜伏期短的旅行相关感染。

表 20－1　旅行后头两周内出现发热的相关疾病

综　合　征	可　能　的　原　因
系统性发热性疾病,具有初始非特异性症状	疟疾 登革热 伤寒 立克次体病(如丛林斑疹伤寒,斑点热) 东非锥虫病 急性 HIV 感染 钩端螺旋体病 埃博拉出血热 病毒性出血热
中枢神经系统受累的发热	脑膜炎球菌性脑膜炎 疟疾 虫媒病毒性脑炎(如日本脑炎病毒,西尼罗河病毒) 东非锥虫病 管圆线虫病 狂犬病
有呼吸道症状的发热	流感 细菌性肺炎 急性组织胞浆菌病或球孢子菌病 军团菌肺炎 Q 热 疟疾 兔热病 肺鼠疫 中东呼吸综合征(MERS)
发热和皮疹	登革热 基孔肯雅热 寨卡病毒病 麻疹 水痘 斑疹热或斑疹伤寒组立克次体病 伤寒 细小病毒 B19 感染 单核细胞增多 急性 HIV 感染

对患者的诊断思路和处理方法首先需要了解世界地理,230 个左右国家的流行病学情况及各种疾病的临床表现。多数返回旅行者的具体旅行目的地与某些疾病的诊断相关。可以通过这些特定目的地的差异来指导诊断和经验性治疗。

【临床表现】

前往发展中国家旅行后患病最常见的临床表现包括全身性发热,腹泻和皮疹。其他还包括呼吸道症状和嗜酸性粒细胞增高等情况(表 20－2)。

表 20‑2 常见的临床表现和应该考虑的相关疾病

常见的临床发现	热带旅游后需考虑的疾病
发热伴有皮疹	登革热、基孔肯雅热、寨卡病毒病、立克次体感染、伤寒(皮肤改变可能不明显或没有)、急性 HIV 感染、麻疹
发热伴有腹痛	伤寒、阿米巴肝脓肿
发热伴白细胞计数正常或降低	登革热、疟疾、立克次体感染、伤寒、基孔肯雅热、寨卡病毒病
发热伴出血	病毒性出血热(登革热和其他)、脑膜炎球菌菌血症、钩端螺旋体病、立克次体感染
发热伴关节痛或肌痛	基孔肯雅热、登革热、寨卡病毒病
发热伴嗜酸性粒细胞增多	急性血吸虫病、药物过敏反应、片吸虫病和其他寄生虫感染(罕见)
发热伴肺部浸润	常见的细菌和病毒病原体、军团病、急性血吸虫病、Q 热、钩端螺旋体病
发热伴精神状态改变	脑型疟疾、病毒性或细菌性脑膜脑炎、非洲锥虫病、丛林斑疹伤寒
单核细胞增多症	Epstein-Barr 病毒感染、巨细胞病毒感染、弓形虫病、急性 HIV 感染
发热持续＞2 周	疟疾、伤寒、Epstein-Barr 病毒感染、巨细胞病毒感染、弓形虫病、急性 HIV 感染、急性血吸虫病、布鲁氏菌病、肺结核、Q 热、内脏利什曼病(罕见)
旅行归来后＞6 周发病,发热	间日疟或卵形疟、急性肝炎(乙型、丙型或戊型)、结核、阿米巴肝脓肿

　　发热通常伴随着返回旅行者的严重疾病。因为它可以是疟疾等快速进展性感染,临床医生必须开始早期评估,尤其是最近几个月访问疟疾流行区的人。最初的重点是评估发热的返回旅行者应该确定快速进展,可治疗或传播性强的感染。在某些情况下,如果旅行者在旅行时感染了可能具有传染性的威胁公众健康的病原体(如黄热病或埃博拉病毒),应该及时进行传染病传报和采取恰当的隔离防护措施(表 20‑3)。

表 20‑3 发热的常见原因(按旅行目的地区域划分)

地理区域	常见的热带疾病引起的热病	在旅行者中引起暴发或集群的其他感染
加勒比海	基孔肯雅热、登革热、疟疾(海地)、寨卡病毒病	急性组织胞浆菌病、钩端螺旋体病
中美洲	基孔肯雅热、登革热、疟疾(主要是间日疟原虫)、寨卡病毒病	钩端螺旋体病、组织胞浆菌病、球孢子菌病
南美洲	基孔肯雅热、登革热、疟疾(主要是间日疟原虫)、寨卡病毒病	巴尔通体病、钩端螺旋体病、伤寒、组织胞浆菌病

续 表

地理区域	常见的热带疾病引起的热病	在旅行者中引起暴发或集群的其他感染
中南亚	登革热、伤寒、疟疾(主要是非恶性疟原虫)	基孔肯雅热
东南亚	登革热、疟疾(主要是非恶性疟原虫)	基孔肯雅热、钩端螺旋体病
撒哈拉以南非洲	疟疾(主要是恶性疟原虫)、蜱虫立克次氏体(南部非洲发热的主要原因)、急性血吸虫病、登革热	非洲锥虫病、基孔肯雅热、伤寒、丝虫病

虽然大多数旅行者腹泻病例是急性和自限性的,但一定比例的旅行者会出现持续(>14 d)的胃肠道症状。持续性旅行者腹泻的发病机制通常属于以下广泛类别之一:①持续性一种或多种病原体感染;②先前未确诊的胃肠道疾病因为肠道感染而加重;③感染后现象。

皮肤问题是返回旅行者中最常见的医疗问题。皮肤问题通常属于以下类别之一:①伴有发热的,通常是皮疹或继发细菌感染;②不伴有发热的。大多数皮肤问题都很轻微,并没有发热。

返回的旅行者经常出现呼吸道疾病,通常与常见的呼吸道病毒有关。严重的呼吸道症状,特别是与返回的旅行者发热有关,应该提醒医生注意常见的传染病,如季节性流感,细菌性肺炎和疟疾,但也可能提示更多不常见的疾病,如军团病。如果旅行史匹配且呼吸系统症状没有明确的替代诊断,那么如 MERS 和 H7N9 禽流感应该需要考虑鉴别诊断。一旦疑似这类疾病,应立即通知当地卫生主管部门和疾病预防控制中心。

返回的旅行者中嗜酸粒细胞增多表明可能有蠕虫感染。过敏性疾病,血液系统疾病和一些其他病毒、真菌和原生动物感染也可引起嗜酸性粒细胞增多。寄生虫的肺部迁移过程中可能存在发热和嗜酸性粒细胞增多,如钩虫,蛔虫和类圆线虫。急性血吸虫病也是发热和嗜酸性粒细胞增多的原因,并且可能与肺部浸润有关。与嗜酸性粒细胞增多相关的其他寄生虫感染包括慢性类圆线虫病,内脏幼虫迁移,淋巴丝虫病和急性旋毛虫病。

【治疗】

大多数旅行后疾病可以在门诊进行治疗,但是一些患者,特别是患有系统性发热疾病的患者,可能需要住院治疗。此外,可能具有严重传染性的感染,例如埃博拉或MERS,需要加强感染控制措施,并可能需要更高水平的护理。严重的临床症状,如急性呼吸窘迫,精神状态改变和血流动力学不稳定,需要住院治疗。如果怀疑患有疟疾,临床医生应该降低收治发热患者的门槛。因为疟疾可能延迟诊断确认,并且可能迅速发生并发症。如果患者无法可靠地进行随访,或者如果疾病可能迅速恶化且没有人在家帮助,将患者安排住院监护治疗则显得尤为重要。建议在严重的旅行相关感染,诊治复杂或诊断不明确病例时咨询感染科专科医师。热带医学或传染病专家应参与需要专门治疗的病例,如脑囊虫病,重症疟疾和利什曼病等。

【预防】

1. 旅行前评估　出行前至少 1 个月应进行医疗咨询,以便有时间进行全面评估和免疫接种。一般病史应包括相关的基础医学状况和当前的药物治疗,对抗菌药物或疫苗成分(鸡蛋,明胶)过敏的历史,是否怀孕等。还应该了解旅行的行程,持续时间和目的可以帮助估计暴露于地方病的风险。在主要度假胜地和一流酒店住宿所带来的风险要比参观设施落后的乡村住所或营地少。

2. 疫苗接种和预防　旅行者的免疫可以分为 3 类:常规预防,旅行所需及根据接触疫苗可预防疾病的风险而推荐。与疟疾预防有关的问题包括如何避免蚊虫叮咬和使用药物进行预防。旅行者腹泻的风险如果有指征,应进行复查并提供推定性自我治疗药物。

3. 行为预防措施　在卫生和个人卫生较差的地区,请小心食物和水。进食前应始终洗手。食物和水的污染可传播的传染病包括旅行者的腹泻以及甲型和戊型肝炎。也可能发生寄生虫感染的传播。在这种情况下,旅行者应避免食用自来水,自来水制冰以及用自来水冲洗过的生食。建议饮用煮沸过的,消毒剂处理过的或瓶装水。碳酸饮料,啤酒,葡萄酒和开水冲饮是安全的。食物应煮熟并趁热食用。应避免未经巴氏消毒的乳制品和未煮熟的鱼或肉。

前往疟疾、登革热、基孔肯雅热、寨卡病毒病和其他病媒传播疾病地区的旅行者应获得有关预防蚊子叮咬方法的说明。这些措施通常也可有效减少白蛉、蜱虫和其他昆虫叮咬的风险。措施包括:在蚊子叮咬期间避免户外暴露(对于疟疾,日本脑炎和西尼罗河病毒,应在黄昏至黎明之间;对于登革热,基孔肯雅热,寨卡和黄热病则应在白天进行);可减少皮肤暴露量的穿着衣服;使用驱虫剂;用杀虫剂处理织物(包括衣服)。

旅行者如流感和其他呼吸道病毒等呼吸道感染很常见。应强调良好手部卫生的重要性,并考虑适当的疫苗接种。在前往流行地区的旅行者中,结核病也是重要的呼吸道病原体。

在血吸虫病流行的地区,应避免在淡水中游泳。即使在漂流或游泳期间短时间暴露于受感染的水中也足以传播。漂流和其他与水有关的活动,包括暴露于洪水中,也可能导致钩端螺旋体病。

还应注意避免赤脚行走在海滩上,因为沙滩的沙子或海水恰好可能被人或犬的粪便污染。此类接触可能导致接触钩虫或类圆线虫幼虫。幼虫的感染可导致皮肤幼虫移行症,钩虫病或类圆线虫病。

应警告旅客不要靠近动物,并应告知他们被动物叮咬和抓挠(包括狂犬病)的潜在风险。

应提醒旅客注意性接触,尤其是在艾滋病毒,乙型肝炎和其他性传播感染高发地区,并应建议使用避孕套。

(王新宇)

主要参考文献

1. Freedman DO,Chen LH,Kozarsky PE. Medical considerations before

international travel [J]. N Engl J Med，2016，21，375（3）：247 - 260.

2. Thwaites GE，Day NP. Approach to fever in the returning traveler [J]. N Engl J Med，2017，376（6）：548 - 560.

第二十一章 医 院 感 染

自从有医疗操作就伴随有医院感染,人们对医院感染的关心和研究起始于18世纪中叶,控制产褥热的过程中引入了医院感染与手卫生的概念与实践。我国医院感染专业防控起步较晚,1986年才开始系统性开展医院感染工作,经过30多年发展和积累,我国医院感染感染管理的外部环境条件和自身内部因素都发生了巨大变化,尤其是2003年的SARS、2019年的COVID-19,重新暴露出医院感染的众多问题,医院感染管理面临着众多挑战。

【定义】

1. 医院感染(nosocomial infection 或 hospital infection,NI) 医院感染是指住院患者在医院内获得的感染,包括在住院期间发生的感染和在医院内获得出院后发生的感染,但不包括入院前已开始或者入院时已处于潜伏期的感染。医院工作人员在医院内获得的感染也属医院感染。

2. 医疗保健相关感染(healthcare-associated infection,HAI) 患者或就诊者在诊断、治疗和预防等医疗保健活动中所获得的感染。

3. 标准预防(standard precautions) 标准预防是针对医院所有患者和医务人员的一组预防感染措施,假定患者血液,体液,分泌物(不包括汗液),排泄物均具有传染性,需进行隔离,不论是否有明显的血迹污染或是否接触非完整的皮肤与黏膜、接触上述物质者必须采取防护措施的一种预防手段。广义的标准预防包括手卫生、个人防护用品、呼吸道卫生和咳嗽礼仪、预防针刺伤、环境清洁消毒及医疗废物处置。

【传染病的消毒和隔离】

进入21世纪以来,我国先后经历了SARS、人感染高致病性禽流感、甲型H1N1流感、COVID-19等突发新发传染病的考验,同时,艾滋病、结核、疟疾、埃博拉等传统的重大传染病防控形势依然严峻。为患者实施的诊疗过程中,医务人员首先应遵守并落实标准预防要求,同时根据传染病的传播途径采取针对性预防措施。

1. 标准预防措施

(1) 手卫生:手卫生是预防医院感染最方便、最简单、最经济、最有效的措施。医务人员的手在很多传染性疾病病原体的传播方面扮演了重要的角色。通过规范手卫生可以明显减少医院感染,曾有报道每使用1英镑的免洗手液可节省使用抗菌药物的花费9~20英镑。

根据世界卫生组织和我国《医务人员手卫生规范》的要求,医务人员首先应严格遵循手卫生的五大时机即"两前三后",做到"应洗尽洗"。"两前三后"包括:接触患者前、无菌操作前、接触患者后、接触患者周围环境及物品后、接触血液体液后。医疗机构应通过宣教、督导、考核等方式,提高手卫生的依从性。

医疗机构应提供充足、便捷的手卫生相关设施,包括非接触式水龙头、防喷溅的水槽、洗手液、水龙头、擦手纸等流动水洗手设施及快速手消毒液。手卫生设施应设置在最靠近诊疗操作场所的地方,尽可能方便医务人员使用。当手部存在肉眼可见的污染时应采用流动水洗手,否则应首选快速手消毒液消毒双手。洗手池由于其湿度大,容易造成污染,故数量不宜太多,且建议远离病床。手卫生设施附近应张贴手卫生宣传彩页,提醒医务人员应根据六步洗手法规范进行手卫生。

医疗机构应定期对重点场所如手术室、重症监护病房等场所工作的医务人员进行手卫生消毒效果监测,当怀疑发生与医务人员手卫生有关的医院感染暴发时,应及时开展监测,并进行相应致病性微生物的检测。

(2)个人防护用品:正确的选择和使用个人防护用品能有效防止职业暴露的发生,从2019年底新冠疫情来看,各医疗机构应根据本机构的特点,储备合适种类和数量的个人防护用品以满足应急需求和日常使用。

个人防护用品包括口罩、护目镜或防护面屏、手套、隔离衣或防护服、鞋套和帽子。医疗机构应评估每个诊疗操作的风险,选择性科学穿戴个人防护用品,但注意"到位而不越位",不要盲目增加防护级别。

1)口罩:医用外科口罩适用于远距离(>1 m)接触飞沫传播的传染病患者、对密切接触者观察、以及手术部(室)工作或护理免疫功能低下患者、进行有血液、体液、分泌物(不包括汗液)、呕吐物、排泄物等喷溅的操作或侵入性操作、无菌操作。医用防护口罩适用于:接触经空气传播传染病患者、近距离(≤1 m)接触飞沫传播的传染病患者或进行产生气溶胶操作。预检分诊及全院诊疗区域应使用医用外科口罩,需正确佩戴。原则上在发热门诊、隔离留观病区(房)、隔离病区(房)和隔离重症监护病区(房)等区域应佩戴医用防护口罩。口罩一般4 h更换,污染或潮湿时随时更换。

2)乳胶检查手套:适用于接触无菌组织或器官及破损的黏膜或皮肤,以及可能发生锐器伤的操作时。在预检分诊、发热门诊、隔离留观病区(房)、隔离病区(房)和隔离重症监护病区(房)等区域使用,但需正确穿戴和脱摘,注意及时更换手套。禁止戴手套离开诊疗区域。戴手套不能取代手卫生。

3)护目镜:适用于接触可能发生患者血液、体液、分泌物(不包括汗液)、呕吐物、排泄物等喷溅或产生气溶胶操作。在隔离留观病区(房)、隔离病区(房)和隔离重症监护病区(房)等区域,以及采集呼吸道标本、气管插管、气管切开、无创通气、吸痰等可能出现血液、体液和分泌物等喷溅操作时使用。禁止戴护目镜离开上述区域。如护目镜为可重复使用的,应当消毒后再复用。其他区域和在其他区域的诊疗操作原则上不使用护目镜。

4)面罩/防护面屏:适用于接触可能发生患者血液、体液、分泌物(不包括汗液)、呕吐物、排泄物等喷溅或产生气溶胶操作。如为可重复使用的,用后应消毒方可再用;如为一次性使用的,不得重复使用。护目镜和面罩/防护面屏不需要同时使用。禁止戴着面罩/防护面屏离开诊疗区域。

5)隔离衣:适用于接触经接触传播的感染性疾病患者(如传染病患者、多重耐药菌感染患者)或其周围环境等时,或对患者实行保护性隔离时(如大面积烧伤、骨髓移植等患者的诊疗、护理等),或可能轻微受到患者血液、体液、分泌物(不包括汗液)、呕吐物、排泄物污染。预检分诊、发热门诊使用普通隔离衣,隔离留观病区(房)、隔离病区(房)和隔离重症监护病区(房)可使用防渗一次性隔离衣,为多重耐药菌隔离患者进行诊疗操作应穿戴一次性隔离衣,患者实施保护性隔离应穿戴一次性隔离衣,其他科室或区域根据是否接触患者使用。一次性隔离衣不得重复使用。如使用可复用的隔离衣,使用后按规定消毒后方可再用。禁止穿着隔离衣离开上述区域。

6)医用防护服:适用于接触甲类及乙类按甲类管理的传染病患者、传播途径不明的新发传染病患者。发热隔离留观病区(房)、隔离病区(房)和隔离重症监护病区(房)使用。防护服不得重复使用。禁止戴着医用防护口罩和穿着防护服离开上述区域。其他区域和在其他区域的诊疗操作原则上不使用防护服。

根据诊疗操作暴露风险,将个人防护用品分为三级。

一级防护:穿工作服、戴医用帽、隔离衣、手套和医用外科口罩。

二级防护:戴医用防护口罩,医用帽、隔离衣或防护服、手套、穿鞋套,必要时戴护目镜或防护面屏。

三级防护:戴医用防护口罩,医用帽、防护服、手套、穿鞋套(防渗漏靴套)、戴护目镜或防护面屏,必要时加戴全面型呼吸防护器。

应正确地穿戴和脱卸防护用品,先脱重污染后脱轻污染,脱卸过程中随时进行手卫生,口罩永远最先戴最后脱,需要在认为安全的地方才可以脱卸口罩。如发热隔离病区医务人员的防护用品脱卸应分脱卸一区和二区,脱卸区域宜采用专人或视频监控进行脱卸流程监管,避免脱卸过程中的职业暴露。

(3)呼吸道卫生咳嗽礼仪:呼吸道卫生(咳嗽)礼仪是通过源头控制预防呼吸道病原体传播的一项综合措施,适用于所有具有呼吸道症状和体征的人员,包括医务人员、患者和探视者。

所有具有呼吸道症状和体征的人员,包括医务人员、患者和探视者,应该做到以下几点。

1)咳嗽或打喷嚏时使用纸巾或手帕遮掩口鼻,否则应用臂弯遮掩口鼻。

2)若有呼吸道症状应戴一次性外科口罩,否则尽可能与其他人员保持至少 2 m 的间距。

3)使用后的纸巾应丢进垃圾桶。

4)双手接触呼吸道分泌物后应做手卫生。

(4)环境清洁消毒:污染的环境表面在传播 HAIs 病原体中发挥了重要作用,医务人员接触患者及其所处环境或所用物品会导致被具有流行病学意义的病原微生物污染的几率较高,规范的环境清洁消毒是预防和控制 HAIs 的重要基础。

根据世界卫生组织《医院活动性感染预防控制实践指南》将医院划分为 3 类区域,不同区域采取不同的清洁与消毒策略。

1)低度环境感染风险区域:通常不接触患者或患者血液、体液、排泄物和分泌物等液体物质。此类区域的环境和物体表面每天采用清水湿式卫生为主,对于有明显污物、污渍的表面辅以清洁剂去污。

2) 中度环境感染风险区域:医疗机构的普通门急诊及住院病区。通常为非感染性患者接受诊疗的场所,但存在接触患者血液、体液等感染性物质的隐患。此类区域的环境和物体表面每天采用清水加清洁剂的清洁措施;对遭受血液、体液、呕吐物和排泄物污染的区域,在清洁的基础上实施消毒措施。一旦出现感染性患者或多重耐药菌患者,应提升至高度风险区域的清洁消毒措施。

3) 高度环境感染风险区域:收治感染性疾病患者的区域、ICU、临床检验部门、消毒供应中心等属于高度感染风险区域或保护性隔离区和诊治极度易感患者的区域,如手术室、产房、新生儿、创伤病房、导管室和血透中心等。此类区域通常为可能高频次接触感染性疾病或多重耐药菌感染患者,从上述患者处采集的标本,或遭受其血液、体液、排泄物和分泌物等污染的环境、医疗器械和物品等的场所,存在较严重的环境和物体表面常规采用消毒剂溶液,或使用含有消毒剂的清洁剂进行去污清洁。此类区域的清洁每天不少于2次,并视区域内清洁的总体水平而适当提高强度,增加清洁消毒频率。通常情况下可选择中、低水平消毒剂,建议采用消毒湿巾作为清洁工具,以提高清洁与消毒的依从性和有效性。

清洁是任何消毒措施基础的重要前提,没有良好的清洁质量作保障,任何消毒措施都难以发挥出应有作用。清洁剂、消毒剂溶液在现场使用中不得"重复浸泡",即使用后或污染的抹布、拖把等不得再次浸泡于清洁剂、消毒剂溶液中。

消毒时应针对病原体特点选择消毒剂,如环境或物表被艰难梭菌、诺如病毒等污染应采用高水平消毒剂,被分枝杆菌等污染应采用中水平消毒剂,被细菌繁殖体和亲脂类病毒如新冠病毒等污染可采用低水平消毒剂。环境清洁卫生应遵循先清洁后消毒的原则。推荐使用微细纤维材料的抹布和地巾,抹布和地巾应分区域使用,用后统一清洁消毒,干燥备用,应机械清洗,热力干燥或采用一次性消毒湿巾。多重耐药菌污染的环境应增加消毒频次,而不需要增加消毒剂浓度。

医疗机构应开展环境清洁效果监测,包括目测法、微生物学检测、荧光标记、ATP检测等。

(5) 器械清洁消毒:医疗器械相关感染的预防与控制是医院感染管理的重要内容,其目标是切断微生物经医疗器械传播的途径,实践证明,通过开展医疗器械清洗、消毒、灭菌管理,落实感染预防措施,降低医疗器械相关感染的风险,对保障患者安全和医务人员职业安全,实现医疗质量的持续改进发挥了重要作用。2016年国家卫生行政部门修订颁布了《消毒供应中心第一部分:管理规范》(WS310.1-2016)、《消毒供应中心第二部分:清洗消毒及灭菌技术操作规范》(WS310.2-2016)、《消毒供应中心第三部分:清洗消毒及灭菌效果监测标准》(WS310.3-2016),进一步明确了医疗机构对医疗器械清洗、消毒与灭菌的管理责任,规范消毒供应中心(Central Sterile Supply Department,CSSD)人员的操作行为和医疗器械处置的质量管理要求等。

医疗机构应明确各相关部门、医务人员以及其他相关人员在防控器械相关医院感染和医疗器械清洗、消毒、灭菌工作中所承担的责任,结合本部门工作特点,严格遵守消毒隔离制度,规范执行消毒隔离措施。

完善消毒供应中心集中管理,加强复用医疗器械处置全过程监管。集中管理的基本要求包括:CSSD 面积满足实际工作需求,医疗机构全部重复使用的医疗器械、器具和物品统一回收至 CSSD,集中进行统一的清洗、消毒或灭菌,部分科室如口腔可集中由 CSSD 负责统一回收、清洗、消毒灭菌和供应,也可由器械使用部门承担相关任务规范处理。

外来器械是有医疗器械生产、销售企业提供给医疗机构使用的可以重复使用,主要用于放置植入物手术的手术器械。医疗机构应建立专项管理制度,对植入物与外来医疗器械管理、交接和清洗、消毒及灭菌过程中的职责进行明确。使用前后均应交由 CSSD,集中进行清洗消毒处理后,方可使用或交还供应商。

医疗器械清洗消毒灭菌的日常监测和定期监测应遵循 WS310.3 的要求开展。强调过程监控,清洗后器械进行清洗质量检查,清洗消毒设备每次运行结束进行消毒质量和清洗情况检查;灭菌器每次运行结束进行物品、包外化学或者生物监测等日常监测纳入 CSSD 常规工作及其管理之中。

(6) 医疗废物处置:在医疗卫生机构开展的医疗、预防、保健以及其他相关活动中会产生大量的废弃物,其中具有高污染、高危险性,并能够对人或者环境造成直接或间接危害的废弃物,必须严格管理。医疗机构应按照《医疗废物分类目录》《医疗废物管理条例》等,将医疗废物分类为感染性废物、损伤性废物、病理性废物、药物性废物和化学性废物五大类。医疗机构应建立医疗废物管理责任制,明确其法定代表人为第一责任人,加强对分类、收集、包装、转运、暂存和处理整个过程的监管。

2. 基于传播途径的额外预防　额外预防是在标准预防的基础上,针对特定情况如确诊或疑似感染或定植有高传播性或具有重要流行病学意义病原体的患者,根据病原体的传播途径采取的额外预防。基于病原体的传播途径,额外预防分成:接触隔离、飞沫隔离和空气隔离。

(1) 接触隔离:

1) 适用于预防通过直接或间接接触患者或患者医疗环境而传播的感染源,如新型冠状病毒、CRE、MRSA、VRE、艰难梭菌、诺如病毒等,无论是疑似或确诊感染或定植的患者都应隔离。

2) 在标准预防的基础上,按照相应要求做好安置患者、个人防护、患者转运、医疗装置和仪器(设备)、环境的清洁消毒等。

(2) 飞沫隔离:

1) 预防确诊或疑似患者通过咳嗽、打喷嚏、说话或对患者进行支气管镜检及吸痰时产生的呼吸道飞沫(直径>5 μm),近距离范围(1 m)内传播病原体而采取的措施,这些飞沫不能长时间保持活性在空中悬浮很久。常见的需要飞沫隔离的病原体有:SARS-CoV-2、百日咳杆菌、SARS 病毒、禽流感病毒、流感病毒、腺病毒、鼻病毒、脑膜炎双球菌及 A 群链球菌等,无论疑似或确诊感染或定植的患者都应隔离。

2）在标准预防的基础上，按照相应要求做好患者安置、个人防护和患者转运的预防措施，包括呼吸道卫生咳嗽礼仪、口罩、安全的社交距离、手卫生等。

（3）空气隔离：

1）预防确诊或疑似患者通过咳嗽、打喷嚏、说话产生的飞沫核（直径＜5 μm），远距离传播病原体而采取的措施，这些飞沫核能长时间保持活性，在空气中悬浮很久。常见的需要空气隔离的病原体有：麻疹病毒、水痘病毒、结核分枝杆菌、带状疱疹病毒（播散性感染时），推测新型冠状病毒、SARS 病毒在特殊情况下也有可能，无论是疑似或确诊感染或定植的患者都应隔离。

2）在标准预防的基础上，按照相应要求做好患者安置、人员限制、个人防护和患者转运等相关的预防措施，包括负压病房、医用防护口罩、加强通风等。

【耐药菌感染防控】

细菌耐药已经成为全球公共卫生健康领域面临的一项重大挑战，也是最紧迫的威胁之一，世界卫生组织、世界动物卫生组织以及美国、欧盟、英国等国际组织、国家和地区纷纷采取了积极措施加以应对。多重耐药菌尤其是碳青霉烯类耐药革兰阴性杆菌近期备受关注，其检出率逐年上升，世界卫生组织于 2017 年在全球召集感染病、感染防控领域的顶级专家，制定《CRE、CRAB 和 CRPsA 预防和控制指南》，为国家和医疗机构层面制定和实施 CRE、CRAB 和 CRPsA 的科学有效的防控工作，提供策略性指导。指南中提到八项核心防控措施，包括手卫生、环境清洁消毒、接触预防、隔离、患者主动监测、加强环境监测、管理及反馈、集束化干预。

1. 手卫生及环境清洁消毒

（1）手被多重耐药菌污染时可成为传播多重耐药菌的媒介：实施手卫生可有效阻断多重耐药菌经手传播，降低多重耐药菌医院感染发生率。接触多重耐药菌感染患者尤其是艰难梭菌感染患者时应佩戴手套，但需要注意的是戴手套不能替代手卫生，不同患者间应更换手套同时进行手卫生。酒精对于艰难梭菌、诺如病毒、手足口病的病原体等无杀灭效果，故接触此类病原体感染患者应进行流动水洗手。

（2）医疗机构应加强多重耐药菌感染/定植患者诊疗环境：尤其是高频接触物体表面的清洁、消毒。

1）应切实做好碳青霉烯类耐药病原体（carbapenem-resistant organisms，CRO）感染/定植患者病房日常的清洁与消毒，尤其关注高频接触的表面的清洁与消毒；一旦发生 CRO 感染暴发，在考虑是否关闭病区的同时，应在整个病区范围内，加强环境清洁与消毒工作。

2）应做好终末清洁与消毒，必要时在常规清洁与消毒的基础上，再增加紫外线照射、过氧化氢气雾消毒等。

3）应有序进行清洁与消毒流程，应先对无 CRO 感染/定植患者的病房或区域实施清洁与消毒，最后安排隔离病房与区域的清洁与消毒。

4）隔离病房与区域的日常清洁与消毒频率，每天不得少于 2 次。高频接触的表面可每隔 4 h 进行一次清洁。发现污染时应及时清洁。保持病房环境清洁、干燥。

5) 在实施 CRO 隔离病房清洁与消毒措施时,应做好个人防护,应在原有工作着装基础上,穿戴隔离衣与手套;并正确穿脱防护用品。

6) 终末消毒应更换 CRO 感染/定植患者床边的隔帘,表面有可见污染时应彻底清除。

7) CRO 感染/定植患者隔离病房内医疗卫生用品应彻底清洁与消毒,未经有效清洁与消毒不得移动至他处使用。

8) 更换所有床上织物,包括被单、被套、枕套。推荐使用可擦拭消毒或压力蒸汽消毒的寝具(即床垫、棉被、枕芯),以有效阻断 CRO 的传播。

2. 接触预防 对于多重耐药菌感染或定植患者,医务人员、家属和陪护人员均应正确执行接触预防措施。包括正确穿戴个人防护用品、设备专用、限制患者转运和规范管理医疗废物等。

(1) 正确穿戴个人防护用品:

1) 医务人员:接触多重耐药菌感染/定植患者时,应基于患者不同的需求和临床状态,以及护理活动类型所导致的额外的潜在感染风险,正确地佩戴防护用品。防护用品均应按照《医院隔离技术规范(WS/T 311)》要求正确佩戴,一次性使用的隔离衣不得重复使用。防护用品均应符合国家相关标准,在有效期内使用。

对于使用呼吸机、大便失禁、排泄物或伤口分泌物难以控制的多重耐药菌感染/定植患者,照护时应严格戴手套、穿隔离衣;如进行会导致患者的血液、体液等喷溅的有创操作时,还应佩戴护目镜或防护面罩。

对其他多重耐药菌感染/定植患者,可进行手卫生,可以控制大小便和分泌物,日常生活相对不依赖于医务人员的患者,医务人员可根据操作类型有选择地佩戴防护用品。在可能有液体或分泌物暴露、或医务人员的衣物可能被污染等情况下,穿隔离衣和(或)戴手套。比如:为患者沐浴、协助患者上厕所、更换伤口敷料、操作患者器械(如导尿管)等操作。

当从患者或其环境获得交叉感染的可能性极小时可不需要穿隔离衣(例如进入病房但未接触患者或其周围环境时)。

在病区出现多重耐药菌感染暴发时,对病区内的所有患者,均应执行以上措施。

2) 家属及陪护人员:多重耐药菌感染及携带者可通过家属及陪护的间接接触引起广泛传播,对于接触多重耐药菌感染/定植患者的家属及陪护人员,在首次陪护前,应做好相关知识的宣教,包括多重耐药菌的传播途径及危害、手卫生的正确时机和方法、防护用品的正确穿戴方法等。进入患者隔离区域,应穿隔离衣,离开隔离区域脱隔离衣并进行正确的手卫生。接触伤口、溃烂面、黏膜、血液、体液、引流液、分泌物、排泄物时应戴手套。陪护期间应限制其活动范围,尽量在隔离区域活动。

(2) 设备专用:多重耐药菌感染/定植患者使用的低度危险医疗器械(如听诊器、血压计等)专人专用;轮椅、车床、担架、床旁心电图机等不能专人专用的医疗器械、器具及物品,须在每次使用后清洁消毒。所有设备用后应彻底终末消毒。

(3) 转运:应限制难以控制大小便和(或)伤口分泌物的多重耐药菌感染/定植患者

的活动范围,减少转运;如需转运时,应采取有效措施,防止患者污物播散,以减少对其他患者、医务人员和环境表面的污染。患者外出检查时应告知检查部门做好防控措施,若患者转运至另一科室或其他医疗机构,需通知转入机构做好防控措施。

(4) 医疗废物:按《医疗废物管理条例》相关配套文件执行。

3. 隔离 应对所有多重耐药菌感染/定植患者进行隔离,如果条件有限,则部分重点病原体如多重耐药鲍曼、MRSA、CRE 等优先隔离。要加强与多重耐药菌感染/定植患者及其家属的沟通,使其了解隔离的必要性与基本的防护措施。

(1) 单间隔离:优先考虑将多重耐药菌感染/定植患者置于单人病房(最好有独立的厕所)。如果单间数量不足应优先考虑传播风险大的患者,例如大小便失禁患者、伤口持续有分泌物的患者。

隔离房间入口应有明显的隔离标识,标识上标注有注意事项,隔离房间诊疗用品应专人专用。医务人员进入病房后穿戴适当的防护用品,执行接触预防措施,出病房后脱掉防护用品,进行正确的手卫生。

(2) 集中安置:当单人房间供不应求时,应对患者进行集中安置。即,将相同多重耐药菌感染/定植患者安置在同一房间或隔离区域,保证与其他患者有足够的床间距。将他们的护理活动限制在一个区域(可设物理屏障或划线标注),并防止患者与其他患者接触。

(3) 隔离性床单元:床边隔离的有效性存在争议,不得已的情况下,可对患者床单元进行隔离,保证与非感染患者的床间距(至少 1.5 m),同时不应将多重耐药菌感染/定植患者与留置各种管道、有开放伤口或免疫功能低下等易感患者安置在同一区域。

(4) 分组护理:接受隔离的患者,应使用专门的工作人员(即,该工作人员不负责照顾非多重耐药菌感染/定植患者)。专门的工作人员至少应包括进行患者医疗操作的人员(例如护士、护理助理),也可扩展至其他工作人员(例如,呼吸治疗师等),特别是在多重耐药菌感染/定植患者增多时或在暴发期间。医疗机构不同,专门的工作人员也可不同。工作人员在操作时,遵守正确的接触预防措施。

(5) 其他:采取普通隔离措施后,仍有新发多重耐药菌感染时,应进一步加强隔离措施,如限收新入院患者,严格分组护理,增加环境清洁消毒频次等

4. 主动监测 无症状的定植患者可成为潜在的传染源。仅靠感染患者的临床培养,可识别一小部分多重耐药菌定植患者,但难以对无症状的定植患者进行排查,全面的主动监测可避免此类情况的发生。然而,基于目前成本效益的考虑,不建议医疗机构常规进行多重耐药菌定植患者的筛查,可对特定或高风险人群进行主动筛查,如器官移植的患者。

但在多重耐药菌医院感染暴发流行期间,应对入院患者和接触者进行多重耐药菌,特别是 CRE 的主动筛查。必要时应成立多学科评估小组,共同确定筛查人群和筛查频次。

(1) 筛查人群:

1) 暴发或流行期间,病区的所有入院患者:可能的情况下,应对所有入院患者进行

筛查。如条件限制,应根据入院患者风险评估的结果,优先筛查高风险患者,包括：过去病例记录显示从临床标本曾检出多重耐药菌的患者;从多重耐药菌感染高危因素的科室(如 ICU)转来的患者;有多重耐药菌感染高危因素的患者[免疫力低下、半年内曾接受移植手术和(或)插管的患者]。

2) 暴发或流行期间,与感染者密切接触者的筛查:暴发期间,应在确定暴发后的 24 h 内,及时筛查与感染者共处一室的所有患者。如条件限制,则应首先筛查与感染者接触频繁,或同一医疗组或护理组的患者,或共用设备的患者。

3) 不建议对感染者家属和病区内医务人员进行常规筛查。

(2) 筛查标本:根据不同多重耐药菌,选择不同的筛查标本。粪便是筛查 CRE 最佳的标本,如果不易获取,则取直肠拭子。如果患者既往明确有 CRE 感染的,应再次筛查感染部位的标本。可能的情况下,结合血液、鼻咽拭子、腹股沟、伤口标本、皮肤破溃处标本、气管抽吸物或痰液等标本,提高阳性率。

(3) 筛查频率:暴发期间,所有入院患者,应在入住病房前筛查一次。

1) 首次筛查阴性的患者,可增加筛查部位标本和筛查频率提高阳性率。根据暴发的严重程度,制定筛查措施。可每周、每两周筛查一次,甚至每周筛查两次,以便提早采取隔离措施。

2) 首次筛查阳性的患者:根据耐药菌定植时间来确定后期筛查时间。例如 CRE 定植的时间可以很长,3~24 个月不等,因此,建议住院<30 天的患者,隔离措施应一直实施直至出院,住院期间可不必进行再次筛查,住院超过一个月的患者,可一个月筛查一次,如阴性可解除隔离。

3) 在等候筛查结果期间,对于高风险的患者,应实行接触隔离措施。

(4) 筛查标本的实验室检测方法:采集患者的标本,即刻送微生物实验室检验。标本接种多重耐药菌筛选平板。

(5) 终止时点:暴发停止后,可停止入院患者的主动筛查。对于暴发期间的住院患者,至少连续两次筛查部位标本培养阴性,两次间隔至少 1 周,可判定定植阴性,可停止筛查。

5. 环境监测　医疗机构应开展清洁与消毒质量的监测,现场观察医疗保健相关医务人员(Healthcare Workers,HCWs)和保洁人员清洁与消毒程序、流程;及时纠正不规范使用清洁工具和不当清洁行为。结合各医疗机构实际,有计划地定期和不定期开展清洁质量的监测,选择感官审视、荧光凝胶标记、ATP 和微生物学检测技术等,并及时将检测结果反馈给相关科室与人员。

6. 抗菌药物管理

(1) 减少不合理抗菌药物使用:降低抗菌药物的不合理应用,减少多重耐药菌产生。严格落实抗菌药物分级和医师处方权管理。优化抗菌药物品种品规结构,及时将临床效果确切、经济性好、安全风险低的药品纳入供应目录,逐步淘汰药效药动力学特性差、不良反应多、容易产生耐药和循证医学证据不足的药品。鼓励将青霉素类、呋喃妥因等既能控制感染又不容易诱导耐药的经典抗菌药物纳入供应目录,规范合理使用,逐步提高其使用比例。鼓励临床药学部门积极开展药物浓度监测和药代动力学（PK）-药效学（PD）相关的研究，杜绝一些不符合 PK/PD 原理的药物。

抗菌药物科学管理是促进抗菌药物合理使用、遏制细菌耐药发展的有效措施。抗菌药物临床应用管理是一项系统工程，我国在医疗体制、医疗流程、信息化程度、临床医生合理使用抗菌药物理念、感染诊治规范性与能力、相关指南的成熟度与适用性、继教培训、社会公众合理用药知识与意识、社会大环境，以及感染、药学、临床微生物等专业人员在抗菌药物管理上的胜任力等方面，与欧美国家存在巨大差别，因此应结合我国及各级医院实际情况，有效开展抗菌药物临床应用科学化管理。

医疗机构应以医务等相关行政职能部门作为责任部门牵头抗菌药物管理，开展多学科合作，充分发挥感染、药学、临床微生物各部门的专业支撑作用，是我国医疗机构在今后相当长时期内抗菌药物管理的主要模式，常态化、精细化、专业化、信息化是科学化管理的主要体现。

我们要转变管理思路，医疗机构抗菌药物临床应用管理应当由具有较好专业能力并具有一定行政职权的部门牵头，充分组织、发挥感染、药学、临床微生物专家的专业支撑作用；通过建立多学科的专业化工作团队，开展宣传教育、技能培训、监测预警、干预指导等，持续提高抗菌药物管理水平；加强感染性疾病科、临床微生物学、临床药学和医院感染控制等学科建设，完善感染性疾病的多学科诊疗体系。目前已经有相当多的证据证实，抗菌药物管理项目（Antimicrobial Stewardship Programs，ASPs）可以改善抗菌药物的使用策略，减少抗菌药物使用相关的不良事件。ASPs 的核心要素包括：①领导重视并承诺：提供必要的人力、财力、信息技术资源；②建立问责制度：任命一名负责计划实施和检查实施结果的负责人；③药物专业知识：任命一名受过专业训练并熟练掌握相关药物专业知识的药师；④行动：根据开展该项目的要求至少实施一项建议或者措施（例如，初始治疗一段时间后评估继续治疗的必要性）；⑤跟踪：监测抗菌药物处方和耐药情况；⑥报告：建立定期给医生、护士和相关人员报告抗菌药物使用和耐药情况的反馈机制；⑦教育：定期开展全员抗菌药物处方权培训和考核，建立医生抗菌药物处方权动态管理机制。

（2）规范采集送检，正确解读微生物检测报告：对临床诊断为细菌真菌性感染的患者，应在开始抗菌治疗前，及时采集感染部位合格微生物标本送病原学检测。入院新患者的微生物标本最佳采集时机是入院当天首剂抗菌药物使用前，常规情况下应避免次日重复采样送检，短期内重复采样送检无意义；初始抗菌治疗无效或效果不明显的患者，应在变更抗菌治疗方案前采样送检。

尽量提高无菌部位微生物标本送检比例，除了血培养和脑脊液等无菌标本注入血培养瓶培养外，不建议在凌晨留取标本（包括下呼吸道标本、尿、体液等），以避免因微生物标本不能及时得到处理导致错误的检测结果。各级医院应保障临床微生物实验室 24 h（或在非工作时间）接收并及时处理微生物标本。

定植菌是影响临床评判感染病原体的重要因素，包括在医院环境中常驻的多重耐药菌。医生应结合微生物标本采集部位、采样方法、患者感染表现、炎症指标，临床分离菌种类及其生物学特性、药敏结果与先前抗菌治疗反应等来判断临床分离菌是否感染致病菌。

对于广谱抗菌药物使用期间采集的非无菌部位临床微生物标本检出的耐药菌株,如患者感染征象或炎症指标已有改善,应倾向于非感染责任菌判定。对于血、脑脊液等无菌标本检出的耐药菌株,也应注意可能为污染菌,而非一定为致病菌,必要时再次规范采集标本重新送检,次日询问初步培养结果来进一步确定是否感染责任菌,避免不必要的抗菌药物使用。

(3)感染后治疗原则:在初步排除定植菌污染及感染灶中存在的伴随菌后,依据多重耐药菌的药物敏感试验结果和抗菌药物特点,选择合适的抗菌药物进行抗菌治疗。

多重耐药菌感染抗菌药物联合使用的临床效果和微生物效果迄今尚缺乏足够的循证证据支持,对于非无菌部位感染、泌尿系统感染以及呼吸循环稳定非危及生命血流感染等,应单用抗菌药物为主。有脓毒症表现的多重耐药菌感染患者,可依据药敏试验结果适当联合使用抗菌药物。慎用具有相似抗菌作用机制的抗菌药物联合。

影响细菌感染治疗效果因素众多,在抗菌治疗无效情况下,应全面查找非抗菌药物因素,重新审视患者诊断以警惕非细菌/真菌感染性疾病,在充分有效清除感染源、保障感染灶彻底引流、改善营养和免疫状态、做好防返流误吸等综合防控基础上,排除导管相关感染、抗生素相关性肠炎等,再作出抗菌治疗方案的调整,避免随意广覆盖联合用药。

【医务人员职业暴露】

医务人员职业暴露是指医务人员在从事相应诊疗服务或诊疗保障服务活动过程中因接触有毒、有害物质或感染性疾病病原体等可能损害自身健康,甚至危及生命,具有职业特殊性的风险而导致的危害和潜在危害。医务人员职业暴露包括:物理性职业暴露(劳力损伤)、化学性职业暴露(消毒剂、化学制剂、化疗药物)、感染性职业暴露、放射性职业暴露、心理性职业暴露等。

医疗机构应评估不同医务人员职业暴露的风险,一是发生职业暴露的风险,二是发生职业暴露后感染的风险,三是采取相应措施进行干预的可能性。根据评估结果采取相关防控措施。

1. 完善诊疗器具,避免医务人员职业暴露 美国2001年通过了《针刺安全与防护方案》,要求医疗机构应选择安全型锐器来降低医务人员锐器伤,我国医疗机构也应在重点部门例如感染科、消化科、急诊等配备安全器具。

2. 加强医务人员免疫接种 医务人员具有获得不同职业性感染的风险,因此,有必要根据实际需要进行相应的血清学检查,同时可以通过接种疫苗加以预防,合理使用疫苗即能保护医务人员,也能起到保护患者的作用。医疗机构应根据医务人员的风险,选择性免费接种重组乙肝疫苗、流感疫苗、水痘-带状疱疹活疫苗等。

3. 加强医务人员职业防护 严格遵循标准预防的概念,在标准预防的基础上,评估职业暴露的风险,选择性添加额外的防控措施。

4. 规范操作流程,加强行为控制 医务人员应严格遵照相关规范及标准操作规程,杜绝一次性器具重复使用,杜绝双手回套针帽等危险动作,改变日常诊疗活动中的不良行为习惯,从而减少职业暴露。

　　5. 规范的暴露后处置及随访　医疗机构相关部门应对职业暴露进行及时评估,并根据国家相关规范尽可能在 24 h 内采取相应的预防控制措施,包括预防用药、心理干预等,同时主管部门应保留暴露者的详细信息,负责督促当事人按时随访检查及用药,并追踪确定检查结果,为职业暴露当事人提供咨询服务或心理辅导。

(胡必杰)

主要参考文献

1. 世界卫生组织. CRE、CRAB 和 CRPsA 预防和控制指南[S]. 世界卫生组织,2017.

2. 国家卫生健康委. 医疗机构环境表面清洁与消毒管理规范 WS/T 512—2016[S]. 2016.

3. 国家卫生健康委办公厅. 医疗机构内新型冠状病毒感染预防与控制技术指南(第一版)[EB/OL]. [2020 - 01 - 22](2020 - 4 - 20). http://www. gov. cn/zhengce/zhengceku/2020-01/23/content_5471857. htm.

4. 国家卫生健康委办公厅. 国家卫生健康委办公厅关于加强疫情期间医用防护用品管理工作的通知[EB/OL]. [2020 - 02 - 03](2020 - 4 - 20). http://www. gov. cn/zhengce/zhengceku/2020-02/04/content_5474521. htm.

5. 胡必杰,高晓东,乔甫,等. 医务人员血源性病原体职业暴露预防与控制最佳实践[M]. 上海科学技术出版社,2012.

图书在版编目(CIP)数据

感染病学/张文宏,王明贵主编. —上海:复旦大学出版社,2020.8(2024.10 重印)
(博学.临床医学系列)
ISBN 978-7-309-15153-4

Ⅰ.①感…　Ⅱ.①张…②王…　Ⅲ.①感染-疾病学　Ⅳ.①R4

中国版本图书馆 CIP 数据核字(2020)第 155572 号

感染病学

张文宏　王明贵　主编
责任编辑/王　瀛

复旦大学出版社有限公司出版发行
上海市国权路 579 号　邮编:200433
网址:fupnet@ fudanpress.com　http://www.fudanpress.com
门市零售:86-21-65102580　团体订购:86-21-65104505
出版部电话:86-21-65642845
上海丽佳制版印刷有限公司

开本 787 毫米×1092 毫米　1/16　印张 26.25　字数 574 千字
2020 年 8 月第 1 版
2024 年 10 月第 1 版第 2 次印刷

ISBN 978-7-309-15153-4/R·1826
定价:88.00 元

如有印装质量问题,请向复旦大学出版社有限公司出版部调换。
版权所有　侵权必究